Manfred Herzer
Magnus Hirschfeld und seine Zeit

Manfred Herzer

Magnus Hirschfeld und seine Zeit

—

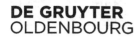
DE GRUYTER
OLDENBOURG

ISBN 978-3-11-054769-6
e-ISBN (PDF) 978-3-11-054842-6
e-ISBN (EPUB) 978-3-11-054800-6

Library of Congress Cataloging-in-Publication Data
A CIP catalog record for this book has been applied for at the Library of Congress.

Bibliografische Information der Deutschen Nationalbibliothek
Die Deutsche Nationalbibliothek verzeichnet diese Publikation in der Deutschen National-
bibliografie; detaillierte bibliografische Daten sind im Internet über http://dnb.dnb.de abrufbar.

© 2017 Walter de Gruyter GmbH, Berlin/Boston
Druck und Bindung: CPI books GmbH, Leck
♾ Gedruckt auf säurefreiem Papier
Printed in Germany

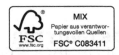

www.degruyter.com

Inhalt

Geleitwort

„Abertausend Angehörige des ‚Dritten Geschlechts', wie er es nannte, sahen zu ihm als Vorkämpfer empor, weil er sich quasi seit Erreichung seiner Volljährigkeit für die Revision des Paragraphen 175 stark machte."[1]

Manfred Herzer veröffentlichte bereits 1992 „Magnus Hirschfeld. Leben und Werk eines jüdischen sozialistischen Sexologen" und leistete damit eine Pionierarbeit. Es war die erste Biografie über Magnus Hirschfeld in Deutschland, der hier in Vergessenheit geraten war. Von Vergessenheit kann heute, wo selbst eine Bundesstiftung seinen Namen trägt, keine Rede mehr sein. Doch von einer umfassenden Prominenz innerhalb der gesamten Gesellschaft ist Hirschfeld immer noch weit entfernt.

Herzer lässt uns eintauchen in Hirschfelds Leben und Werk. Als Spross einer jüdischen liberal-kleinbürgerlichen Arztfamilie widmete sich Hirschfeld dem Studium der Medizin mit einem Schwerpunkt auf Psychologie. Im Berlin der Kaiserzeit avancierte Hirschfeld zu einem Vorkämpfer für sexuelle Emanzipation, was ihm posthum den Titel „Mutter der Schwulenbewegung" einbrachte. Robert Beachy brachte uns dieses quicklebendige Berlin der wilhelminischen und der Weimarer Zeit sowie die Vorreiterrolle Deutschlands und insbesondere Magnus Hirschfelds im Kampf für sexuelle Emanzipation jüngst prägnant in Erinnerung.[2]

Manfred Herzers neue Biographie kommt kurz vor dem 150. Geburtstag von Magnus Hirschfeld genau zur richtigen Zeit: Herzer hat die Befunde der neueren Hirschfeldforschung berücksichtigt, und er bietet ein facettenreicheres Bild des Forschers und Vorkämpfers für sexuelle Emanzipation. In den Jahrzehnten seines Schaffens betrat Hirschfeld mit seinem privaten Institut für Sexualwissenschaft ein noch unbekanntes Forschungsfeld. Bildung, Forschung und Praxis verbanden sich dort. Forschung über Sexualität in ihrer ganzen Vielfalt sowie Beratungs- und Hilfsangebote für Ratsuchende aus aller Welt. „Durch Wissenschaft zu Gerechtigkeit" lautete sein – vielleicht allzu fortschrittsgläubiges? – Credo der Aufklärung. Seine Arbeit setzte sich zugleich zum Ziel, Einfluss auf die öffentliche Meinung zu nehmen und das Sexualstrafrecht zu reformieren. Er kämpfte – selbst homosexuell – namentlich für die Entkriminalisierung schwuler Sexualität, obwohl es ihm nie gelang, sich vollständig von der Vorstellung zu lösen, dass Homosexualität eine Krankheit sei. Sozialdemokratie und KPD hegten trotz innerer Ambivalenzen in ihrer Sexualpolitik eine gewisse Sympathie für seine Arbeit, und Hirschfeld gewann in beiden Parteien Verbündete im Kampf für die Abschaffung des § 175 StGB. Sympathie und politische Unterstützung wurden jedoch konterkariert, wenn es darum ging, einen homosexuellen Großkapitalisten wie Friedrich Alfred Krupp oder den Nationalsozialismus mit Hilfe des bequemen Feindbildes vom „schwulen Nazi" (wie namentlich Hitlers SA-Stabschef und Duzfreund Ernst Röhm) zu diskreditieren.

---

1 Isherwood 2008, S. 22.
2 Beachy 2015.

https://doi.org/10.1515/9783110548426-001

Magnus Hirschfeld war Mitglied der Sozialdemokratischen Partei Deutschlands. Dies entsprach allerdings weniger einer revolutionären Orientierung als einer reformorientierten Grundhaltung, die durch Ausgleich und die Suche nach pragmatischen Lösungen geprägt war, wie Manfred Herzer hervorhebt. Auch wenn die soziale Situation seiner Patienten ihm naheging, so lag ihm die Festlegung auf den Klassenkampf, wie es linke Sozialdemokraten und später die Kommunisten einforderten, sehr fern. Mit einer sexuellen Emanzipation, die sich in den Dienst des Klassenkampfs stellte, wie sie etwa der Psychologe Wilhelm Reich propagierte, konnte sich Hirschfeld nie anfreunden.

Das von Hirschfeld 1919 gegründete Institut für Sexualwissenschaft war die Basis seines unermüdlichen Engagements. Das wissenschaftliche Engagement Hirschfelds ist im heutigen Lichte betrachtet zweifellos mancher Kritik zu unterziehen.[3] Hirschfeld trieb die Suche nach einer biologischen Ursache der Homosexualität um, und Manfred Herzer verschweigt nicht, dass er Patienten an andere Ärzte verwies, wenn sie unter ihrer Homosexualität litten und er die Möglichkeit sah, dass sie davon „geheilt" werden könnten.[4] Doch Manfred Herzer legt uns in seiner sympathisierenden Biografie nahe, Hirschfeld in seiner Gesamtheit zu betrachten. Hirschfeld betrat wissenschaftliches Neuland, und er lieferte Ansätze für weitere Forschungen. So knüpfte der US-amerikanische Sexualwissenschaftler Alfred Kinsey an Hirschfelds Forschung an und veröffentlichte um 1950 seine bahnbrechenden Kinsey-Reports.

Hirschfeld kämpfte nicht nur gegen den § 175 StGB, sondern forschte auch zur Vielfalt von Sexualität und Geschlecht. Gerade indem er nicht nur Homosexualität zu ergründen suchte, ist er auf besondere Art modern, ja in einem gewissen Sinne sogar „queer", denn man kann in ihm nicht zuletzt einen frühen Vorkämpfer für die Rechte von trans- und intergeschlechtlichen Menschen erkennen. So verwandte Hirschfeld erstmals den Begriff Transvestit. Zugleich machte er sich für das Selbstbestimmungsrecht von Frauen stark und unterstützte sie in ihrem Kampf für das Recht auf Abtreibung. Vielleicht könnte man Hirschfeld mit heutigen Worten als Netzwerker beschreiben, der geschickt Koalitionen bildete, um Öffentlichkeit herzustellen und die Gesellschaft zu verändern.

Kind seiner Zeit war Hirschfeld in seinen Vorstellungen zur Eugenik, die man im Lichte der späteren nationalsozialistischen Vernichtungspolitik einer sehr kritischen Bewertung unterziehen muss, die damals aber gerade auch in Teilen der Sozialdemokratie und namentlich der linken Ärzteschaft als „progressiv" galten. Manfred Herzer stellt zu diesem heiklen Punkte fest, dass Magnus Hirschfeld eugenische Ziele grundsätzlich immer an die Bedingung der Freiwilligkeit (der Patienten-Zustimmung zu operativen Maßnahmen) geknüpft habe; von einer Zwangseugenik wie im Nationalsozialismus sei er also weit entfernt gewesen. Man muss freilich hinzufügen, dass er damit immer noch die Handlungsspielräume „autoritärer Wissenschaft" (Ulrich

---

3 Vgl. Sigusch 2008, S. 223.
4 Ebd., S. 156.

Beck) und ihr zuarbeitender Bürokratien unterschätzt hat. Hirschfelds eugenische Vorstellungen (die Unterscheidung zwischen „höher-" und „minderwertigen" Erbanlagen und daraus zu ziehenden politischen Konsequenzen) waren Teil eines aus heutiger Sicht völlig inakzeptablen Fortschrittglaubens, wie er damals jedoch typisch war für weite, vor allem modernitätsorientierte Teile der Gesellschaft. Herzer interpretiert Hirschfelds eugenische Vorstellungen als Wunsch nach einer sozialtechnologischen „Verbesserung der Nachwuchsproduktion" und betont zugleich, dass Hirschfeld einer rassenpolitischen Eugenik ablehnend gegenüberstand. Gleichwohl bleibt die grundsätzliche Akzeptanz eugenischer Wertmuster problematisch.

Doch Magnus Hirschfeld könnte man auch als Volksaufklärer bezeichnen. Seine Mitarbeit an zahlreichen Filmen ist heute noch viel zu wenig bekannt. Manfred Herzer weist darauf hin, dass Hirschfeld über 3.000 Vorträge in Arbeiterbildungsvereinen, vor Studierenden und Interessierten hielt. Ein Großteil dieser Vorträge entfällt auf die letzten Lebensjahre, in denen er auf einer langen Weltreise sein Wissen und seine Forderung nach Akzeptanz der sexuellen und geschlechtlichen Vielfalt immer wieder zur Geltung brachte. Magnus Hirschfeld begab sich freilich auf eine Weltreise, die man zugleich als Flucht vor persönlicher Anfeindung und tätliche Angriffe durch den Nationalsozialismus betrachten muss; er ahnte wohl schon den Untergang der Weimarer Republik. Dadurch blieb es ihm „erspart", die Verwüstung seines Instituts durch die Nationalsozialisten kurz nach der Machtübernahme 1933 unmittelbar miterleben zu müssen – oder gar persönlich an Leib und Leben bedroht zu werden, wie es damals vielen anderen geschah. Die Bitternis, die ein rettendes Exil ebenfalls brachte, blieb ihm nicht erspart. Er starb 1935 in Frankreich.

Magnus Hirschfeld war eine bedeutende Persönlichkeit des Zeitgeschehens. Er wurde jahrzehntelang geschätzt und gehasst. Durch seine Koalitions- und Netzwerkfähigkeit erreichte er Menschen in verschiedensten Parteien und Interessengruppen. Über diesen politischen Lobbyismus ist noch wenig bekannt. Seine jüdische Herkunft, seine (gemäßigt) linke politische Überzeugung und sein Engagement für sexuelle Aufklärung und Emanzipation machten ihn zum Hassobjekt für Konservative, Reaktionäre und Nazis. Herzer verweist darauf, dass Hirschfeld bereits zur Jahrhundertwende eine öffentliche – und öffentlich umstrittene – Person war.

Als Magnus Hirschfeld 1897 in seiner Privatwohnung das Wissenschaftlich Humanitäre Komitee gründete, dass sich zum Ziel setzte, den § 175 StGB abzuschaffen, konnte er nicht wissen, wie zäh der Weg zu Reform und Emanzipation in Deutschland sein würde und nach welch herben Rückschlägen dieses Ziel erst fast einhundert Jahre später Wirklichkeit werden würde. Die Weimarer Reforminitiativen blieben stecken, die NS-Diktatur verschärfte sowohl das Strafrecht als auch die Verfolgungsintensität massiv – und auch in der rechtsstaatlich und demokratisch strukturierten Bundesrepublik wurde diese NS-Verschärfung von Strafrecht und Strafverfolgung über zwei Jahrzehnte bewusst beibehalten. Parallele Strafrechtsreformen in der DDR und in Westdeutschland führten 1968/69 zur Entkriminalisierung freiwilliger homosexueller Handlungen zwischen Erwachsenen, doch ein diskriminierendes Sonderstrafrecht gegen Homosexuelle blieb im Hinblick auf Jugendschutz erhalten oder wurde in der

DDR – mit Blick auf lesbische Kontakte – sogar neu hinzugefügt. Es war freilich ebenfalls die DDR, die diesen ihren neuen Strafrechts-Paragraphen § 151 (das Pendant zum § 175 StGB in der Bundesrepublik) bereits 1988/89 vollständig abschaffte. In der vereinigten Bundesrepublik wurde für deren westdeutschen Teil der § 175 erst 1994 aus dem Strafgesetzbuch ersatzlos gestrichen. Es sollte noch bis zum 23. Juni 2017 dauern, bevor schließlich der Deutsche Bundestag einstimmig die Rehabilitierung und Entschädigung der in der Bundesrepublik und der DDR verfolgten Homosexuellen beschloss[5] – 120 Jahre nachdem Magnus Hirschfeld seinen lebenslangen Kampf für Gerechtigkeit antrat. Darüber kann und soll man sich freuen. Doch dass ein einmal erreichter Fortschritt auch revidierbar ist, zeigt uns gerade jener Blick auf Leben und Werk des Sexualwissenschaftlers Magnus Hirschfeld, wie Manfred Herzer ihn uns hier präsentiert. Diese Erkenntnis möge als Mahnung und Aufgabe zugleich dienen.

Bundesstiftung Magnus Hirschfeld
Jörg Litwinschuh   Prof. Dr. Michael Schwartz
Vorstand   Vorsitzender des Fachbeirats

---

5 Wenngleich mit dem Makel, dass hier ein anderes Schutzalter (16 Jahre) als bei Heterosexuellen (14 Jahre) angewandt wird. Eine Änderung, die die CDU/CSU-Fraktion gegenüber ihrem Koalitionspartner SPD durchsetzte und die revisionsbedürftig bleibt, um volle Gleichstellung und Gleichbehandlung von damals Strafverfolgten endgültig sicherzustellen.

Für alles ist eine Zeit,
eine Frist für alles Anliegen unter dem Himmel.
Martin Buber[1]

Nur jenes Erinnern ist fruchtbar, das zugleich
an das erinnert, was noch zu tun ist.
Ernst Bloch[2]

Vorrede (Mein Bild von Magnus Hirschfeld)

Als ich im April 2014 mit der Arbeit an dieser Biografie begann, war Hirschfeld seit 79 Jahren tot. Tot waren auch schon die alten Männer, die in ihrer Jugend Hirschfeld gekannt hatten und die mir in vielen Gesprächen von ihren Erinnerungen erzählten: der Dichter Bruno Vogel, der ebenso wie der Sexologe Hans Lehfeldt nie aus dem Exil zurückgekehrt war, der Soziologe Erhart Löhnberg, der Schlagertexter Bruno Balz, der Filmcutter (erst bei der UFA, dann bei 20th Century FOX) Hanns Grafe und noch einige andere. Jetzt gab es nur noch ein paar Stummfilmaufnahmen, viele Fotografien, Handschriften und vor allem das umfangreiche gedruckte Werk.

Mein Interesse an Leben und Werk erwachte Anfang der 1970er Jahre, als ich in der damals von schwulen Studenten der Freien Universität frisch gegründeten Homosexuellen Aktion Westberlin die Tatsache zur Kenntnis nehmen musste, dass es zu unserem Emanzipationskampf eine lange, bis ins neunzehnte Jahrhundert zurückreichende Vorgeschichte gab. Hirschfeld hatte darin eine Hauptrolle gespielt, die ihm zurecht den Ehrentitel Mutter der Schwulenbewegung eintrug.

Mit geringer Zeitverschiebung machte sich auch jenseits der Mauer, in Ostberlin, vom Westen inspiriert, ein schwules Emanzipationsbegehren bemerkbar. Eine frühe Großtat, die aus der Ostberliner Schwulengruppe heraus organisiert wurde, war die Aufführung des in einem sowjetischen Filmarchiv entdeckten Fragments von Hirschfelds altem Schwulenfilm *Anders als die Andern* im Filmkunsttheater Studio-Camera in der Oranienburger Straße. Wir Westler hatten davon erfahren und gingen 1972 mit einem „Passierschein" zum ersten Mal im Osten ins Kino, um dort Hirschfeld als Stummfilmstar zu erleben.

Ich war vermutlich nicht der einzige Zuschauer, der von den flimmernden Bildern mit den unverständlichen ukrainischen Zwischentexten tief berührt war, zumal wir damals gerade eine Arbeitsgruppe zur Erforschung der schwulen Geschichte gegründet und in Antiquariaten einige Bände des *Jahrbuchs für sexuelle Zwischenstufen* entdeckt hatten. Als uns dann noch klar wurde mit welchem Furor die deutschen Faschisten Hirschfeld verfolgt, ihm nach dem Leben getrachtet, ihn aus dem Land gejagt und sein Lebenswerk auszulöschen getrachtet hatten, gab es für uns keine

---

1 Buber 1962, S. 393.
2 Bloch 1952, S. 64.

https://doi.org/10.1515/9783110548426-002

Hindernisse, ihm über die Zeiten hinweg die wärmsten Gefühle zärtlicher Erinnerung und Solidarität entgegenzubringen. Niemand bezweifelte, dass er einer von uns war, denn wie hätte er sonst die Kraft und den Mut finden können, so kraftvoll an der Erfüllung der selbst gestellten Aufgabe zu arbeiten? Von einigen alten Männern, die Hirschfeld gekannt hatten, erfuhren wir auch von Hirschfelds Spitznamen, „Tante Magnesia" und „Die Magnolie", und wir übernahmen sie mit einem liebevoll ironischen Akzent. Als die Homosexuelle Aktion Westberlin unter dem Tarnnamen „Verein für progressive Freizeitgestaltung" eine leere Fabriketage in Schöneberg mietete, erklärten wir darin einen Raum zum Tante-Magnesia-Gedächtniszimmer.

Dass Hirschfelds später Liebhaber Karl Giese ihn stets als „Papa" angeredet haben soll, nahmen wir erstaunt zur Kenntnis und fanden in dem dreißigjährigen Altersunterschied zwischen den beiden eine zufriedenstellende Erklärung für diese Eigentümlichkeit. Der Ausdruck „Sugardaddy" war wohl niemandem damals bekannt.

Einige von uns kannten sich gut aus in den um 1970 unter linksorientierten FU-Studenten diskutierten Schriften von Karl Marx und Sigmund Freud sowie in den von Wilhelm Reich in seiner kommunistischen Phase verfassten Agitationsbroschüren, die als Raubdrucke billig zu kaufen waren. An Reichs Traktaten gefiel uns seine Freud-Kritik, die den behaupteten Zusammenhang zwischen sexueller Abstinenz und geistiger und körperlicher Produktivität bestritt und das Gegenteil verkündete. Nach Reich ist ein befriedigendes Geschlechtsleben die notwendige Voraussetzung für Arbeitsfreude und Schaffenskraft. Überhaupt nicht einverstanden waren wir mit Reichs Ansichten zu einem anderen Zusammenhang: Gelebte und praktizierte Homosexualität entstehe aus repressiver Sexualerziehung in der Familie, sei meist mit einer faschistischen Überzeugung und autoritären Charakterstruktur im Erwachsenenalter vergesellschaftet und werde spätestens im Kommunismus mit seiner sexualfreundlichen Kindererziehung aussterben. In dem Glauben an die grundsätzliche Krankhaftigkeit, stets von einer gestörten Kindheitsentwicklung verursachten Homosexualität waren sich Freud und Reich einig und befanden sich in schroffem Gegensatz zu Hirschfeld, der nicht müde wurde, Homosexuelle als genauso gesund oder krank zu bezeichnen wie Heteros oder Bisexuelle; an der realen Existenz der letzteren hatte er jedoch lange Zeit gezweifelt.

Freuds Polemik gegen Hirschfelds Homosexuellen-Theorie fanden wir in seiner Abhandlung über Leonardo da Vinci, wo er ihn, ohne seinen Namen zu nennen, dafür tadelte, dass er die homosexuellen Männer als gesonderte geschlechtliche Abart, als sexuelle Zwischenstufen und als ein drittes Geschlecht hingestellt habe. Freud meinte, sie seien schon deshalb viel näher an die Normalen heranzurücken, weil die Psychoanalytiker bei allen ihren Patienten Erinnerungen an homo- und heterosexuelle Wünsche in der frühen Kindheit gefunden haben. In einem späten Zusatz zu seinen berühmten *Drei Abhandlungen zur Sexualtheorie* stimmt er Hirschfeld jedoch teilweise zu, indem er seinem Schüler Ferenczi recht gibt, der eine Gruppe von Schwulen entdeckt haben wollte, die „Subjekthomoerotiker", die auch Freud als richtige sexuelle Zwischenstufen im Sinne Hirschfelds anerkannte. Während Freud sich damals schon von dem Wunschdenken zu verabschieden begann, einen

Schwulen oder eine Lesbe mittels Analyse normalisieren zu können, machen bis heute manche freudianische und nichtfreudianische Psychotherapeuten mit dem Versprechen Reklame, ihre Behandlungsmethode könne echte Heterosexuelle produzieren.

Der Gedanke, dass wir alle unbewusst bisexuell seien, gefiel uns, hatte aber mit unserer gewöhnlichen Liebeswirklichkeit wenig zu tun. Gewiss gab es einige, denen es physisch möglich war, sogar genussvoll mit Frauen zu koitieren; mit Hirschfeld mussten wir aber erfahren und einsehen, dass es einen grundlegenden Unterschied gibt zwischen der physischen Potenz zum Geschlechtsverkehr und dem leidenschaftlichen Liebesverlangen nach einer bestimmten Person, deren individueller Grad an Weiblichkeit/Männlichkeit für das Begehren maßgeblich ist.

Von vornherein sympathisch war uns schwulen FU-Studenten an Hirschfelds alten Texten seine konsequente Weigerung, den seinerzeit noch virulenter als heute herrschenden Tuntenhass zu bedienen. Für ihn gab es stets nur Schwule und Lesben, die er in populären Agitationsschriften manchmal zu einem dritten Geschlecht zusammenfasste. Das war zwar anders als die beiden anderen, sollte aber gleichwertig und gleichberechtigt sein. Die Minderheit der Tuntenhasser unter den Homosexuellen, die sich bald nach Hirschfelds Tunten-Initiative um den ehemaligen Volksschullehrer Adolf Brand und den Biologen Benedict Friedlaender scharten und von einer Wiederherstellung der Männerherrschaft nach dem Muster des klassischen Athen schwärmten, hat eine solche Ansicht zu ihrem Anti-Hirschfeld-Kampf provoziert. Er wurde bis in die 1950er Jahre hinein von dem Friedlaender-Schüler Hans Blüher mit nahezu den gleichen gefühlsbetonten Argumenten weitergeführt, war aber zur Zeit der schwulen Studentenrevolte an der Westberliner Freien Universität verstummt. In seinen wissenschaftlichen Texten gelang Hirschfeld aufgrund seiner Lehre von den sexuellen Zwischenstufen etwas, das nicht nur sein Kritiker Freud zeitlebens nicht begriffen hat. Hirschfeld behauptete mit Lamarck, dem bedeutenden Vorgänger Darwins, dass alle Unterscheidungen, die die gewöhnlichen Menschen und die Forscher in der belebten Natur aus Erkenntnisinteresse vornehmen, nur „künstliche Mittel" oder „Notbehelfe" seien und dass die Einteilung der Menschen in Männer und Frauen, in verschiedene Rassen oder nach sonstigen Eigenschaften lediglich mehr oder weniger zweckmäßige „Fiktionen" seien. In immer neuen Varianten wiederholt er die Kernannahme seiner Zwischenstufenlehre: Alle Menschen sind intersexuelle Varianten. In der Homosexuellen Aktion Westberlin verstanden wir dies als Aufforderung, uns der Einheit aller Homosexuellen bewusst zu werden, wie effeminiert oder virilisiert auch immer sie sein mögen, und Solidarität mit allen sexuell Unterdrückten und Verfolgten zu üben, egal mit welchem Geschlecht sie sich identifizierten. Diese Vorstellung war der konservativen Mehrheit gewiss ein Gräuel, während wir uns mit der Frage quälten, ob unsere Solidarität auch dem schwulen Neonazi (so etwas gab es damals in Westberlin) oder dem schwulen Bundeswehroffizier (so etwas gab es nur in Westdeutschland) gelten müsse.

Praktische Bedeutung erlangten solche Fragen glücklicherweise nicht, wohl aber die Frauenfrage, als 1972 einige Lesben in unsere Tuntengruppe kamen und mit uns über einen gemeinsamen Emanzipationskampf der Schwulen und Lesben sprachen.

Ziemlich schnell wurde uns klar, dass es diese Gemeinsamkeit nicht geben könne, weil die Frauen die Ansicht vertraten, die Schwulen seien vor allem Männer und als solche per se Frauenunterdrücker. Einige radikalisierten diese Anschauung noch weiter und sahen in allen Männern, wie schwul auch immer, nichts als potentielle Frauenvergewaltiger. Andere, wie die Pädagogikstudentin Ilse Kokula, waren in der Männerfrage moderater; Kokula schrieb 1975 in ihrer im Verlag Frauenoffensive veröffentlichten Diplomarbeit sogar Freundliches über Hirschfeld, der eine Theorie vom dritten Geschlecht entwickelt habe, die verglichen mit anderen Erklärungsversuchen ein Fortschritt gewesen sei.

Die Lesben bildeten eine separate HAW-Frauengruppe, die mit uns nicht mehr diskutieren wollte. 1976 ging dann aus der HAW-Frauengruppe – die Namenswahl sollte zum Ausdruck bringen, dass die Lesben mit den Normal-Frauen gemeinsam vorrangig den Kampf gegen die Männerherrschaft führen wollten und sich weniger als Lesben, denn als Frauen sahen – die sehr lesenswerte Zeitschrift *Die schwarze Botin* hervor, in der vornehmlich französische und US-amerikanische radikallesbische Positionen erörtert wurden, wie etwa die Theorie von Monique Wittig und dergleichen. Wittig hatte, wie unsere Berliner Lesben, mit Hirschfeld eigentlich gar nichts im Sinn, fand aber an anderer Stelle den ziemlich Hirschfeldischen Gedanken, dass es nicht ein oder zwei Geschlechter gebe, sondern so viele wie Individuen existieren; das solle aber nur für die Lesben gelten, beim Rest der Menschheit sei das irgendwie anders.

Vieles störte mich und andere an Hirschfelds Sexualtheorie und Sexualpolitik. Wir bezeichneten es mit dem Ausdruck Biologismus, und er selbst schrieb darüber in den zeitgebundenen Stichworten und heutigen Unworten Eugenik und Hodentransplantation. Unter Eugenik verstand er ungefähr das, was man heute Schwangerenberatung mit Pränataldiagnostik nennt. Die heute allgemein akzeptierte Option der Abtreibung bei entsprechender Diagnose war zu Hirschfelds Zeit strafrechtlich verwehrt.

Auch die heute grotesk und empörend erscheinende, von dem Wiener Professor Steinach seit 1917 propagierte Verwandlung von Schwulen in Heteros mittels Hodenaustausch wurde ausschließlich auf freiwilliger Basis praktiziert. Als ich fühlte, ich könne mich in einen Schwulen hineinversetzen, der seinerzeit so verzweifelt war, sich zu wünschen und es sich zu leisten, durch diese Steinachsche Operation in einen Normalsexuellen verwandelt zu werden, da wurde mir klar, dass nicht der Normalisierungswunsch des Schwulen, sondern die gesellschaftlichen Verhältnisse empörend waren, die diesen Wunsch produzierten.

Wenn Hirschfeld immer wieder seine Überzeugung zum Ausdruck brachte, Homosexualität sei genau so natürlich, gesund und angeboren wie Heterosexualität, dann ging es ihm vor allem darum, die Gleichwertigkeit dieser beiden Sexualitäten zu betonen. Zudem war ihm der hypothetische Charakter seiner Entstehungstheorie bewusst. Er hielt sie für sehr wahrscheinlich, aber doch im streng naturwissenschaftlichen Sinne für noch unbewiesen. Als ich Hirschfeld für mich zu entdecken begann, hörte ich ein Argument zu der Gefahr, die von dem Glauben an das Angeborensein sexueller Orientierungen ausgehen könne: Wenn einst dieses Angeborensein wissenschaftlich bewiesen würde, dann wäre es den Verfolgern und Bekämpfern sogar möglich, die Homosexuellen auszurotten. Auch deshalb sei Hirschfeld naiv und leichtfertig gewesen. Ich habe an diese Gefahr nie wirklich glauben können, da die Verfolger und Bekämpfer mit ihren Gefängnissen, Konzentrationslagern und heute wieder in Islamischen Republiken und Königreichen mit der Todesstrafe auswechselbare „Theorien" zur Rechtfertigung ihres mörderischen Geschäfts benutzen, sei es der Befehl eines Gottes, die Rettung der Jugend vor Missbrauch, die Vollstreckung der Forderung eines gesunden Volksempfindens oder andere Konstruktionen. Für die Bewertung von Sexualitäten ist es gleichgültig, ob ihr Angeborensein bewiesen wird oder das Gegenteil.

Einen Vorschlag, wie man sich das Zusammenspiel von genetischer Ausstattung und Vergesellschaftung des Menschen vorstellen kann, hat der kritische Sexualforscher Sigusch im Jahr 2011 vorgelegt. Er ist so simpel, altbekannt und einleuchtend, dass sogar Hirschfeld hätte zustimmen können: Für die Naturwissenschaftler, die sich über ihre Wissenschaft selbst aufgeklärt haben, sind sog. Anlage und sog. Umwelt vermittelt, ineinander verschränkt, sagt er. Das eine ist ohne das andere nicht zu denken. Für den Naturwissenschaftler Hirschfeld, für mich als nicht-naturwissenschaftlichen Hirschfeld-Verehrer und, wie ich vermute, auch für jeden politisch denkenden Menschen ist vor allem die sog. Umwelt von Interesse, weil sie allein durch bewusstes praktisches Handeln veränderbar ist. Und für die „sog. Anlage" sind solche biologischen Fachgebiete wie Genetik und Epigenetik zuständig, die, stets eingebettet ins System der gesellschaftlichen Arbeitsteilung, die von Karl Marx so genannte Naturbasis des vergesellschafteten Individuums immer besser erforschen und zu kontrollieren lernen. Als offenes politisches Problem bleibt wie bei Wissenschaft und Technik generell die Entscheidung der Forscher, ob sie ihre Resultate in den Dienst des allgemeinen *pursuite of happines* stellen oder sich an der heute technisch möglichen Ausrottung der menschlichen Gattung vorbereitend beteiligen.

* * *

Fünf Männer – ich war einer von ihnen – gründeten 1982 in Berlin-Moabit die Magnus-Hirschfeld-Gesellschaft. Fast alle Gründer hatten zuvor schon in der Homosexuellen Aktion Westberlin erste politische Erfahrungen gesammelt und waren daher mit der Geschichte der Schwulenbewegung und der Sexualwissenschaft vertraut genug, um zum fünfzigsten Jahrestag von Instituts-Zerstörung und Bücherverbrennung die Wiedererrichtung des Hirschfeldschen Instituts öffentlich zu fordern. In der Stiftungssatzung des Instituts war bestimmt worden, dass das Vermögen der Stiftung der Berliner Universität zur Errichtung eines universitären Instituts für Sexualwissenschaft vermacht werden soll, falls die Stiftung selbst nicht mehr in der Lage ist, die Sexualwissenschaft zu fördern. Mit komplizierten Begründungen haben sowohl der Westberliner Senat wie auch die Leitung der Freien Universität die Neuerrichtung des Instituts abgelehnt. Der damalige FU-Präsident soll seine Ablehnung mit den Worten begründet haben: „Über Sexualität forscht doch nur, wer damit Probleme hat. Und wir, meine Herren, haben doch keine sexuellen Probleme!" Dies überlieferte Ralf Dose in seiner Dokumentation von 2015 *Das verschmähte Erbe*.

Nach der Wiedervereinigung wurde die von Hirschfeld als Nachfolgerin seines Instituts erwählte Humboldt-Universität in die Diskussion um die Wiedererrichtung einbezogen. Das machte die Angelegenheit insofern komplizierter, als nun auch die Sexualwissenschaft, die sich in der DDR parallel zur und doch ziemlich anders als in der BRD entwickelt hatte, einbezogen wurde. (In Westberlin gab es gar keine Sexologie, bloß ein bisschen historische Forschung in der Hirschfeld-Gesellschaft und in der von dem Sexologen Erwin J. Haeberle aufgebauten, heute in der Hauptbibliothek der Humboldt-Universität unter dem Namen „Haeberle-Hirschfeld-Archiv für Sexualwissenschaft" zugänglichen Sammlung.)

So kam es 1990 zu einem *Memorandum*, das – im Wesentlichen von der sexologischen Elite des Westens vorgedacht – an die Humboldt-Universität die Bitte um Einrichtung eines „Instituts für Geschlechter- und Sexualforschung" herantrug. Das neue Institut sollte zwar in die Nachfolge von Hirschfelds Institut gestellt werden, die Medizin sollte aber nur in ihren Kritikern präsent sein, beispielsweise in einer Kritik der Gen- und Reproduktionsmedizin oder der Medikalisierung der Sexualität; die Biologie sollte überhaupt nicht vorkommen. Dieser Plan scheiterte am professoralen Widerstand innerhalb der Universität, so dass es 1993 zur Ausschreibung einer Professur für Sexualwissenschaften kam und im Jahr darauf zur Stellenbesetzung mit dem Mediziner, Psychotherapeuten und Psychoanalytiker Klaus M. Beier. Doch auch die streng sozial- oder kulturwissenschaftlich orientierte Sexualforschung kam nicht zu kurz, denn für sie richtete die Universität ein „Zentrum für transdisziplinäre Geschlechterstudien" ein, an dem in vier Semestern ein Masterstudiengang Geschlechterstudien/Gender Studies belegt werden kann. Da Zentrum und Institut finanziell und personell gut ausgestattet sind (Hirschfeld musste sein Institut noch durch den Verkauf der Potenzpillen „Titusperlen" finanzieren), gibt es zwischen beiden Einrichtungen keinerlei Streit, sondern eine friedliche Koexistenz. Prof. Beier kündigte in seiner Antrittsvorlesung 1996 an der Charité die Einführung qualitätssichernder Programme zur Aus- und Weiterbildung sowie den Ausbau der sexualmedizinischen Diagnostik und Therapie an, die Rückwirkung auf eine allgemeine Theorie der Sexualität haben soll. Inzwischen ist dort ins Medizinstudium ein vierwöchiges Modul „Sexualität und endokrines System" integriert worden, und „Sexualmedizin" wird als Zusatzweiterbildung angeboten.

Bertolt Brecht, der dichtende Zeitgenosse Hirschfelds, teilte einmal nach dem alliierten Sieg über den deutschen Faschismus und nach dem Tod Stalins seine Beobachtung mit, dass der Ausbruch aus der Barbarei des Kapitalismus selber noch barbarische Züge aufweisen kann. Gewiss trug Hirschfelds Empfehlung an Kinderschänder, sich freiwillig kastrieren zu lassen, um dem barbarischen drehtürartigen Kreislauf von Straftat, Zuchthausstrafe, Entlassung und erneuter Straftat zu entkommen, selbst noch barbarische Züge. Das seit 2005 am Institut für Sexualwissenschaft und Sexualmedizin der Charité von Prof. Beier angebotene Therapieprogramm für Menschen mit pädophiler Neigung („Präventionsprojekt Dunkelfeld"), mit dem diese von strafbaren sexuellen Übergriffen abgehalten werden können, sehe ich als einen zivilisatorischen Fortschritt auf dem Weg zum Ausbruch aus der Barbarei. Die

Zuchthausstrafe ist inzwischen abgeschafft und an die Stelle der chirurgischen ist die chemische Kastration getreten, aber die sexualisierte und nicht sexualisierte Gewalt gegen Kinder ist noch immer ein ebenso ungelöstes gesellschaftliches Problem. Auch hier ist der Ausbruch aus der Barbarei ein utopisches Fernziel.

Das Zentrum für transdisziplinäre Geschlechterstudien hat in der ehemaligen Schwulenzeitschrift *Siegessäule* (jetzt queer) angekündigt, es wolle Hirschfelds Werk einer Diskursanalyse unterziehen. 2010 hat die Bundesregierung eine Magnus-Hirschfeld-Bundesstiftung begründet und dauerhaft finanziert. Auf ihrer Homepage heißt es: „Die Stiftung hat zum Ziel, an Magnus Hirschfeld zu erinnern, Bildungs- und Forschungsprojekte zu fördern und einer gesellschaftlichen Diskriminierung von Lesben, Schwulen, Bisexuellen, Transsexuellen, trans- und intergeschlechtlichen sowie queeren Personen (Abkürzung: LSBTTIQ) in Deutschland entgegenzuwirken."

Hirschfeld hätte dies alles gewiss mit Wohlgefallen zur Kenntnis genommen. Vergleicht man dazu noch den gegenwärtigen Stand der gesellschaftlichen LSBTTIQ-Diskriminierung (um mit der Bundesstiftung zu reden) mit dem von 1930, dann muss man feststellen, dass wenigstens die Nahziele der Sexualpolitik Hirschfelds verwirklicht sind. Wenn heute sogar die überlebenden Opfer des Paragrafen 175 entschädigt werden, hätte Hirschfeld sich das gewiss nicht einmal träumen lassen. Es fällt deshalb schwer, nicht — wie es Hirschfeld vorgeworfen wird — in Fortschrittsglauben und Wissenschaftsgläubigkeit zu verfallen.

Mein Bild von Magnus Hirschfeld ist naturgemäß subjektiv. Wie sollte es auch anders sein? Andere können und werden es anders malen. Meine Sicht auf sein Lebenswerk und seine Epoche ist die eines um Objektivität bemühten Kleinbürgers aus Berlin-Neukölln, der nie eine Weltreise gemacht hat und sogar nie für längere Zeit seine Heimatstadt verlassen hat, Hirschfeld nur aus Büchern, Filmen, einigen Handschriften in Archiven und Mitteilungen von überlebenden Zeitgenossen kennt. Mein Anspruch geht dahin, dass die Fakten, die ich hier mitteile, stimmen und dass die geäußerten Gedanken und Ansichten das Gepräge der Wahrhaftigkeit tragen und der Diskussion wert sind. Oder noch pathetischer ausgedrückt: Es geht mir darum, durch Wahrheit für Hirschfeld Gerechtigkeit zu erstreiten.

Die Geschichtsforschung gleicht einer spiritistischen Seance, sie ist wie ein Gespräch mit Verstorbenen. Gerechtigkeit für Hirschfeld kommt jetzt zu spät und gehört allenfalls noch in die Schublade „Erinnerungskultur" oder Totenkult.

Warum sollte man sich heute auf Hirschfeld einlassen, wenn nicht zur Pflege der Erinnerung an einen großen Forscher, der allen Sorten von Faschisten so verhasst war, dass sie danach trachteten, sein Lebenswerk zu zerstören? Ich will nicht den Wert von Trost und Erbauung — Tröstung für die Verlierer, Erbauung für die Sieger — geringschätzen, die uns ein Blick in die Vergangenheit gewähren kann. Ist aber aus der Geschichte Hirschfelds etwas zu lernen, das mehr wäre als Trost und Erbauung? Für die Lehre, dass wir keinen neuen Weltkrieg und keinen neuen Faschismus wollen, müssen wir nicht die Geschichte studieren. Ein Blick auf die Gegenwart genügt: auf den in allen fortgeschrittenen kapitalistischen Staaten mächtiger werdenden so genannten Rechtspopulismus; auf die alteingesessenen Republiken und Königreiche, die heute niemand, der ernst genommen wird, faschistische Despotien nennt; auf die zahlreicher werdenden kleineren Kriege, in denen unsere Bundeswehr und unsere Rüstungsindustrie die Wirtschaftsinteressen und die Freiheit verteidigt – ein solcher Blick lehrt, dass in der Geschichte keine Lösungsvorschläge für die Befreiung von solchen Menschheitsplagen zu finden sind.

Ein Jahr vor seinem Tod hat der Berliner Schriftsteller Walter Benjamin im Pariser Exil, entmutigt und verzweifelt von der Nachricht vom Hitler-Stalin-Pakt und vom Kriegsbeginn, seinen Text *Über den Begriff der Geschichte* geschrieben. Er tadelt darin die deutsche Sozialdemokratie für ihren „sturen Fortschrittsglauben" als einer unendlichen Perfektibilität der Menschheit im historischen Prozess. Dieser Glaube habe schließlich zu Niederlage, Verrat und Zusammenbruch im antifaschistischen Kampf beigetragen. Der historische Materialist Benjamin tadelt nur die SPD, nicht Thälmann und Stalin. Sie bleiben vielsagend unerwähnt, und als positive Gegenbilder werden nur die Revolutionäre Robespierre und Blanqui aus der Geschichte Frankreichs hochgehalten.

Hirschfeld in seinem sturen sozialdemokratischen Fortschrittsglauben hat sich mit einem Ausspruch des italienischen Philosophen Giordano Bruno, das eigene Lebenswerk betreffend, zu trösten versucht („Seid getrost, die Zeit wird kommen, da alle sehen werden, was ich sehe!"). Benjamin konnte auch, bevor er sich auf der Flucht vor seinen Verfolgern umbrachte, keinen Trost in der jüdischen Theologie finden, die von einer kommenden messianischen Zeit sprach, in der jede Sekunde die kleine Pforte war, durch die der Messias treten konnte.[3] Anders als dem atheistischen Juden Hirschfeld, der am Ende auf eine Zukunft hoffte, in der sein Werk zur Geltung kommen wird, war dem atheistischen Juden Bejamin zur Gewissheit geworden, dass es für ihn keine Hoffnung mehr gibt. Bei dem verehrten jüdisch-atheistischen Dichter Franz Kafka fand er dies bestätigt: „So ist denn, wie Kafka sagt, unendlich viel Hoffnung vorhanden, nur nicht für uns. Dieser Satz enthält wirklich Kafkas Hoffnung. Er ist die Quelle seiner strahlenden Heiterkeit."[4]

Berlin-Mitte im März 2017   Manfred Herzer

---

3 Vgl. Benjamin 1980, S. 704.
4 Benjamin/Scholem 1985, S. 273.

Teil 1 (1868 – 1895)

Kinderszenen. Sex und Politik

Nur wenig wissen wir über Magnus Hirschfelds Kindheit. Keine Fotos, kaum Berichte, Briefe der Eltern, Geschwister, Freunde verschwunden, nur verstreute Anekdoten, Episoden, Szenen, die ein undeutliches Bild vermitteln und das Kind Magnus in den Schriften und Taten des erwachsenen Mannes kaum erahnen lassen.

Eine Kindheitserinnerung aus dem vierten Lebensjahr, die früheste, schrieb der 55-Jährige 1922 für die Berliner Schwulenzeitschrift *Die Freundschaft* auf:

> „Meine ersten Kindheitserinnerungen beziehen sich auf Besuche im Lazarett, auf denen ich meinen Vater in seinem Wagen begleiten durfte, zu den während des deutsch-französischen Krieges von 1870/71 in meiner Vaterstadt Kolberg gefangenen Turkos, Zuaven und Franzosen ,mit den roten Hosen'. Ich war damals drei Jahre alt. Wir Kinder hatten eine französische Bonne, die während des Krieges, der sich in weit konzilianteren Formen abspielte als der letzte, in unserm Hause verblieb. Sie wurde wegen eines ziemlich starken Schnurrbarts auf ihrer Oberlippe, von dem zu sprechen uns Kindern streng verboten war, von den Gefangenen, denen wir begegneten, Mademoiselle Moustache genannt, allerdings nicht von den galanten französischen Offizieren, die, um ihre Landsmännin zu besuchen, zu uns kamen."[1]

Diesen Bericht hat Hirschfeld gewiss mit Bedacht ausgewählt, denn hier klingen seine beiden großen Lebensthemen an, die er immer und immer wieder in seinen Schriften bedenkt und die das Verhältnis der Geschlechter sowie die Sehnsucht nach einer Welt ohne Krieg betreffen. Die Erinnerung an das französische Kindermädchen mit Oberlippenbart ist ein Anlass, um eine Ethik des humanen Umgangs mit „sexuellen Zwischenstufen" anzudeuten, mit Menschen, deren Abweichen von den herrschenden Mann/Frau-Stereotypen offen zutage liegt: die wohlwollend sachliche Haltung der Eltern zum Bart der Hausangestellten schloss ein Schweigegebot für die Kinder ein, die mit ihren naiv unaufgeklärten Fragen ihre Bonne hätten kränken können. Im Namen „Mademoiselle Moustache", den die gefangenen französischen Soldaten für die abwesende Bonne erfunden hatten, kann man so etwas wie Zärtlichkeit heraushören. Schließlich war eine junge Frau mit Damenbart nicht für alle heterosexuellen Männer unattraktiv, und die galanten Offiziere wahrten bei ihren Besuchen diskretes Schweigen wie die Kinder, die das aber nur aus Gehorsam gegen das elterliche Verbot taten.

Überraschend erscheint beim Vergleich der Kriege von 1870/71 und 1914/18 die Wortwahl. Was heißt: der deutsch-französische Krieg habe sich in weit konzilianteren Formen als der Weltkrieg abgespielt? Wenn man errät, dass Hirschfeld „konziliant" im alten Wortsinn von „versöhnlich" verwendet, dann könnte dies einen Einblick in sein Geschichtsverständnis ermöglichen. Schon wegen der fortgeschritteneren Waffen-

---

1 Hirschfeld 1986, S. 153 f.; Hirschfeld 1926a, S. 200.

https://doi.org/10.1515/9783110548426-003

technik (Giftgas, Luftkrieg, Maschinenwaffen) war der Weltkrieg wesentlich grausamer und mörderischer als der Krieg Preußens und seiner Verbündeten gegen Frankreich. Damals war Frankreich der Verlierer, 1918 gehörte Frankreich zu den Siegern. Dass aber beide Kriege sich in der Konzilianz der Formen unterschieden, kann man eigentlich nur glauben, wenn man mit deutschnational verklärtem Blick auf die Große Zeit von Sedan und Versailles zurückschaut. Unversöhnliche Rach- und Bereicherungssucht der Sieger kennzeichneten beide gleichermaßen.

Eine andere Kindheitserinnerung erzählt Hirschfeld im ersten Band seines umfangreichen Spätwerks *Geschlechtskunde auf Grund dreißigjähriger Forschung und Erfahrung bearbeitet.* Und auch hier handelt es sich um eine Erzählung in praktischer Absicht, um die Ächtung der körperlichen Züchtigung in der Kindererziehung. Als zehnjähriger Junge sei er einmal aus Gründen, an die er sich nicht mehr erinnert, von zuhause ausgerissen, drei Tage später aufgegriffen und zu seinen besorgten Eltern zurückgebracht worden. Statt ihm aber die erwartete Tracht Prügel zu verabreichen, hätten die Eltern den heimgekehrten verlorenen Sohn überaus liebe- und verständnisvoll empfangen; die Mama habe das erschöpfte Kind erst zu Bett gebracht und, als es erwachte, mit einem leckeren Frühstück belohnt, dann habe der Papa es auf seine Knie gesetzt und aufgefordert zu erzählen. Schließlich habe der Papa gesagt, er werde den Sohn nicht schlagen, und ihm den Rat erteilt, auf Vorwürfe und Schelte der anderen zu reagieren, indem er an das Christus-Wort denkt: „Wer sich frei von Schuld weiß, werfe den ersten Stein auf mich."[2]

Dieses Erlebnis habe sich in seinem „Unterbewußtsein unauslöschlich eingeprägt" und ihn zu der Überzeugung gebracht, dass das Wort aus dem Neuen Testament: „Welchen der Herr lieb hat, den züchtigt er", missverständlich sei und keinesfalls die Prügelstrafe rechtfertige.[3] Nur indirekt angedeutet ist in dem Bericht die Angst vor der Schule, der anderen prügelnden Erziehungsinstanz; die Schüler in der Sexta des Königlichen Domgymnasiums seien mit Ferienaufgaben sehr gequält worden, und Magnus war mit der Lösung der Aufgaben in diesem Jahr nicht fertig geworden, was ihn wegen zu erwartender Schulstrafe zur Ausführung seines Fluchtplanes getrieben haben könnte.[4]

Vergleicht man Hirschfelds frühesten Text gegen die Prügelstrafe mit den folgenden, dann fällt eine Entwicklung auf vom konzilianten Versteher mindestens prügelnder Eltern zum kompromisslosen Kritiker jedweder Schläge gegen Schutzbefohlene; in dem Aufsatz von 1904 „Soll man Kinder prügeln?" findet sich noch der

---

2 Hirschfeld 1926a, S. 174.

3 Ebd.

4 Vgl. Ebd., S. 173; die Abschaffung der Prügelstrafe für Kinder, war eines der wichtigeren Reformprojekte Hirschfelds. In der Berliner Tageszeitung *Der Tag* erschien am 5. November 1903 erstmals ein Aufsatz zum Thema („Die Abschaffung der Prügelstrafe für Kinder"); es folgte in der *Frauen-Rundschau* von 1904, S. 276: „Soll man Kinder prügeln?", 1929 in der von Hirschfeld herausgegebenen Zeitschrift *Die Aufklärung* (S. 97– 98): „Prügelpädagogen" und 1930 in der Zeitschrift *Die Ehe* (Nr. 9, S. 3– 4): „Über Prügelstrafe".

Satz: „Die Prügelstrafe sollte unbedingt in der Schule verboten werden, auch die El-
tern sollten sie nur sehr selten anwenden, nie im Zorn, sondern nur nach reiflicher
Erwägung"[5], später ist von sehr selten erlaubtem Schlagen der Kinder nicht mehr die
Rede.

Die Vaterstadt

Bei Magnus Hirschfelds Geburt am 14. Mai 1868 in Colberg[6] war die hinterpommersche
Kleinstadt auf gutem Wege, sich von einem verschlafenen Militärnest, das von seiner
heldischen Rolle unter Bürgermeister Nettelbeck 1809 im Krieg gegen die Franzosen
träumt, zu einem der beliebtesten Kurbäder an der Ostsee zu mausern. Die für den
gelingenden Einstieg in die Tourismusindustrie wichtigste Maßnahme war vielleicht
der Anschluss an das „grosse europäische Verkehrsnetz" 1859[7]. Die Eröffnung des
Domgymnasiums im gleichen Jahr steht wohl für den kulturellen Aufstieg Colbergs,
ungefähr parallel zum wirtschaftlichen und infrastrukturellen. Bald folgten ein
Theater und ein Konzertsaal. Mit dem wirtschaftlichen Erfolg als Kurort war Colbergs
Traum von einstiger vaterländischer Größe keineswegs ausgeträumt: 1868 wurde der
Theaterneubau mit der Uraufführung des historischen Schauspiels in fünf Akten
Colberg von dem späteren Nobelpreisträger Paul Heyse eingeweiht. Hier ging es
wieder einmal um die militärischen Verdienste Bürgermeister Nettelbecks im Krieg
gegen den französischen Erzfeind. Die Zahl der zivilen Einwohner verdoppelte sich
zwischen 1862 und 1900 von rund zehn- auf zwanzigtausend. Der Umbau von einer
Festungs- und Garnisonsstadt zum entfestigten Kurbadeort begann 1877; die Festung
wurde zwar geschleift, die Soldaten mit ihren Kasernen und Schießplätzen blieben der
Stadt aber bis zuletzt, bis zur Befreiung durch die Rote Armee 1945 erhalten. Bald nach
der Jahrhundertwende errichtete der Hinterpommersche Reiterverein auf dem Ge-
lände des nordöstlich der Stadt gelegenen Exerzierplatzes eine Pferderennbahn.

Die Eltern. Das höhere Wesen. Das liebe Kind

Der Vater Hermann Hirschfeld war am 31. Juli 1825 im hinterpommerschen Neustettin,
die Mutter Friederike Mann dreizehn Jahre später, am 6. Juli 1838[8] in Bernstein an der
Warthe zur Welt gekommen. Obwohl Base und Vetter[9], hatten sich die beiden erst in

---

5 Hirschfeld 1904a, S. 276.
6 Die Schreibweise „Kolberg" setzte sich am Anfang des 20. Jahrhunderts durch. Seit 1945 gehört
Kolberg zu Polen und heißt seither Kołobrzeg.
7 Hermann Hirschfeld 1884, S. 5.
8 Hirschfeld 2013, S. 20.
9 „Vaters Vater und Mutters Großmutter waren Bruder und Schwester gewesen." (Hirschfeld 1986,
S. 158.

Berlin kennengelernt und heirateten 1855[10] in Colberg. Zwei Jahre später, am 8. Juni 1857 gebar Friederike ihre erste Tochter, die den Namen Recha erhielt. Immer wieder erzählt Magnus Hirschfeld vom glücklichen und harmonischen Familienleben, von der ungetrübten Gattenliebe der Eltern und der innigen Geschwisterliebe, die ihn mit seinen vier Schwestern und zwei Brüdern verband. Der Sohn rühmt die Mutter als „ein Wesen von unendlicher Sanftmut und Langmut"; nachdem ihr Gatte am 17. Juni 1885 noch nicht sechzigjährig an der Brightschen Nierenerkrankung gestorben war, habe sie den Verlust niemals verwunden. Sie hat ihn um fast zwanzig Jahre überlebt und starb erst am 5. Juni 1904, nachdem sie von Kolberg nach Wilmersdorf bei Berlin übergesiedelt war.[11]

Im vierten Kapitel seiner *Geschlechtskunde*, das der sexuellen Aufklärung der Kinder gewidmet ist und dem Hirschfeld als Motto eine Stelle aus Wedekinds Kindertragödie *Frühlingserwachen* voranstellt („O Mutter, warum hast du mir nicht alles gesagt?"), berichtet er eine Anekdote aus dem Leben seiner Mutter. Es geht darum, dass die Mütter für die sexuelle Aufklärung der Kinder am besten geeignet wären, sofern sie über ausreichend Fachwissen und Feingefühl verfügen. Beides fehle leider in den meisten Fällen – „Die Erzieher müssen erzogen, die Aufklärer aufgeklärt werden."[12] – so auch bei der eigenen Mama, die einst aus falscher Scham und fehlender Aufklärung in eine seelische Krise stürzte:

> „Ich war sieben Jahre lang der Jüngste von sechs Geschwistern, als meine Mutter nochmals guter Hoffnung wurde. Sie selbst war 40 Jahre alt, und meine beiden ältesten Schwestern standen bereits kurz vor ihrer Verlobung. Als sie ihren Zustand bemerkte, schämte sich meine Mutter, die ihre Kinder über alles liebte, so sehr, daß sie in eine tiefe Schwermut verfiel; es war keine eigentliche Schwangerschaftspsychose, sondern nur stärkstes reaktives Schamgefühl, ein sehr quälender Zustand, der sich erst durch die glückliche Geburt meiner Schwester, dann allerdings wie mit einem Schlage, verlor."[13]

In der liberal jüdischen kleinbürgerlichen Arztfamilie Hirschfeld, die man nach allem, was wir wissen, glücklich nennen darf, herrschte nichtsdestoweniger eine klare, von keinem der Beteiligten jemals infrage gestellte Rollen- und Machtverteilung. Dies kommt etwa in der rückblickenden Formulierung des Sohnes zum Ausdruck, „wir sieben Kinder" hätten zum Vater „wie zu einem höheren Wesen" emporgeschaut.[14] Die zweitälteste Tochter Franziska erwähnt einmal, dass Hermann seine Gattin als „liebes Kind" anredete. Sie erzählt, dass der Vater oft arme, hungrige Colberger zum Mittagessen mitbrachte, damit sie sich am Tisch der Familie satt essen könnten. Weil er

---

10 Vgl. Dose 2004, S. 37; Doses Untersuchung zur Genealogie der Familie Hirschfeld ist wohl die ergiebigste und gründlichste Arbeit zum Thema.
11 Hirschfeld 1986, S. 158. Sterbedatum und -ort der Mutter ermittelte Ralf Dose (E-Mail an den Verf. vom 1.11.2014).
12 Hirschfeld 1926a, S. 122.
13 Ebd.
14 Hirschfeld 1986, S. 153.

sah, dass das Aufgetischte nicht ausreichen würde, fragte er die Hausfrau: „Hast Du nicht mehr, liebes Kind?"[15] Das fest gefügte hierarchische Gefälle zwischen den Eheleuten wird sogleich deutlich, wenn man sich vorstellt, Friederike könnte ihrerseits den Gatten als „liebes Kind" angeredet haben. Hinzukommt, dass Friederikes Gatte dreizehn Jahre älter war als sie, was ihrer Ehe durchaus auch eine Vater-Tochter-Anmutung verleihen konnte. Die Anerkennung überkommener Herrschaftsnormen durch alle Familienmitglieder und die wirklich vorhandene Liebe zwischen ihnen scheint eine stabile konfliktarme Harmonie gewährleistet zu haben. Hinzukommt die Abwesenheit von ernsthafter wirtschaftlicher Not und stattdessen ein bis zum Schluss wachsender Wohlstand parallel zur allgemeinen Colberger Prosperität. Dies zeigt sich etwa darin, dass sich Vater Hirschfeld „Ende der sechziger Jahre entschloß, gegenüber dem Vereinssoolbad ein eigenes Fachwerkhaus mit hübscher Veranda zu errichten"; mit „größter Freude" wurde die neue Sommerwohnung dann in jedem Frühjahr von der Familie bezogen, nachdem sie den Winter im Haus am Markt im Stadtzentrum verbracht hatte.[16] Dieses Haus, das nur über die alte Durchnummerierung aller Colberger Häuser als „Markt 234" zu identifizieren ist, war Hermann Hirschfelds Eigentum.[17]

Nach seiner Promotion im Revolutionsjahr 1848 in Berlin ließ sich der 23-jährige Hermann Hirschfeld in Greifenberg, an der Ostseeküste ungefähr auf halber Strecke zwischen Colberg und Stettin gelegen, als praktischer Arzt, Wundarzt und Geburtshelfer nieder. Er kaufte ein Haus im Stadtzentrum und engagierte sich in der jüdischen Gemeinde und vor allem bei Projekten, die die Attraktivität Colbergs als Kurort erhöhen sollten, wie den Bau einer städtischen Wasserleitung und einer Kanalisation. Auch verfasste er mehrere Broschüren, die die medizinischen Vorzüge einer Badekur in Colberg zeigen sollten.[18]

In seinem autobiografischen Fragment von 1922/23 *Von Einst bis Jetzt* nennt Magnus Hirschfeld seinen Vater einmal den „Freiheits- und Fortschrittsmann vom Jahre 1848"[19], was er in dem Aufsatz zum 100. Geburtstag genauer ausführt:

---

15 F. Mann 1925, S. 24.
16 Hirschfeld 1925, S. 12.
17 Wohnungsanzeiger 1868, S. 73.
18 Einige Beispiele: *Kurerfolge des Sool-Bades Colberg* (1859) – *Die Summe unseres Wissens vom Sool- und Seebade Colberg* (1864) – *Was leisten Bäder überhaupt und was Colberg insbesondere* (1870) – *Die häufigsten ärztlichen Fragen betreffend das Sool- und Seebad Colberg beantwortet auf Grund dreißigjähriger Erfahrung* (1880) – *Jubelschrift des See- und Soolbades Colberg zur Feier des 31. Mai 1884 des 25. Jahrestages seines Aufschwungs* (1884); alle Colberg-Schriften sind im Verlag C. F. Post'sche Buchdruckerei erschienen, mit dessen Inhaber Carl Jancke Hermann Hirschfeld „die Freundschaft eines Menschenalters" verband. Wenn Magnus über diese Freundschaft seines Vaters schreibt, verwechselt er Carl Jancke, der von 1859 bis 1888 Chefredakteur und Besitzer des Verlages war, mit dessen Sohn Paul, der erst 1877 in das Geschäft eintrat und 1888 Alleinunternehmer wurde (vgl. Klaje 1924, S. 21).
19 Hirschfeld 1986, S. 154.

„Einen tiefen Eindruck machten auf meinen Vater die Ereignisse des Jahres 1848, die er aus unmittelbarer Nähe erlebte. Seine ‚Studentenbude' lag nahe dem alten Schloß, wenn ich mich nicht irre am Schloßplatz selbst. Er ließ später selten einen 18. März vorübergehen, an dem er uns Kindern nicht erzählte, wie er damals auf den Barrikaden den Bürgern und Soldaten die Wunden verband – es war seine erste ärztliche Tätigkeit – und zugegen war, als Friedrich Wilhelm IV. auf den Balkon des Schlosses trat, um die Gefallenen zu grüßen, die nach der für sie im Friedrichshain bereiteten Grabstätte gebracht wurden.“[20]

Hier wird recht anschaulich Hermann Hirschfelds politische Haltung und Gesinnung angedeutet, wie sie später in Colberg in seinen politischen Leitartikeln und der „Politischen Wochenschau" in der *Zeitung für Pommern* zum Ausdruck kam: In Abgrenzung zu den Konservativen, die eine absolutistische Monarchie wie im Preußen des 18. Jahrhunderts erhalten wissen wollten, und zu den Republikanern, der Hauptkraft der Volksaufstände von 1848, war er bedingungslos königstreu, bejahte das Dreiklassenwahlrecht und die von Friedrich Wilhelm IV. „oktroyierte", also der Bevölkerung aufgezwungene Verfassung. Mit einem Wort, er stand fest auf dem Boden einer konstitutionellen Monarchie in Preußen.[21] Seit der ersten Ausgabe der *Zeitung für Pommern*, die am 9. November 1852 vorlag, war Hermann Hirschfeld „der hauptsächlichste Mitarbeiter"; in den ersten Jahren zeichnete er seine Artikel mit „K.ss", später erschienen sie anonym und und mit der immer gleichen Tendenz: „natürlich im Sinne des Herausgebers, gemäßigt liberal"[22].

Es ist bedauerlich, dass derzeit allein der Jahrgang 1868 der *Zeitung für Pommern* und damit Hirschfelds politische Wochenschauen öffentlich zugänglich sind. Der Chronist des C. F. Post'schen Verlages, Hermann Klaje, hatte aber noch ein vollständiges Exemplar der Zeitung zur Verfügung und konnte weitere Aspekte des gemäßigt liberalen Standpunkts benennen. „Immer von neuem" tritt Hirschfeld für einen starken deutschen Bundesstaat unter preußischer Führung ein. Obwohl er immer wieder die Erhaltung des Friedens als höchstes Gut für Europa beschwört, hält er Frankreich für den gefährlichsten Gegner Preußens im kommenden Krieg und unterstützt 1861 einen Aufruf zu Beiträgen für den Bau von Kanonenbooten und Kriegsschiffen. „Jancke und Hirschfeld sind die ersten, die ihr Teil geben: Jancke 5 Taler, Hirschfeld 3.“[23]

Schließlich machen Jancke und Hirschfeld ihr Blatt zu einem Sprachrohr für die innen- und außenpolitischen Ziele des preußischen Kanzlers Bismarck und der ihn im Parlament unterstützenden Nationalliberalen Partei. Am 29. Oktober 1867 schreibt Hirschfeld in seiner Wochenschau:

„Diese nationale und liberale Haltung unserer Regierung verdient sicherlich die Anerkennung aller Parteien. Wollen wir dieselbe in ihrer großen Mission unterstützen, so haben wir ihr auch bei

---

20 Hirschfeld 1925, S. 10.
21 Vgl. Klaje 1924, S. 15.
22 Ebd.
23 Ebd., S. 18.

den bevorstehenden Wahlen zum preußischen Abgeordnetenhause Vertreter in den Landtag zu schicken, die im Innersten davon durchdrungen sind, wie nur durch die Freiheit und den Fortschritt die materielle Wohlfahrt und die militärische Überlegenheit eines Volkes begründet werden kann, und wie diese namentlich unerläßlich sind für die unauflösliche Konsolidation Deutschlands."[24]

Eine Variante dieser Propagandaphrase zitiert der Sohn im Aufsatz zum 100. Geburtstag des Vaters. Dieser sei ein treuer deutscher Patriot gewesen, der damals in einer „Wochenschau" die Hoffnung ausgedrückt habe, es möge dem neuen Preußenkönig Wilhelm I. gelingen, die deutsche Einheit und den deutschen Bundesstaat zu schaffen, damit ein Staat da sei, der Frankreich gewachsen ist und der im Bunde mit England den europäischen Frieden sichern könne. Dann lobt auch der Sohn Bismarck dafür, dass unter seiner starken Führung „Deutschlands Weltgeltung" auf dem Berliner Kongress von 1878 „den Höhepunkt" erreicht habe und „nach Bismarcks verhängnisvoller Entlassung" die deutsche Misere nicht mehr aufzuhalten war: „Wieviel besser stünde es heute um unser Vaterland!"[25]

Ein gewisses Gegengewicht zu Hermann Hirschfelds Anhänglichkeit an den preußischen Neoabsolutismus und bereitwillige Rechtfertigung des berüchtigten Militarismus in seinem Vaterland könnte man in seinen literarischen Vorlieben finden, die die Tochter Franziska jedoch bloß andeutet. Sie erzählt im Aufsatz zum hundertsten Geburtstag des Papas von der literarischen Bildung, die er schon der fünfjährigen Tochter zukommen ließ, indem er ihr und der zwei Jahre älteren Schwester aus Goethes *Hermann und Dorothea* vorlas. „Etwas später kam Reuter an die Reihe, noch später Heine."[26] Unwahrscheinlich aber nicht ausgeschlossen ist, dass der alte Hirschfeld mit seinem Interesse an Schriften Fritz Reuters und Heinrich Heines, die beide von der preußischen Obrigkeit für ihre demokratische Gesinnung mit Zensur, Vertreibung ins Exil und im Fall Reuter mit jahrelanger Gefängnishaft bestraft wurden, heimliche Sympathie für ein bürgerliches Republikanertum bekunden wollte. Wahrscheinlich aber hat er seinen Töchtern bloß aus Reuters humoristischen plattdeutschen Sachen, *Läuschen un Rimels* und dergleichen, und „noch später" Heines wunderschöne aber harmlose Liebeslyrik vorgelesen und sich von den beiden republikanischen Zeitgenossen in seiner vaterländischen Gesinnung nicht beirren lassen. Jedoch repräsentiert Heine nicht nur eine politische Alternative zu Hirschfelds Biederkeit, auch in religiöser Hinsicht ist er moderner und konsequenter. 1825 ließ er sich taufen und wurde evangelisch, was aber allein in der Hoffnung geschah, eine bürgerliche Karriere zu befördern. Heine hatte sich damals bereits von allen traditionellen Religionen verabschiedet und sich einem spinozistischen Atheismus zugewandt, von dem ihn auch die Erfahrungen mit Krankheit und Altersverfall nicht abzubringen

---

24 Nach Klaje 1924, S. 20.
25 Hirschfeld 1925, S. 8 f.
26 Mann 1925, S. 23.

vermochten.[27] In der Familie Hirschfeld gelang ein solcher Säkularisierungsprozess erst in der nächsten Generation, beim jüngsten Sohn Magnus, der in Sozialdemokratie und Monismus eine religionsferne Weltanschauung gewann.

In der Vita, die er seiner Dissertation beifügte, hat Hermann Hirschfeld sich mit dem Satz „Judaeus sum" zur mosaischen Religion bekannt.[28] Ralf Dose konnte ermitteln, er habe sich bald nach seiner Niederlassung in Colberg in der kleinen, damals nur 136 Mitglieder zählenden jüdischen Gemeinde engagiert, zunächst als eines der neun Mitglieder der Repräsentantenversammlung, ab 1871 als Vorsitzender des Vorstands.[29]

Die Schmach des Jahrhunderts

Es konnten bisher keine Spuren eines Antisemitismus im Colberg des 19. Jahrhunderts nachgewiesen werden, die über die Judendiskriminierung durch die in Preußen und im Norddeutschen Bund geltenden Gesetze hinausgehen. Eine Impression zum Thema Colberger religiöse Vielfalt zeichnet im Juni 1826 die *Zeitung für Pommern*, die damals noch *Colberger Wochenblatt* hieß, in ihrem Bericht über das „Ottofest", das zur Erinnerung an den Bischof Otto von Bamberg gefeiert wurde, der 700 Jahre zuvor in der Stadt das Christentum verkündet und die Marienkirche geweiht haben soll:

> „Mehrere jüdische Familien des Orts begaben sich am Vorabend des Festes in die herrliche Kirche und konnten ihr Staunen nicht unterdrücken, als sie bemerkten, wie Hunderte von Christen emsig bemüht waren, das Gotteshaus zu dem hohen Feste auszuschmücken."

Hermann Klaje, der dieses Zitat überlieferte[30], schließt daraus, dass der Vorgang vom „Rationalismus des 18. Jahrhunderts" geprägt sei, denn die Religions- und Bekenntnisunterschiede habe man für nebensächlich gehalten. „Man freute sich des Zusammenschlusses mit Katholiken und Juden in einer allgemeinen Gottesverehrung."[31] Liest man genauer, bemerkt man die idyllisierende Überinterpretation, denn die jüdischen Familien durften lediglich am Vorabend des frommen Festes den Schmuck der Kirche bestaunen und mehr nicht. Ein Colberger religiöser Zusammenschluss im Geiste Nathan des Weisen, den Klaje hier zu sehen scheint, hat offensichtlich nie stattgefunden.

Was die Haltung gegenüber der anderen religiösen Minderheit in Colberg, die Katholiken, betrifft, so weiß Klaje, dass nach 1871 die *Zeitung für Pommern* und ihr maßgeblicher Kommentator Hirschfeld „kulturkämpferisch" gestimmt waren; die

---

27 Morawe 2010, S. 317 ff.
28 Vgl. Herzer 2001a, S. 40.
29 Vgl. Dose 2004, S. 37.
30 Klaje 1924, S. 6.
31 Ebd.

Zeitung „unterstützt Bismarck in seinem Ringen mit der katholischen Kirche".[32] Ein weiteres mögliches Motiv für Hermann Hirschfelds Bismarck-Sympathie könnte man aus einer Stelle in der letzten, Fragment gebliebenen Arbeit des Sohnes Magnus erraten, der sich dort 1935 an den preußischen Antisemitismus während seiner „Gymnasialzeit um 1880" erinnert:

> „Es ist nicht das erste Mal, daß wir Älteren in Deutschland und Europa eine antisemitische Welle erleben. Vor etwa einem halben Jahrhundert trat in Deutschland der Führer der christlichsozialen Partei, der Hofprediger Stöcker (der ebenfalls Adolf hieß) auf, neben ihm Rektor Ahlwart und Bernhard Förster (der Schwager Friedrich Nietzsches, dem diese Verwandtschaft deshalb recht peinlich war), ferner die Professoren an der Universität Berlin Treitschke und Dühring, von denen der letztere ein vielbeachtetes Buch verfaßt hatte: *Die Judenfrage als Frage des Rassencharakters*[33]. Die Höhepunkte der damaligen Bewegung waren der Ritualmordprozeß von Konitz, der Synagogenbrand in Neustettin und der Judenflintenprozeß in Berlin. Der Reichskanzler jener Zeit, Bismarck, dessen Vertrauensmann der jüdische Bankier Bleichröder war, wurde als ‚Judengenosse' oder ‚Judenknecht' gebrandmarkt. Ich erinnere mich aller dieser Vorgänge, die in meine Gymnasialzeit um 1880 fielen, noch recht genau. Sie ebbten in wenigen Jahren ab, nachdem der damalige Kronprinz Friedrich Wilhelm (später Kaiser Friedrich) den Antisemitismus als ‚die Schmach des Jahrhunderts' bezeichnet hatte, und die großen Anthropologen Virchow und Luschan sich mit großer Schärfe gegen die Rassentheorien Dührings wandten. Professor Dühring wurde seines Amtes enthoben. Der Historiker Theodor Mommsen prägte damals das Wort von der ‚Choleraepidemie des Antisemitismus'."[34]

Mehr noch als der Vater wird später der Sohn in seinem Streben nach Assimilation in seinem literarischen Schaffen das Judentum möglichst unerwähnt zu lassen, was bei den zunehmend aggressiven Angriffen, die aus den unterschiedlichsten antisemitischen Lagern gegen ihn gerichtet wurden, immer schwerer fiel.

Hermann Hirschfeld versuchte selbstverständlich gemäß seiner liberalen Gesinnung seine Patienten und Patientinnen zu kurieren, egal zu welcher Gottheit sie beteten. Dies und seine tatkräftige Anteilnahme am Werden und Wachsen des Bades veranlasste den Magistrat der Stadt, „in Erinnerung an seine vielfachen großen Verdienste" ein Jahr nach seinem Tod ein Denkmal zu errichten, das auf der „Promenade" gegenüber dem Sommerhaus der Familie enthüllt wurde.[35] 1934 wurde das Denkmal von der inzwischen nationalsozialistischen Stadtregierung zerstört.[36]

---

32 Ebd., S. 20.
33 Die erste Auflage des Dühringschen Pamphlets, Karlsruhe 1881, war betitelt: *Die Judenfrage als Racen-, Sitten- und Culturfrage. Mit einer weltgeschichtlichen Antwort.*
34 Hirschfeld 1935, S. 7.
35 *Colberger Zeitung für Pommern* vom 6. Juli 1886; nach Hirschfeld 1925, S. 3.
36 Herzer 2001a, S. 19.

Die Geschwister. Die Großfamilie

Nicht nur die Eltern, auch seine sechs Geschwister erwähnt Magnus Hirschfeld stets in einem Ton zärtlicher Liebe, beispielsweise in der Autobiografie von 1922/23: „Das Band, das mich mit meinen beiden Brüdern, wie übrigens auch mit meinen vier Schwestern[37] verknüpfte, war stets ein inniges, vor allem waren sie sämtlich – die einen etwas früher, die anderen später – von der Berechtigung und allmählich auch von der Bedeutung der Lebensarbeit ihres jüngsten Bruders durchdrungen."[38] Die zuerstgenannten Brüder hießen Imanuel Hermann (1860 – 1925) und Eduard (1864 – 1910), die Schwestern: Recha (1857 – 1942), Franziska (1859 – 1927), Agnes (vor 1875 - nach 1921), Jenny (1875 – 1937). Auf die Beziehung der Geschwister in späterer Zeit zueinander und ihre Schicksale wird noch zurückzukommen sein.

Die Ausbildung der sieben Hirschfeld-Kinder geschah, wie damals im gesamten christlichen Abendland üblich, streng geschlechterdiskriminierend. Die männlichen Kinder wurden, soweit sie die intellektuellen Voraussetzungen erfüllten, aufs Gymnasium geschickt, um möglichst die Universitätsreife zu erreichen. Dies gelang bei den Söhnen Magnus und Imanuel Hermann ohne Schwierigkeit, beim Bruder Eduard, der zunächst eine Apothekerlehre absolvierte, nur auf dem Umweg über Amerika.[39] Für die Mädchen gab es in Colberg kein Gymnasium, nur eine „Höhere Töchterschule" mit 1867 „5 Stufenklassen mit circa 150 Schülerinnen"; sie „erteilt Unterricht Kindern aus den höheren Ständen und aus dem höheren Bürgerstande".[40] Irgendwann um 1900 wurde diese Töchterschule in eine „Städt. höhere Mädchenschule und Lehrerinnenseminar" mit „10 aufsteigenden höheren Mädchenschulklassen (IX bis OberI)" umgewandelt.[41] Von keiner der vier Hirschfeld-Töchter ist bekannt, dass sie eine Berufsausbildung als Lehrerin erhielt. Offensichtlich wurden alle auf ihren natürlichen Beruf als Ehegattin und Mutter vorbereitet.

---

37 In den Akten zum Wiedergutmachungsverfahren für die vom NS-Regime enteignete Dr. Magnus-Hirschfeld-Stiftung vor dem Westberliner Landgericht am Anfang der 1960er Jahre befindet sich ein Typoskript: „Erbfolge Dr. Magnus Hirschfeld" (Landesarchiv Berlin D Rep 039 – 01 LG Berlin, 82WGA18356...), das neben den sechs Geschwistern eine Schwester Olga erwähnt, von der dort vermutet wird, sie sei 1872 geboren und als Kind in Colberg gestorben. Möglicherweise gibt es einen Zusammenhang zwischen der oben erwähnten Depression der Mutter, als sie 1875 mit ihrer jüngsten Tochter schwanger ging, und dem Tod des Kindes Olga anfangs der 1870er Jahre. Ralf Dose konnte inzwischen ermitteln, dass es in der Familie Hirschfeld mindestens noch drei weitere Töchter gab, die in früher Kindheit verstarben (E-Mail Doses an Verf. vom 12.5.2014).
38 Hirschfeld 1986, S. 156.
39 „Der zweite [Bruder] wurde anfangs Pharmazeut, erwarb Apotheken in Hamburg und Schwerin, um sich schließlich auch noch dem Studium der Medizin zu widmen. Bald nach seiner Niederlassung als Arzt – in Chicago – unterzog er sich einer Operation, an deren Folgen er im Alter von 45 Jahren verstarb." (Hirschfeld 1986, S. 155 f.).
40 Wohnungsanzeiger 1867, S. 129.
41 Wohnungsanzeiger 1908, S. 207.

Hier noch eine Reminiszenz an die „Jugendzeit" aus seinem letzten in deutscher Sprache erschienenen Buch *Die Weltreise eines Sexualforschers*. In China staunt Hirschfeld über die dort übliche Lebensform in Großfamilien, wobei ihm seine Stettiner Großmutter einfällt:

> „Ich mußte an meine Jugendzeit denken, wenn sich um unsere über achtzig Jahre alte Großmutter in Stettin an ihren Geburtstagen fünfzig und mehr Nachkommen und Verwandte scharten. Was damals schon in Deutschland eine Ausnahme war, ist in China heute noch die Regel."[42]

Hier wird erstmals eine Ahnung von der quantitativen Dimension des Verwandtschaftsnetzwerks der Familie Hirschfeld vermittelt. Es ist anzunehmen, dass die Eltern jeweils eine größere Zahl von Geschwistern hatten, die ihrerseits Familien gründeten. Ralf Dose konnte immerhin schon zwei Brüder Hermanns und acht Geschwister Friederikes identifizieren.[43]

Aus der Jugendzeit

> „Als neulich ein Soldat aus dem Felde bei uns war und
> das Lied von Radecke ,Aus der Jugendzeit' sang, warf Fritz sich bei der
> Stelle: ,o, wie liegt so weit, was mein einst war', auf das Sofa
> und weinte bitterlich. Wir konnten ihn gar nicht beruhigen."
> Magnus Hirschfeld[44]

Zunächst aus der Zeit zwischen Pubertät und dem Studienbeginn auf der Universität Breslau eine Beobachtung zur Entstehung der Lust am Schreiben und am Lesen, von ihm selbst erzählt: „Ich hatte kaum lesen gelernt, als ich bereits täglich die *Kölnische Zeitung* ,verschlang', die ich meinem Vater allabendlich aus der Redaktion der *Zeitung für Pommern* holte [...]. Später gab ich fast mein ganzes Taschengeld für Zeitungen aller Richtungen aus."[45] Neben dem Interesse für die Tagespresse findet er „Völker- und Kulturgeschichte" spannend, sowie „Sprachentwicklung".[46] Ferner erinnert er sich an einen alten Mathematiklehrer, der, lang und dürr, seit über vierzig Jahren denselben dunklen Anzug trug und in seinen Unterrichtsstunden so wenig wie möglich Mathematik lehrte: „um so unermüdlicher erzählte er uns aus den unerschöpflichen Gebieten der Astronomie, Geographie und Etymologie. Er hatte mich ebensosehr in sein wie ich ihn in mein Herz geschlossen."[47]

---

42 Hirschfeld 1933a, S. 106 f.
43 E-Mail Doses an den Verf. vom 12.5.2014.
44 Hirschfeld 1917b, S. 23.
45 Hirschfeld 1996, S. 154.
46 Ebd.
47 Ebd., S. 155.

Die Sprachentwicklung war anscheinend der erste Interessenschwerpunkt, denn noch auf der Schule verfasste er zwei sprachwissenschaftliche Zeitungsartikel, die in der Sonntagsbeilage des *Berliner Tageblatts*, der „Deutschen Lesehalle", erschienen. „Der eine Artikel betitelt sich ‚Traum einer Weltsprache' und wandte sich gegen das eben aufkommende ‚Volapük', einem Vorläufer des ‚Esperanto' und ‚Ido'; es sei ein unnatürliches, nicht lebensfähiges Gebilde; nur als Hilfsverständigungssprache – meinte ich – könne eine Weltsprache, die neben den bestehenden einhergehe, in Frage kommen [...]. Meine zweite Abhandlung hieß ‚Unsere Vornamen', deren Ursprung und Urbedeutung ich einer eingehenden Untersuchung unterzog. Der Herausgeber der ‚Lesehalle', Reinhold Schlingmann, nahm, druckte und honorierte meine Arbeiten unter Worten der Anerkennung, war aber nicht wenig erstaunt, als er später erfuhr, daß ihr Verfasser ein junger Gymnasiast und nicht, wie er vermutete, ein alter Sprachgelehrter war."[48]

Über den Beginn seiner Sexualforschung macht Hirschfeld im ersten Band der *Geschlechtskunde* ganz beiläufig ein Geständnis. Es geht um die statistische Auswertung der Frage 33 im Psychobiologischen Fragebogen: „Wann und durch wen hörten oder wo lasen Sie zum erstenmal von geschlechtlichen Dingen? Wie wurden Sie darüber aufgeklärt?"[49] Während 70 % der Befragten antworteten: durch Mitschüler, Straßenkinder, durch Altersgenossen und dergleichen, gaben 18 % an: „Durch Nachlesen im Konversationslexikon"; dem folgt eingeklammert die Mitteilung: „(zu diesen gehöre ich selbst)".[50] Gern wüsste man mehr, etwa ob es das Lexikon des Vaters war oder das Exemplar in der Bibliothek des Domgymnasiums, ob er über sein neu erworbenes Wissen mit dem Vater, mit den Brüdern, mit Schulkameraden gesprochen hat.

Der Schultyrann (Dr. Streit)

In der Festschrift zu Hirschfelds 50. Geburtstag, die das Wissenschaftlich-humanitäre Komitee 1918 herausgab, findet sich neben anderem eine „Jugenderinnerung" des Schriftstellers Johannes Gaulke, der „um 1880" Hirschfelds Klassenkamerad in der Quarta des Domgymnasiums gewesen ist und lange vor dem Abitur aus unbekanntem Grund die Schule verließ. Gaulke deutet schärfere Konflikte mit dem Schuldirektor „Dr. St." an. Er soll einen „dumpfen Zwang" ausgeübt und gar kein Verständnis für die Regungen der jugendlichen Seele aufgebracht haben, kein Menschenbildner, „sondern ein emsiger Züchter von Herden-Menschen" gewesen sein; er habe „die geringfügigsten Verstöße gegen die Schulordnung [...] mit drakonischer Strenge" geahndet.[51] Dieser Direktor habe damit „das Feuer der Rebellion in den jugendlichen Köpfen entzündet" und „im Schulhof und auf unsern Spaziergängen am Ostseestrand über-

---

48 Ebd.
49 Hirschfeld 1928b, S. 48.
50 Hirschfeld 1926a, S. 115.
51 Gaulke 1918, S. 13.

legte ich manchmal zusammen mit Magnus Hirschfeld und anderen, wie man diesem Schuldespoten mit Erfolg begegnen könnte".[52]

Dieser „Schuldespot" und die Angst vor seinem Strafregime könnte das wahre Motiv für die Flucht des kleinen Magnus am letzten Tag der Sommerferien gewesen sein, wie sie oben beschrieben wurde. Es ist nicht anzunehmen, dass sich Vater Hirschfeld beim Schuldirektor beschwert haben könnte, wenn dieser den Sohn mit Schlägen bestraft hat.

Gaulke erzählt nun, wie Magnus auf die rebellische Stimmung der Mitschüler zur Befreiung von der Despotie reagierte: „Die abenteuerlichsten Pläne wurden gefaßt, aber es blieb bei dem Plan. Dann geschah es auch häufig, daß gerade Magnus Hirschfeld zur Schonung des Schultyrannen riet, wenn die anderen sich im jugendlichen Drange für ein Lynchjustizverfahren entschieden. Schon in dem nachdenklichen Knaben war ein starkes Gerechtigkeitsgefühl lebendig, das ihm ermöglichte, die Dinge sine ira et studio zu betrachten. Ich erinnere mich eines Gesprächs, in dem Magnus ausführte, daß wir uns gedulden müßten; die Zeit, da wir frei von der Leber herunterreden könnten, würde auch noch kommen. Wir waren damals ‚schon' 14 oder 15 Jahre alt!"[53]

Neben dem ausgeprägten Gerechtigkeitsgefühl, das Gaulke bei seinem Klassenkameraden auffiel, wird hier noch ein anderer Hirschfeldscher Charakterzug sichtbar, der lebenslänglich sein Denken und Handeln bestimmen wird: ein starkes Bedürfnis nach Harmonie, nach Ausgleich von Gegensätze, nach Versöhnung der Streitenden. Gaulke erinnert sich an drohende Konflikte zwischen Schülern und Lehrern im Domgymnasium: „Dann war es Magnus Hirschfeld, der die Angelegenheit in die Hand nahm und zu einem glücklichen Ende führte."[54] Gewiss ist das für den Anlass, öffentliche Ehrung zum Geburtstag des einstigen Schulkameraden, ein wenig idealisiert, dennoch trifft Gaulke hier etwas, das uns dem Verständnis von Hirschfelds Persönlichkeit näher bringt. Immer wieder versucht Hirschfeld in seinen Schriften den Typus des Urnings oder des Homosexuellen zu charakterisieren, wobei der Eindruck entsteht, als ob er sich selbst oder eher das Idealbild, das er von sich hat, beschreibt. So in seiner ersten umfangreicheren Monografie *Der urnische Mensch* von 1903:

„Die Großmut, welche der Urning Feinden gegenüber zu zeigen imstande ist, ist oft geradezu erstaunlich. Freier von Vorurteilen als der Durchschnittsmann, ist er meist unfähig, ein hartes Urteil zu fällen. Alle diese Eigenschaften befähigen ihn ungemein zum Altruisten und Vermittler, zum Friedensstifter und Überwinder sozialer Gegensätze."[55]

---

52 Ebd., S. 14.
53 Ebd.; etwas milder als Gaulke, aber deutlich distanziert erzählt Hirschfeld von der „mehr salbungs-als eindrucksvollen Abschiedsrede", die Direktor Streit den Abiturienten des Jahrgangs 1887 gehalten hatte; sie habe „an die ermutigende Stelle aus dem Galaterbrief" angeknüpft: Wie ihr säet, so werdet ihr ernten; vgl. Hirschfeld 1986, S. 157.
54 Ebd., S. 13.
55 Hirschfeld 1903a, S. 73.

Jugendliebe

Über Hirschfelds Geschlechtsleben in den ersten fünf Jahrzehnten seines Lebens werden wir wohl niemals etwas Konkretes erfahren. Über seine Jugendliebe in Anführungszeichen hingegen gibt er selbst in der Autobiografie Auskunft. Das erwähnte Interesse an Völker- und Kulturgeschichte sowie an der Sprachwissenschaft nennt er hier seine erste und zweite „Jugendliebe'"; die „dritte große Leidenschaft", das dritte Geschlecht oder die wissenschaftliche Geschlechtskunde, „trat erst viel später hinzu".[56]

Wie bereits bei der Kindheitserinnerung an den Schnurrbart der französischen Bonne die Verbindung zum Arbeitsfeld des späteren Sexualforschers gezogen wird, so auch praktisch-feldforschungsmäßig bei dem Knaben „Mieze" im Jahr 1903:

> „Ich erinnerte mich aus meiner Gymnasialzeit an einen Knaben, der von den Mitschülern ‚Mieze' genannt wurde. Neben anderen femininen Eigenschaften besaß er eine besondere Kunstfertigkeit im Kochen und der Verwendung von Flicken, die er Papierpuppen sehr geschickt aufnähte. Er war der vorjüngste von sieben Geschwistern, meistens Knaben, die alle dieselbe strenge Erziehung genossen. Der Vater wurde, als der Sohn in Quarta war, versetzt und so war mir dieser Mitschüler völlig entschwunden. Bei meinen Zwischenstufen-Studien fiel er mir ein und ich forschte nach mehr als 20 Jahren, was aus ihm geworden sei. Ich erfuhr, daß er Damenhutmacher sei, ledig geblieben war und seit Jahren ein anscheinend sehr ideales Verhältnis mit einem von ihm überaus verehrten Freunde hatte, auch lagen andere Anzeichen vor, die über seine Geschlechtszugehörigkeit keinen Zweifel ließen. Aus dem urnischen Kinde war ein homosexueller Mann geworden mit derselben Naturnotwendigkeit, mit der sich aus dem Normalkinde ein heterosexueller Mensch entwickelt."[57]

Von Richard Kantorowicz, einem anderen urnischen Mitschüler, der ebenfalls am Michaelistag 1887 (29. September) am Domgymnasium das Abitur bestand[58], erzählt Hirschfeld in der Autobiografie ausführlicher. Er wurde als „eine Art Pflegebruder" bei der Familie Hirschfeld wegen der heilsamen Colberger Seeluft aufgenommen: „Zu uns kam der lebhafte, mir fast gleichaltrige Jüngling, weil ihn die akademische und doch freie Atmosphäre unseres behaglich schönen, nur wenige Minuten vom Meere entfernten Hauses, der gute Ruf der Kolberger Schule und nicht zuletzt die frische, reine Seeluft anzogen, von der sich die Ärzte Abhärtung seiner zu Katarrhen neigenden Luftwege versprachen."[59] Das ist zwar nicht falsch, wenn man aber die Darstellung dieser Ereignisse bei Reinhart Bindseil liest, dann ahnt man, dass das nicht die ganze Wahrheit ist:

---

56 Hirschfeld 1986, S. 154.
57 Hirschfeld 1903a, S. 67.
58 Becker 1888, S. 19. – Hirschfeld und Kantorowicz waren in diesem Jahrgang die beiden einzigen Abiturienten mit jüdischer Religion; die dreizehn anderen Prüflinge waren alle evangelisch. Hirschfelds Abiturzeugnis, das heute die MHG aufbewahrt, ist datiert: 5. September 1887.
59 Hirschfeld 1986, S. 156.

„Richard Jakob Kantorowicz wurde [in seiner Heimatstadt Posen] auf das evangelische Friedrich-Wilhelms-Gymnasium geschickt, wo er jahrelang ein guter Schüler war, bis ihn im Alter von 16–17 Fleiß und Lust verließen und ihn das vaterlose Elternhaus nicht mehr lenken konnte. Er liebte das Baden im Schwimmbad, träumte von der Ferne und mußte eine Gymnasialklasse wiederholen. Als er sich schließlich von einem Lehrer mißhandelt fühlte, brannte er im Sommer 1885 zu einem Freunde nach Kolberg durch, den er in vorvergangenen Ferien kennengelernt hatte [...]. Sein Freund hieß Magnus Hirschfeld [...]. Im Hause dieser Kolberger Familie durfte er bleiben und die letzten Schulklassen besuchen. Erfolgreich schloß Richard am Dom-Gymnasium im Herbst 1887 doch noch die Schule ab. Am Ende seiner Schulzeit hat Richard auch einen Sohn gezeugt, für den er sich alsbald nicht mehr interessierte. Das Erlebnis muß schockartig gewirkt haben, denn er scheint Frauen später nur aus kritischer Distanz gesehen zu haben."[60]

Hirschfeld erzählt von den stundenlangen Spaziergängen mit Richard am Ostseestrand, auf denen sie „niemals über sexuelle Fragen, geschweige denn über das uns als Problem unbekannte homosexuelle Gebiet"[61] sprachen. Falls die beiden Teenager tatsächlich nie über Sex gesprochen haben, nicht einmal über ihre Erfahrungen mit der einsamen Selbstbefriedigung, dann wirft dies ein bezeichnendes Licht auf Mentalität und Gemütslage der männlichen Jugend vor dem Beginn von Wandervogel und Jugendstil, was sie aus heutiger Sicht noch fremder und ferner erscheinen lässt, als sie ohnehin schon sind. Dass Richard gegenüber dem anscheinend „unschuldigen" Magnus seine ersten erfolgreichen Koituserfahrungen verschweigt und auch nicht damit prahlt, wäre für heutiges Verständnis gerade noch nachvollziehbar, wenn man annimmt, dass die Vertrautheit der beiden Freunde doch eher begrenzt gewesen ist. Worüber redeten die beiden aber? Über Politik, Philosophie, die ewige Schönheit der Erde und des Himmels – und vor allem über die neueste Richtung der schönen Literatur, die „konsequenten Naturalisten". Es folgt die Aufzählung von Dichternamen, von denen einige auch heute nicht völlig vergessen sind (John Henry Mackay, Karl Henkell, Arno Holz) und zweier „naturalistischer" Theaterstücke, Hendrik Ibsens *Gespenster* und Gerhart Hauptmanns *Vor Sonnenaufgang*.[62] Eine andere mögliche Deutung des Berichts über die Gymnasiastenfreundschaft wäre natürlich, dass Hirschfeld hier aus Rücksicht auf die eigene Person etwas verschweigt. Seine Behauptung, mit Freund Richard „niemals über sexuelle Fragen" gesprochen zu haben, wäre dann eine Lüge oder eine Erinnerungslücke.

---

60 Bindseil 2008, S. 33 f. Die Urenkelin Kandts, Frau Jagielski in Berlin, gewährte mir Einblick in die Geburtsurkunde seines unehelichen Kindes. Demnach ist Wilhelm Richard Herrmann Scheunemann am 28. Januar 1888 in Varchim, Kreis Köslin geboren. Sie besitzt auch einen Brief des Vaters an seinen Bruder Moritz vom November 1888, in dem er schreibt: „Was den Kolberger Buben betrifft, so gedeiht er sehr gut, leider bin ich mit den Geldern etwas im Rückstand, doch ist mein Schwiegerpapa sehr milde..." Vgl. auch Bindseil 2008, S. 363.

61 Ebd.

62 Ebd., S. 156 f.

Studentenbewegungen

In Dr. Beckers Schulnachrichten über das Jahr 1887/8 findet man in der Tabelle der Abiturienten, in der Spalte „Künftiges Studium bezw. Beruf" bei Hirschfeld den Eintrag „Studium der Medizin" und bei Kantorowicz „Studium der Germanistik". Beides stimmt nicht ganz. Hirschfeld begann im Wintersemester 1887/88 an der Schlesischen Friedrich-Wilhelms-Universität in Breslau „neuere Sprachen" zu studieren, wechselte aber bereits im nächsten Semester Fach und Universität und nahm in Straßburg ein Medizinstudium auf. Auch Kantorowicz studierte entgegen der Ankündigung zunächst Kunstgeschichte in Leipzig, dann in München ebenfalls Medizin.[63] Hirschfeld wurde zur Jahreswende 1891/92 in Berlin zum Doktor der Medizin promoviert, Kantorowicz bestand 1894 in München das medizinische Staatsexamen und war dann als Aushilfsarzt an der Kreisirrenanstalt in Bayreuth beschäftigt.[64]

Ausbildungsfinanzierung

Zwei Jahre vor dem Abitur starb der Vater, was sich unter anderm auf die Ausbildungsfinanzierung auswirkte:

> „Unsere äußeren Verhältnisse erfuhren durch den Tod meines Vaters eine grundlegende Änderung. In der Hoffnung, so lange schaffen zu können, bis wir Kinder alle erwachsen und gut versorgt wären, auch wohl im Gefühl, daß Wissen und Können ein sich besser verzinsendes Erbteil als Geldmittel seien, hatte mein Vater alles, was er über unseren Lebensunterhalt hinaus verdiente, für unsere Erziehung geopfert. Mein Universitätsstudium konnte infolgedessen nach seinem unerwarteten frühen Tode nur dadurch ermöglicht werden, daß ich von einer alten Berliner Tante einen ‚Monatswechsel' von fünfzig Mark erhielt, den zwei Onkel um je zwanzig Mark erhöhten. Mit diesen monatlichen neunzig Mark bestritt ich durch sechs Studienjahre mein Dasein und behielt immer noch so viel übrig, um weite Fußwanderungen ausführen zu können, die mich von den Kreidefelsen Rügens bis zu den Dolomitenfelsen Tirols weite Strecken der deutschen Heimat kennenlernen ließen."[65]

Mehrere Episoden aus den Wanderungen durch die deutsche Heimat während der Semesterferien werden in der Autobiografie erinnert, so auch eine, die für Hirschfelds spätere Berufspraxis als Spezialarzt für Naturheilverfahren wichtig war: ein Besuch bei dem Erfinder einer speziellen Wasserkur, Pfarrer Sebastian Kneipp im bayerischen Wörishofen:

> „Als ich am 16. Dezember 1889 – ich studirte damals in München – zu Vater Kneipp kam, war Wörishofen noch ein gar armseliges Dörfchen, in dem von Hotels, Kurhäusern, Mietskasernen, Wandelbahnen, Gemäldegalerien und reich gewordenen Bauern noch keine Rede war. Das Ein

---

63 Bindseil 2008, S. 34.
64 Ebd.
65 Hirschfeld 1986, S. 158.

und Alles der Fremden war die ‚Waschküche' des Pfarrhauses, in der Kneipp eigenhändig mit der Gießkanne die Güsse verabreichte. Von Türkheim führte eine Poststraße nach Wörishofen. Post und Wagen am Bahnhof in Türkheim waren trotz tiefen Winters von Kranken überfüllt, und so blieb mir nichts übrig, als den 5 km weiten Weg im Schnee zu Fuß zurückzulegen. Bald traf ich auf der Landstraße einen Patienten, der sich nach dem Gusse Bewegung machte und Vieles zu erzählen wußte von seinen und der anderen Erfolgen. Der Herr geleitete mich ins Schwesternhaus, wo Kneipp sogleich mich empfing. Noch sehe ich den großen, fesselnden, intelligenten Kopf vor mir mit den buschigen schwarzen Augenbrauen, dem schneeweißen Haar und dem tiefen Ernst. Er sagte, wie es ihn freue, wenn Mediziner zu ihm kämen – es war das damals noch eine Seltenheit – ‚die Aerzte sollen meine Erben sein', fügte er hinzu und erzählte dann von den mannigfachen Anfeindungen, denen er ausgesetzt sei. Ich hielt dem die zahlreiche Schar seiner Verehrer und Anhänger gegenüber, und so plauderten wir, bis die Sprechstunde begann [...].“[66]

Diese Verehrung für Kneipp und seine Wasserkuren kann wohl auch als Anknüpfung an die ärztliche Praxis des verehrten Vaters in Colberg verstanden werden. Das Gemeinsame zwischen Pastor Kneipp und Hermann Hirschfeld ist nicht allein die Überzeugung von der großen therapeutischen Bedeutung des Wassers. Beide Männer fühlten sich auch fest verbunden mit dem Gott ihrer Väter. Kneipp war als Pastor geborgen im Schoß des Katholizismus und nebenberuflich als Naturheilkundiger tätig. Der alte Hirschfeld war ähnlich fest verankert in Glauben und Kultus seiner jüdischen Gemeinde, seine akademische Bildung erhielt er aber nicht von einer Theologie, sondern praktizierte seine Wasserheilkunst als Doktor der Medizin und Sanitätsrat. Die Verehrung, die der junge Hirschfeld beiden frommen alten Männern entgegenbrachte, muss als Ausdruck seiner radikalen Toleranz gegenüber allen religiösen Überzeugungen verstanden werden. Sein Kampf gegen die christlichen Großkirchen und der von ihnen gesteuerten so genannten Sittlichkeitsbewegung, den er nun bald führen wird, war stets ein defensiver; nicht er griff die Religionen an wegen ihrer Verdammung aller Abweichler von der göttlichen Devise: „Seid fruchtbar und mehret euch!“, es waren Kirchenfunktionäre, die propagandistisch und bald auch juristisch gegen seine Überzeugungen vorgingen. Statt anzugreifen bemühte sich Hirschfeld im Bündnis mit liberaleren Theologen, der traditionellen Auslegung gewisser Bibelstellen eine fortschrittlichere Interpretation entgegenzustellen, was von der anderen Seite als Kriegserklärung empfunden wurde. Auf die oft unglaublich aggressive und ungerechte Feindseligkeit der christlichen Sittenwächter antwortete er gern mit dem Wort ihres Messias: „Vater, vergib ihnen, denn sie wissen nicht, was sie tun.“

Als Hirschfeld in Magdeburg-Neustadt seine erste Arztpraxis eröffnet, empfiehlt er sich in einem Zeitungsinserat als „Specialist der diätisch-physikalischen Heilmethoden“ und nennt die „Wassercuren“ als eine seiner Spezialitäten.[67]

---

66 Hirschfeld 1897b, S. 389 f.
67 Nach Tiemann 1993, S. 14.

Antisemitismus. Badenia

Das Erwandern der deutschen Heimat in den Semesterferien und die Vorbereitung auf den künftigen Arztberuf waren für den jungen Mann Hirschfeld gewiss wichtig genug, dennoch drängte sich angesichts des spürbarer werdenden Antisemitismus seiner christlichen Mitbürger und Kommilitonen die Auseinandersetzung mit der eigenen jüdischen Herkunft auf. Kurz vor seinem Tod im Exil in Frankreich im Frühjahr 1935 erinnert er sich an eine Reise nach Paris, die er als Student unternommen hat und die ihn ins Zentrum der gerade entstandenen zionistischen Bewegung führte, ins Haus des damals europaweit bekannten Schriftstellers Max Nordau:

> „Als Reaktion gegen den vor fünfzig Jahren fast gleichzeitig auftretenden russischen, deutschen, französischen und österreichischen Antisemitismus – jeder hatte sein eigenes Gepräge – entwickelte sich der Zionismus. Die geistige Geburtsstätte des Zionismus ist Paris, denn hier wirkten als Journalisten Theodor Herzl, der Verfasser des Judenstaat, und Max Nordau, in dessen Haus ich in Paris damals bei meinem ersten Aufenthalt als Student viel verkehrte. Heiß tobte damals der Meinungskampf über die Berechtigung der zionistischen Bewegung, die von den einen für die einzige Lösung der Judenfrage gehalten wurde, während die anderen sie als einen ‚Reinfall auf den Antisemitismus' bezeichneten und eine Verschärfung der Gegensätze fürchteten."[68]

Mehr über seine Auseinandersetzung mit der eigenen jüdischen Herkunft und dem damals grassierende Judenhass erfahren wir nicht. Im Bericht über seine Reise durch Palästina, die er im Frühjahr 1932 unternahm, setzt er sich gründlicher mit dem Zionismus auseinander und erkennt, dass für ihn eine zionistische Option nicht infrage kommt.[69] Aus Hirschfelds Jugendzeit sind keine Stellungnahmen zur jüdischen Religion oder zum Zionismus bekannt. Indirekt kann man aus seiner spätestens 1891, nach dem Ende des Verbots der SPD, erfolgten Hinwendung zur Sozialdemokratie auf eine grundsätzliche Ablehnung jeglicher religiöser Tradition schließen. „Abonnent des *Vorwärts* war ich vom ersten Tage seines Erscheinens und bin es bis heute durch volle neununddreißig Jahre geblieben", schreibt er 1923 in der Autobiografie[70]; irritierend ist jedoch die Zählung, 39 Jahre, offensichtlich hat er sich hier verzählt.

Vom Sommersemester 1890 bis zum Sommersemester 1891 studierte Hirschfeld in Heidelberg. Am 26. Oktober 1890 fand im Heidelberger Wirtshaus „Zum goldenen Roß" die konstituierende Sitzung der jüdischen Studentenverbindung „Badenia" statt. Wie sich Max Oppenheimer, der Initiator dieser Organisation, 25 Jahre später erinnert, waren auch Magnus Hirschfeld, „der jetzige psychiatrische Spezialist", und sein Freund Homburger anwesend und wurden „Bundesbrüder".[71] Bevor Oppenheimer die konstituierende Sitzung schildert, skizziert er die Lage jüdischer Studenten der damaligen Zeit:

---

68 Hirschfeld 1935, S. 7 f.
69 Vgl. Bauer 2004, S. 277.
70 Hirschfeld 1986, S. 154.
71 Oppenheimer 1915/16, S. 532; Homburgers Vorname wird nicht mitgeteilt.

„Wie traurig sah es in den achtziger und neunziger Jahren auf allen deutschen Universitäten für die jüdischen Studenten aus. Ihre christlichen Konabiturienten wurden von allen Korporationen mit offenen Armen empfangen, sie hingegen – trotz der freundschaftlichen Beziehungen, die sie häufig zu einzelnen Korporationsmitgliedern unterhielten, teils brüske zurückgewiesen, teils liebenswürdig hinauskomplimentiert [...]. Die Kränkungen, die sie von außen erfuhren, wurden noch nicht durch inneren Zusammenschluß gemildert. Im Gegenteil, man suchte sich untereinander möglichst zu meiden, weil man nicht durch Auftreten in Scharen antisemitische Empfindlichkeit mit anschließenden Beleidigungen hervorrufen wollte.“[72]

Hirschfeld hat nur ein kurzes Gastspiel in der Badenia gegeben, so dass die Vermutung nicht unbegründet ist, dass sein Ausscheiden aus der jüdischen Studentenorganisation, irgendwann im Wintersemester 1890/91, seine endgültige Abkehr vom Judentum bedeutete; Oppenheimer schwärmt von einer „Philisterkneipe“ – ein studentisches Trinkgelage, bei der auch Juden aus der Bürgerschaft Heidelbergs anwesend waren – in den Weihnachtsferien und fügt hinzu:

„Sehr vermißt haben wir an jenem Abend unseren alten Bundesbruder a.D. Magnus Hirschfeld, der alle Semester einige Male in unserer Mitte auftauchte und dann der Urfidulitas ein wahrhaft klassisches Gepräge verlieh.“[73] Mit „wahrhaft klassisches Gepräge“ ist wohl gemeint, dass Hirschfeld selbst gedichtete Strophen über die bei singenden Studenten damals beliebte Wirtin im Wirtshaus an der Lahn vorgesungen hat. Wie zotig oder keusch Hirschfelds Gesang gewesen ist, teilt Oppenheimer nicht mit und verbirgt sein Urteil hinter den Worten ‚wahrhaft klassisch‘.

Musik als Kunst und sexuelles Ausdrucksmittel

Oppenheimers Bericht über den Gesang mit den Bundesbrüdern im „goldenen Roß“ ist der einzige bekannte Hinweis auf Hirschfelds aktives Musizieren. Mehr wissen wir über seine Liebe zum Musikhören und über die dabei erworbenen musikalischen Kenntnisse, die er öfters in seine Schriften einflicht. Meist ist der Anlass dafür in seiner Ansicht zu finden, die Musik könne „als sexuelles Ausdrucksmittel“ verstanden werden; sie wirke „ursprünglicher fast noch als das Wort“.[74]

Wie er sich diese Wirkung vorstellt, erläutert er einmal mit zwei Notenbeispielen aus „der berühmtesten und wohl auch bedeutendsten von Tschaikowskijs Symphonien, der sechsten“; sie ist für Hirschfeld „in ihrer ergreifenden Melodik erst dann recht zu verstehen, wenn wir daran denken, wie Tschaikowskij infolge seiner Veranlagung im Grunde immer ein einsamer Mensch geblieben ist. Ist es nicht, als ob in dem zarten Gegenthema des ersten Satzes die tiefe Sehnsucht nach Liebesglück herausklingt?“[75] In den letzten Takten, „Andante giusto“, hört Hirschfeld „nur die

---

72 Ebd., S. 530 f.
73 Ebd., S. 570.
74 Hirschfeld 1928b, S. 198.
75 Ebd., S. 199.

schmerzerfüllte Resignation eines Einsamen" und vermutet einen Zusammenhang mit dem Tod des Komponisten wenige Tage nach der Uraufführung; Freunde des Komponisten hätten ihm gegenüber den Verdacht geäußert, dieser habe sich absichtlich der tödlichen Cholerainfektion ausgesetzt.[76]

Peter Tschaikowski war 1893 gestorben; Modest, sein ebenfalls homosexueller Bruder und Autor seiner Biografie in deutscher Sprache, traf Hirschfeld 1903 in Charlottenburg und trat dem einige Jahre vorher gegründeten Wissenschaftlich-humanitären Komitee bei.[77] Vermutlich hat er Hirschfeld von dem womöglich verkappten Selbstmord seines Bruders erzählt und ihm die Fotografie gegeben, die den Komponisten mit seinem langjährigen Freund Alexander Siloti zeigt. Hirschfeld hat sie 1905 in seinem Buch *Geschlechtsübergänge* im Kapitel „Die konträre Sexualempfindung (Homosexualität)" veröffentlicht.

Ganz anders als bei Tschaikowski liegt der Fall Richard Wagner. Dieser Komponist, an dessen Heterosexualität Hirschfeld nicht zweifelte, habe danach gestrebt, „Text und Musik als Gefühlsausdruck in ein unzertrennliches Eins zu verschmelzen", und sich deshalb „bei Schöpfung seiner Tongemälde auch kaum je eines fremden Textdichters bedient".[78] Hirschfeld teilt die Ansicht vieler Wagner-Kritiker, dass die Qualität seiner Dichtungen bei weitem nicht den künstlerischen Wert seiner Musik erreicht. Daher untersucht er Textstellen aus *Tannhäuser* und *Tristan und Isolde* allein zu ihrem Sachgehalt und sieht ab vom rein Künstlerischen. Das „Hauptproblem" in Wagners musikalisch-dramatischer Darstellung sieht er im „Kampf zwischen körperlicher und seelischer Liebe", der immer mehr zugunsten bloßer Seelenliebe entschieden wird. „Er führt schließlich in *Parsifal* zur verneinenden Entsagung der körperlichen Liebe."[79] Wenn Wagner dann auch noch in seinem Traktat *Das Kunstwerk der Zukunft* die „Männerliebe" zur bei weitem höheren Neigung als die Liebe des Mannes zum Weibe erklärt, dann kritisiert Hirschfeld, Wagner „schießt denn doch weit über das Ziel".[80] Von dieser Kritik unberührt bleibt die Verehrung für den Komponisten „des *Lohengrin, Tannhäuser, Rienzi, Siegfried* und vor allem *Parsifal*", eine Verehrung, die in seinen vielen Opernbesuchen zum Ausdruck kommt und ihren Gipfel in der Teilnahme an den Bayreuther Bühnenfestspielen in den Jahren 1911 und 1912 erreicht.[81] Beide Male gab es *Parsifal, Der Ring des Nibelungen* und *Die Meister-*

---

76 Ebd., S. 200.

77 Jahrbuch für sexuelle Zwischenstufen, Jg 6.1904, S. 738.

78 Hirschfeld 1928b, S. 198.

79 Ebd., S. 196.

80 Hirschfeld 1896c, S. 25. – Aus einer nicht verifizierbaren Broschüre Wagners, *Ein Problem der griechischen Ethik*, zitiert Hirschfeld noch krassere Aussagen über die Höherwertigkeit der Männerliebe im Vergleich zur Normalsexualität. Auch hier schießt Wagner in Hirschfelds Sicht übers Ziel hinaus aber nur, weil er glaubt, Männerliebe komme anders als die Liebe zu Frauen ohne Sex aus. Getreu der Erzählung Platons im Symposion hält er die Sinnlichkeit unter Männern für höherwertiger als das männliche, grobsinnliche Begehren, das sich auf schöne Frauen richtet.

81 E-Mail-Auskunft von Frau Kristina Unger vom Bayreuther Richard-Wagner-Museum am 6. und 31. 3. 2017.

singer von Nürnberg. Welche der drei Opern Hirschfeld in Bayreuth erlebt hat, ist nicht bekannt. Später berichtet er, offensichtlich aufgrund eigener Feldforschung, über Bayreuth, die Stadt sei während der Festspielzeit ein sehr beliebter Sammelplatz von Uraniern aus aller Herren Länder, die teils allein, teils mit ihren Freunden dorthin kommen. Er beruft sich dabei aber nicht auf eigene Erfahrungen, sondern auf Oskar Panizzas Aufsatz von 1895 „Bayreuth und die Homosexualität", in dem speziell der „Männeroper" *Parsifal* eine besondere Anziehungskraft auf Homosexuelle nachgesagt wird.[82]

Wagners Hetzschriften gegen die Juden nahm Hirschfeld anscheinend nicht zur Kenntnis. In seiner seit 1928 formulierten Kritik am NS-Antisemitismus mit Bezugnahme auf die Wegbereiter und Vorläufer wird Wagner lediglich als Schwiegervater des antisemitischen Chefideologen Houston Stewart Chamberlain erwähnt, der zudem eine populäre Wagner-Biografie verfasst hatte.

Eine Verbindung von Musik und Antisemitismus oder vom Sieg der Musik über den Judenhass stellt Hirschfeld nur einmal her, als er 1928 ein Märchen aus der Kaiserzeit erzählt: Ein antisemitischer Studienrat an einem Berliner Vorortgymnasium wurde auf einer Beerdigung von Mendelssohns Lied „Es ist bestimmt in Gottes Rat" dermaßen tief erschüttert, dass er, als er hörte, der Komponist sei ein Jude gewesen, aus seiner antisemitischen „Deutschen Reformpartei" austrat und zu seiner Gattin sagte: „Mendelssohn hat mich bekehrt."[83]

Bereits in der ersten Fassung des Fragebogens, den Hirschfeld als Hilfsmittel zur Anamnese seiner homosexuellen Patienten entworfen hatte, wird gefragt, ob Talent für Musik vorhanden sei. Jahre später ergibt eine Auswertung der inzwischen einige tausend ausgefüllten Fragebögen, dass 98 % der befragten Homosexuellen Musik lieben. „Sehr viele begeistern sich für Wagner. Doch sind auch Antiwagnerianer dabei. In 8 % besteht Hinneigung zu leichter Musik, die meisten anderen bevorzugen ,klassische', ,ernste', ,gute' Musik (35 %). Unter den Urninden [Lesben] gibt es relativ viel mehr unmusikalische als unter den Urningen."[84] Überraschend ist es, wenn nur 8 % aus Hirschfelds Stichprobe Hinneigung zur leichten Musik angeben, denn das ist mit den zahlreichen Beschreibungen von Homosexuellenbällen aus dieser Zeit schlecht zu vereinbaren. Bei seinem England-Besuch von 1913 haben ihm in einem Londoner Urningsklub zwei amerikanische Berufstänzer den Tango vorgeführt, und in der Nachkriegszeit beobachtet er eine zunehmende homo- und heterosexuelle Begeisterung für Jazzmusik, dem rhythmischen Ausdruck einer „leidenschaftlich fordernden Erotik".[85]

---

82 Hirschfeld 1914a, S. 689.
83 Hirschfeld 1928b, S. 563.
84 Hirschfeld 1914a, S. 176.
85 Hirschfeld 1928b, S. 201.

Die Frau und der Sozialismus

Einmal erinnert sich Hirschfeld, dass er „bereits im Alter von zwanzig Jahren", also bald nach dem Abitur, über die Lektüre von August Bebels Buch *Die Frau und der Sozialismus* an sozialdemokratische Anschauungen herangeführt worden sei.[86] Hirschfeld war von Anfang an, seit dem 1. Januar 1891, *Vorwärts*-Abonnent, wann er aber der SPD, die ja bis zum Herbst 1890 dank der „Sozialistengesetze" verfolgt und verboten war, als Mitglied beigetreten ist, hat er nie mitgeteilt. Es ist auch aus keiner anderen Quelle zu erschließen. Überblickt man aber Hirschfelds gesamte politische Karriere, während der er sich stets auf dem rechten Flügel der Partei bewegte, dann wird deutlich, wie wenig er sich vom politischen Liberalismus seines Vaters entfernt hatte. Er reduziert die SPD-Programmatik auf die Forderung nach sozialer Gerechtigkeit, was über den politischen Horizont des Hohenzollerntreuen Bismark-Anhängers Hermann Hirschfeld und über die demokratische Bismarck-Gegnerschaft Rudolf Virchows eigentlich nicht hinausgeht. Er selbst beschreibt die Wirkung von *Die Frau und der Sozialismus* als seine Heranführung an den sozialdemokratischen Gerechtigkeitssinn und zieht eine Linie von seinem Vater zu August Bebel: „Es führte mich [...] Bebel zu, dessen glühender Gerechtigkeitssinn mich von der mir angestammten demokratischen Gesinnung (mein Vater war ‚Achtundvierziger') zur sozialdemokratischen Anschauung führte."[87]

Auch an persönliche Bekanntschaft mit Bebel und anderen führenden Sozialdemokraten während der Studienzeit in München und Berlin erinnert er sich: „Ich erinnere mich, daß [...] mich [...] meine eigene geistige Entwicklung mit den damaligen Führern der deutschen Sozialdemokratie, August Bebel und Wilhelm Liebknecht in Berlin und Georg von Vollmar und Ludwig Viereck in München, in persönliche Berührung brachte."[88] Bebel und von Vollmar werden in Hirschfelds „Kampf für die Befreiung der Homosexuellen" wichtige Rollen spielen; Viereck war schon 1890 aus der Partei ausgetreten und widmete sich der Naturheilkundebewegung. Sein 1884 geborener Sohn Georg Sylvester wird wie der Vater später Journalist und organisiert 1930/31 Hirschfelds Vortragsreise durch die USA. Wilhelm Liebknecht, den ersten Chefredakteur des *Vorwärts*, erwähnt Hirschfeld nie wieder. War ihm Liebknechts politische Position womöglich zu linksradikal?

Erlangung der Doctorwürde in der Medicin und Chirurgie

Hirschfeld studierte Medizin seit dem Sommersemester 1888 in vier Universitäten: zwei Semester in Straßburg; dann zwei Semester in München, wo er im Februar 1890

---

86 Hirschfeld 1930a, S. 262.
87 Ebd.
88 Ebd., S. 81.

die ärztliche Vorprüfung bestand; dem Militärdienst von April bis Oktober 1890 folgten zwei Semester in Heidelberg, und im Wintersemester 1891/92 beendete er sein Studium an der Berliner Universität. Am 8. Dezember 1891 bestand er dort das Rigorosum. Am 13. Februar 1892 verteidigte er, wie es der Brauch vorschrieb, öffentlich die der Dissertation angefügten Thesen und wurde zum Doktor der Medizin promoviert.[89]

Wenn der Heidelberger Student Oppenheimer fünfundzwanzig Jahre später seinen alten Bundesbruder einen psychiatrischen Spezialisten nennt, dann ist das nicht ganz falsch, denn Hirschfelds Berufsbezeichnung war seit etwa 1910 „Spezialarzt für nervöse u. psychische Leiden"[90]. Ferner erhielt er das neurologische Thema der Doktorarbeit – *Ueber Erkrankungen des Nervensystems im Gefolge der Influenza* – von Emanuel Mendel, dem Professor für Psychiatrie und Neurologie an der Berliner Universität.[91] Darin geht es um eine statistische Untersuchung zur Häufigkeit „nervöser und psychischer Leiden" bei Personen, die zuvor von der Grippe-Pandemie, die im Winter 1889/90 in ganz Europa grassierte, betroffen gewesen waren. Psychiatrische Themen bildeten demnach schon im Studium den Mittelpunkt seiner medizinischen Forschungen, und den Mittelpunkt des Mittelpunkts, die Sexualitäten des Menschen, erweckte sein Interesse, wie er 1920 im *Jahrbuch für sexuelle Zwischenstufen* schreibt, sein Münchener Lehrer Karl Wilhelm von Kupffer: „In München war es, wo ich vor 30 Jahren als Schüler in dem entwicklungsgeschichtlichen Unterricht von Geheimrat v. Kupffer die ersten Anregungen für meine Forschungen auf dem Gebiete der intersexuellen Varianten empfangen hatte."[92]

In der Autobiografie wird drastisch bildhaft über das Fehlen von Informationen über Sexualität in der Medizinerausbildung berichtet. Geburten, Geschlechtskrankheiten, Anatomie und Entwicklung der Geschlechtsorgane kamen in den Kollegs zwar zur Sprache, das Wort „sexuell" hat Hirschfeld aber so gut wie nie aus einem Professorenmund gehört. „Vollends verpönt war das Wort ‚Liebe'." An nur eine Ausnahme erinnert Hirschfeld sich, an Professor Mendel (der ihm das Thema für die Doktorarbeit gegeben hatte) und seinen Sittlichkeitsverbrechern:

> „Nur einer einzigen Ausnahme erinnere ich mich. In einem langgestreckten, überfüllten Hörsaal der Berliner Universität, der in einem Hinterhause der Dorotheenstraße lag, hielt der populärste Irrenarzt von Berlin, Professor Emanuel Mendel, an einem Abend der Woche eine Vorlesung über Unzurechnungsfähigkeit mit Demonstrationen für Mediziner und Juristen. Hier wurde unter den Sittlichkeitsverbrechern den jungen Akademikern auch ein Päderast vorgeführt. Zunächst war dabei von den körperlichen Zeichen ‚aktiver' und ‚passiver' Päderastie die Rede, einem trichterförmig eingezogenen Anus und einem dementsprechend nach vorne spitz zulaufenden Penis.

---

89 Diese Daten sind dem „Lebenslauf" entnommen, der der Dissertation auf einem ungezählten Blatt beigefügt ist, Hirschfeld 1892, [S. 38].

90 So der gedruckte Briefkopf des Briefs an „Verehrter Herr College" vom 5.12.1910 in der Stadt- und Landesbibliothek Dortmund, Signatur 13127.

91 Hirschfeld 1892, S. 36.

92 Hirschfeld 1920a, S. 126.

Diese in den Lehrbüchern für gerichtliche Medizin angeführten Anzeichen erklärte der Professor aber für keine zuverlässigen Beweise, denn es gäbe Päderasten, bei denen sie nicht vorhanden wären, und Personen, bei denen man sie fände, die nicht der Päderastie ergeben seien. In neuerer Zeit, hieß es weiter, hätten der Petersburger Nervenarzt Tarnowsky und der Wiener Psychiater von Krafft-Ebing sogar die Behauptung aufgestellt, es gäbe Päderasten oder Homosexuelle, die den Gebrauch des Afters perhorreszierten, demnach überhaupt keine Päderastie trieben, sondern sich durch leichteren Kontakt befriedigten. Auch bei diesen bestände eine Gefühlsentartung, nur ginge sie nicht so weit wie bei den ‚eigentlichen Päderasten'. Ihre Degeneration wäre entweder ein von den Eltern ererbter oder durch Ausschweifung, vor allem übermäßige Onanie, erworbener Zustand [...] Nicht selten, fuhr der Professor fort, vergriffen sich die Päderasten auch an Kindern, wie der folgende Fall eines Knabenschänders beweise [...]. Den Schluß der Vorstellung machte ein älterer Mann, der auf einem Vorstadtfriedhof einer trauernden Witwe seine Geschlechtsteile gezeigt, dadurch öffentliches Ärgernis erregt hatte und nun behauptet, dies im Dämmerzustand getan zu haben; der Professor erklärte ihn für einen Epileptiker.

Wie in Nestroys *Lumpazivagabundus* Zwirn, Leim und Pech, der Schneider, Tischler und Schuhmacher, so standen während der Unterrichtsstunde als dreiblättriges Kleeblatt der Päderast, Kinderschänder und Exhibitionist nebeneinander vor dem Auditorium. Sie lauschten den Darlegungen ihrer geistigen Defekte mit ebenso aufmerksamer Spannung wie die studentische Corona, die sie um eine sich fest einprägende Sensation bereicherten. – Das waren die sexualpathologischen Kenntnisse, mit denen dazumal die künftigen Ärzte und Richter auf die Menschheit ‚losgelassen' wurden."[93]

Ein weiteres Lebensthema, das ihm als Sohn eines erfolgreichen Badearztes im See- und Soolbad Colberg besonders am Herzen lag, die Anwendung des Wassers in der Therapie, kommt ebenfalls in der Dissertation zur Sprache. Dort findet sich die dritte der drei „angefügten Thesen", eine Art Hommage an Hermann Hirschfeld und Pastor Kneipp: „Die Kaltwasserbehandlung verdient in acuten Krankheiten eine weitere Berücksichtigung."[94]

Virchow

Die überragende Gestalt unter seinen Lehrern, die in vielerlei Hinsicht den größten Eindruck auf Hirschfeld machte, war zweifellos der damals weltberühmte Rudolf Virchow. Zum hundertsten Geburtstag seines Vaters erklärte Magnus Hirschfeld, was das für ihn bedeutet: Virchow, der an der Berliner Universität sein Lehrer im Fach pathologische Anatomie und im Mikroskopierkurs gewesen war, war für Vater Hirschfeld das Vorbild bei seiner kommunalpolitischen Tätigkeit in Colberg. Die Seuchenbekämpfung mittels moderner Be- und Entwässerung der Stadt, die zuvor auf Virchows Initiative in Berlin eingeführt worden war, setzte Hermann Hirschfeld bald darauf auch in Colberg durch.

---

93 Hirschfeld 1986, S. 162 f.
94 Hirschfeld 1892, [S. 37].

Vater und Sohn Hirschfeld legten wohl nicht zufällig ihre Doktorprüfung an der Berliner Universität ab, und es war für Magnus gewiss eine bewusste Entscheidung, nach den vier Städten Breslau, Straßburg, München und Heidelberg das Studium in Berlin abzuschließen. Magnus erzählt von einem Besuch bei Virchow zur Prüfungsvorbereitung:

> „Als ich vierzig Jahre nach meines Vaters Studienzeit mich [...] bei Virchow in seiner Berliner Wohnung in der Schellingstraße zur Doktorprüfung meldete und ihm auf die Frage nach meiner Herkunft antwortete: ‚Aus Kolberg‘, sagte er: ‚Dann sind wir ja Landsleute‘, musterte mich dann lange mit prüfendem Anatomenblick und stellte die Diagnose: ‚Wohl ein Sohn vom Kollegen Hirschfeld?‘ Vielleicht war dies der Grund, daß Virchow, der als strenger Examinator ‚verschrieen‘ war, bei der folgenden Prüfung an mich nur eine kurze Frage richtete, die sich auf die Ursachen des Typhus bezog, mit denen sich auch mein Vater viel beschäftigt hatte.“[95]

Unter den wichtigeren Anregungen, die Magnus Hirschfeld von Virchow empfing, gehört dessen Leistung auf dem Gebiet der physischen Anthropologie, die von seinem liberalistischen Standpunkt in der Politik nicht zu trennen sind und „als deren eigentlichen Schöpfer wir ihn zu betrachten haben“[96].

Der Biograf Goschler hat Virchows Ansicht zu den Menschenrassen, die er spätestens seit 1887 vertrat, so zusammengefasst, dass die Übernahme der Virchowschen Position durch Hirschfeld in der Auseinandersetzung mit den Rasseideologien seiner Zeit deutlich werden kann:

> „In einem Vortrag vor der liberalen ‚Freien Wissenschaftlichen Vereinigung‘ in Berlin erläuterte Virchow 1895 seine Auffassung, wonach eine Rasse ‚eine Abweichung in gewissem Umfang innerhalb der von Cuvier dargestellten ‚Species‘ sei [...] Dabei hatte er schon früher hervorgehoben, dass Rassen ebenso wie Species lediglich ‚klassifikatorische Konstruktionen‘ seien, während sie als reales Objekt für ihn gar nicht existierten: ‚die einzige reale Erscheinung‘, so Virchow, sei ‚das lebende Individuum. Alles andere ist nur gedacht.‘“[97]

Hirschfeld lobt 1928 in seiner Auseinandersetzung mit dem pränazistischen Rassismus und Antisemitismus die Auffassungen Virchows und Alexander von Humboldts vom zivilisatorischen Fortschritt durch Rassenmischung. Humboldt ging von der Einheit des Menschengeschlechts aus, in dem es keine höheren oder niederen Menschenrassen gibt; vielmehr können alle gebildet und „durch geistige Kultur veredelt“ werden. Virchow wird mit der Äußerung zitiert, dass „wir“, die Menschheit, alle Brüder und Schwestern sind.[98] Oder in der Formulierung des Virchow-Biografen Goschler:

---

95 Hirschfeld 1925, S. 9.
96 Hirschfeld 1901a, Sp. 969.
97 Goschler 2008, S. 329.
98 Hirschfeld 1928b, S. 620 f.

> „Was Virchow und andere liberale Anthropologen innerhalb des Rassendiskurses im 19. Jahrhundert auszeichnete, war damit vor allem, dass die Vermischung von Rassen als positiv angesehen wurde – wobei die Feststellung der diesem Prozess zugrunde liegenden ursprünglichen ‚reinen Rassentypen' bei ihnen immer mehr verschwamm."[99]

Am bedeutsamsten war Virchows Tätigkeit für Hirschfeld jedoch bei seinem Lebensthema, der Befreiung der homosexuellen Männer von strafrechtlicher Verfolgung. Am 24. März 1869 hatte Virchow zu den zehn Professoren der Berliner Universität gehört, die vom König in seine „wissenschaftliche Deputation für das Medicinalwesen" entsandt worden waren und nun für das kommende Strafgesetzbuch für den Norddeutschen Bund ihre Meinung über die Strafwürdigkeit von „Unzucht zwischen Mensch und Thier" sowie „zwischen Personen männlichen Geschlechts" äußern sollten.[100] Virchow und seine Kollegen waren der Ansicht, dass von Seiten der medizinischen Wissenschaft beurteilt beide Unzuchtsarten künftig straffrei sein sollten. Der fromme König Friedrich Wilhelm IV. und sein noch frommerer Minister der geistlichen, Unterrichts- und Medizinalangelegenheiten Heinrich von Mühler ignorierten die Ansicht der Ärzte und übernahmen die betreffenden Paragraphen nur leicht gemildert ins neue Strafrecht. Die Autoren der Schwulenbewegung, die sich damals zu formieren begann, feierten Virchow und die anderen Berliner Ärzte für ihre liberale Einsicht, Homosexualität – so die 1869 aufkommende Bezeichnung – solle künftig straffrei bleiben[101], und Hirschfeld wird immer wieder auf Virchows Empfehlung, Schwule für ihren Sex nicht zu bestrafen, zurückkommen. Rätselhaft bis heute bleibt jedoch, dass es keinerlei Berührungen zwischen Virchow und dem 1896 beginnenden organisierten Kampf Hirschfelds gegen das deutsche Schwulenstrafrecht gegeben zu haben scheint.

Amerika

Nach der Promotion im Februar 1892 hielt sich Hirschfeld anderthalb Jahre in Berlin auf, ohne dass wir heute wissen, was er in dieser Zeit getan hat. Wieder nur aus einer einzigen Quelle wissen wir von einem zukunftsweisenden Ereignis in Kassel in der ersten Jahreshälfte 1893. In der vom Sohn Walter verfassten Biografie Reinhold Gerlings, eines Propagandisten der Naturheilbewegung, heißt es:

> „Mein Vater [...] trat vielmehr in öffentlichen Vorträgen dafür ein, daß man in der Homosexualität eines Menschen nicht Lasterhaftigkeit erblicken dürfe, da es sich um eine biologische Erscheinung handle, die der Beurteilung des Arztes unterstehe, nicht der des Juristen. Im Jahre 1893 interessierte er bei einem Zusammentreffen in Kassel den ihm befreundeten Arzt Dr. Magnus

---

99 Goschler 2008, S. 346.

100 Kertbeny 2000, S. 6 ff. Das Gutachten wurde im Kontext der Schwulenbewegung immer wieder abgedruckt.

101 Z. B.: Ulrichs 1870, S. 91 f.

Hirschfeld für die Frage, der dann später deren wissenschaftliche Erforschung in die Wege leitete."[102]

Zudem gab es schon 1889 eine „Kampfschrift", die heute verschollen ist:

> „Mein Vater [trat] für eine gerechtere Auffassung der [...] Abänderung des § 175 ein. Er veröffentlichte eine Kampfschrift, die sehr bald beschlagnahmt wurde und ihm eine Anklage eintrug. Die Strafkammer des Landgerichts [Berlin?] unter dem Vorsitz des damals schon geistesgestörten Landgerichtsdirektors Brausewetter verurteilte ihn im Jahre 1889 zu 200, — M. Geldstrafe oder 25 Tage Gefängnis."[103]

Wenn dies alles zutrifft, dann hätten wir hier einen Hinweis auf die früheste bisher bekannte Referenz zu Hirschfelds Formulierung einer emanzipatorischen Schwulenpolitik, und Reinhold Gerling wäre der Ideengeber gewesen. Zu der Frage, wie Gerling auf den Einfall gekommen ist, der bald darauf Hirschfelds Lebensthema werden sollte, erzählt der Sohn eine Geschichte, die eine verblüffende Parallele zu der anderen aufweist, die Hirschfeld später zur Begründung für seinen Eintritt in den „Befreiungskampf der Homosexuellen"[104] nennt. Beide Male geht es um den Selbstmord eines Urnings; aus dem Kontext kann man schließen, dass sich Gerlings bester Freund 1889 in Berlin umbrachte:

> „Kurz vor seiner Verlobung machte der Verlust eines Freundes auf meinen Vater einen tiefen Eindruck. Zufällig hatte er einmal bemerkt, daß sein bester Freund, Künstler und Literat wie er, ständig ein Glasröhrchen mit Cyankali in seiner Westentasche trug und auf dringendes Bitten gestand, er sei homosexuell. Seine Veranlagung sei derartig, daß er jederzeit befürchten müsse, mit dem Strafgesetzbuch in Konflikt zu geraten. Rücksichten auf seinen Namen und die gesellschaftliche Stellung seiner Familie würden ihn in solchem Falle veranlassen, seinem Leben ein Ende zu machen. Nun erst wurde mein Vater mit dem Wesen der Homosexualität bekannt und als eines Tages die Katastrophe eintrat, der Freund sich der Verhaftung durch Selbstmord entzog, trat mein Vater für eine gerechtere Auffassung der Frage und Abänderung des § 175 ein."[105]

In der Autobiografie teilt Hirschfeld mit, er habe am 27. August 1893 Berlin verlassen, um seine erste Reise nach Amerika anzutreten.[106] Demnach muss er die neuen Ideen, die er von Gerling in Kassel erfuhr, in die USA mitgenommen und erst nach der Rückkehr über eine praktische Umsetzung nachgedacht haben. Hauptreiseziel war die Columbische Weltausstellung in Chicago, mit der die Vereinigten Staaten den 400. Jahrestag der Entdeckung des Kontinents durch Christoph Kolumbus feierten, ferner die Städte Philadelphia, Washington, Boston und Baltimore. Hirschfeld nennt die

---

102 Walter Gerling 1930, S. 25 f.

103 Ebd., S. 25.

104 Der Ausdruck kommt genau so bei Hirschfeld nur einmal vor (1914a, S. 973). Oft ist jedoch die Rede von der „Befreiung der Homosexuellen", was nur durch einen „rastlosen Kampf" zu erreichen sei, z. B. Hirschfeld 1900b, S. 480 und 482.

105 Ebd., S. 24 f.

106 Hirschfeld 1986, S. 191 f.

Reise den Abschluss seiner Studien- und Wanderjahre und erzählt, er habe die Reise mit Honoraren als Zeitungsberichterstatter finanziert. Weil er die Namen der Zeitungen und Agenturen nicht nannte, für die er arbeitete, ist heute kein einziger seiner Amerikaberichte bekannt.

Ein weiteres amerikanisches Reiseziel war die Stadt Milwaukee im Staat Wisconsin, in der sein Bruder Imanuel, der bald nach der Promotion zum Doktor der Medizin 1890 an der Universität Straßburg in die USA ausgewandert war, praktizierte. Dort leitete er seit Dezember 1893 ein Krankenhaus, das nach der Lehre des Pastors Kneipp geführt wurde. Magnus war Gast bei der Einweihung des Krankenhauses seines Bruders in Milwaukee und hat für diesen Anlass ein „Festlied" gedichtet, das er vier Jahre später mit einer erläuternden Fußnote in der dann von ihm redigierten Zeitschrift *Der Hausdoktor* drucken ließ. Dort erfahren wir auch, dass der Bruder längere Zeit in Wörishofen tätig gewesen sei und dass Kneipp große Stücke auf ihn gehalten habe. So lautet denn die zehnte Strophe des Festliedes: „Daß alle Kranken von uns reisen / Mit starkem, mit gesundem Leib. / Und so wie wir den Retter preisen, / Hoch, dreifach Hoch Sebastian Kneipp."[107]

Immerhin gibt es neben den kargen Andeutungen Hirschfelds zu seiner ersten Amerikareise noch ein Dokument von dritter Seite. Sein alter Schulfreund Johannes Gaulke war anscheinend irgendwann vorher nach Amerika ausgewandert. In New York, der ersten Station der Reise, gab es ein Wiedersehn der Freunde. Gaulke berichtete darüber in einem Brief vom 21. Februar 1894 dem Berliner Schriftsteller Eugen Reichel; der kurze Bericht des nicht-jüdischen Briefschreibers endet mit einer nicht eindeutig judaophoben Bemerkung, die indes den Vorzug genießt, einen Eindruck von Hirschfelds öffentlichem Umgang mit seiner jüdischen Herkunft zu vermitteln:

> „[...]. Doch hoffe ich, daß Ihnen bald ein anderer Herr meine persönlichen Grüße überbringen wird. Es ist dies ein Schulkamerad von mir, namens Dr. Magnus Hirschfeld – derselbe hat sich hier ein halbes Jahr zum Besuch aufgehalten, um das Land kennen zu lernen und die Ausstellung zu sehen. Wir waren zusammen in Chicago und Milwaukee und haben auch in letzter Zeit manche vergnügte Stunde in New York verlebt. Letzten Sonnabend dampfte er nun wieder ab nach Neapel, um von dort aus eine Reise durch Italien zu unternehmen und wird dann nach Deutschland zurückkehren – in Berlin, wo er sich wahrscheinlich niederlassen wird, dürfte er vielleicht Mitte April eintreffen. – Er ist zwar Jude, doch wird er Sie, ebensowenig wie Sie Ring jemals an seine Abstammung erinnert hat – durch sein taktvolles Benehmen auch nicht daran erinnern [...]."[108]

Gemäß Gaulkes Geburtstagsartikel von 1918 war das 1894er New York für Hirschfeld aus einem anderen Grund bedeutsam und zukunftsträchtig:

> „Nach dem Vorbilde seines ältesten Bruders, der Leiter eines großen Sanatoriums in Milwaukee war, wandte er sich zunächst der diätetisch-physikalischen Heilkunde zu. Zugleich wollte er im

---

107 Hirschfeld 1897a.
108 Handschriftenabteilung der Berliner Staatsbibliothek, Signatur NL Reichel 199.

Volke aufklärend wirken. In Newyork hielt er seinen ersten Vortrag über ‚Naturgemäße Lebens-weise'. Es war seine Jungfernrede. Mit der ihm eigenen Folgerichtigkeit entwickelte er sein Pro-gramm unter dem Beifall der Hörer. Er hätte sich in Amerika eine gute Position schaffen können, aber es zog ihn nach Deutschland zurück, wo er einen kräftigeren Resonanzboden für seine Ideen zu finden hoffte."[109]

Diese Jungfernrede – wenn es denn tatsächlich eine solche gewesen ist und Hirschfeld nicht schon vorher in Berlin öffentliche aufklärende Vorträge zur Gesundheitslehre gehalten hat – war allerdings der Beginn einer Reihe von schätzungsweise dreitau-send öffentlichen Vorträgen und Vortragszyklen meist in Berlin, doch auch in nahezu allen Städten im deutschen Sprachgebiet, in Paris, London und Kopenhagen und während seiner „Weltreise", dem Anfang seines Flucht vor den Nazis wieder in New York, vielen anderen Städten der USA, in Asien und Afrika. Viele seiner Bücher sind auf der Grundlage der betreffenden Redemanuskripte konzipiert, ähnlich wie Hoch-schullehrer ihre Vorlesungen zu Lehrbüchern verarbeiten. Anders als seine beiden großen Vorbilder bei der Popularisierung von Resultaten der Wissenschaft, Rudolf Virchow und Emil Du Bois-Reymond[110], standen Hirschfeld die Hörsäle der Univer-sitäten normalerweise nicht zur Verfügung, lediglich die Bildungseinrichtungen der Arbeiterbewegung und des bildungsbeflissenen Bürgertums öffneten ihm ihre Ver-anstaltungsräume. Allerdings wissen wir nicht, ob Hirschfeld sich jemals um eine Karriere als Hochschullehrer bemüht, oder auch nur sich dafür interessiert hätte.

Homosexuelle Feldforschung in Amerika

Kurt Hiller, der langjährige Freund und Kampfgenosse, nennt einmal Hirschfelds große Enzyklopädie *Die Homosexualität des Mannes und des Weibes* eine „Bibel". Das tausendseitige Buch erschien erstmals 1914 und enthielt das damalige Wissen zum Thema annähernd vollständig. Im zweiten „soziologischen" Hauptteil finden sich Spuren der Studien in den homosexuellen Subkulturen amerikanischer Großstädte, die Hirschfeld zwanzig Jahre vorher unternommen hatte:

> „Noch um einen Grad versteckter als im United Kingdom spielt sich das homosexuelle Leben in den United States ab. So konnte ich bei einem Besuche von Philadelphia und Boston kaum etwas von Homosexualität wahrnehmen, während mir Besucher aus jenen Städten später versicherten, daß in diesen Zentren der Quäker und Puritaner in intimen Kreisen ‚kolossal viel los' sei."[111]

---

109 Gaulke 1918, S. 15f.
110 In einem Nachruf auf Du Bois-Reymond äußert Hirschfeld die Ansicht, dieser habe in höchstem Maße dazu beigetragen, die Naturwissenschaften in Deutschland zu popularisieren, da „die wissen-schaftlichen Errungenschaften kein Reservat der Gelehrten, wie vielfach gewünscht wird, bleiben sollen, sondern Allgemeingut des Volkes werden" (Hirschfeld 1897c, S. 142).
111 Hirschfeld 1914a, S. 550.

In Chicago wurden ihm Transvestiten vorgestellt:

> „Wenn auch nicht alle, so sind doch ein großer Teil der amerikanischen Transvestiten homose-
> xuell. In Chicago wurde mir auf der Clark Street ein Negermädchen vorgestellt, hinter der sich ein
> männlicher Prostituierter verbarg. Zwei andere Transvestiten dagegen, die ich persönlich kennen
> lernte, aus San Francisco und New York, waren heterosexuell."[112]

Schließlich fällt ihm noch die Ähnlichkeit zwischen dem schwulen Sex unter freiem
Himmel im Berliner Tiergarten und im New Yorker Zentralpark auf, sowie die mo-
notone Gleichförmigkeit der homosexuellen Pissoirinschriften und -zeichnungen an
allen Orten, die er bereiste, „von Chicago über Tanger bis Constanza".[113]

Gen Italien

Wenn er Gaulke beim Abschied in New York gesagt hat, er werde direkt nach Italien
und von dort nach Berlin gehen, dann ist das aus nicht mehr erkennbaren Gründen
unzutreffend. Er erinnerte sich später, dass er mit der Hamburg-Amerika-Linie von
New York über die Azoren und Gibraltar nach Marokko reiste, von dort auf dem Schiff
„Augusta Victoria", mit Zwischenstopp in Algier, schließlich Anfang März 1894 in
Neapel wieder europäischen Boden betrat.[114] Nach Besichtigung der touristischen
Glanzlichter der Stadt reiste er weiter „und traf am 14. März kurz nach sechs Uhr früh,
als eben der Tag über der Campagna zu dämmern begann, erstmalig in Rom ein".[115] In
Rom ging es nicht allein um Tourismus, sondern um ärztliche Weiterbildung. Vom
29. März bis zum 5. April fand dort der „XI Congresso Medico Internazionale" statt, der
für die medizinische Welt anscheinend ähnlich bedeutsam war wie für den Rest der
Welt die Columbische Ausstellung in Chicago. Hirschfelds Weiterbildung geschah
weniger über die Vorträge, denen er lauschte – „Sexuelle Probleme wurden auf dem
internationalen Kongreß 1894 kaum irgendwo berührt. Der Mensch schien ‚offiziell'
damals noch nicht zu den Geschlechtswesen zu gehören, zum mindesten war die
Geschlechtswissenschaft noch nicht als solche entdeckt."[116] –, zukunftsweisender
war die Bekanntschaft mit zwei italienischen Professoren der Anthropologie, die unter
anderm wegen ihrer Pioniertaten auf dem Gebiet einer kommenden Geschlechtswissenschaft damals Weltruhm genossen: Cesare Lombroso und Paolo Mantegazza. Die
Erzählung von der Bekanntschaft mit den beiden prominenten Italienern beginnt
Hirschfeld jeweils mit einer respektvollen Darstellung ihrer Lehren und lobte beider
hohes Berufsethos, das sie zu der Einsicht geführt habe, die Liebe sei der süßeste und

---

112 Ebd., S. 551.
113 Ebd., S. 471 und 611.
114 Hirschfeld 1986, S. 191.
115 Ebd., S. 191 f.
116 Hirschfeld 1986, S. 187.

heiligste Rausch menschlicher Leidenschaften und den an der Liebe Leidenden dürften wir unser tiefstes Mitgefühl nicht versagen usw. Anders als zu Mantegazza findet Hirschfeld zu Lombroso auch kritische Töne und nennt seine Meinung, es gebe geborene Verbrecher „eine recht einseitige", weil sie äußere Bedingungen und Einflüsse nicht berücksichtigt.[117] Allerdings habe Lombroso nur „im Unwesentlichen über das Ziel hinaus" geschossen. Für wichtig und bahnbrechend hält Hirschfeld Lombrosos „Untersuchungssystem", das im Erfassen körperlicher Daten ein bis dahin unbekanntes Maß an Präzision erreicht. Andererseits liefert dieses kriminalanthropologische Untersuchungssystem keineswegs die Ergebnisse, die Lombroso verspricht, denn der Verbrecher kann wegen der Vernachlässigung sozialer Faktoren doch nicht identifiziert, geschweige denn künftige Verbrechen prognostiziert werden.[118]

Der Hausdoctor in Magdeburg-Neustadt

Wir kennen die Gründe nicht, die Hirschfeld veranlassten von Italien nicht nach Berlin zu gehen, sondern irgendwann um den 1. Mai 1894 in Magdeburg-Neustadt eine Arztpraxis zu eröffnen und dort „das alte Porzellanschild meines Vaters mit der Aufschrift: ‚Dr. Hirschfeld, praktischer Arzt und Geburtshelfer'" an die Tür zu heften.[119] In der *Magdeburgischen Zeitung* vom 5. Mai 1894 findet sich ein Inserat, mit dem Hirschfeld die Praxiseröffnung bekannt gibt und sich als „Specialist der diätisch-physikalischen Heilmethoden (Diätcuren, Wassercuren, Gymnastik, Massage, Licht-, Luft- und Sonnenbäder etc.)" bezeichnet.[120]

Der Naturarzt, eine Art Zentralorgan der liberalen Naturheilkundebewegung, brachte im Novemberheft von 1894 eine Meldung, die Hirschfelds Magdeburger Aktivitäten ein wenig erhellt:

> „Magdeburg-Neustadt [...]. In Herrn Dr. Hirschfeld, der Mitte Mai das frühere Haus Born als leitender Arzt übernommen hat, haben die hiesigen Naturheilvereine eine tüchtige Kraft gewonnen. Derselbe steht voll auf dem Boden des Naturheilverfahrens. Die Mitglieder des Naturheilvereins Neue Neustadt gründeten am 1. Juli d. J. eine Hausarztkasse, welche ihren Angehörigen gegen geringes Entgelt freie ärztliche Behandlung nach unseren Grundsätzen gewährt. Bei der ersten Generalversammlung am 8. Oktober d. J. konnte die Kasse auf ein segensreiches Vierteljahr zurückblicken. In wenigen Wochen waren etwa 150 Familien mit über 650 Köpfen der Kasse beigetreten, und stetig ist diese Zahl im Zunehmen begriffen. Der Kassenarzt behandelte im ersten Vierteljahr 130 Krankheitsfälle mit bestem Erfolge. Im Kreise der Kassenmitglieder hielt Herr Dr. Hirschfeld monatlich einen Vortrag und zwar 1) über die erste Hilfe in Unglücksfällen, 2) über die Technik des Naturheilverfahrens und 3) über die Ursachen und das Wesen der Krankheiten. Alle Vorträge waren sehr stark besucht. An zwei Abenden der Woche finden in Dr. Hirschfelds Na-

---

117 Ebd., S. 188.
118 Vgl. Ebd.
119 Ebd., S. 192.
120 Tiemann 1993, S. 14.

turheilanstalt praktische Uebungen für Damen und Herren statt. Möge der günstige Erfolg unserer Kasse bei den Brüdervereinen zu gleichen Unternehmungen anregen!"

Gesundheitspolitik

Nach der Generalprobe in New York wurde nun in einer mitteldeutschen Großstadt das Konzept der präventivmedizinischen Volksaufklärung erfolgreich erprobt. Allerdings waren, wie aus obigem Bericht hervorgeht, zu den Vorträgen und praktischen Übungen zunächst nur Mitglieder der Naturheilvereine und der Naturheilkrankenkasse zugelassen. Darüber hinaus wurde ein vierwöchiger „Cursus zur Einführung in die physicalisch-diätische Heilmethode" nur für Ärzte sowie mehrere sechstägige „sozial-hygienische Ferienkurse" für Volksschullehrer angeboten; alle Kurse fanden in Hirschfelds Naturheilanstalt statt, für die Volksschullehrerkurse waren 40 Mark für sechs Tage Unterkunft mit Vollpension zu zahlen.[121] Da die zehn Jahre zuvor (1883) von Bismarck eingeführte und als klassenkämpferische Maßnahme gegen die Sozialdemokratie gedachte staatliche Krankenversicherung nur für Arbeiter galt, ist anzunehmen, dass die privaten Hausarztkassen, die in ganz Deutschland gegründet wurden, vor allem in kleinbürgerlichen Schichten, bei selbständigen Handwerkern, Krämern, Beamten usw. auf Interesse trafen. Allerdings gab es, wie aus einem Bericht über die Gründung einer Hausarztkasse in Charlottenburg hervorgeht, einen heftigeren Konkurrenzkampf zur gesetzlichen Arbeiterkrankenkasse. Man sei bestrebt, heißt es dort, „unsere Anhänger soviel wie möglich andern Kassen, in denen der Medizinaberglaube herrscht und bei denen die gesundheitsfördernden Vorbeugungsmaßregeln gar nicht beachtet werden, fern zu halten".[122] Wie stark Hirschfeld sich in seiner Magdeburger Zeit in der dortigen Sozialdemokratie engagierte, ist nicht bekannt. Eine Spur seiner Verbindung von Sozialdemokratie und Naturheilkunde finden wir erst im März 1897, als er gleichzeitig in den beiden Naturheilkunde-Zeitschriften *Der Hausdoctor* und *Der Naturarzt* den Aufsatz „Naturheilmethode und Sozialdemokratie" veröffentlicht. Er wirft dort seiner Partei vor, sie würde zu sehr auf die Verbesserung der Lebensverhältnisse von oben, vom Staat hoffen und dabei – quasi illiberalistisch – die Eigeninitiative des Individuums vernachlässigen. Ferdinand Lassalle wurde als Urheber der Misere identifiziert:

„Man kann der deutschen Sozialdemokratie den Vorwurf nicht ersparen, daß sie die große Masse der Arbeiter der Selbsthilfe abgeneigt gemacht hat, ihre Führer hoffen zu viel von Staatshilfe, stehen zum großen Teil der naturgemäßen Lebensweise teils gleichgültig, teils abgeneigt gegenüber, man scheint die ‚verdammte Bedürfnislosigkeit' zu fürchten. Der Urheber dieser Anschauungen ist Ferdinand Lassalle, welcher in einer Frankfurter Rede erklärt hat, daß mit der Verminderung der Bedürfnisse auch

---

121 Tiemann 1993, S. 17 ff.
122 Aus den Vereinen 1894, S. 369.

der Lohn sinken müsse, es sei der Fluch des deutschen Arbeiters, daß er so bedürf-nislos sei; ‚wenn Ihr ein Glas Bier und ein Stück Wurst habt‘, sagte Lassalle wörtlich, ‚so wißt Ihr gar nicht, daß Euch was fehlt.‘"[123]

Schließlich erwähnt Hirschfeld in seiner SPD-Kritik, dass er „oft" in „Arbeiter-vereinen" Vorträge über die naturgemäße Lebens- und Heilweise gehalten habe und sich dabei von Sozialdemokraten immer wieder habe anhören müssen, dass eine wirkliche Verbesserung im Leben der Arbeiter erst im „Zukunftsstaat" möglich und alles vorherige Reformieren zwecklos sei.[124] Es scheint sich hier eine Art linkssektie-rerische Strömung in der SPD bemerkbar gemacht zu haben, die später in der Aus-einandersetzung um den Revisionismus in der Partei bei den Linkssozialdemokraten zu schroffer Ablehnung aller bloß bürgerlicher Reformbestrebungen geführt hat.

Ein dramatisches, möglicherweise existenzbedrohendes Magdeburger Ereignis, das schließlich kurz nach Hirschfelds Umzug nach Charlottenburg vor der I. Straf-kammer des Königlichen Landgerichts zu Magdeburg mit einem „Sieg der Natur-heilmethode"[125] endete, begann am 29. September 1895. Hausarztkassenmitglied Hermann Schulze konsultierte den Naturarzt wegen „Frost, Hitze und Kopf-schmerzen". Wegen über 40° Fieber verordnete Hirschfeld Bettruhe und Umstellung der Ernährung auf „reizlose flüssige Kost". Beim Hausbesuch am nächsten Tag schien der Zustand des Patienten unverändert, eine Wunde am linken Oberarm schien aber eine Operation zu erfordern, so dass Hirschfeld die Einweisung ins Krankenhaus empfahl. Acht Tage später starb dort der Patient. „Eine bisher noch unbekannte Persönlichkeit, welche den Fall gegen die Naturheilmethode auszunutzen bestrebt war, denunzierte Dr. Hirschfeld bei der Polizei bzw. Staatsanwaltschaft, welche von ihrem Sachverständigen, dem Medizinalrat Böhm, ein Gutachten einforderte."[126] Daraufhin wurde gegen Hirschfeld Anklage wegen fahrlässiger Tötung erhoben. In dem Verfahren ging es darum, ob Hirschfeld mit seiner Verordnung gegen die Regeln der ärztlichen Kunst verstoßen habe, indem er die zur Kräftigung des Patienten ge-botenen „alkoholreichsten Weine und kräftigsten Brühen" nicht verordnet und so den Tod des Patienten herbeigeführt habe. Es ging demnach um die Frage, ob Schnaps, wie damals bei traditionellen Ärzten üblich, eine angezeigte Indikation zur Kräftigung von Kranken sei oder nicht. Die Frage entschied das Landgericht, indem es Hirschfeld wegen zweifellos erwiesener Unschuld freisprach. Am Schluss zitiert Hirschfeld eine positiven Stellungnahme des Psychiaters Emil Kraepelin, der allerdings im neuen Jahrhundert einer seiner schärfsten Gegner werden sollte:

„Ich vertrete den Standpunkt [...], dass die Nichtanwendung des Wassers, sowie die Darreichung von Alkohol und Chinin im Krankenhause den Tod des Patienten beschleunigt haben, ohne damit gegen Sanitäts-Rat Dr. Rausche den schweren Vorwurf der fahrlässigen Tötung zu erheben, denn

---

123 Hirschfeld 1897d, S. 250.
124 Ebd.
125 Hirschfeld 1896a, S. 207.
126 Ebd., S. 208.

ich teile vollkommen die Meinung, welcher Professor Dr. Kraepelin, der hervorragende Heidelberger Psychiater in einem bezüglich dieses Prozesses an mich gerichteten Briefe Ausdruck verleiht: ‚Dass es abgeschmackt ist, einem Arzt, der nach seiner Ueberzeugung gehandelt hat, wegen
Anwendung oder Nichtanwendung eines Mittels zur Verantwortung zu ziehen.'"[127]

Im Kern ging es bei dem Strafverfahren um die Bekämpfung des Alkoholkonsums,
oder genauer um Ablehnung des Alkohols als vermeintliches Heilmittel. Daher war die
Internationale Monatsschrift zur Bekämpfung der Trinksitten der rechte Ort für
Hirschfelds zweiten umfangreicheren Aufsatz zum Thema, in dem er ausgiebig aus
den zahlreichen positiven Gutachten zitiert, die dem Gericht vorlagen. Zum Schluss
zitiert er Charles Darwin, der ihm im Kampf gegen den Alkoholmissbrauch Vorbild war
und an einer nicht genannten Stelle geschrieben habe: „Durch meine, meines Vaters
und Großvaters Beobachtungen, die weit über ein Jahrhundert hinausreichen, bin ich
zu der Überzeugung gekommen, daß keine Ursache soviel Leiden, Not und Elend in
der Welt anrichtet, als der Genuß alkoholischer Getränke."[128]

Die Einsicht in die Schädlichkeit des Alkoholgenusses scheint Hirschfeld irgendwann während seines Studiums gekommen zu sein. War er als Mitglied der
Heidelberger „Badenia" noch dafür, den Einnahmeüberschuss in der Kasse der Studentenverbindung „zu versaufen"[129], so muss er bald darauf in den „Deutschen Verein
abstinenter Studenten" eingetreten sein, was aus einem „Verzeichnis der Altfreun-
de"[130] jenes Vereins hervorgeht. Seitdem hat er den Kampf gegen den Alkoholgenuss,
den er in zahlreichen Publikationen und öffentlichen Vorträgen führte, zu einer seiner
Lebensaufgaben gemacht.

Im Herbst 1896 erschloss sich Hirschfeld ein weiteres Medium der gesundheitli-
chen Volksaufklärung. Er übernahm den Redakteursposten der Berliner „Wochenschrift für naturgemäße Lebens- und Heilweise" *Der Hausdoctor*, auf dem er vier Jahre
lang tätig sein sollte. In dieser Zeit schrieb er etwa vierzig Beiträge zum *Hausdoctor*,
einmal rückte er auch ein Feuilleton ein, das seine Schwester Franziska verfasst hatte
(„Fern an der Peripherie der Großstadt...")[131]

Die drei führenden Zeitschriften der Naturheilbewegung, *Die Neue Heilkunst*, *Der
Naturarzt* und *Der Hausdoctor* standen wohl nicht in einem Konkurrenzverhältnis
zueinander, Kooperation und Harmonie im gemeinsamen Kampf gegen die Schul-
medizin prägten die Beziehung zwischen den Blättern wie zwischen den vielen Vereinigungen. So konnte Hirschfeld als Redakteur seines *Hausdoctor* zugleich zahlreiche Artikel für die beiden anderen Zeitschriften schreiben.[132]

---

127 Ebd., S. 211.
128 Hirschfeld 1896b, S. 204.
129 Oppenheimer 1916, S. 568.
130 Verzeichnis 1905, S. 235.
131 Mann 1899.
132 Steakley 1985, S. 2ff.

Teil 2 (1896 – 1913)

Oscar Wilde und Lieutenant von X.

Ein Ereignis, von dem Hirschfeld nur aus den Zeitungen erfahren hat, das seinerzeit „die deutsche Öffentlichkeit stark bewegte, namentlich alle literarischen Kreise"[1], und das richtungweisend für seine künftige Tätigkeit werden sollte, war der Strafprozess gegen den Dichter Oscar Wilde, den ein Londoner Kriminalgericht am 25. Mai 1895 wegen Sex mit Strichjungen zu zwei Jahren Gefängnis mit Zwangsarbeit verurteilt hatte.

Ähnlich zukunftsträchtig war der Patient „Lieutenant von X.", der ihn wegen „einer tiefen seelischen Depression"[2] aufgesucht hatte und von dessen Selbstmord Hirschfeld nun aus der Morgenzeitung erfuhr; im Vorwort des Gründungsmanifests zum Befreiungskampf der Homosexuellen, *Sappho und Sokrates oder Wie erklärt sich die Liebe der Männer und Frauen zu Personen des eigenen Geschlechts?* erwähnt er beide Ereignisse:

> „Soeben hatte ich in der Morgenzeitung die Mitteilung gelesen, daß tags zuvor in H. ein Lieutenant von X. nach seinem Hochzeitsmahl – wie man annimmt in einem Anfall von Geistesstörung – durch einen wohlgezielten Schuß ins Herz seinem Leben ein Ende gemacht hatte, als mir der Postbote einen Brief überbrachte, welcher die Aufzeichnungen dieses Unglücklichen enthielt. Er hatte vor einigen Jahren in meiner Behandlung gestanden und übersandte mir, da ich außer seinen Leidensgenossen der einzige Mitwisser seines Geschicks war, die Geschichte seines Lebens mit der Bitte, sie dereinst zu veröffentlichen, ohne daß die Reinheit seines Familiennamens einen Flecken erführe [...] Der geniale Schriftsteller Oskar Wilde, der zu dem jungen Lord Alfred Douglas in schwärmerischer Liebe entbrannte, ist im Zuchthause zu Wandsworth der schimpflichsten Erniedrigung, der härtesten Mißhandlung preisgegeben."[3]

Die dünne Broschüre (35 Seiten) erschien zunächst unter dem Pseudonym „Dr. med. Th. Ramien" und das Vorwort ist datiert: „Berlin, Juli 1896". Hirschfeld lebte und praktizierte zu der Zeit zwar streng genommen nicht in Berlin, aber auch nicht mehr in Magdeburg-Neustadt, sondern in Charlottenburg. Spätestens seit der Jahrhundertwende wurde es immer üblicher, von „Groß-Berlin" zu sprechen und damit die Städte und Dörfer vor der Stadtgrenze, darunter auch Charlottenburg, zu bezeichnen, die nach langer Planung und Diskussion 1920 zu einer Verwaltungseinheit Groß-Berlin zusammengeführt wurden.

Als Datum der Praxiseröffnung in der Berliner Straße 104 nennt Hirschfeld den 1. Mai 1896[4], einen Grund für den Ortswechsel, der mit mehrjähriger Verspätung die New Yorker Ankündigung gegenüber dem Freund Gaulke fast erfüllt, nennt er nicht.

---

1 Hirschfeld 1930a, S. 680.
2 Hirschfeld 1986, S. 48.
3 Hirschfeld 1896c, S. 3 und S. 33.
4 Hirschfeld 1926a, S.378.

https://doi.org/10.1515/9783110548426-004

Berlinerstraße 104

Zu seinem sechzigsten Geburtstag schrieb Hirschfeld für die Berliner *Literarische Welt* einen Erinnerungsaufsatz, in dem er von einer öffentlichen „Aktion" erzählt, für die sich merkwürdigerweise nur in Hirschfelds Erzählung und nirgendwo sonst eine Spur finden lässt, so dass man sich fragt, ob ihm hier das Gedächtnis einen Streich gespielt hat; andererseits erzählt er zu detailreich, um eine Verwechselung oder Täuschung vermuten zu können:

> „[...] eines Mannes sei gedacht, mit dem ich gemeinsam eine Aktion einleitete, welche die Be-
> ziehungen, die sich zwischen mir als Vertreter der jungen Sexualwissenschaft und der schön-
> geistigen Literatur bereits angebahnt hatten, sehr viel enger knüpften. Der Mann, um den es sich
> handelte, war Leo Berg, in jenen Tagen der geistvollste Kritiker Berlins, und die Aktion, zu der wir
> uns verbanden, ein flammender Protest gegen das Justizverbrechen, dem der Dichter, der uns
> unter unseren Zeitgenossen als der bedeutendste erschien (er war es sicherlich auch), kurz vorher
> zum Opfer gefallen war: Oskar Wilde. Die älteren Schriftsteller verhielten sich, als wir an sie
> herantraten, ‚reserviert‘, die ganze intellektuelle Jugend aber ging mit uns."[5]

Berg hat bis zu seinem frühen Tod – 46-jährig 1908 in Berlin – immer wieder mit Hirschfeld zusammengearbeitet, obwohl in der Frage der Homosexualität deutliche Differenzen zwischen den Ansichten beider Männer bestanden. So vertrat Berg eine sehr eigene Degenerationstheorie, nach der „Homosexualismus" stets erworben ist. „Er gehört zu den Alterserscheinungen, vielleicht weniger der Individuen als der Familien und Völker. Die Behauptung des Doktor Magnus Hirschfeld [...], daß der Homosexualismus sich in allen Völkern, Ständen, Berufen, Familien und namentlich in allen Zeiten prozentuell etwa in gleicher Zahl vorfinden lasse, ist ein ganz naives und krasses Vorurteil, dessen Unerweislichkeit in die Augen springt."[6]

Solche Meinungsunterschiede waren aber, wie wir sehen werden, im Wissenschaftlich-humanitären Komitee meist der Normalzustand. Bergs Buch *Geschlechter*, aus dem soeben zitiert wurde und das sich allein mit der Homosexualität befasste, hatte er offensichtlich unter dem Frauen hassenden Einfluss der beiden damals sehr populären Autoren Nietzsche und Weininger geschrieben und darin eine recht bizarre Deutung des Wilde-Prozesses vorgelegt; schuld sind die Weiber:

> „Es war ganz aus dem Zeitbewußtsein unserer heterosexuell feministischen Epoche, daß Wolf-
> gang Kirchbach auf die Umfrage des humanitären Komitees über die Abschaffung des § 175 des
> Straf-Gesetzbuchs die komische Antwort erteilte: nein – denn sonst würden ja noch mehr Weiber
> vereinsamt bleiben. Aus diesem Gefühl heraus wurde Oskar Wilde in England moralisch ge-
> richtet, noch ehe es juristisch war. Ganze Weiberheere setzten sich in Bewegung, um den Mann
> zu Falle zu bringen. Es war ein förmlicher Kreuzzug gegen den Mann, der sich den Weibern
> entzog, und zugleich gegen den glänzenden Geist, der über der Menge stand."[7]

---

5 Hirschfeld 1928a.
6 Berg 1906, S. 61.
7 Ebd., S. 135.

Was hier an Gemeinsamkeit bleibt, ist die Empörung über Wildes moralische und juristische Verurteilung in England und das hätte gewiss auch für eine gemeinsame „Aktion" genügt. Eine der politischen Künste, die Hirschfeld beherrschte, war ja der Zusammenschluss extrem unterschiedlicher Ansichten in einem gemeinsamen Aktionsbündnis. Das zeigte sich in der Naturheilbewegung, besonders beeindruckend aber am Wissenschaftlich-humanitären Komitee, das unter Hirschfelds Führung in über dreißig Jahren nur eine einzige, ideologisch begründete „Sezession" erlebte, die 1907 mit der Gründung des „Bundes für männliche Kultur" endete. Die Ereignisse von 1929, wo Hirschfeld aus dem Wissenschaftlich-humanitären Komitee regelrecht hinausgesäubert wurde, müssen wohl als Versuch einer „Bolschewisierung" des Komitees durch den KPD-Funktionär Richard Linsert verstanden werden. Doch dazu später mehr.

War die flammende Protestaktion gegen Wildes Verurteilung offensichtlich eine irrtümliche Erinnerung Hirschfelds[8], so hat es doch solche gut belegten Aktionen in England und Frankreich gegeben. Am 25. Mai 1895 war Wilde zu zwei Jahren Freiheitsentzug mit Zwangsarbeit verurteilt worden, am 25. Juni richtete Wildes Geliebter Lord Alfred Douglas aus seinem französischen Exil vergeblich eine Petition an Königin Victoria. Anfang Dezember sammelten Wildes Freunde More Adey in London und Stuart Merrill in Paris Unterschriften unter Petitionen, die die Königin um Gnade für den Verurteilten bitten sollten; da aber kaum jemand die Petition unterstützen wollte, wurde die Aktion abgebrochen, so dass Douglas der einzige blieb, der petitionierte.[9]

Sappho und Sokrates

Als Hirschfeld in der zweiten Etage des Hauses Berlinerstraße 104[10], vis-à-vis von dem Grundstück auf dem bald darauf das monströse Charlottenburger Rathaus errichtet wurde, seine Arztpraxis eröffnete, war von all dem noch so gut wie nichts zu bemerken. Neben seiner Praxis, seiner Festanstellung als „Kassenarzt an der königlichen Porzellanmanufaktur in Charlottenburg"[11] und der ähnlich wie in Magdeburg regen Vortragstätigkeit in Naturheilvereinen bemühte er sich darum, einen Verlag für seine Broschüre *Sappho und Sokrates* zu finden. Später erinnert er sich, dass „einige Verleger" das Manuskript mit Entrüstung über solche Zumutung zurückgeschickt hätten,

---

8 In seinem Erinnerungsbuch *Von einst bis jetzt* heißt es etwas genauer: „Es gelang Berg [...] nicht, wie er plante, die deutsche Schriftstellerwelt zu einer Protesterklärung gegen die an Wilde verübte Barbarei zu sammeln." (Hirschfeld 1986, S. 68).

9 Hyde 1963, S. 15, 43 ff. und 49; auf S. 203 f. findet sich der Text der Eingabe von Lord Douglas.

10 Im Berliner Adressbuch von 1897 findet sich der Eintrag: „Hirschfeld M., Dr. med., pr. Arzt, Specialarzt f. Hydrotherapie, Massage etc., Charlottenbg., Wilhelm-Platz 1a. (Tel. Charl. 93) 8 – 10, 3 – 5." Die Wohn- und Praxisräume Berlinerstraße 104, etwa 200 m von der früheren Adresse entfernt, bezog er erst zur Jahreswende 96/97.

11 Hirschfeld 1929d, S. 289.

bis er endlich „im Juli 1896" in dem Leipziger Max Spohr den geeigneten Mann gefunden habe.[12] Spohr sollte auch im nun beginnenden Befreiungskampf der Homosexuellen Hirschfelds wichtigster Verbündeter werden, indem er sein mittelständi-
sches Verlagsunternehmen ganz in den Dienst der Homosexuellenbefreiung stellte.
Zunächst aber gehörte er zu denen, die Hirschfeld rieten, seinen Traktat jedenfalls
pseudonym herauszugeben. Neben Spohr wird „der ausgezeichnete Gefängnisarzt
Geheimer Sanitätsrat Dr. Baer" als Ratgeber in dieser Sache genannt. Ein Verbot der
Schrift sei keineswegs auszuschließen, was leicht zu beruflichem Schaden führen
könnte.[13] Die Lösung des Problems, wie unter diesen Umständen dennoch eine soziale
Bewegung organisiert werden könne, fand sich in Hirschfelds Einverständnis, dass
jedem, der bei Spohr danach fragt, Name und Anschrift des Verfassers mitgeteilt wird.
Sappho und Sokrates kam im August 1896 heraus, am 15. Mai des folgenden Jahres, am
Tag nach Hirschfelds 29. Geburtstag, konnte daraufhin in der Berlinerstraße 104 das
Wissenschaftlich-humanitäre Komitee gegründet werden.

Reinhold Gerling war neben der eher dezenten Verlagsreklame Spohrs der erste,
der für die neue Broschüre warb. In seiner *Neuen Heilkunst* Nr. 16 vom 24. August 1896
kommentierte Gerling die Dokumentation eines daraus entnommenen zentralen Abschnitts. Er nennt die Schwulen und Lesben, um die es bei Hirschfeld geht, in der
Terminologie des Wiener Psychiaters Richard von Krafft-Ebing „Conträrsexuale" und
referiert die herrschende Meinung der Ärzte, wonach diese Conträrsexualen „als
Kranke behandelt" werden müssten, weil sie „mehr oder weniger nervenkrank sei-
en."[14] Aus der Feder eines bekannten, auf dem Boden der reinen Naturheilkunde
stehenden Arztes sei nun zum Preis von einer Mark eine Broschüre erschienen, die die
Frage von neuen Gesichtspunkten beleuchte und zu anderen, „aber zweifellos un-
anfechtbaren Resultaten kommen musste. Sehr richtig sagt der Verfasser im zweiten
Theile (Seite 22) seiner Schrift: ‚Dass weiterhin die dauernde ängstliche Geheimhal-
tung eines angeborenen Defectes, dessen Existenz man anfangs als Sünde und Verirrung, später als Laster, Sittlichkeitsverbrechen oder Geisteskrankheit auffasst, dass
die drückenden Gewissensqualen, der ewige Kampf des willigen Geistes gegen das
schwache Fleisch, dass die stete Furcht vor Entdeckern, vor Erpressern, vor Verhaftung, gerichtlicher Bestrafung, Verlust der socialen Stellung und der Achtung seitens
der Familie und der Mitmenschen das Gemüth stark afficiren, die Nerven aufreiben
muss und Neurasthenie, Melancholie, Hysterie mit Selbstmordgedanken erzeugen
kann, liegt wohl auf der Hand.'"[15]

Gerling hat mit diesem Zitat die wichtigste Neuerung – Homosexualität soll weder
als Krankheit noch als Verbrechen angesehen werden – treffend wiedergegeben.
Überschwänglich lobend fährt er fort: „Das kleine Buch ist so reich an Vorzügen, bietet
eine solche Fülle neuer Gedanken und Anregungen, dass wir die Lectüre desselben

---

12 Hirschfeld 1986, S. 51.
13 Ebd., S. 50.
14 Gerling/Hirschfeld 1896, S. 124.
15 Ebd.

jedem Menschenfreunde, insbesondere aber den Anhängern einer naturgemässen Lebens- und Heilweise dringend empfehlen können."[16]

Aus heutiger Sicht ist *Sappho und Sokrates* vor allem deshalb bedeutsam, weil hier die früheste, doch bereits nahezu vollständige Formulierung der Hirschfeldschen Lehre von den sexuellen Zwischenstufen vorliegt. Ausgangspunkt der Darstellung der Zwischenstufenlehre, die 1896 noch nicht so hieß, ist ein mehrdimensionales Modell oder Schema des menschlichen Geschlechtstriebes, das Wort „Sexualität" wird durchweg vermieden. Abgebildet wird darin zweierlei, „I. Trieb-Richtung oder Liebesqualität" und „II. Triebstärke oder Liebesquantität"; I. wird in die Gruppen A, B und C – Drang zum anderen, zum eigenen, zu beiden Geschlechtern – unterteilt, II. in zehn Stufen von 1 (scheinbarer Mangel) bis 10 (das ganze Sein, Sinnen und Trachten von der Geschlechtssphäre beherrscht, „wilde Gier"); schließlich das vorläufige Resümee: „Aus dieser Einteilung erhellt die unermeßliche Mannigfaltigkeit der Geschlechtsneigungen. Bedenken wir zudem die endlose Verschiedenheit der Geschmacksrichtungen [...] so läßt sich verstehen, daß kaum zwei Personen gleiches Empfinden haben".[17]

Im nächsten Schritt geht es um die Körper und ihre Entwicklungsgeschichte, beginnend mit der menschlichen Frucht im Mutterleib: „In der Uranlage sind alle Menschen körperlich und seelisch Zwitter."[18] Und bei dem verwickelten anatomischen Bau der Geschlechtsorgane kann es „nicht Wunder nehmen, daß der unbekannten Schaffenskraft [eine schöne Formulierung des religiösen Dissidenten!] ihr schwieriges Werk nicht immer bis in alle Einzelheiten gelingt, ja daß in keiner Region des menschlichen Körpers Abweichungen von der normalen Bildungsweise so häufig vorkommen, wie in dieser."[19] Dies betrifft sowohl den „peripherischen", die körperliche Gestalt, wie den „centralen Abschnitt der Geschlechtssphäre", die sexuellen „Vorstellungen und Gefühle". Für die Gesamtheit der Normalkörper und Normalseelen inklusive der Abnormitäten erfindet Hirschfeld eine sechsteilige Typologie, bei der der Normalmann natürlich an erster Stelle steht[20]:

1. weibliebende – normale – Männer (männliche Außenformen, der auf den Mann gerichtete Instinkt verkümmert, Drang zum Weibe)
2. mannliebende – normale – Frauen (weibliche Fortpflanzungsorgane, Rückbildung der für Frauen fühlenden Nerven, Verkrüppelung der männlichen Außenteile, Trieb zum Manne)
3. männliche Seelenzwitter (männliche periphere Geschlechtsorgane, unvollkommene Differenzierung der Neigungsbahnen, Neigung zu beiden Geschlechtern)
4. weibliche Seelenzwitter (weibliche Geschlechtsdrüsen, Triebcentren hermaproditisch = Frauen mit Neigung zu beiden Geschlechtern)

---

16 Ebd.
17 Hirschfeld 1896c, S. 6 ff.
18 Ebd., S. 9 f.
19 Ebd., S. 10.
20 Ebd., S. 12 f.

5. mannliebende Männer, Urninge (männliche Genitalien, Neigungsfasern zum Manne bleiben erhalten, weibliche Geschlechtscharaktere verkümmern, Trieb zum Weibe verkümmert)
6. weibliebende Frauen, Urninginnen (weibliche Sexualorgane, auf das Weib gerichtete Centralstellen, Rückbildung der männlichen Außenteile, Trieb zum Manne verschwindet)

Diese sechs Typen fasst er zu einer Dreieinigkeit zusammen:
A. normaler Geschlechtstrieb
B. Seelenzwittertum
C. verkehrter Geschlechtstrieb, conträre Sexualempfindung.

In einem dritten Schritt werden die Dimensionen Triebrichtung/Triebstärke und Normaltrieb/Verkehrung/Zwittrigkeit kombiniert, was zu einer inneren Gliederung obiger Dreiheit nach quantitativen Triebstärken in beide Richtungen führt. So ist beispielsweise beim vollen Mann der Trieb zum eigenen Geschlecht nur „rudimentär bis schwach", beim vollen Urning der Trieb zum anderen Geschlecht „rudimentär" usw.[21]

Die drei Kapitel von *Sappho und Sokrates* folgen einem gewissermaßen naturwissenschaftlich-materialistischen Aufbauprinzip. Dem Vorschlag zur physiologischen Ordnung der unermesslichen Mannigfaltigkeit des menschlichen Geschlechtstriebs folgt ein psychiatrisch-kulturgeschichtlicher Teil (Albert Molls großes Werk mit gleicher Thematik von 1891 *Die konträre Sexualempfindung* nennt Hirschfeld einmal „die beste Naturgeschichte des Urnings"[22]), in dem die seinerzeit berühmten Autoren zum Thema, Richard von Krafft-Ebing, Edward Carpenter, der Musiker Richard Wagner, Oscar Wilde, Gustav Jäger, Paolo Mantegazza, Ernst Haeckel und einige andere zitiert und teils auch kritisiert werden. Das Schlusskapitel ist gewissermaßen eine Vorwegnahme der Petition gegen den § 175 des Reichsstrafgesetzbuchs, indem es Argumente gegen die Bestrafung einverständlicher homosexueller Handlungen in Deutschland, Österreich und England zusammenstellt, wobei ein sarkastisches Lob für die größere „Gerechtigkeit" an Österreich ergeht, wo lesbische und schwule Liebe gleichermaßen bestraft wird. Schließlich wird an den Staat appelliert, er solle lieber hygienische Aufklärung zur „Selbstgesundheitspflege" in den Schulen betreiben, statt unschuldige Urninge zu kriminalisieren. Nietzsches Spruch, der als Motto das Titelblatt schmückt, wird ganz zum Schluss wiederholt: „Was natürlich ist, kann nicht unmoralisch sein"[23], als ob Mord oder Diebstahl „unnatürlich" wären.

---

21 Ebd., S. 14.
22 Ebd., S. 11.
23 Vgl. Ebd., S. 34 f. – Nach Auskunft von Paul van Tongeren von der „Nietzsche Research Group" in Nijmegen ist dies kein Zitat, nur eine freie Paraphrase: „Als Zitat findet man den Satz tatsächlich nicht bei Nietzsche. Der Gedanke ist ihm aber gewiss nicht fremd. Im Gegenteil. Dafür gibt es viele Belege durch das ganze Werk, z. B.: ‚unmoralisch zu sein wie die Natur' (Nachlass 1887, 10[53])." (E-Mail vom 19.9.2015).

Sappho

Sappho wird zwar im Titel vor Sokrates genannt, doch schon im Alternativtitel gehen die Männer den Frauen voran. Im Buch ist es ebenso, was offensichtlich mit der hauptsächlichen Intention, der Forderung nach Entkriminalisierung von schwulem Sex, zu tun hat.

Dennoch gibt es längere Passagen zur Frauenliebe, die ein Bemühen um Parität bekunden. Zunächst wird Goethes Schwester Cornelia erwähnt, sie gehöre zu den „kalt veranlagten", für die wie für den General und „Weiberfeind" Tilly „Keuschheit keine Kunst" gewesen sei.[24] Sodann wird die verderbliche Wirkung der streng durchgeführten Absonderung der beiden Geschlechter in Töchterschulen, Mädchenpensionaten, Kadettenhäusern, Schiffen, Kasernen und ähnlichen Einrichtungen auf psychische Hermaphroditen gewürdigt. Es seien „Heimstätten überschwänglicher Freundschaften" und „Brutstätten der conträren Sexualempfindung".[25] Es folgt eine kurze Sittengeschichte der Liebe der Frau zur Frau, die den Bogen von Sappho über die vermeintlich glückliche Ehe (mit einem Witz zur Bibel) bis zur modernen Frauenbewegung schlägt:

> „Auch die Liebe der Frau zur Frau kann so dämonisch, stürmisch und aufopferungsfähig sein, wie es nur je die echteste Liebe ist. Nahm doch die Dichterin Sappho sich das Leben, weil ein Weib ihre Zuneigung nicht erwiderte. Die homosexuellen Frauen – und ihre Zahl ist Legion – führen fast stets eine glückliche Ehe, die freilich im Grunde nur eine ruhige leidenschaftslose Freundschaft ist. Gegen Verführung gefeit, wohl die Unterhaltung, den Geist, doch nie den Leib des Mannes begehrend, erfüllen sie in stiller Hingabe die häuslichen Pflichten gar wohl im Sinne dessen, was der Schöpfer sprach, als er aus dem Manne das Weib schuf: ‚Eine Gefährtin will ich ihm machen, die um ihn sei'.
>
> In unserer modernen Frauenbewegung steckt unbewußt ein gutes Teil Hermaphroditismus und Homosexualität. Diese mannhaft mutigen Frauen, mit den schön durchgeistigten Zügen, die man mit Vorliebe interessant zu nennen pflegt, diese Rednerinnen und Schriftstellerinnen, diese gelehrten und philosophierenden Damen mit dem ernsten Auge und der einfachen Kleidung, welche die Ehe oft nur der Tradition willen mögen, wie ringen sie so unermüdlich eifrig für die Rechte der Frau, wie lieben sie ihr zurückgesetztes Geschlecht, dessen Fähigkeiten verallgemeinernd gering zu achten, wie es heute so oft geschieht, eine erstaunliche Unkenntnis verrät. Haben denn nicht die Walküren und Amazonen, haben denn nicht Pallas Athene und Katharina die Zweite, Christine von Schweden und Sonja Kowalewska [eine russische Mathematikerin, 1884 an der Universität Stockholm die erste Professorin für Mathematik weltweit] längst bewiesen, daß nicht alle Frauen Margarethen sind, so wenig alle Männer Fauste?"[26]

Angesichts dieser frühen Ausführungen Hirschfelds dürfte es noch schwerer fallen, die Schlüssigkeit der – zuerst von Charlotte Wolff aufgestellten, doch von ihr nicht

---

24 Ebd., S. 17.
25 Ebd., S. 20.
26 Ebd., S. 26f.

begründeten – These zu erweisen, Hirschfeld sei nicht frei von einem männlichen Überlegenheitskomplex gewesen.[27]

Bei den homosexuellen Frauen mit glücklichen Ehen, dachte Hirschfeld vielleicht an seine Schwester Franziska, die in glücklicher Ehe Mutter dreier Söhne wurde und von der Ralf Dose annimmt, dass sie „den Themen ihres Bruders Magnus näher stand, als ihre literarischen Werke vermuten lassen."[28]

Ein wissenschaftlicher Mythos vom Ursprung

Im ersten, quasi anthropologischen Teil von *Sappho und Sokrates* erzählt Hirschfeld, wie das in der Anthropologie des 19. Jahrhunderts üblich war, einen sexuellen Ursprungsmythos der Menschheit, der aber zugleich ein Gegenmythos ist zu denen seiner großen Vorgänger, Darwin, Engels, Bachofen und vielen anderen.[29]

Aus der „Entwicklungsgeschichte", die Hirschfeld als Leitfaden dient und die er in der Nachfolge Ernst Haeckels so deutet, dass das Individuum ontogenetisch die Geschichte der Art repetiert (Phylogenese), zieht er folgenden Schluss: Wenn die Uranlage jedes Individuums zwittrig ist, dann muss bei den Urmenschen der seelische Drang beide Geschlechter in gleicher Stärke umfasst haben. Bald schon soll die Absicht, sich fortzupflanzen und sich der Kinder zu erfreuen, die Liebe zum anderen Geschlecht begünstigt und die Liebe zum eigenen irgendwie, auch mithilfe der Religion („entsprechend der durch göttliche Autorität verstärkten Suggestion: ‚seid fruchtbar und mehret Euch'"), zurückgedrängt haben:

> „Nach dem Darwin'schen Grundsatz von dem Siege des Zweckmäßigen – survival of the fittest – erstarkte die fleißig geübte Anlage – Uebung macht den Meister – und befestigte sich immer tiefer durch tausendjährige Vererbung, während der mit gutem Recht vernachlässigte Trieb zum eigenen Geschlecht verkümmerte."[30]

Diese logisch schlüssige entwicklungsgeschichtliche Spekulation steht jedoch im Gegensatz zu entsprechenden Konstruktionen des Meisters Darwin. In seinem Buch über die Abstammung des Menschen sind diese von Anfang an heterosexuell und kannten nie die homosexuelle Alternative:

> „Wir können in der Tat [...] schließen, daß allgemeine Vermischung der Geschlechter im Naturzustand äußerst unwahrscheinlich ist [...]. Wenn wir daher im Strome der Zeit weit genug zu-

---

27 „Hirschfeld was not entirely free from a male superiority complex" (Wolff 1986, S. 150). In jüngster Zeit wird ihm im Wolffschen Sinn „Komplizenschaft mit der hegemonialen Männlichkeit" vorgeworfen, die ihm den „Blick für eine unbefangene Beschreibung der Wirklichkeit verstellte" (Vogel 2009, S. 47 und 53).

28 Dose 2004, S. 46.

29 Vgl. Herzer 2012, S. 42.

30 Hirschfeld 1896, S. 15.

rückblicken und nach den sozialen Gewohnheiten des Menschen, wie er jetzt existiert, schließen, ist die wahrscheinlichste Ansicht die, daß der Mensch ursprünglich in kleinen Gesellschaften lebte, jeder Mann mit einer Frau oder, hatte er die Macht, mit mehreren, welche er eifersüchtig gegen alle anderen Männer verteidigte."[31]

Darwins Erzählung hatte gegenüber der Hirschfeldschen den Vorteil, dass sie sich – gemäß der Ansicht, dass die „Naturvölker" eine Stufe kultureller Entwicklung zeigten, die europäische „Kulturvölker" schon vor Jahrtausenden hinter sich gelassen hätten – auf Berichte von zeitgenössischen Ethnologen über das Geschlechtsleben jener Ethnien stützen konnte, die überall vorherrschende Heterosexualität festgestellt hatten.

Hirschfeld hat nur einmal, 1898, seine Spekulation über die Homosexualität der vorgeschichtlichen Zeit wiederholt, als er die Antworten analysierte, die das inzwischen gegründete Wissenschaftlich-humanitäre Komitee auf die Aufforderung erhielt, seine Petition gegen den § 175 zu unterstützen:

> „Sehr vieles spricht dafür, dass der Geschlechtstrieb überhaupt von Natur keine vorgeschriebene Richtung hatte, und dass erst im Kampf um das Dasein die grössere Bequemlichkeit des Verkehrs, die Congruenz der Geschlechtsapparate, vor allem die Lust, sich fortzupflanzen und Kinder zu haben, sowie das Staatswohl die Menschen bewog, die Liebe zum anderen Geschlecht zu bethätigen, bis diese durch vieltausendjährige Vererbung überwog, erstarkte und sich befestigte."[32]

Die Literaturrecherchen Ferdinand Karsch-Haacks über das gleichgeschlechtliche Leben der Naturvölker, die er in Hirschfelds *Jahrbuch für sexuelle Zwischenstufen* publizierte, enthalten sich indes jeder Mutmaßung über den Sex der Urmenschen.

Die Vermeidung allzu gewagter Hypothesen in seinen Schriften findet eine Parallele in Hirschfelds Herausgebertätigkeit der einschlägigen Werke von Karl Heinrich Ulrichs zwei Jahre später, 1898. Dort wird ein besonders fanatischer Bericht in der Neuausgabe gestrichen: Ulrichs hatte 1865 in seiner Schrift *Formatrix. Anthropologische Studien über urnische Liebe* die Geschichte von zwei Schwulen erzählt, die mit entblößten Geschlechtsteilen auf einer Bank im Park sitzen; als der eine den Phallus des anderen „berührt", erscheint am Rand der Glans des einen für einige Minuten ein ziemlich stark glänzender, nicht intermittierender Funken von gelbweißlichem Licht. Ulrichs schreibt, dass er niemals wieder diese Erscheinung gesehen und auch nie von phosphoreszierenden oder funkenartigen Licht-Erscheinungen bei geschlechtlichen Berührungen gehört habe. Die ganze schöne Geschichte hat Hirschfeld in seiner Neuausgabe kommentarlos und ohne Begründung gestrichen, ähnlich wie er die Spekulationen über bisexuelle Urmenschen zwar in den zwei folgenden Auflagen von *Sappho und Sokrates* beibehielt, aber sonst niemals mehr wiederholte oder gar weitersponn.[33]

---

31 Darwin 1902, S. 341.
32 Hirschfeld 1898a, S. 37.
33 Kennedy 2001, S. 131 f.

Gespenster. Hasenscharte. Fluch der Natur

Einmal erwähnt Hirschfeld den Ausgangspunkt, von dem aus er seine Forschungen begonnen haben will, und ich nehme an, nur vor diesem Hintergrund kann man seinen Versuch, die Homosexualität zu entpathologisieren, angemessen verstehen:

> „So mancher Forscher trat, *wie wir selbst*, an dieses Gebiet mit der Absicht heran, einen krankhaften oder gar verbrecherischen Vorgang studieren zu wollen, je tiefer er in seine Mysterien eindrang, umsomehr mußte die vorgefaßte Meinung fallen."[34]

Anders als sein großer Vorgänger Ulrichs, für den „urnische Liebe" ohne weiteres „nicht krankhaft" war[35], konstruiert Hirschfeld eine Übergangsvorstellung von der Krankheit zur Gesundheit. Die „Abweichungen vom normalen Trieb" habe „nicht mit einer Krankheit im gewöhnlichen Sinn zu thun, sondern mit einer angeborenen Mißbildung, welche anderen Hemmungen der Evolution, der Hasenscharte, dem Wolfsrachen, der Epispadie [eine angeborene Fehlbildung des Harnleitersystems], der geteilten Gebärmutter, dem Nabelbruch etc. gleichartig an die Seite zu setzen ist."[36]

Er kennt zwar nicht den „letzten Grund" für diesen „Geburtsfehler", weiß aber aus der medizinischen Wissenschaft von einer korrelativen Beziehung:

> „Wir wissen nur, daß kongenitale Mißbildungen dieser Art mit Vorliebe dort aufzutreten pflegen, wo das zur Verarbeitung gelangende Rohmaterial von Hause aus nicht erster Güte war. Trunksucht, Mattigkeit, Syphilis, Nervenschwäche elterlicherseits belasten die Keime zweifellos schädlich. Auch die Häufigkeit des verkehrten Triebs bei Abkömmlingen von Blutsverwandtenehen findet in einer unglückseligen Minderwertigkeit der im Tiegel der Zeugung sich mischenden Keimzellen ihre Erklärung, welche letztere bekanntermaßen in zahlreichen Abnormitäten, Taubstummheit, Nachtblindheit, Idiotie, verbrecherische Neigung etc. hervortritt."[37]

Das sind nun wahrlich schwere Geschütze, die Hirschfeld hier in Stellung bringt, bloß um zu belegen, dass die Liebe zu Personen des eigenen Geschlechts weder lasterhaft noch strafwürdig sei. Die Frage nach den möglichen Motiven drängt sich auf, und es wird deutlich, dass hier, gewissermaßen über das Ziel der Urnings-Apologie hinausschießend, das Lebensgefühl eines unglücklichen, an der Grenze zur Verzweiflung stehenden Urnings einen Ausdruck sucht. Man könnte fragen, inwieweit hier Hirschfelds eigenes Lebensgefühl gemeint ist. Der im Vorwort zu *Sappho und Sokrates* zitierte Brief des urnischen Selbstmörders, der wie so viele andere glaubt, sein Leben „unter einem doppelten Fluch, dem der Natur und dem des Gesetzes [...] dahinschleppen" zu müssen, findet in der Aufreihung der Homosexualität zwischen Hasenscharte, Nabelbruch, Taubstummheit, Idiotie etc. ihre Entsprechung. Die be-

---

34 Hirschfeld 1896, S. 29. Herv. vom Verf.
35 Herzer/Lautmann 2013, S. 184 f.
36 Hirschfeld 1896, S. 15.
37 Ebd., S. 15 f.

hauptete Häufigkeit des verkehrten Triebs bei Abkömmlingen von Blutsverwandten-ehen ist wohl auch ein heimliches Selbstporträt, denn wir entnehmen seinen Memoiren, dass er selbst auch aus einer solchen Ehe stammt[38], was er womöglich als Fluch seiner eigenen (und seiner vermutlich bisexuellen Schwester Franziska) Natur verstanden haben mag.

Anlässlich seines 60. Geburtstags erinnert sich Hirschfeld an seine Münchener Studienzeit, als „der erste Dichter, dem ich näher trat", Henrik Ibsen, mit ihm über seinen Welterfolg, das Familiendrama *Gespenster*, sprach.[39] In dem Stück geht es um den Verfall einer Familie aufgrund von Trunksucht und Syphilis sowie um die erb-biologischen Gefahren und die moralische Verurteilung einer Heirat von Halbge-schwistern.

Der Katalog der Leiden im ersten Teil von *Sappho und Sokrates* reflektiert nicht nur die gewöhnliche Gemütsverfassung gebildeter Urninge im Europa der 1890er Jahre, er umschreibt zugleich ein wichtiges Element in der Vorstellungswelt der um Modernität bemühten Gebildeten überhaupt.

Neben dem Wunsch, über das eigene fluchbeladene Dasein zu klagen und in dieser Klage durchblicken zu lassen, welch große Nähe zur neuesten literarischen Strömung, dem Naturalismus, besteht, der schopenhauerisches Mitgefühl mit allen Leidenden dieser Welt verkündet, klingt ein weiteres Motiv an. Hirschfeld will seine neue Auffassung der Homosexualität mit den vorhandenen medizinischen Theorien zum Thema vermitteln und die maßgeblichen Autoritäten von der Falschheit ihrer Lehren überzeugen.

Die drei damals maßgeblichen Autoren im deutschen Sprachraum, Krafft-Ebing, Schrenck-Notzing und Moll waren sich in der Bewertung einig, Homosexualität sei eine pathologische Erscheinung, ein meist unverschuldetes Gebrechen, eine krank-hafte Sexualempfindung.[40] Um diese drei und ihre zahlreiche Anhängerschaft ge-wissermaßen aufzuklären, hielt es Hirschfeld offenbar für erfolgversprechend, Über-gangskonstrukte anzubieten, die es ihnen ermöglichen, ihre pathologisierenden Ansichten zu revidieren.

Erworbene conträre Sexualempfindung. Natur und Recht

Der nächste Argumentationsschritt führt noch näher an jene medizinischen Autori-täten heran, die vor allem behaupteten, die konträre Sexualempfindung sei eine mittels „Suggestionstherapie" und Hypnose heilbare Krankheit. Dabei gelingt Hirschfeld das Kunststück, eine Therapiemöglichkeit nicht zu erwähnen und nur zu fragen: „Entzieht sich der Trieb zum eigenen Geschlecht demnach völlig dem freien

---

38 Vgl. Hirschfeld 1986, S. 158.
39 Hirschfeld 1928a.
40 Krafft-Ebing 1894, S. 3; Moll 1891, S. 201; Schrenck-Notzing 1892, S. 121.

Willen, so ist es eine weitere Frage von hoher Wichtigkeit, inwieweit seine Bethätigung beeinflußbar ist."[41] Daher vertritt er gegen den „auf diesem Gebiet so hochverdienten Autor" Krafft-Ebing die Ansicht, „daß es Fälle erworbener conträrer Sexualempfindung nicht gibt". Indirekt zieht er daraus den Schluss, konträre Sexualempfindung ist genau so unheilbar wie die erwähnte Hasenscharte. Die „Nerven- und Geistesstörungen aller Art", mit denen die Urninge hilfesuchend zu den Irrenärzten und Hypnotiseuren gehen, seien allein die Folge gesellschaftlicher Ächtung; „die stete Furcht vor Entdeckung, vor Erpressern, vor Verhaftung, gerichtliche Bestrafung, Verlust der sozialen Stellung und der Achtung seitens der Familie und der Mitmenschen" – dies alles mache krank und führe zu „Neurasthenie, Melancholie, Hysterie mit Selbstmordgedanken".[42] Lediglich bei den „seelischen Zwittern", bei Bisexuellen sei eine normalisierende Beeinflussung durch eine Art Lern- und Trainingsprogramm vorstellbar, indem „die Richtung zum eigenen Geschlecht durch Nichterregung zur Verkümmerung, die zum anderen durch verständige Reizung zum Wachsen [gebracht werde]. Die Trainierung, die Gewöhnung und Erziehung, die Umgebung, die Schule des Lebens von früh an spielt bei den psychischen Hermaphroditen die Hauptrolle."[43]

Moll begründete seine Ansicht vom Krankheitswert des Urningtums mit der bei Urningen fehlenden „Möglichkeit die Gattung zu erhalten, d. h. sich fortzupflanzen"[44] – eine Auffassung, an der er sein ganzes folgendes Forscherleben hindurch festhalten wird. Hirschfeld erwidert hierauf mit dem Hinweis, dass zwar die Liebe die Fortpflanzung des Menschengeschlechts zweifellos bedinge, „allein die Geschlechter suchen den Verkehr selten in der bewußten Absicht Kinder zu erzeugen, sondern vielmehr in der Verfolgung eines übermächtigen Dranges, der die Zeit der Befruchtungsmöglichkeit oft weit überdauert, ja sehr häufig sind ihnen ‚die Folgen der Liebe' geradezu unerwünscht."[45]

Irritierend erscheint es, wenn Hirschfeld eine weitere Bestimmung der Homosexualität unternimmt, die der vorherigen – angeborene Missbildung, Geburtsfehler – widerspricht. „Zum ersten Mal" will er hier eine „rein biologische, nicht pathologische (krankhafte) Auffassung der Liebe zum eigenen Geschlecht" in einem festen Schema durchgeführt haben.[46] Einige Seiten vorher hatten wir es bei den Abweichungen vom normalen Trieb „nicht mit einer Krankheit im gewöhnlichen Sinn zu thun, sondern mit einer angeborenen Mißbildung."[47] Jetzt aber ist Homosexualität nicht nur keine Krankheit im gewöhnlichen Sinn, sie ist auf einmal überhaupt nicht krankhaft, nicht pathologisch. Beide Versionen passen nicht zusammen, sind miteinander unvereinbar, so dass man fragen muss, ob Hirschfeld gegen Ende seiner Abhandlung seine

---

41 Hirschfeld 1896, S. 17.
42 Ebd., S. 22.
43 Ebd., S. 20.
44 Moll 1891, S. 200.
45 Hirschfeld 1896, S. 8.
46 Ebd., S. 27.
47 Ebd., S. 15.

Definition vom Anfang vergessen hat oder hier womöglich versuchsweise einen weiteren Schritt in Richtung vollständige Entpathologisierung wagt. Für die zweite Deutung spricht das Fehlen der Hasenscharte auf den restlichen sieben Seiten von *Sappho und Sokrates* sowie die Berufung auf Karl Heinrich Ulrichs als Vorläufer der nichtpathologischen Auffassung. Indirekt wiederholt er, wie oben zitiert, am Anfang vom III. Abschnitt seine Entpathologisierungsthese, wenn er erzählt, er selbst sei wie so mancher Forscher an dieses Gebiet mit der Absicht herangetreten, „einen krankhaften" Vorgang studieren zu wollen, musste aber bald diese vorgefasste Meinung aufgeben und erkennen, es handele sich „um einen tief innerlichen konstitutionellen Naturtrieb"[48].

Diese Überzeugung von der Natürlichkeit prägt die Argumentation des letzten Abschnitts, wo es allein noch um die Kritik des § 175 des deutschen Strafgesetzbuchs und der entsprechenden Bestimmung im österreichischen Strafrecht geht; Letzteres strafe „sehr folgerichtig" lesbische und schwule Unzucht gleichermaßen. Die deutschen, österreichischen und englischen drakonischen Bestimmungen, deren neuestes Opfer „der geniale Schriftsteller Oskar Wilde" gewesen ist, kennzeichnet Hirschfeld „im Namen der Wissenschaft und der Humanität als ein Justizverbrechen".[49] Im Namen der Humanität wird schließlich festgestellt: „Was zwischen willensfreien Menschen in geschlechtlicher Beziehung vorgeht, ist ihre eigene Sache, das mögen sie unter sich abmachen [...] Der Staat hat sich hier der Einmischung zu enthalten." [50]

Diese zentrale These, die bald schon die Grundlage einer umfassenden Sexualethik Hirschfelds abgeben wird, kommt nun völlig ohne naturphilosophische Herleitungen und Erklärungen aus. Sie ist gewissermaßen Teil einer Doppelstrategie seiner generellen Sexualpolitik.

Für diese liberalistische Strafrechtskritik, die unvermittelt neben der naturalistischen steht, ist die Beschwörung von Natürlichkeit und Angeborensein entbehrlich. Zwar wird spätestens seit dem Römerbrief des Apostel Paulus die Liebe zum eigenen Geschlecht in Luthers Übersetzung als „schändliche Lüste" und vor allem als „unnatürlich" bezeichnet, und Karls V. Peinliche Halsgerichtsordnung von 1532 strafte die „Unkeuschheit", die Mann mit Mann, Weib mit Weib treibt, mit dem Feuertod, weil sie „wider die Natur" geschieht.[51] Insofern musste sich eine Kritik des Homosexuellenstrafrechts auch mit der Frage der Widernatürlichkeit auseinandersetzen, die Argumentation wäre auch dann vollständig gewesen, wenn sie darauf bestanden hätte, dass diese „Unzucht" wie christlich korrekte Geschlechtsakte innerhalb der Natur des Menschen liegen und die Vorstellung einer Widernatürlichkeit in diesem Fall sinnlos ist.

Um die Natürlichkeit der Homosexualität als einer quasi anthropologischen Konstante zu beweisen, die keinesfalls etwas mit „Degeneration" oder moderner

---

48 Ebd., S. 29.
49 Ebd., S. 31.
50 Ebd., S. 33 f.
51 Vgl. Hergemöller 1990, S. 21.

„Nervosität" zu tun hat, stellt er eine rhetorische Frage, die im Grunde genommen alle Argumente zum Angeborensein überflüssig gemacht hätten:

> „Waren denn die albanesischen Bergbewohner, die Scythen, die Gegen in Dalmatien, bei denen bis zur Verheiratung die Liebe zum eigenen Geschlecht Sitte und sittlich war, waren die Kelten (vergl. Aristoteles Polit. II,7), die dorischen Griechen oder andere Naturvölker, welche die homosexuelle Liebe als selbstverständliche Erscheinung hinnahmen, degenerierter oder nervös belasteter als die moderne Kulturmenschheit im Zeitalter des Dampfs und der Nervosität?"[52]

Anders als Rousseau, der Zivilisationskritiker und Außenseiter der Aufklärungsphilosophie im 18. Jahrhundert, betont Hirschfeld in seiner Frage Kontinuität und Einheit zwischen Naturvölkern und moderner Kulturmenschheit und argumentiert ganz auf der Linie seiner Sozialdemokratie, für die die Solidarität mit allen Verdammten dieser Erde über alle Flügelkämpfe hinweg zum Grundkonsens gehörte, nur sprach er, um für die liberalen Verächter der Arbeiterbewegung verständlich und anschlussfähig zu bleiben, nicht von internationaler Solidarität, sondern von „Humanität", auch schwingt hier wohl der Gedanke Schillers mit, der den Klassiker-Traum von der Einheit des Menschengeschlechts („alle Menschen werden Brüder") träumte.

Schließlich war gegenüber den Pathologieverfechtern à la Krafft-Ebing der Rekurs auf einen naturwissenschaftlichen Naturbegriff ganz und gar unangebracht, denn auch für sie lag der Gegenstand ihrer Wissenschaft zweifelsfrei innerhalb der Natur. Krankheit war für sie nicht mehr die Strafe höherer Mächte für ein sündhaftes Leben, sondern genau wie für Vater und Sohn Hirschfeld ein unerwünschter Naturvorgang, gegen den allein ein mittels Naturerkenntnis gefundenes Therapeutikum anzuwenden ist. Die Auseinandersetzung mit diesen Medizinern hat Hirschfeld zunächst zu vermeiden versucht. Beispielsweise erörtert Albert Moll, ein Berliner „Special-Arzt für Nervenkrankheiten" und Sexologe, in seinem erstmals 1891 erschienenen Buch *Die conträre Sexualempfindung* über viele Seiten hinweg die Frage nach der Krankhaftigkeit der konträren Sexualempfindung, um sie am Ende deshalb, also zirkulär, zur Krankheit zu erklären.[53] Hirschfelds mögliche Antwort, dass die Urninge an einem „angeborenen Defekt" litten, geht an Molls Wertung der Urninge als krank vorbei. Er lobt Molls Buch uneingeschränkt und zitiert daraus zustimmend dessen Beobachtung an Kindern, „daß bis zur vollständigen Ausbildung der Geschlechtsteile eine gewisse Hermaphrodisie häufiger ist". Das wertet er als Beleg für seine Ansicht, es finde eine Entwicklung der menschlichen Sexualität inklusive Triebrichtung vom Fötus bis zur Pubertät statt.[54]

---

52 Hirschfeld 1896, S. 22 f.
53 Moll 1891, S. 200 ff.
54 Hirschfeld 1896, S. 11.

Moll

Der Disput wird erst im zweiten Jahrgang des *Jahrbuch für sexuelle Zwischenstufen* begonnen, wo Moll die Gelegenheit erhält, seine Ansicht über „Die Behandlung der Homosexualität" darzulegen. Er beginnt mit der Feststellung, „angesichts einer ganzen Reihe von Erfahrungen der letzten Jahre" müsse man es heute als möglich ansehen, mit ärztlicher Hilfe „den homosexuellen Trieb in einen heterosexuellen zu verwandeln".[55] Dann setzt er sich mit der in den Kreisen der Homosexuellen – „sowohl der Männer als der Frauen" – herrschenden Meinung auseinander, nach der der homosexuelle Trieb nicht krankhaft oder pathologisch sei, und weist darauf hin, dass die Analogien mit der Tierwelt, wo Homosexualität beobachtet wurde, keine Beweiskraft hätten: „Was für die Tiere gilt, braucht nicht für den Menschen zu gelten. Der Umstand, dass die Natur eine bestimmte Absicht gehabt habe bei der Schaffung der Homosexuellen, spräche an sich auch gar nicht gegen den Begriff der Krankhaftigkeit."[56] Moll nennt an keiner Stelle Namen derer, gegen die er argumentiert. Bei der Überlegung, die Natur habe bei der Schaffung der Homosexuellen eine bestimmte Absicht verfolgt, bezieht er sich anscheinend auf Havelock Ellis, dessen Buch *Das konträre Geschlechtsgefühl* zeitgleich mit *Sappho und Sokrates* auf den Markt gekommen war. Zur Teleologie der Homosexualität bietet Ellis einen Gedanken, den Hirschfeld später übernehmen wird; es geht um die Folgen der heterosexuellen Ehe eines Homosexuellen:

> „Die Aussicht, dass in solchen Ehen Kinder mit konträrer Sexualität gezeugt werden, kann doch auch Niemanden befriedigen. Gewiss fallen die Kinder manchmal ganz gut aus, meistens aber lassen sie erkennen, dass sie einem neuropathischen, verfehlten Geschlechte angehören. Manchmal scheint ja die Tendenz zur Inversion in gewissen excentrischen und neuropathischen Familien der milde Weg zu sein, den die Natur einschlägt, um ein Unternehmen abzuschliessen, das von ihrem Gesichtspunkt aus nicht mehr nutzbringend erscheint."[57]

Die Vorstellung einer „Selbstkorrektur" der Natur, „um pathologische Individuen an der Fortpflanzung und Weitervererbung ihrer für die Menschheit schädlichen Eigenschaften zu verhindern", ist auch Moll nicht fremd, doch sieht er darin keinen Beweis „gegen die Krankhaftigkeit dieser Affektion".[58] Dann aber geht es direkt gegen die Ansichten von Ulrichs-Hirschfeld. Den Hinweis, dass sich unter normalen Verhältnissen Rudimente der Geschlechtsorgane des einen Geschlechts beim anderen finden und dass dies auch bei der Triebrichtung der Fall sein könnte, was bei den Homosexuellen nicht als Krankheit, sondern als Missbildung zu werten wäre, akzeptiert er, um

---

55 Moll 1900, S. 1.
56 Ebd., S. 2.
57 Ellis/Symonds 1896, S. 254. John Addington Symonds hat zu dem Buch die Kapitel 3 „Die Homosexualität in Griechenland" beigetragen. Obiges Zitat ist Kapitel 7 „Theorie der geschlechtlichen Inversion" entnommen.
58 Moll 1900, S. 3.

damit das Eingreifen des Arztes zu begründen. Es geht um Hirschfelds Hasenscharten-Vergleich: „Menschen, die nicht in dem gewöhnlichen Sinne des Wortes krank sind", bedürfen oft ärztlicher Behandlung: „Jemand, der eine angeborene Hasenscharte hat, ist nicht krank; aber die Hasenscharte ist als etwas Krankhaftes anzusehen, und jedenfalls sind die sozialen Schädigungen durch eine solche Missbildung derartig grosse, dass der Betreffende gern von seiner Missbildung befreit sein möchte. Wir können bei der Homosexualität etwas Aehnliches feststellen. Der Betreffende ist durch die Homosexualität oft ganz erheblich sozial geschädigt."[59] Diese sozialen Schäden entstehen vor allem wegen der Vorurteile der Bevölkerungsmehrheit, des Paragrafen 175 und des Erpresserwesens, was „dem Homosexuellen oft eine ärztliche Beeinflussung seines Triebes wünschenswert erscheinen" lasse.[60]

Nach Erörterung einiger Detailfragen wie: Sollte der Arzt degenerierte Homosexuelle zu einer Vaterschaft verhelfen? (ja, er sollte) und: Ist es möglich, Kinder prophylaktisch zur Heterosexualität zu erziehen? (ja, es ist möglich, wenn auch schwierig), kommt er zu den beiden Therapiemethoden, die er für aussichtsreich hält: Ermahnung zur Selbsterziehung und Suggestionsbehandlung. Speziell die Hypnose könne mit gutem Erfolg angewendet werden. Von einem therapeutischen Bordellbesuch, den manche seiner Kollegen empfehlen, hält er nichts. Vielmehr komme es auf „die Herstellung des heterosexuellen Triebes" an, was oft schwierig sei, so dass in einigen Fällen „sexuelle Abstinenz" oder bloße Ablenkung „von allem sinnlich Niedrigen" ein sinnvolles Therapieziel sein könne.[61] In den folgenden Jahren hat Moll sein Therapiekonzept methodisch ausgebaut und schließlich unter dem Namen „Assoziationstherapie" unter anderm in seiner *Zeitschrift für Psychotherapie und medizinische Psychologie* propagiert. Das „Wirken mancher Agitatoren, [...] die den Homosexuellen die Unwandelbarkeit und Unheilbarkeit ihres Zustandes suggerierten", gefährde den Therapieerfolg.[62]

Bedenkt man Hirschfelds Ausführungen zu den „seelischen Zwittern", zu Personen, die Liebe zu beiden Geschlechtern empfinden können, dann ist eine gewisse Nähe zu Molls Ansicht zu bemerken. Auch Hirschfeld überlegt, wie man die „verderbliche Wirkung" homosozialer Milieus auf die psychischen Hermaphroditen verhindern könnte, etwa indem man die damals „so streng durchgeführte Absonderung der beiden Geschlechter" in Mädchenpensionaten, Kadettenhäusern usw. aufgibt und damit die Chance einer heterosexuellen Lebensweise vergrößert.[63] Wie Moll sieht demnach auch Hirschfeld in manchen Fällen von Bisexualität die Möglichkeit homosexuelle Karrieren zu verhindern oder sie sogar in heterosexuelle zu verwandeln. Diese Ähnlichkeit der Sichtweisen spielte vermutlich bei der Entscheidung eine Rolle,

---

59 Ebd., S. 6.
60 Ebd., S. 8.
61 Ebd., S. 24.
62 Moll 1911, S. 24.
63 Hirschfeld 1896, S. 20.

Molls Aufsatz über die Therapie der Homosexualität in den zweiten Band des *Jahrbuchs* aufzunehmen.

Unzucht? Askese? Wilde Spekulationen

Die vielen Meinungen und Werturteile, die Hirschfeld in *Sappho und Sokrates* zu sexuellen Praktiken äußert, wecken beim Leser die Neugier auf das Liebesleben ihres Urhebers. Eine Neugier, die Albert Moll, der anfänglich wohlwollende Kollege und bald schon eifrigste Gegner Hirschfeld, später, in Bezug auf die so genannten Eduraner – Schwule, die angeblich nur die schönen Seelen der Männer lieben und Grobsinnliches perhorreszieren – in die Frage kleidete: „Wie steht es eigentlich mit der Erektion und Ejakulation bei Ihnen?"[64]; im vorliegenden Fall ist eine klare Auskunft auf die Mollsche Frage leider nicht möglich, da beweiskräftige Dokumente fehlen. Hirschfelds Wertungen in Sachen Sex sind stets durch den Kontext hinreichend gerechtfertigt und die Sprache, die er wählt, überschreitet nie die damals akzeptierte Grenze des „Schicklichen" und der Diskretion.

Das gewiss als heikel empfundene Thema des urnischen Analverkehrs wird in *Sappho und Sokrates* mehrmals auf bezeichnende Weise, mit eher ästhetischen als moralischen Abwertungen belegt. Gleich zu Beginn erklärt er, er wolle hier nicht „von grobsinnlicher Leidenschaftlichkeit" reden, sondern von der reinen, echten, begeisternden Liebe, räumt aber ein, diese wahre Liebe könne „in Einzelfällen zu widerwärtigen Ausschreitungen und Verirrungen führen", was auch immer das zu bedeuten habe, ist es doch jedenfalls widerwärtig und Verirrung.[65] Weiter hinten erklärt er, „widerwärtige" Handlungen oder Akte seien immer „die immissio penis in anum", die doch auch „zwischen Männern und Frauen" vorkämen.[66] Diese „besonders häßliche Liebesbethätigung" finde unter Männern nur ganz ausnahmsweise statt, was schon Krafft-Ebing, der Psychiater mit der größten diesbezüglichen Erfahrung wusste: „Nur ganz ausnahmsweise bei tiefstehender Moralität oder bei temporärer oder dauernd krankhaft gesteigertem sexuellen Drang gelangt der Conträrsexuelle zu päderastischen Akten."[67]

Aus solchen Ausführungen kann natürlich nicht auf Hirschfelds bevorzugte Praktiken geschlossen werden, auch nicht darauf, dass er sie eventuell mit solchen Kraftausdrücken abwehren musste, weil er sie so heftig begehrt hätte, oder im Gegenteil mit der Mehrheit seiner Leser diese von „Wüstlingen" begangenen „Abscheulichkeiten" aus ungeheuchelter Überzeugung verurteilte.[68] Von der „Selbstbe-

---

64 Moll 1928, S. 144.
65 Vgl. Hirschfeld 1896, S. 5f.
66 Ebd., S. 32.
67 Ebd., S. 33.
68 Ebd.

fleckung mit und ohne Apparate" weiß er, wie wohl alle schriftstellernden Ärzte seiner Zeit, dass sie „ganz besonders schädlich" sei.[69]

Bleiben noch die Ausführungen zum „Doppeldasein", zur „Doppelexistenz" des Lieutenant von X. Inwiefern spricht Hirschfeld hier pro domo?

> „Er hatte ein Doppeldasein geführt, eins allen sichtbar, indem er allgemein beliebt, hochgeehrt, wissenschaftlich und künstlerisch tief gebildet als ein tadelloser Charakter durchs Leben schritt, und ein zweites, wo sein ganzes Nervensystem die Sinnenlust durchschauerte, voller Schwäche und Reue, in Angst und Qual mit Matrosen und Kraftmenschen, die er über alles liebte, in den niedersten Hafenkneipen halbe Nächte verbringend. Er hatte sich in ihre Interessen, ihre Sprache so eingelebt, daß niemand dort seine Herkunft ahnte, so wenig wie seine Standesgenossen je von diesem Verkehr in den Tiefen der menschlichen Gesellschaft Kenntnis erhielten."[70]

Der Fehler, der leicht bei derartigen Spekulationen unterkommt, wäre die Verwechselung des spekulativen Einfalls mit der historischen Wirklichkeit, des Musilschen Möglichkeitssinns mit dem Wirklichkeitssinn. Dies soll uns fern sein, wenn wir jetzt noch eine andere Parallelexistenz erwähnen: Johannes Guttzeit.

Guttzeit wurde 1853 geboren und starb nicht, wie einem irrtümlichen,[71] von Reinhold Gerling verfassten Nachruf zu entnehmen ist, Ende 1901 in Detmold, sondern erst 1935.[72] Dieser Nachruf ist nicht nur geprägt von großer Hochachtung für den damals recht prominenten Kollegen Gerlings in der Naturheilkundebewegung, er zeichnet sich zugleich aus durch eine – wie man damals gesagt hätte – zynische Offenheit, mit der Details aus Guttzeits Privatleben mitgeteilt werden; und nur darum geht es hier beim Mutmaßen über Hirschfelds Sex:

> „Guttzeit hat lebenslang einen aufreibenden Kampf geführt, gegen seinen urnischen Trieb. Er war Schuh- und Stiefelfetischist der unsagbar leiden musste. ‚Als ich fühlte, dass der abnorme Geschlechtstrieb stärker wirkte als mein Wille, wurde ich zum Asketen. Den Trieb des Fleisches zu bezwingen, ward mir Lebensaufgabe. Ich habe a l l e s versucht – und alles vergeblich. Normal empfinden k o n n t e ich nicht und meinem abnormen Drange folgen w o l l t e, d u r f t e ich nicht. Also Kampf! Kampf gegen mich selbst und Kampf gegen alteingerostete Vorurteile! Im Kampfe konnte ich wenigstens vergessen!' – Das ist das Geständnis dieses edlen Menschen, das er mir kurz nach seiner Verheiratung machte. Er liebte sein Weib und glaubte in der Liebe neue Kraft zu finden, als sein Wille zu versagen begann. Er wagte alles: Er änderte die Diät, die Kleidung, das Klima. – Vergebens! Der angeborene Trieb liess sich unterdrücken, nicht aber ausrotten. Unstät und flüchtig wie Kain war er auf Erden. Schuldlos litt er, der Väter Sünde büssend bis zum Tode. In

---

69 Ebd., S. 32.
70 Ebd., S. 4.
71 Zwei Monate später, in *Die Neue Heilkunst* vom 24. 2. 1902 teilt Gerling mit: „Johannes Guttzeit lebt [...] Die Todesnachricht entstand, da mehrere an Guttzeit gerichtete Postsendungen mit dem Postvermerk ‚Adressat ist verstorben' zurückkamen. Guttzeit will zur Erholung und Kräftigung seines Körpers auf einige Zeit nach Italien gehen."
72 Gerling 1901.

ihm starb ein echter Mensch trotz alledem oder – gerade darum, denn Mensch sein heisst ja Kämpfer sein!"[73]

Nachdem Guttzeit den Dienst als Berufsoffizier in der preußischen Armee quittiert hatte, betätigte er sich als Vortragsreisender, als „Naturprediger"[74] und Traktate- schreiber in der Naturheilkundebewegung. Spätestens 1895, als seine Aufklärungs- broschüre *Naturrecht oder Verbrechen? Eine Studie über weibliche Liebe bei Männern und umgekehrt* in Leipzig erschien, hat er ins Repertoire seiner Vortragsthemen auch die weibliche Liebe bei Männern aufgenommen, was nach Gerling als Teil des Kampfes gegen seinen angeborenen Trieb und für eine Askese zu verstehen wäre.

Anders als Guttzeit war Hirschfeld nie Berufsoffizier oder Ehegatte gewesen. Wenn man aber nicht annehmen will, dass Hirschfeld eine jener Doppelexistenzen wie der Offizier von X. gewesen ist, dann muss wohl ähnlich wie bei Guttzeit ein Dauerkampf gegen den Trieb des Fleisches stattgefunden haben, und der Kampf gegen alteinge- rostete Vorurteile ermöglichte ihm vielleicht, „wenigstens vergessen" zu können. Den nicht eindeutigen Satz in *Sappho und Sokrates:* „Ein vernunftbegabtes Wesen wird von selbst unablässig seine Sinnlichkeit zu zügeln trachten"[75], könnte man in diesem Sinne verstehen. Dann hätte Hirschfeld für sich selbst zunächst versucht – wie Guttzeit – den Kampf für die persönliche Askese und gegen ungezügelte Sinnlichkeit zu kämpfen.

Zwei Aussagen von Sigmund Freud, von denen die eine ungefähr das Gegenteil der anderen besagt, müssen an dieser Stelle zitiert werden, obwohl sie natürlich das fehlende Selbstbekenntnis Hirschfelds nicht ersetzen können. Am 17. Januar 1909 schreibt Freud, nachdem er Hirschfeld auf dessen Durchreise nach Italien in Wien persönlich kennengelernt hatte, in einem Brief an seinen jungen Berliner Kollegen Karl Abraham: „Hirschfeld ist gewiß ein liebenswürdiger Kollege in Folge seiner gut sublimierten Homosexualität."[76] Fünfzehn Jahre später, nachdem er Hirschfeld längst nicht mehr für liebenswürdig hielt, soll er dem Psychoanalytiker Joseph Wortis fol- gende Klatschgeschichte erzählt haben:

> „Hirschfeld ist [...] nicht nur homosexuell, sondern auch auf lächerlichste Weise pervers...' Freud fuhr dann fort, mir in allen Einzelheiten zu erzählen, auf welche Weise sich Hirschfeld bei männlichen Prostituierten mit Hilfe einer umständlichen Technik, die zum Beispiel Druck auf seine Zehen beinhaltet, befriedigte. ‚Ich muß zugeben, ich finde es schwer, so etwas zu beur- teilen', sagte ich. ‚Ich kann nur sagen, daß es mir seltsam erscheint, aber ich glaube doch, daß Werturteile fehl am Platz sind. Wie können wir wissen, welch sublime Gedanken sie vielleicht während dieses Aktes haben?' ‚Keinen, kann ich Ihnen versichern', sagte Freud, ‚sogar beim normalen Geschlechtsverkehr hat man keinerlei hohe Gedanken, man ist nur am Akt selbst in- teressiert ... Werturteile haben zwar nichts mit Wissenschaft zu tun, aber die Wissenschaft kann

---

73 Hirschfeld 1896, S. 4.
74 So seine Selbstbezeichnung auf dem Titelblatt von Guttzeit 1895.
75 Hirschfeld 1896, S. 34.
76 Freud/Abraham 2009, S. 158.

uns auch nicht davon abhalten. Auf jeden Fall ist es kindisch und unterentwickelt' [...]. ‚Es ist alles eine Frage des persönlichen Geschmacks', insistierte ich. ‚Bernard Shaw bezeichnet das Essen von Fleisch als abscheulichen Kannibalismus und würde es wahrscheinlich auch schwer verstehen, wie man stundenlang an einer schmutzigen Zigarre kauen kann.' ‚Das ist richtig', sagte Freud, ‚aber man könnte sagen, daß Fleischessen und Rauchen zumindest allgemeine Gewohnheiten sind.'"[77]

Überlegungen zu Hirschfelds mehr oder weniger vollständig sublimiertem Geschlechtsleben funktionieren natürlich nur, wenn man nicht bezweifelt, dass Hirschfeld Urning oder gar schwul[78] war. Die Schwierigkeit, dass keinerlei Aussage Hirschfelds über sein eigenes Geschlechtsleben bekannt ist, stimmt manche Hirschfeldforscher skeptisch.[79] Wir werden aber sehen, dass dieser Skepsis doch gewisse Grenzen zu setzen sind.

Charlottenburg – Leipzig

Drei Projekte nahm Hirschfeld in Angriff, nachdem im Hochsommer 1896 *Sappho und Sokrates* erschienen war – gewissermaßen als Fortsetzung der dort gestellten Homosexuellenfrage, „welche das größte Interesse der Allgemeinheit erheischt und gebieterisch nach einer gerechteren Lösung der Gesetzgebung drängt"[80]. Allgemeinheit und Gesetzgebung sollten von einem zu gründenden Wissenschaftlich-humanitären Komitee (WhK) zur Gerechtigkeit gedrängt werden (1); eine entsprechende Petition wollte man an die gesetzgebenden Körperschaften einreichen (2); und als eine Art schwule Traditionsbildung sollte eine Neuausgabe der einschlägigen Schriften von Karl Heinrich Ulrichs veranstaltet werden (3).

Das WhK wird gegründet

Der Leipziger *Sappho-und-Sokrates*-Verleger Max Spohr war neben Hirschfeld der wichtigste Mann bei der Realisierung dieser drei Projekte. Zunächst hatte Spohr den

---

77 Wortis 1994, S. 139 f.

78 Als ich einst Hirschfeld schwul nannte, eine Selbstbezeichnung, die in Berlin unter Tribaden und Päderasten spätestens seit Anfang des 19. Jahrhunderts üblich war, hat Volkmar Sigusch kritisiert, dies sei anachronistisch, „weil es ‚Schwule' damals noch nicht gab" (Sigusch 1995, S. 149).

79 Rainer Herrn z. B. bemerkt, über Hirschfelds Passionen sei „viel spekuliert und kolportiert" worden. Er deutet an, dass zwischen Hirschfeld und dem jungen Chinesen Tao Li eine Verbindung bestand, die „offensichtlich mehr als ein Lehrer-Schüler-Verhältnis" gewesen sei. Was er sich unter diesem Mehr vorstellt, teilt er nicht mit (Herrn 2009, S. 288). Ralf Dose formuliert ähnlich zurückhaltend und erwähnt bloß Hirschfelds Kollegen Paul Krische, der „erst nach vielen Jahren bewusst" wahrgenommen habe, „dass nicht nur [Karl] Giese, sondern Hirschfeld selbst homosexuell und die beiden ein Paar waren" (Dose 2005, S. 27). Eine Bewertung dieser Beobachtung unterlässt er.

80 Hirschfeld 1896, S. 4.

Rat erteilt, die Broschüre unter Pseudonym zu veröffentlichen, zugleich aber wurde vereinbart, dass jedem, der das wünschte, Hirschfelds Name und Anschrift mitgeteilt werden solle. Hirschfeld erinnert sich:

> „Der erste, der von dieser Erlaubnis Gebrauch machte, war Eduard Oberg aus Hamm, ein echter Sohn des Westfalenstammes, ein wenig schroff und mürrisch von außen, in seinem Innern aber überaus bieder und gesinnungstüchtig. Früher Jurist, dann Verwaltungsbeamter, festigte er durch die erste Schilderung seiner Lebensschicksale und seine von ausgeprägtem Gerechtigkeitssinn erfüllten Darlegungen, daß energische Schritte unternommen werden müßten, um der so höchst unwürdigen Lage der Homosexuellen ein Ende zu bereiten. Am 1. Oktober 1896 suchte er mich, mit Spohrs Empfehlung aus Leipzig kommend, in Charlottenburg auf. Am 1. Oktober 1917 legte er im Alter von 59 Jahren Hand an sich. In der Zwischenzeit – 21 Jahre lang – förderte er die Bestrebungen des Komitees, soviel er vermochte, durch Wort, Schrift und Tat."[81]

Hirschfeld berichtet weiterhin, zwischen ihm, Spohr und Oberg habe sich nach Obergs Besuch in Charlottenburg ein reger Briefwechsel entwickelt, in dem man die nächsten Schritte beriet. Am 15. Februar 1897 fuhr Hirschfeld nach Leipzig, um Spohr persönlich kennenzulernen. Auf der Eisenbahnfahrt dorthin schrieb er einen Text, in dem er die Gründe gegen den § 175 zusammenstellte, den Urtext der Petition. Spohr war begeistert und „erbot sich, um die für den Vertrieb der Petition notwendigen Mittel zusammenzubringen, sogleich an einige Herren heranzutreten, bei denen er eine lebhafte Anteilnahme an unseren Ideen voraussetzen zu können glaubte".[82] Hirschfeld wollte sich inzwischen bemühen, einige Namen von Bedeutung als erste Unterzeichner zu gewinnen, und am 15. Mai 1897 trafen sich vier Männer in seiner Charlottenburger Wohnung, um das Wissenschaftlich-humanitäre Komitee zu gründen: Spohr, Hirschfeld, Oberg und Franz Josef von Bülow. Letzterer war auf Empfehlung des Berliner Kriminalinspektors und Leiters der damals so genannten Päderastenabteilung der Sittenpolizei Leopold von Meerscheidt-Hüllessem hinzugekommen. Zunächst beriet man auf Grundlage des Hirschfeldschen Entwurfs über Form und Inhalt der Petition, sodann beschloss man, weitere Unterstützer der Petition zu werben und sich dabei der Schriftstelleradressen in dem von Joseph Kürschner herausgegebenen *Deutschen Litteratur-Kalender* zu bedienen. Schließlich wurde Geld gesammelt, um die Schreib-, Druck- und Portokosten zu bestreiten – Bülow zahlte zweihundert, die drei anderen Herren je hundert Mark –, und zuletzt wurde ein „Gelöbnis" abgelegt, dass man gegen „die Kulturschmach" der gesetzlichen und gesellschaftlichen Ächtung Homosexueller „mit allen geistigen Kräften" kämpfen werde.[83]

Das Leipziger Treffen, das Hirschfeld auf den 15. Februar 1897 datiert, hatte noch ein anderes Ergebnis, den „Leipzig, im Frühling 1897" von neuen Männern unterzeichneten „Aufruf an alle gebildeten und edelgesinnten Menschen".[84] Er erschien als

---

81 Hirschfeld 1986, S. 50.
82 Ebd., S. 53.
83 Vgl. Ebd., S. 54.
84 Joux 1897, S. 249 ff.

Anhang zur Neuauflage von Otto de Joux' *Die Enterbten des Liebesglückes oder Das dritte Geschlecht* und enthielt schon sehr konkret alles, was für ein kommendes WhK geplant war. Die Unterschriften sind mit Ausnahme Max Spohrs alles Pseudonyme wie etwa „Dr. Th. Ramien, Arzt" oder „Georg Miller von Aichholz" und die Pläne sind im Einzelnen:

> „Von Herrn Dr. Ramien ist eine Erklärung ausgearbeitet worden [die Petition!], die der geistigen Elite unseres Volkes zur Unterschrift vorgelegt werden soll."

Eine Zeitschrift soll herausgegeben werden, „welche in edelster, jedoch nicht unvolkstümlicher Weise, in unanfechtbarer literarischer Gewandung die Lebens-Interessen des urnischen Teils der Menschheit nach allen Seiten hin vertreten, inmitten unserer materialistischen Zeit eine schöne Oase des reinsten Idealismus bilden [...] soll".

An Persönlichkeiten, die im öffentlichen Leben wirken, sollen „die gediegenen Werke über Uranismus kostenlos" verschickt werden.

Schließlich wird aufgefordert, „Beiträge zur Befreiung der Homosexualen" zu spenden, wobei eine Liste mit wiederum neun pseudonymen Spendern angezeigt wird, die bereits „Mk. 686,65" eingezahlt hatten.

Über das Vierertreffen am 15. Mai 1897 in Hirschfelds Wohnung (da der Umzugstermin unbekannt ist, wissen wir nicht, ob er noch am Wilhelms-Platz 1a oder schon in der Berlinerstraße 104 wohnte), das mit einiger Berechtigung als Geburtsstunde der modernen Schwulenbewegung bezeichnet wurde, haben wir allein Kenntnis aus drei unterschiedlich detaillierten Berichten[85] Hirschfelds, eines der Beteiligten. Für die historische Forschung ist diese dürftige Quellenlage nicht sehr befriedigend.

Jens Dobler entnimmt dem Festvortrag, den das damalige WhK-Vorstandsmitglied Arthur Weil am 14. Mai 1922 zum 25. Geburtstag des Komitees hielt, dass sich die Gründung ganz anders abgespielt habe; nicht vier, sondern drei Männer waren demnach anwesend: Hirschfeld, Oberg und Meerscheidt-Hüllessem. Dobler hält Weil, der erst seit 1913 im WhK mitarbeitete und 1897 zehn Jahre alt war, für glaubhaft, weil Hirschfeld öfter Daten und Vorgänge „durcheinander gebracht" habe, und verweist damit abermals auf die unzureichende Quellenlage.[86]

Auf der gleichen Geburtstagsfeier sprach auch Adolf Brand – anders als Weil ein Mann der ersten Stunde – und bot eine sehr eigene Version des Gründungsmythos, der nur noch zwei Helden kennt, sich selbst und Hirschfeld:

> „[...] als wir uns über die uns bewegenden Fragen ausgesprochen hatten, wurden wir gute Freunde. Bald darauf entwickelte mir Dr. Hirschfeld seinen Plan, eine Petition zur Beseitigung des

---

85 Ebd., S. 53 f.; Hirschfeld 1906a, S. 889 ff.; Hirschfeld 1930, S. 677 ff.

86 Dobler 2008, S. 246; Weil 1923, S. 183. – Eine alternative Deutung des Widerspruchs wäre, dass Weil seinen offensichtlichen Informanten Hirschfeld missverstanden hat. In seinen Memoiren stellt er, wie erwähnt, eine Verbindung Bülow-Meerscheidt her: Bülow sei kurz vor dem 15. Mai „auf Veranlassung von Meerscheidt-Hüllessems zu mir gekommen" (Hirschfeld 1986, S. 54).

§ 175 dem Reichstage vorzulegen, sobald er genügend Unterschriften habe. Unsern gemeinsamen Beratungen gelang es dann, für diese parlamentarische Aktion den notwendigen Rahmen herzustellen und als berufene Organisation für den gesetzgeberischen Vorstoß das Wissenschaftlich-humanitäre Komitee zu gründen."[87]

Natürlich verbot es der feierliche Rahmen, den beiden Festrednern zu widersprechen, und der Abdruck der beiden Redetexte blieb ohne Kommentar oder Richtigstellung. Hirschfeld hat ja seine Version der Ereignisse in der 13. und 14. Fortsetzungen seines Erinnerungswerkes „Von einst bis jetzt" im April 1922 in der *Freundschaft* vorgelegt. Wie es im Mai 97 „wirklich gewesen ist", werden wir gewiss nie erfahren. Dass aber Hirschfelds Erzählung der Realität näher kommt als Weils und Brands Versionen, erscheint mir plausibel.

Spohr

Max Spohr war anders als die drei anderen heterosexuell. Jedenfalls wird dies von Hirschfeld mehrfach unter Verweis auf seine Rolle als Familienoberhaupt und Vater von drei Söhnen versichert. Zu der Frage, was Spohr veranlasste, bei einer solchen schwulen Aktion maßgeblich mitzumachen, schreibt er, es „war die starke Überzeugung, im Dienste einer großen Idee zu wirken".[88]

Als Spohr am 15. November 1905 vierundfünfzigjährig an einem Krebsleiden verstarb, erinnert sich Hirschfeld in einem Nekrolog an den Gefährten des homosexuellen Befreiungskampfes. Er war nicht erst durch *Sappho und Sokrates* auf das Thema aufmerksam geworden, sondern hatte schon 1893 begonnen, Traktate zur Homosexuellenfrage zu verlegen. Hirschfeld betont mehrmals, dass dabei finanzielle Interessen keine Rolle gespielt hätten, sondern nur die erwähnte starke Überzeugung:

„Ich würde dies hier nicht besonders hervorheben, wenn nicht von manchen Seiten immer wieder geflissentlich die Ansicht verbreitet würde, Spohr habe an Jahrbuch und Komitee wer weiß wie viel Geld verdient. Im Laufe der Jahre hatte derselbe vielmehr oft die Absicht, das Unternehmen, bei dessen Herstellung er, namentlich bis vor zwei Jahren [bis 1904], beträchtlich zusetzte, aufzugeben. Nur die Überzeugung, im Dienste einer großen Idee zu wirken, und – ich darf auf Grund seiner brieflicher und mündlicher Versicherungen mich dessen wohl rühmen – seine sehr große Achtung vor meiner unablässigen Arbeit waren es, die ihn immer wieder veranlaßten, das Werk, auf das er mit Recht stolz war, weiter zu führen."[89]

Für diese Sicht spricht auch die geringe Zahl der homosexuellen Titel in Spohrs Verlagssortiment, verglichen mit den vielen Sachen zu anderen Themen. Das Geld

---

87 Brand 1923, S. 189 f.
88 Hirschfeld 1986, S. 52.
89 Hirschfeld 1906a, S. 895.

wurde anders verdient als mit schwul-lesbischer Literatur.[90] Spohr hatte sein Unternehmen und eine Familie 1881 gegründet.[91] Wir wissen nicht, inwiefern und ob überhaupt er sich vor 1893 für die Homosexualität interessiert hat, ob er 1893 ein ähnliches Erlebnis mit einem urnischen Suizid hatte wie Reinhold Gerling einige Jahre vorher und später auch Hirschfeld oder ob alles ganz anders gewesen ist. Immerhin geht es in Spohrs einschlägigem Erstling, der Broschüre *Der Urning vor Gericht. Ein forensischer Dialog* von dem Dichter Melchior Grohe[92], um die schädlichen Folgen der Bestrafung urnischer Liebe. Spohrs persönliches und finanzielles Engagement für die Sache der Homosexuellen ist jedenfalls so außergewöhnlich, dass Hirschfeld ihn im Nachruf nicht aus bloßer Pietät mit ähnlich außergewöhnlichem Überschwang lobt.

Kurz bevor er starb, hat Spohr die Geschäftsführung des Verlags an seinen Bruder Ferdinand übergeben, der die Verbindung zu Hirschfeld bis weit in die Zwanzigerjahre hinein aufrechterhielt. Das letzte Werk aus dem WhK, das im Max Spohr-Verlag erschien, war die Festschrift zum 25-jährigen Bestehen des Wissenschaftlich-humanitären Komitees am 15. Mai 1922. Eine Ursache, vielleicht die entscheidende für das Ende der Zusammenarbeit war gewiss „der furchtbare wirtschaftliche Zusammenbruch unseres deutschen Vaterlandes"[93], die Inflation. Denn der letzte Jahrgang des *Jahrbuchs für sexuelle Zwischenstufen*, dem dieses Wort vom furchtbaren Zusammenbruch entnommen ist, hat kein Impressum. Er wurde von anonymen Gönnern finanziert und erschien als Privatdruck. Nach 1923 existierten sowohl das WhK als auch der Spohr-Verlag weiter, offenbar inflationsbedingt wirtschaftlich geschwächt und auf getrennten Wegen.

Oberg

Eine der glücklichsten Wendungen der Hirschfeld-Forschung in letzter Zeit war das Auffinden der Tagebücher Eugen Wilhelms, der bald nach Gründung des WhK mit Hirschfeld in Verbindung getreten war.[94] Diesen Tagebüchern ist unter anderm zu entnehmen, dass Eduard Oberg bereits 1895, angeregt durch die Lektüre von Krafft-Ebings *Der Conträrsexuale vor dem Strafrichter*, einschlägig aktiv war und dem Autor brieflich eine Organisation zum Massenversand des *Conträrsexualen* vorschlug. Krafft-Ebing leitete den Brief an Wilhelm weiter, der bereits seit 1890 in schriftlichem, wenn

---

90 Vgl. Herzer 2002, S. 45.
91 Hirschfeld 1906a, S. 898.
92 Zu Grohe vgl. Herzer 2001b.
93 Zur Beachtung! 1923, S. 245. – Merkwürdigerweise ist im „Rundschreiben Nr. 6" vom 20. Juni 1925, das mit Hirschfelds Unterschrift an die WhK-Mitglieder verschickt wurde, von einem „Doppelband 1924/25" des *Jahrbuchs* die Rede, dass „bereits im Druck" sein soll. Erschienen ist es, so viel wir heute wissen, nicht.
94 Vgl. Schlagdenhauffen 2011.

auch anonymem Kontakt mit dem Autor der *Psychopathia sexualis* stand.[95] Im August 1895 setzte auch ein Briefwechsel zwischen Oberg und Wilhelm ein, in dem sie sich über mögliche Wege zur „Befreiung der Urninge" austauschten.[96] Als die Oberg-Korrespondenz begann, notierte Wilhelm im Tagebuch, ohne dass ersichtlich ist, ob er hierzu von Oberg inspiriert wurde, eine Art Vision:

> „Nötig wären eine Vernetzung und eine engere, vor allem bewusstere Verbindung aller Urninge Europas miteinander. Wenn sie sich alle verbünden würden, so würden sie das Joch der Unterdrückung abschütteln."[97]

Oberg und Wilhelm konnten diesem schönen Plan hauptsächlich deshalb zunächst keine Taten folgen lassen, weil Wilhelm von einer enormen Angst vor dem Bekanntwerden seiner urnischen Natur, besonders bei seinem Arbeitgeber, dem preußischen Justizministerium, behindert wurde und er nur anonym oder pseudonym als Autor gegen das Joch der Unterdrückung anzuschreiben wagte. Hinzu kam Wilhelms allmählich wachsende Zweifel an Obergs Eignung für diesen Befreiungskampf. Oberg sei zwar begeistert, warmherzig und gewissenhaft, letztlich aber fragwürdig, was ihm zur Gewissheit wird, als Oberg ihm seinen Aufsatz „über den Uranismus" zuschickt; Wilhelm urteilt im Tagebuch:

> „Die darin zum Ausdruck kommenden Ansichten sind derart absurd und verschroben, dass selbst abgesehen vom nahezu unwissenschaftlichen Ton und der albernen und oberflächlichen Argumentation diese Arbeit nur Anlass zum Lachen gäbe: Der Uranismus sei der ideale Zustand der Menschheit, die Lösung der sozialen Frage."[98]

Obergs Aufsatz wurde wohl nie gedruckt. Oberg teilt Wilhelm im Spätsommer 1897 mit, dass er sich an der Gründung des WhK beteiligt habe.[99] Wie erwähnt, war Oberg bis zu seinem Selbstmord 1917 im WhK aktiv. Allerdings musste er ähnlich wie Wilhelm aus Vorsicht gegenüber seinem Arbeitgeber, die Preußischen Staatseisenbahnen, inkognito bleiben. Spätestens 1909 hat sich dies geändert, Obergs Berufskarriere endete, und er zog, von nun an „Privatier", nach Berlin-Kreuzberg, Hagelberger Straße 21. Dies können wir dem Protokoll der WhK-Generalversammlung von 30. April 1910 entnehmen, auf der Oberg erstmals mit vollständigem Namen und Anschrift zum Schriftführer und Mitglied des „Obmänner-Kollegiums" gewählt wird.[100] Ein letztes Mal wird Oberg wenige Monate vor seinem Tod im WhK-Protokoll erwähnt, weil er sich am 3. April 1917 bei einem Vortrag über die Pflichten der Homosexuellen in der jetzigen Zeit von Ernst Burchard an der Aussprache beteiligte: „Der vorzügliche Vortrag

---

95 Vgl. Dubout 2014, S. 26 f.
96 Dubout 2014, S. 27 f.
97 Nach Dubout 2014, S. 27, der die Übersetzung aus dem Französischen anfertigte.
98 Ebd., S. 31.
99 Vgl. Ebd., S. 33.
100 Komiteemitteilungen 1910, S. 441 f.

fesselte die zahlreich erschienenen Zuhörer außerordentlich und gab zu einer interessanten Aussprache Anlaß, an der u. a. die Herren Oberg, Dr. Hiller, mehrere Offiziere und Dr. Hirschfeld teilnahmen."[101]

Ein Angehöriger der Familie von Bülow

In seinem ersten Bericht über die Anfänge des WhK nennt Hirschfeld von denen, die außer ihm am Gründungsakt beteiligt waren, nur Max Spohr mit Namen. Oberg bezeichnet er als einen „Staatsbeamten aus Hannover [...] dessen Name, wie der so mancher um unsere Sache verdienter Personen, aus naheliegenden Gründen verschwiegen bleiben muß"; dann nennt er von „den ersten, welche unser Vorgehen finanziell unterstützten", den inzwischen verstorbenen Prinzen Georg von Preußen sowie einen Angehörigen der Familie von Bülow.[102] Im Nachruf auf den am 18. Oktober 1915 vierundfünfzigjährig in Dresden verstorbenen Franz Josef von Bülow wird er erstmals als eben jener Familienangehörige identifiziert, der 1906 noch namenlos geblieben war.[103] Wir erfahren hier, dass Bülow „bis zum Kriegsausbruch im Palazzo Tiepolo in Venedig seinen Wohnsitz hatte und sein gastliches Haus vielen unserer Mitglieder öffnete"; dass er gezwungenermaßen „schmerzerfüllt das langbewohnte Haus am Canale grande seines geliebten Venedig und das treulose Land seiner Liebe" verließ; dass er einige Jahre von 1896 bis zum Schluss fast zwanzig Jahre „unentwegt" zum WhK gehalten hat; dass er „durch einen Kopfschuß, der ihn in den Kämpfen mit den Hereros in Afrika getroffen hatte, sein Seh- und Geruchsvermögen völlig eingebüßt [hat]. Es war psychologisch lehrreich zu beobachten – und er selbst machte in dieser Hinsicht aus sich ein Studium –, wie seine Blindheit weder seine starke Freude an der Natur und Kunst beeinträchtigte, noch seine erotischen Neigungen umgestaltete. Das Gehör und Gefühl ersetzten ihm gänzlich die entschwundenen Sinnesorgane."[104] Erst in dem Erinnerungswerk zum 25. WhK-Geburtstag schildert Hirschfeld die oben erwähnten Einzelheiten. Er schreibt, dass „noch ein vierter Herr", nämlich Franz Josef von Bülow beim Gründungsakt anwesend war, der von Kriminalinspektor Meerscheidt-Hüllessem mit Hirschfeld bekannt gemacht wurde und zur Finanzierung der Petition zweihundert Mark, „natürlich in soliden Goldstücken", auf den Tisch in Hirschfelds guter Stube legte.[105]

Nach der Erblindung hat Bülow zwei Bücher verfasst, 1905 einen Roman *Im Felde gegen die Hereros* und 1896 ein Erinnerungsbuch *Deutsch-Südwestafrika. Drei Jahre im*

---

101 Komiteemitteilungen 1917, S. 147.
102 Hirschfeld 1906a, S. 890.
103 Hirschfeld 1916a, S. 40.
104 Ebd.
105 Hirschfeld 1986, S. 54.

Lande Hendrik Witboois.[106] In letzterem erwähnt er den Jagdunfall, durch den er im November 1893 erblindete.[107]

Die Petition

Der Petitionstext listet in der Urfassung, die „im Dezember 1897 den Mitgliedern des Reichstags und Bundesrats überreicht"[108] worden war, neun Argumente auf, die für eine Gleichbehandlung von Homo- und Heterosexualität sprechen, also nur für Bestrafung bei Anwendung von Gewalt, bei Sex mit Personen unter 16 Jahren oder bei Erregung öffentlichen Ärgernisses:

– Diese Forderung wurde bereits 1869 von den obersten Sanitätsbehörden in Deutschland, der auch Rudolf Virchow angehörte, und in Österreich aufgestellt.
– In Frankreich, Italien, Holland und zahlreichen anderen Länder gibt es kein solches Strafrecht.
– Die internationale Forschung ist sich mit Arthur Schopenhauer einig, dass Homosexualität „Ausfluss einer tief innerlichen constitutionellen Anlage" sei.
– Die Ursache der Homosexualität ist in der „bisexuellen (zwittrigen) Uranlage des Menschen" zu suchen, so dass keine „sittliche Schuld" vorhanden ist.
– Homosexuelle haben „meist" einen stärkeren zur Betätigung drängenden Sexualtrieb als die Normalen.
– Der „coitus analis und oralis" ist beim konträrsexuellen Verkehr nicht verbreiteter als im normalsexuellen.
– Nicht nur im klassischen Altertum, sondern auch heute finden sich derartige Gefühle bei „Männern und Frauen von höchster geistiger Bedeutung".
– Das Strafrecht ändert keinen Konträrsexuellen und treibt ihn, der „von der Natur mehr als genug benachteiligt" ist, „ungerecht in Schande, Verzweiflung, ja Irrsinn und Tod".
– Das Strafrecht begünstig Erpresser und leistet „einer höchst verwerflichen männlichen Prostitution grössten Vorschub".[109]

Verbreitung der Petition gegen § 175 sowie das Einwerben von Unterstützern mit klagvollen Namen war zunächst der Hauptzweck des WhK. Die ersten vier klangvolleren, neben mehreren Hundert anderen:

Richard von Krafft-Ebing, der Pionier der Sexualwissenschaft und Vorkämpfer gegen das Homosexuellenstrafrecht in Deutschland und Österreich,
August Bebel, der Vorsitzende der SPD,

---

106 Vgl. dazu Herzer 2009a.
107 Bülow 1896, S. 315 f.
108 Hirschfeld 1899a, S. 272.
109 U. a. in: Hirschfeld 1898a, S. 5 ff.

Ernst von Wildenbruch, der konservative Dichter und Freund Kaiser Wilhelms,
Franz von Liszt, Geheimer Justizrat und Professor der Strafrechtswissenschaft in
Halle.

Die genaue Zahl der Erstunterzeichner ist nicht mehr zu ermitteln, weil nur die gedruckte erste Fassung mit einer Liste von 129 Namen an die gesetzgebenden Körperschaften eingereicht wurde. Die Namensliste wird mit den Worten eingeleitet: „Zu den
ersten, die diese Eingabe unterzeichnet haben, gehören unter anderen:", und folglich
findet man am Listenende: „u.s.w."[110]
Die früheste bekannte Aktivität zum Einwerben von Unterschriften ist Hirschfelds
Brief an den Hallenser Professor der Strafrechtswissenschaft Franz von Liszt, datiert
„Charlottenburg, den 25/IV. 1897. Wilhelms-Platz 1a I"[111]. Aus dem ersten Satz geht
hervor, dass der Gründungsakt vom 15. Mai 1897 offensichtlich nur eine formelle, mehr
oder weniger feierliche Zeremonie gewesen sein muss; die Arbeit hatte längst begonnen:

> „Hochgeehrter Herr Professor
> Von einem zu diesem Behuf gebildeten wissenschaftlich-humanitären Comitée beauftragt,
> wende ich mich an Sie mit der ergebenen Bitte den beifolgenden Aufruf zu prüfen, und mit Ihrer
> hochgeschätzten Unterschrift zu versehen."[112]

Der Brief erklärt auch, warum sich von Liszt unter den Erwählten befindet: wegen
seines Lehrbuchs des Strafrechts, das bereits Krafft-Ebing 1894 in seiner Denkschrift
zur Abschaffung des Homosexuellenstrafrechts in Deutschland und Österreich zustimmend zitierte:

> „Es handelt sich um einen Act der Gerechtigkeit, um die Abschaffung einer Strafbestimmung, die
> mit der fortgeschrittenen Wissenschaft nicht mehr vereinbar ist und werden Sie hierzu umso-
> weniger Ihre Beihülfe versagen, als Sie sich in Ihrem Lehrbuche des Strafrechts bereits in ähn-
> lichem Sinne ausgesprochen haben."[113]

In einem Brief Max Spohrs an Ernst von Wildenbruch, datiert „Leipzig, den 14. Mai
1897", am Vortag der vermeintlichen WhK-Gründung, wird Wildenbruch aufgefordert,
die Petition zu unterstützen. Liszt und Krafft-Ebing waren schon dabei. Spohr
schreibt, „daß zu den ersten, die diesen Aufruf unterzeichnet haben, Geh.Rat Franz
von Liszt, Professor der Rechte in Halle, und R. Freiherr von Krafft-Ebing, Professor der

---

110 Bekannt ist die Urfassung nur durch das Exemplar aus dem Preußischen Geheimen Staatsarchiv
Berlin (Signatur Rep.84a 8097, Bl. 119 – 120) mit dem Eingangsstempel „Justizministerium 23. Oct.
1897".
111 Berliner Staatsbibliothek, Handschriftenabteilung Slg. Darmst.3 g 1896(7) (Magnus Hirschfeld).
112 Ebd.
113 Ebd.

Psychiatrie in Wien, gehören."[114] Auf den ersten Blick erscheint Spohrs Brief wie ein Widerspruch zu Hirschfelds Erinnerung. Hirschfeld würdigt Prinz Georg von Preußen als einen „unserer wertvollsten Förderer" in materieller (Geld) und ideeller Hinsicht: „Auf seine unmittelbare Veranlassung hatte Ernst von Wildenbruch, der selbst einer hohenzollernschen Nebenlinie entstammte, unsere Petition [...] unterzeichnet."[115] Wildenbruch, der damals wie Prinz Georg in Berlin wohnte, könnte vom Prinzen mündlich und von Spohr per Brief zur Unterschrift bewegt worden sein.

Fest steht, dass Wildenbruch nicht nur seinen Namen zur Verfügung stellte, sondern auch in „einem sehr ausführlichen Briefe" erklärte, er wolle sich bewusst „der Gefahr aussetzen, von der Dummheit und der Böswilligkeit mit verleumderischen Reden verfolgt zu werden; dennoch erscheint es mir unmöglich, den Aufruf nicht zu unterschreiben."[116] Hirschfeld schließt an den Umstand, dass die Zustimmungsschreiben des „hoch konservativen" Wildenbruch und des „ultraradikalen" Bebel mit der gleichen Post in Charlottenburg eintrafen, Überlegungen zur Symbolik dieser Tatsache an. Sie schien ihm zu signalisieren, dass es sich hier „nicht um eine Parteifrage, sondern um eine Kultur- und Menschheitsangelegenheit handelt, die im Grunde genommen nichts mit politischer oder religiöser Zugehörigkeit, um so mehr aber mit dem allgemeinen sittlichen und geistigen Hochstand der Menschen zu tun hat."[117] Dann erfahren wir noch etwas über Bebels und Wildenbruchs Motivation. Beide Männer waren nicht aus persönlichen Gründen – „das Gegenteil war der Fall" – an der Aufhebung des Gesetzes interessiert, vielmehr „waren beide mit Menschen in Berührung gekommen, die ihnen überaus verehrungswürdig erschienen und denen sie nicht nach Kenntnis ihrer homosexuellen Natur die Treue brachen": Bebels schwuler Genosse hieß Johann Baptist von Schweitzer und war 1862 in Mannheim wegen homosexuellen Verkehrs mit einem Maurer zu einer Gefängnisstrafe verurteilt worden; nach der Verbüßung wurde er Nachfolger Ferdinand Lassalles als Präsident des Allgemeinen Deutschen Arbeitervereins und war damit Vorgänger Bebels in der Redaktion des *Vorwärts*, der zu der Zeit noch den Titel *Sozialdemokrat* führte.[118] Wildenbruchs schwuler Freund war eben jener Preußenprinz Georg, der selbst zahlreiche Theaterstücke unter dem Pseudonym Georg Conrad verfasste und im Berliner „Nationaltheater am Weinbergsweg" zur Aufführung bringen ließ. Er sorgte dafür, dass erstmals ein Stück des 18 Jahre jüngeren Wildenbruch im Theater am Weinbergsweg aufgeführt wurde. Hirschfeld erzählt weiter, Wildenbruch habe nicht bloß aus Freundschaft zu Prinz Georg die Petition unterstützt, sondern vor allem aus Gerechtigkeitssinn, um dann zu beklagen, dass Prominente „mit klangvollsten Namen" wie Wildenbruch und Gerhart Hauptmann nur unterschrieben, „ohne selbst, allen hörbar, ihre weit tönende Stimme gegen ein von ihnen klar als Unrecht erkanntes

---

114 Der Brief wird im Goethe-Schiller-Archiv Weimar unter der Signatur GSA 94/258,24 aufbewahrt.
115 Hirschfeld 1986, S. 93.
116 Ebd., S. 94 und Hirschfeld 1898a, S. 18.
117 Ebd., S. 93f.
118 Vgl. Ebd., S. 95.

Gesetz zu erheben."[119] Hirschfeld tröstete sich damit, dass Emile Zola, der französische Weltstar des naturalistischen Romans und Kämpfer für Rehabilitierung des Hauptmanns Dreyfus, ebenso weltberühmtes Opfer eines Justizirrtums, sich weigerte, gegen die elende Lage der französischen Homosexuellen öffentlich Partei zu ergreifen, weil er sich, wie er in einem Brief schrieb, vor dem verleumderischen Geschrei des Publikums fürchtete.[120]

Zur Frage, wie Krafft-Ebing neben Liszt zum Erstunterzeichner wurde, gibt es nur den Hinweis in Spohrs Brief an Wildenbruch, wonach auch er vor dem 15. Mai unterschrieben habe. Ferner wissen wir aus Wilhelms Tagebuch, dass Oberg seit dem Frühsommer 1895 mit Krafft-Ebing korrespondierte.[121] Möglicherweise bewegte Oberg den Wiener Psychiater zur Unterschrift.

Schaut man sich die 129 Namen unter der ersten Druckfassung der Petition näher an, dann fallen als größte Gruppe die Hochschullehrer (48 Professoren und zehn Privatdozenten) auf, ferner drei Künstler mit Professorentiteln einer Kunstakademie (die Maler Kaulbach und Stuck, der Charlottenburger Bildhauer Hundrieser). Die meisten Professoren (37) lehren medizinische Fächer, hinzu kommen sieben dirigierende Ärzte und Direktoren von psychiatrischen Kliniken. Die Medizinprofessoren bilden mit den außeruniversitär tätigen Medizinern wie Hirschfeld und Albert Moll mit 59 Namen die größte, wenn auch sehr heterogene Gruppe (Augenärzte, Psychiater, Chirurgen, Frauenärzte u. a.) Eine große Gruppe bilden die 13 „Schriftsteller", wobei auch August Bebel als Schriftsteller firmiert, aber Wildenbruch nicht; dieser gilt als „Geh. Legationsrat Dr. Ernst von Wildenbruch in Berlin". Von den Schriftstellern wären zu nennen, weil ihre Namen heute noch nicht völlig vergessen sind: Detlev von Liliencron, Richard Dehmel, Gerhart Hauptmann und Otto Julius Bierbaum. (Die Produzenten von deutschsprachiger Weltliteratur wie Thomas Mann, Hermann Hesse, Robert Musil oder Rainer Maria Rilke kamen später, einige erst nach dem Weltkrieg hinzu.)

Ein Fragezeichen wäre bei Hirschfelds Erinnerung anzubringen, derzufolge die Adressen der potentiellen Unterstützer Kürschners Literaturkalender entnommen wurden. Der „Geh. Hofrat Professor Joseph Kürschner, Hohenhainstein ob Eisenach" war zwar einer der Erstunterzeichner, Adressen von Medizinern, Juristen, bildenden und anderen Künstlern oder Kulturmanagern wie beispielsweise „Dr. Max von Burckhard, Direktor des k.k. Hofburgtheaters in Wien" waren aber im „Kürschner" nicht zu finden, so dass jedenfalls noch andere Adressenverzeichnisse benutzt wurden. Gewiss haben die WhK-Gründer ihren Bekanntenkreis nach möglichen Unterstützern durchsucht, was etwa die Unterschrift des alten Schulfreundes Johannes Gaulke, jetzt „Bildhauer, Berlin", oder der Bekanntschaft von Hirschfelds erster Parisreise „Dr. med. Max Nordau, Schriftsteller, Paris" erklären könnte. Prinz Georg hat sich wo-

---

119 Ebd., S. 97.
120 Vgl. Ebd., S. 98 f.
121 Dubout 2014, S. 26.

möglich an seine Verbindungen zur Bühnenwelt erinnert und die Theaterdirektoren, Hofschauspieler und dergl. als Unterzeichner gewonnen. Karl Kautsky, damals quasi der SPD-Chefideologe und Redakteur der Theoriezeitschrift der Partei *Die neue Zeit*, ist vielleicht von Bebel vermittelt worden; Dr. Adolf Glaser, „Redacteur von Westermanns Monatsheften, Berlin", war, wie wir dem Nachruf, den Hirschfeld auf ihn verfasste, mit Franz Josef von Bülow „persönlich gut befreundet".[122]

Ein größeres Rätsel als die Frage, warum wer die Petition unterschrieben hat, gibt das Fehlen einiger Namen auf. Warum haben Rudolf Virchow und Leopold von Meerscheidt-Hüllessem nicht unterzeichnet? Warum Prinz Georg nicht und Frank Wedekind?

Hirschfeld berichtet, „eine Reihe von Männern, die den höheren Justiz- und Medizinalbehörden angehören", hätten der Eingabe zwar zugestimmt, würden aber allein „aus amtlichen Rücksichten" nicht unterschreiben.[123] Später nennt er Friedrich Alfred Krupp, der damals Mitglied des Reichstags war, als Beispiel: „Die Unterzeichnung der Petition hatte Krupp seiner Zeit mit der Begründung abgelehnt: er könne dieselbe nicht unterschreiben, da er selbst Mitglied der gesetzgebenden Körperschaften sei, an welche dieselbe gerichtet wäre."[124] Krupp war Mitglied des Preußischen Herrenhauses, der Zweiten Kammer des Landesparlaments. Mindestens zwei andere Reichstagsabgeordnete, Bebel und Eduard Bernstein, hatten, als sie die Petition unterzeichneten, diese Bedenken nicht.

Im Reichstag

Am 14. Dezember 1897 teilte der Reichstagsdirektor dem WhK mit, dass die Petition an alle Reichstags- und Bundesratsmitglieder verteilt worden sei.[125] Am 13. Januar des nächsten Jahres hielt August Bebel im Reichstag eine eigenartige Rede zum Paragrafen 175 und zu der von ihm mitunterzeichneten Petition. Bebel sagte zunächst nicht deutlich, dass und warum er den Paragrafen abgeschafft haben will. Er behauptete, die Berliner Polizei wisse von Vergehen gegen den Paragrafen, ohne gegen die Täter vorzugehen, und trage stattdessen die Täternamen in „Register" ein; ferner sei es ungerecht, wenn lesbische Liebe straffrei sei; schließlich wies er auf die Petition hin, die auch in anderen Parteien und von Gelehrten mit Namen besten Klanges und ersten Ranges unterstützt werde und die Beseitigung des Paragrafen fordere. Die mangelnde Deutlichkeit in Bebels Rede führte zu Verwirrung, die Hirschfeld zu entwirren versuchte:

---

122 Hirschfeld 1916b, S. 64.
123 Hirschfeld 1898a, S. 15.
124 Hirschfeld 1903b, S. 1305.
125 Hirschfeld 1898a, S. 16.

> „Die Presse gab Bebels Aeusserungen irrtümlicherweise vielfach dergestalt wieder, als habe der
> Redner für schärfere Handhabung des § 175 plädiert, während er in Wirklichkeit für die Aufhe-
> bung der in Rede stehenden Strafbestimmungen eingetreten war."[126]

Eine Woche später antwortete das Reichstagsmitglied Martin Schall, ein evangelischer
Pastor aus Spandau, der die Deutsch-konservative Partei vertrat. Hirschfeld dokumentiert aus dem stenografischen Bericht der Plenumsprotokolle:

> „Der Abgeordnete Bebel ist neulich zuerst auf den § 175 des Strafgesetzbuchs gekommen, der von
> der widernatürlichen Unzucht handelt; er hat gesagt: ‚die Polizei verfolgt die Praxis, die Namen
> der Männer, die dieses mit Zuchthaus bedrohte Verbrechen begehen, einfach zu registrieren, es
> gehörten dazu Tausende von Personen aus allen Gesellschaftskreisen'. Ich gestehe, dass ich durch
> diese Mitteilung des Herrn Bebel geradezu erschreckt, ja in gewissem Sinne kann ich sagen,
> konsterniert und aufs tiefste deprimiert worden bin. Ich habe auch die von Herrn Bebel mit an-
> gezogene Petition, die ja von Männern von berühmten Namen aus allen Berufsschichten unter-
> schrieben ist [...] bekommen [...] und ich habe vor einem Rätsel gestanden, wie es überhaupt
> möglich ist, dass Männer von öffentlicher Stellung und sittlichem Urteil eine solche Petition
> einreichen können; denn meine Herren, es handelt sich doch hier um ein Verbrechen, welches
> bereits der Apostel Paulus als eine der schlimmsten Versündigungen und Laster des alten Hei-
> dentums im Briefe an die Römer im ersten Kapitel hingestellt hat, dessentwegen das alte Hei-
> dentum dem verdienten Untergange verfallen sei [...]."[127]

In seiner Antwort auf den Pastor beteuerte Bebel, dass seine Quelle, nach der Tau-
sende von Straftätern nach Paragraf 175 der Polizei bekannt seien und nicht bestraft
würden, zuverlässig sei und dass dieses Thema nicht öffentlich, sondern in einer
geheimen Ausschusssitzung erörtert werden solle. Daraufhin beschloss das Plenum,
die Petition von der Petitions-Kommission an die so genannte Lex Heinze-Kommission
zu übergeben, die sich ohnehin mit einer Verschärfung der Bestimmungen gegen
Unsittlichkeit befasste. Dort wurde im Geheimen und in Anwesenheit von Regie-
rungsvertretern und des Chefs der Berliner Kriminalpolizei, Graf Pückler, diskutiert
und ein im Sinne der Petenten „negatives Resultat" erzielt. Da es im Juni des gleichen
Jahrs Neuwahlen zum Reichstag gab, nahm das WhK einen neuen Anlauf, beschloss
umfangreiche Ergänzungen zum alten Petitionstext und warb um neue Unterstützer,
woraufhin „die Zahl der Unterschriften sich vervierfachte".[128] Auf der neuen Namensliste, die nunmehr 663 Namen enthält, findet man unter anderm zwei alte Bekannte aus der Naturheilkundebewegung, Reinhold Gerling und Johannes Guttzeit.[129]
    Die Ergänzungen bestehen aus einem „Nachtrag", der acht Gründe nennt, „die
namentlich von juristischer Seite für die Abschaffung des § 175 geltend gemacht
wurden"[130], doch größtenteils bloß die Gründe der Urfassung umformulieren; ferner

---

126 Hirschfeld 1899a, S. 275.
127 Ebd., S. 275 f.
128 Ebd., S. 277.
129 Hirschfeld 1899a, S. 249 f.
130 Ebd., S. 266 ff.

aus einem „Anhang. Christentum und Homosexualität", der beansprucht, die quasi theologischen Argumente in Pastor Schalls Reichstagsrede zu entkräften. Ein Argument, das sich in der neuen Version gleich dreifach findet und bereits in *Sappho und Sokrates* eine prominente Rolle spielte – das Fluch-der-Natur-Argument – scheint in Hirschfelds Vorstellungswelt zentral zu sein. Es ist der „humanitäre" Aspekt der Kampagne, der in dreierlei Hinsicht geeignet ist, das WhK-Ziel zu befördern, zugleich aber, wie sich zeigen wird, den Ansatz für eine anti-humanitäre, an homosexuellen „Helden" orientierte Opposition innerhalb der wie auch immer zu definierenden schwulen Gemeinschaft der Jahrhundertwende bietet.

Zum einen scheint der humanitäre oder Mitleidsaspekt ein Grundbestandteil der Legitimation, der Motivation sowie des Lebensgefühls Hirschfelds von Anfang an gewesen zu sein. Weiterhin war dieser Aspekt gut geeignet, das Mitgefühl aufgeklärter nicht-christlicher Heterosexueller zu wecken und so eine Umwandlung von Ekel, Bestrafungswunsch und Verachtung in menschliche Solidarität zu ermöglichen. Und drittens eröffnete sich die Chance, frommen Christen, die dem mosaischen und paulinischen Verdikt über die Unzucht anhingen, mit dem Appell an die Nächstenliebe, der Gedankenwelt eines christlichen Unterzeichners nahezubringen, der die Petition „als echt menschlich und christlich" bezeichnet hatte.[131]

Ein gegen diese Argumentation vorgebrachter Einwand, allein die liberale juristische Begründung der Straffreiheit – privat und einverständig praktizierter Sex verletze kein Recht und könne daher nicht strafbar sein – wäre ausreichend, um die Abschaffung des Schwulenstrafrechts zu begründen, unterschätzt die Wirkungsmacht der im 19. und noch weit ins 20. Jahrhundert hinein hegemonialen wissenschaftlichen wie außerwissenschaftlichen Diskriminierungsdiskurse. Taktisch mussten zunächst die Gegensätze unter den Diskriminierenden ausgenutzt und mit den „Gemäßigteren" (liberale Naturwissenschaftler wie Krafft-Ebing und Juristen wie Liszt) Bündnisse geschlossen werden. Dies gelang zunehmend besser, bis 1899 in einer schriftlichen Umfrage sogar die Zustimmung einiger katholischer Priester gewonnen werden konnte.[132] Wie erfolgreich auch immer der politische Kampf des WhK gewesen sein mag, seine humanitären, christlichen und wissenschaftlichen Anhänger und Förderer blieben stets eine kleine radikale Minderheit, die sich einer absoluten und mehr oder weniger absolut antihomosexuellen Majorität gegenübersah. Ob eine Argumentationsstrategie, die auf biologisch-medizinische Begründungen verzichtet und sich allein auf liberale juristische Gründe gestützt hätte, erfolgreicher gewesen wäre, ist natürlich unentscheidbar, aber bei Berücksichtigung der damals unter Urningen wie Normalsexuellen und Abstufungen zwischen beiden Gruppen vorherrschenden Bewusstseins- und Gemütslagen kaum vorstellbar.

Im März 1899 brachten die beiden Abgeordneten der Deutsch-konservativen Partei Himburg und Endemann die Petition erneut im Reichstagsplenum zur Sprache.

---

131 Ebd., S. 269.
132 Hirschfeld 1900a.

Himburg wollte sie so verstanden haben, als ob sie, wie Krafft-Ebing in seiner Denkschrift von 1895, Straffreiheit fordere, weil Homosexualität eine „Geistesstörung" sei. Er beklagte, dass viel zu viele schwere Straftäter für geisteskrank erklärt würden und so einer Bestrafung entgingen. Geisteskranke Unzuchtstäter sollten freigesprochen, der Paragraf 175 müsse dafür aber nicht abgeschafft werden. Gegen das liberale Argument, homosexuelle Handlungen sollten allein schon wegen fehlender Rechtsgutverletzung straffrei bleiben, wendete er ein, dass dann „das Volk uns nicht verstehen" würde.[133] Himburgs Parteifreund Endemann erklärte nur, dass er dessen Ansicht teile, woraufhin Bebel sein altes Argument vortrug, der Paragraf müsse fallen, weil er nur inkonsequent und klassenspezifisch angewandt werde; „je höher die Betreffenden stehen", umso mehr schweigt und duldet die Polizei und „drückt die Augen zu"; dies habe Pückler, der Dezernent der Berliner Sittenpolizei mit seiner Aussage vor der Kommission, die über die Petition beriet, bestätigt. Der Dezernent habe sich aber dennoch gegen die Abschaffung des Paragrafen erklärt.[134]

Bebel unterläuft hier der Denkfehler, anzunehmen, dass allen, die in Pücklers „Register" als homosexuell verzeichnet sind, ein Vergehen nach § 175 nachzuweisen wäre, das die Polizei willkürlich dulde oder verfolge. Tatsächlich führte die Polizei Listen von Erpressern und von lediglich gerüchteweise homosexuellen Männern. Ulrichs wurde bereits 1869 mitgeteilt, dass die Berliner Polizei „geheime Listen" führe, die keine Straftaten, sondern „Personalnotizen über mehr als 2000 in Berlin wohnende Urninge" verzeichne.[135] Die „Register" um 1900 beschreibt Hirschfeld so: „Diese Listen, welche eingerichtet wurden, um ‚in vorkommenden Fällen' Anhaltspunkte zu besitzen, umfassen zwar in Berlin mehrere tausend Nummern; sie entstehen in einer Weise, daß zuständige Beamte die Namen derjenigen angeben, von welchen sie direkt oder indirekt erfahren haben, daß sie homosexuell sind. Es liegt aber auf der Hand, daß die Eintragungen [...] unzuverlässig [...] sein müssen." Dies will Hirschfeld von dem verstorbenen Kriminaldirektor Meerscheidt-Hüllessem erfahren haben.[136]

Die Sozialdemokraten hatten mit 27,2 % bei den 1898er Reichstagswahlen zwar fast doppelt so viele Stimmen wie die Deutschkonservativen erzielt, eine Reichstagsmehrheit für die Abschaffung des Paragrafen war dennoch unerreichbar und blieb das auch bis zum Schluss. Vereinzelt gelang es, Reichstagsmitglieder aus bürgerlichen Parteien als Unterstützer der Petition zu gewinnen, etwa den Sanitätsrat Kruse von der Nationalliberalen Partei[137], eine Änderung der Mehrheitsverhältnisse bewirkte das aber nicht.

---

133 Hirschfeld 1899a, S. 279.
134 Ebd., S. 279 f.
135 Ulrichs 1869, S. 88.
136 Hirschfeld 1904c, S. 116.
137 Ebd., S. 277.

Sittlichkeitsvereine

Was sich in Pastor Schalls Reichstagsrede ankündigte, sollte in den folgenden Jahren zur vielleicht gefährlichsten Bedrohung für das WhK und seinen politischen Zielen werden: Die staatstragenden Großkirchen entdeckten das WhK als einen ihrer Hauptfeinde und veranlassten als erste Maßnahme die von der evangelischen Kirche in Preußen gesteuerte „Allgemeine Konferenz der deutschen Sittlichkeitsvereine", Unterschriften unter eine Gegenpetition zu sammeln und sie im Dezember 1898 an die gesetzgebenden Körperschaften einzureichen.[138] Soweit erkennbar, reagierte das WhK nicht. Erst nachdem eine, anscheinend nicht vom WhK inspirierte, anonyme Broschüre *Widerlegung der Gegenpetition zwecks Aufrechterhaltung des § 175 Str.-G.-B.* im Buchhandel erschien, kommentierte Eugen Wilhelm dies in einer Rezension. Er berichtete, dass die Zahl der Unterschriften unter der Gegenpetition ähnlich hoch war wie bei der WhK-Petition, doch nur „wenig bekannte Namen" fand er darunter; „sie setzen sich zusammen hauptsächlich aus Geistlichen und Handwerkern – auch ein Gymnasiast hat unterschrieben!"[139] Schließlich referiert er zustimmend die *Widerlegung* und bemerkt nur kritisch, sie erweise mit ihrer Ausführlichkeit den unhaltbaren Argumenten der Gegenpetition allzu viel Ehre.

Ein umso größerer Triumph war es, als Hirschfeld aus einem Brief des katholischen Bischofs Paul Haffner zitieren konnte, in dem er zwar seine Unterschrift unter die Petition verweigerte, dennoch aber schrieb: „Ob eine Abänderung des § 175 aus Gründen der Humanität sich empfiehlt, lasse ich dahin gestellt. Die moderne Gesetzgebung behandelt geschlechtliche Vergehen überhaupt sehr mild; es erscheint darum der § 175 als eine Inkonsequenz, deren Beseitigung mit Recht gefordert werden kann."[140] Späteren Versionen der Petition wurde der letzte Satz aus dem bischöflichen Brief als Motto vorangestellt.[141]

Ulrichs und Krafft-Ebing

In *Sappho und Sokrates* erwähnt Hirschfeld einmal Karl Heinrich Ulrichs als einen Vorgänger, der 1864 „andeutungsweise" eine rein biologische, nicht pathologische Auffassung der Liebe zum eigenen Geschlecht vertreten habe.[142] Im Petitionsanhang „Christentum und Homosexualität" wird Ulrichs nicht ganz korrekt mit der Nachricht zitiert, „Gelehrte der katholischen Kirche" – bei Ulrichs ist es nur ein einziger An-

---

138 Gegenpetition 1898; ein Exemplar befindet sich im Archiv des Diakonischen Werks Berlin, Signatur ADW, CA526.
139 Wilhelm 1900, S. 371f.
140 Hirschfeld 1898a, S. 31.
141 Neunzehnter Bericht 1904, S. 5.
142 Hirschfeld 1896, S. 27.

onymus[143] – hätten sich „schon früher wiederholt gegen die Bestrafung angeborener Homosexualität ausgesprochen."[144] Und dann erscheint 1898 unverhofft bei Spohr die 2. Auflage aller zwölf Hefte der *Forschungen über das Rätsel der mannmännlichen Liebe* von Ulrichs.

Das lange Vorwort, das Hirschfeld dieser Neuausgabe voranstellt, bietet neben einer Biografie einen hymnischen Lobgesang auf den hannöverschen Juristen und ersten Kämpfer für die Befreiung der Urninge sowie eine ernüchternde Einschätzung der Fortschritte, die auf dem Gebiet der Urningsforschung seither erzielt wurden: „Es ist seit dem ersten Auftreten von Ulrichs viel in diesem Zweige der Wissenschaft geforscht und geschrieben worden, allein neue Gesichtspunkte sind kaum hinzugefügt worden und mancher Autor, dem diese Werke nicht zur Verfügung standen, wird jetzt erstaunt wahrnehmen, wie hier Auffassungen nicht nur angedeutet, sondern ausgearbeitet vorliegen, die er für völlig neu ansah. Das gilt namentlich auch von der biologisch-embryologischen Erklärung der konträren Sexualempfindung."[145] Offensichtlich ist dies auch selbstkritisch zu verstehen, denn die Ulrichs-Einschätzung in *Sappho und Sokrates*, dieser habe, anders als Hirschfeld, 1864 nur andeutungsweise die nicht-pathologische Auffassung des Uranismus vertreten, ist in jeder Hinsicht abwegig. Zudem referiert er Ulrichs' lateinische, erstmals 1868 verwendete Formel[146], mannmännliche Liebe sei verursacht von weiblichen Seelen in männlichen Körpern (anima muliebris virili corpore inclusa) etwas abweichend als „anima mulieris in homine inclusa".[147] Wahrscheinlicher ist, dass Hirschfeld Ulrichs' Werke 1896 nur aus zweiter Hand, aus dem Referat in Krafft-Ebings *Psychopathia sexualis* kannte. Krafft-Ebing sagt dort seine Meinung über Ulrichs in Formulierungen, die in allen elf zu seinen Lebzeiten erschienenen Auflagen nahezu unverändert blieben:

> „Mitte der 60er Jahre trat ein gewisser Assessor Ulrichs, selbst mit diesem perversen Trieb behaftet, auf und behauptete in zahlreichen Schriften, das geschlechtliche Seelenleben sei nicht an das körperliche Geschlecht gebunden, es gebe männliche Individuen, die sich als Weib dem Manne gegenüber fühlen (‚anima muliebris in corpore virili inclusa'). Er nannte diese Leute ‚Urninge' und verlangte nichts Geringeres als die staatliche und sociale Anerkennung dieser urnischen Geschlechtsliebe als einer angeborenen und damit berechtigten, sowie die Gestattung der Ehe unter Urningen! Ulrichs blieb nur den Beweis dafür schuldig, dass diese allerdings angeborene paradoxe Geschlechtsempfindung eine physiologische und nicht vielmehr eine pathologische Erscheinung sei."[148]

Hirschfelds versteckte Selbstkritik im *Vorwort* zur Neuausgabe der Ulrichsschen Schriften erhält noch eine zusätzliche ironische Note, wenn er zuvor aus einem Brief

---

143 Ulrichs 1865a, S. 18.
144 Hirschfeld 1899a, S. 271.
145 Hirschfeld 1898b, S. 8.
146 „Der Satz ‚anima muliebris virili corpore inclusa' wird stehn, einer aufgerichteten Säule gleich, und der Zahn der Zeit wird ihn nicht zerfressen." Ulrichs 1868, S. XII.
147 Hirschfeld 1896, S. 27.
148 Krafft-Ebing 1886, S. 58.

Krafft-Ebings an Ulrichs zitiert, in dem er Ulrichs gesteht: „Nur die Kenntnis Ihrer Schriften allein war es, was mich veranlasste zum Studium in diesem hochwichtigen Gebiet."[149] Hirschfeld hätte demnach über Krafft-Ebing von seinem großen Vorgänger und Vorwegnehmer erfahren, während dieser allein mithilfe der Schriften Ulrichs' die Urningsliebe entdeckte. Den gegen Ulrichs erhobenen Vorwurf, er sei den Beweis für seine Auffassung des Uranismus als physiologische Erscheinung schuldig geblieben, hat er bis zum Schluss – er starb 1902, ein Jahr nach Erscheinen der elften Auflage der *Psychopathia sexualis* – nicht zurückgenommen. Dass auch er trotz der zahllosen Fallgeschichten von Urningen, die sich nach Heilung ihres „perversen Triebes" sehnen, den Beweis für urnische Pathologie schuldig geblieben ist, hat er nie begriffen. Anscheinend glaubte er, seine pathologische Sicht sei deshalb nicht spekulativ, weil seine vielen urnischen Patienten, die sich krank fühlten, eine festere empirische Basis abgaben, als die private Introspektion eines gewissen Assessors und seiner kleinen Anhängerschar.

Das erste Kapitel der *Psychopathia sexualis* hieß in allen Auflagen unverändert „Fragmente einer Psychologie des Sexuallebens" und ging von der Überzeugung aus, dass ein allgewaltiger, übermächtiger „Naturtrieb" die Fortpflanzung des Menschengeschlechts gewährleiste. Er sagt es nicht so explizit wie sein Schüler Moll, lässt aber wie dieser keinen Zweifel aufkommen: gesund ist, was Fortpflanzung ermöglicht, krank ist alles, von der Onanie bis zum Lustmord, was sie unmöglich macht. Darüber hinaus gilt von der geschlechtlichen Empfindung, wie krank auch immer, sie ist „die Grundlage für die Entwicklung der socialen Gefühle", weshalb es „schade" ist, „dass der im Cölibat lebende Priester der veredelnden Wirkung verlustig wird, welche Liebe und dadurch Ehe auf die Entwicklung des Charakters gewinnen."[150] Inkonsequenterweise hält Krafft-Ebing zölibatäre Priester nicht für krank.

Ulrichs und Hirschfeld

Es ist nicht leicht, die Differenz zu benennen, die zwischen Ulrichs' und Hirschfelds Sexualtheorien besteht. In allen für den „Kampf für Freiheit von Verfolgung"[151] wichtigen Punkten stimmen sie überein. Auch den Kern der Sexualwissenschaft Hirschfelds, die Lehre von den sexuellen Zwischenstufen, findet man bereits bei Ulrichs, wenn auch mit wichtigen Modifizierungen, mehr als bloß angedeutet.

Im Vorwort zur Neuausgabe der Urningsschriften erwähnt Hirschfeld, dass er von Ulrichs' noch lebender Schwester Briefe bekommen hat, in denen Ulrichs die Verwandtschaft über seine Männerliebe aufklärt. Im Brief vom 23. Dezember 1862 formuliert er erstmals seine These von der Zwittrigkeit aller Menschen: „In gewisser

149 Hirschfeld 1898b, S. 7 f.
150 Krafft-Ebing 1886, S. 1 und 11.
151 Ulrichs 1865b, Titelblatt.

Hinsicht ist also jeder Mensch, Mann sowohl wie Weib, ein Zwitter."[152] Hirschfeld behauptete, wie erwähnt, 34 Jahre später, alle Menschen seien „in der Uranlage" körperlich und seelisch Zwitter.[153] Beide Autoren leiten aus diesem Gedanken die Natürlichkeit, Gesundheit und vorgeburtliche Festgelegtheit der gleichgeschlechtlichen Liebe ab. Die Idee, dass diese Liebe ein Fluch der Natur sei, liest sich bei Ulrichs so:

> „Ich für meine Person stehe nicht an zu erklären: Läge es in meiner Gewalt, Liebe zu Männern oder zu Weibern zu wählen: die zu Männern würde ich nie gewählt haben, und die zu Weibern würde ich unbedingt noch heute wählen; nicht eurer Verfolgung wegen, sondern wegen der wirklich vorhandenen großen Mangelhaftigkeit der urnischen Liebe im Vergleich mit der dionischen; weil nämlich die urnische statt Gegenliebe jene unglückliche Abstoßung in ihrem Gefolge hat, und dann, weil sie unfruchtbar ist."[154]

Der erste Mangel betrifft Ulrichs' später korrigierte Ansicht, Urninge könnten nur Nicht-Urninge lieben, die aber nicht mit Gegenliebe, sondern mit unglücklicher Abstoßung reagieren. Der zweite Mangel betrifft offensichtlich den unerfüllbaren Kinderwunsch, der auch für Molls Pathologisierung maßgeblich war. Hirschfeld hat diesen Gedanken 1904 besonders deutlich reformuliert:

> „Die Vorzüge der normalsexuellen Liebe, wie sie – um nur von vielen einen zu nennen – vor allem im Glücke der Familie zum Ausdruck gelangen, sind denn doch so gewaltige, die Nachteile, die aus der homosexuellen Anlag erwachsen, so außerordentliche, daß, wenn ein Wechsel der Triebrichtung möglich wäre, er gewiß für die Homosexuellen, nicht aber für die Normalsexuellen in Betracht kommen würde."[155]

Zu beachten ist jedoch der Kontext, in dem Hirschfelds Bekenntnis steht: Es geht um die Abwehr einer Furcht, die besonders in den Sittlichkeitsvereinen artikuliert wurde, die Öffentlichkeitsarbeit des WhK sei Propaganda für und Verführung ungefestigter junger Menschen zur Homosexualität. Dennoch kommt in beiden, vierzig Jahre von einander entfernten Äußerungen eine allgemeine Gestimmtheit damaliger Urninge zum Ausdruck, das am treffendsten in de Joux' Buchtitel aus dem Spohr-Verlag *Die Enterbten des Liebesglücks* formuliert ist. Wenn man diese kollektive homosexuelle Selbstwahrnehmung nicht bedenkt, läuft man schnell Gefahr, ahistorische Werturteile über Politik, Selbstverständnis und Selbstdarstellung der Schwulen im Fin de Siècle zu fällen. Von den Ambivalenzen in diesem Typ von Gemüts- und Bewusstseinsverfassung wird noch die Rede sein.

---

152 Ulrichs 1899, S. 66.
153 Hirschfeld 1896, S. 9 f.
154 Ulrichs 1864b, S. 56.
155 Hirschfeld 1904b, S. 4.

„Classificirung" der Geschlechter bei Ulrichs

Anfangs kennt Ulrichs drei Geschlechter, Männer, Weiber, Urninge. Bald kommt „ein viertes" hinzu: „weiblich gebaute Individuen mit weibweiblicher Geschlechtsliebe"[156]. Seine Forschungen auf dem Gebiet der „Geschlechtswissenschaft" lassen ihn 1868 sieben Geschlechter entdecken, die nun aber „geschlechtliche Varietäten innerhalb der menschlichen Natur" heißen.[157] Urninge sind noch immer die Nr. III, werden jetzt aber in drei Unterklassen – Mannlinge, Zwischenstufen, Weiblinge – unterteilt. Die sieben Varietäten unterscheiden sich voneinander in zwei Dimensionen: der mehr oder weniger fluid auf Frauen oder Männer gerichtete „Liebestrieb", sowie der mehr oder weniger männliche oder weibliche „Habitus", damit sind „Charakter" und „Gemüthsart" gemeint, wie sie sich nach außen hin zeigen.[158]

Erst 1880 in seiner letzten Urningsschrift teilt er „das Ergebniß meiner neueren Beobachtungen" mit und versucht, sein Klassifizierungssystem zu dynamisieren, hält aber, anders als Hirschfeld später, an der übergangslosen Unterscheidung von Männern und Frauen fest. „Es besteht ein allmälig und regelmäßig fortschreitender Uebergang, d. i. eine Stufenleiter von Uebergangsindividuen" von den verschiedenen Unterklassen des Urnings „bis zum echten Manne"; die „geschlechtlichen Verschiedenheiten, welche unter den echten Männern bestehn, sind nur Fortsetzung der Phasen der ganzen Stufenleiter."[159] Zwischen Männern, Frauen und urnischen Individuen gibt es indes einen Sprung, keine Übergänge: „Ein derartiger Uebergang besteht nicht zwischen Weibling und Mann, nicht zwischen Mannlingin und Mann, nicht zwischen Mann und Weib überhaupt."[160] Merkwürdigerweise erörtert Ulrichs nicht die Position des „Zwitters", der in seiner Klassifikation die Nr. VII, entgegengesetzt zur Nr. I, „Männer", erhält. Dass die Zwitter nicht zwischen der Nr. I und der Nr. II, den „Weibern", positioniert sind, sondern am Ende der Reihe, erfordert eigentlich eine Begründung, die aber unterbleibt. Es könnte auch sein, dass Ulrichs die Zwitter am Rand seines Schemas platzierte, weil er aus seinem Studium der anatomischen Lehrbücher wusste, dass Zwitter oder Hermaphroditen *nicht* zugleich zeugen und gebären können, sondern meist beides gar nicht. Würden die Zwitter die generative Fähigkeit beider Geschlechter besitzen, hätte Ulrichs sie ins Zentrum seines Tableaus gestellt.

Im darauffolgenden Absatz der *Critischen Pfeile* erklärt er bloß, dass seine Idee einer „Stufenfolge" sozusagen salutologisch[161] dazu dient, das Urningtum „als reine Naturerscheinung, die das Gepräge der Gesundheit an der Stirn trägt, als ein phy-

---

156 Ulrichs 1864b, S. 50.
157 Ulrichs 1868, S. 21.
158 Ulrichs 1864b, S. 13.
159 Ulrichs 1880, S. 95.
160 Ebd., S. 95 f.
161 Vgl. Herzer/Lautmann 2013.

siologisches Phänomen, als eine naturgesetzliche Thatsache" usw. zu erweisen.[162] Und dann folgt ein Satz, der, wenn man einen Augenblick die zeitliche Reihenfolge vergisst, als eine naturphilosophische Anti-Hirschfeld-These gelesen werden kann: „Die Natur schafft auf so vielen ihrer Gebiete in Uebergängen."[163]

Der Dissens liegt in dem Ausdruck „auf so vielen ihrer Gebiete". Als Hirschfeld seinen vor der 76. Naturforscherversammlung in Breslau 1904 gehaltenen Vortrag als Buch unter dem Titel *Geschlechtsübergänge* herausgab, schmückte er den Buchdeckel mit einem Motto, das er bei dem Philosophen Gottfried Wilhelm Leibniz gefunden hatte: „Tout va par degrées dans la nature et rien par sauts." Auf dem Titelblatt wird das Motto wiederholt und gleich drei Urhebern zugeordnet, Comenius, Leibniz, Linné.[164] Wo bei Ulrichs gleitende Übergänge auf *vielen* Gebieten der Natur behauptet werden, sind es in Hirschfelds absichtsvoll gewähltem Motto *alle*, nichts geht in der Natur in Sprüngen. Während Ulrichs demnach die beiden Geschlechter unvermittelt gegenübergestellt und Übergänge nur innerhalb beider sieht, dekonstruiert Hirschfeld gewissermaßen diese Binarität und löst sie in ein Kontinuum von Zwischenstufen auf: „Streng wissenschaftlich genommen, dürfte man in diesem Sinne gar nicht von Mann und Weib sprechen, sondern nur von Menschen, die größtenteils männlich oder größtenteils weiblich sind."[165] Wenn die beiden Urninge ihre naturphilosophische Bildsprache um ein paar Kategorien bereichert hätten, wie beispielsweise einer Vorstellung von den Wechselspielen der Kontinuitäten und Diskontinuitäten, Quantitäten und Qualitäten bei der Entwicklung des Embryos, dann wäre es ihnen vorstellbar erschienen, sowohl einen Sprung an dem Punkt zu sehen, wo entweder die Voraussetzungen für die Produktion von Spermien oder von Eizellen festgelegt wird, als auch ein stetiges Wachstum des werdenden Menschen ohne Sprung.

Als Hirschfeld seine Lehre mit der Ulrichsschen verglich, kam er wieder einmal auf die „Hauptschwierigkeit" zurück, genau zu erklären, „was männlich und was weiblich ist".[166] Seine Erklärung dieses Problems fängt mit der Nennung der geschlechtsspezifischen Organe zur Erzeugung der Keimzellen an und geht dann nahtlos über zur Aufzählung von Eigenschaften, deren Zuordnung zu einer Weiblichkeit oder Männlichkeit in weit höherem Maß und letztlich ganz anders als die Keimzellen über gesellschaftsgeschichtliche Wege stattfindet. Die Unterscheidung von überwiegend sozial produzierten Aspekten des Geschlechts (heute: Gender) und biologischen (heute: Sex) ist Hirschfeld weitgehend fremd. Geradezu desaströs wirkt sich dies aus, wenn er bei den Männern höher entwickelte „Geisteskräfte" als bei den Frauen feststellt, bei denen er einen durch ihre „natürliche Beschaffenheit" erklärlichen „Mangel an genialischen Leistungen und epochalen Schöpfungen" sieht. Anders als „manche

---

162 Ulrichs 1880, S. 96.
163 Ebd.
164 Hirschfeld 1905a.
165 Ebd., S. 4.
166 Hirschfeld 1914a, S. 354.

Vertreterinnen der Frauenbewegung" behaupten, glaubt er, dass eine „systematische Unterdrückung von seiten der Männer hier wenig in Betracht kommt".[167]

Im Unterschied dazu widmet Ulrichs dem Geschlechtsunterschied in seinen geschlechtswissenschaftlichen Untersuchungen keine besondere Aufmerksamkeit; ihn interessieren allein die seelischen und geistigen Fähigkeiten der Urninge und Urninden.

Die Differenz zwischen Ulrichs' „Classificirung" und Hirschfelds „Einteilungsprinzip"[168] ist aber nicht eigentlich unüberbrückbar, denn beide haben gleichwohl real existierende Frauen und Männer im Blick. Auch Hirschfeld sieht darüber hinaus jeden Menschen als einzigartige Mischung männlicher und weiblicher Eigenschaften, während sich für Ulrichs lediglich die Objekte in jeder seiner Klassen in Habitus und Triebrichtung ebenso einzigartig von einander unterscheiden. Man könnte sagen, Ulrichs stellt sein drittes Geschlecht *neben*, während Hirschfeld es *zwischen* die beiden anderen stellt.

Erst spät, 1914, unternimmt Hirschfeld einen Vergleich seiner Auffassung mit der von Ulrichs. An Ulrichs' diesmal korrekt wiedergegebener Formel „anima muliebris virili corpore inclusa", die ihr Erfinder für die Lösung des Rätsels der Homosexualität hielt, kritisiert er zurecht eine gewisse Selbstüberschätzung, denn genauso wenig wie Hirschfelds eigene Zwischenstufenlehre eine Kausalitäten erklärende Theorie ist, kann „der Gedanke, daß die Abweichung des Geschlechtstriebes vom Geschlechtsapparat mit der ontogenetischen Bisexualität des Embryo in Verbindung stehe", eine Lösung des Verursachungsrätsels der Sexualitäten bieten.[169] Trotz aller gegenteiligen Beteuerungen und Hoffnungen bleibt die These vom Angeborensein der Homosexualität so spekulativ wie die damals geläufigen Gegenthesen, etwa die von der Übersättigung lasterhafter Heterosexueller, die in dieser Perversität eine Genusssteigerung finden würden.[170]

Nationaldeutsche Helden

Innerhalb der allmählich wachsenden schwulen Öffentlichkeit artikulierte sich erstmals 1899 eine Opposition gegen die vom WhK vorgegebene Ulrichs-Hirschfeld-Linie. Von dem 27-jährigen Maler und Dichter Elisar von Kupffer verfasst, erschien im Oktoberheft der ersten auf eine homosexuelle Leserschaft zielenden Zeitschrift *Der Ei-*

---

167 Ebd., S. 355.
168 Hirschfeld 1910a, S. 116.
169 Hirschfeld 1914a, S. 351.
170 Z. B. Bebel 1898, S. 200: „Die Zahl junger und alter Roués ist enorm und sie haben ein Bedürfniß nach besonderen Reizungen, weil durch Uebermaß abgestumpft und übersättigt. Viele verfallen deshalb in die Widernatürlichkeiten des griechischen Zeitalters. Die Männerliebe ist heute viel weiter verbreitet, als die Meisten unter uns sich träumen lassen."

gene[171] ein Aufsatz „Die ethisch-politische Bedeutung der Lieblingminne"[172]. Er tadelt darin die in „human-wissenschaftlichen" Kreisen grassierende Mode, von einem dritten Geschlecht zu reden, dessen Seele und Leib nicht zusammenstimmen sollen. Namentlich Karl Heinrich Ulrichs, der zwar mutig und ehrenwert, aber nicht gerade umsichtig gewesen sei, habe für dieses dritte Geschlecht das Wort „Urning" erfunden, das sich wie eine Epidemie verbreite und sogar dazu führe, „die Spitzen unsrer ganzen Menschheitsgeschichte" so zu verzerren, dass diese „reichen Geister und Helden in ihren urnischen Unterröcken" kaum wiederzuerkennen seien. Der bekannte Psychiater Krafft-Ebing habe zudem ein „Krankheitsgedusel" entfacht, das eine Abwehr verlangt. Um diese „ganze neuere Richtung" und die „kränkelnde Prinzipiensuche unserer wissenschaftelnden Zeit" [zu] bekämpfen", hat Kupffer den Ausdruck „Lieblingminne" gebildet. Kupffer sieht sich ferner einer „weiblichen Vorherrschaft" gegenüber, die den Männern, die nur noch „eine Scheinherrschaft" ausüben, den Verlust ihrer Männlichkeit einträgt. Er sieht seine Mission darin, den Männern in unserer „unmännlichen Zeit" die Vorzüge der Lieblingminne zu zeigen. Diese ist etwas ganz anderes als die Ulrichssche mannmännliche Liebe oder gar Homosexualität (beide Ausdrücke werden vermieden). Lieblingminne ist „Liebe und Fürsorge und Belehrung, die der Jüngling von seinem Liebhaber erfährt". Marita Keilson-Lauritz ist zuzustimmen, wenn sie hier ein „vorrangig generationsüberschreitend-hierarchisches [...] Beziehungsmodell" erkennt, dem sie ein „demokratisch-gleichaltriges, gleichberechtigtes" von Edward Carpenter etwa zeitgleich entworfenes Modell gegenübergestellt.[173] Demokratie ist für Kupffer nur eine von vielen Missständen unserer „unmännlichen Zeit", Demokratie ist „die Flut von unten", vor der der Monarch, die Personifizierung der Kraft einer Nation, die „vornehme Minderheit" schützen soll. Wie wichtig das ist, sieht man am antiken Griechenland, wo die „wachsende demokratische Verständnislosigkeit für große Politik und große Männer" neben dem Wachsen Roms und Makedoniens die Hauptschuld trug am Untergang dieser Hochburg der Lieblingminne. Neben der Demokratie gehören noch Wissenschafteln, Krafft-Ebing, Franzosen, Effimination der Männer, weibliche Vorherrschaft und die bislang fehlende Kenntnis der weltliterarischen Lieblingminnedichtung zu den Hindernissen, die bei der Wiederherstellung klassisch griechischer Jünglingsliebe zu überwinden sind. Die Macht der christlichen Kirchen, die Jesus und den „schönen Jüngling" Johannes nie wirklich verstanden haben, muss ebenso überwunden werden wie ein Paragraf im Strafgesetzbuch, der das „innige Verhältnis von Mann zu Mann" mit Strafe bedroht. Die letztgenannte Forderung Kupffers stimmt mit dem Ziel der WhK-Petition überein, ebenso wie die Erklärung der Lieblingminne und solcher extremer Erscheinungen wie Urninge durch die Natur, „denn die Natur ist unerschöpflich reich".

---

171 Vgl. dazu Keilson-Lauritz 1997; Ulrichs versuchte sowohl 1865 einen „Urningsbund" zu gründen, wie auch 1870 eine urnische Zeitschrift *Uranus* herauszugeben. Beide Unternehmen wurden schon in der Planungsphase aufgegeben. (Herzer 1985).

172 Kupffer 1899.

173 Keilson-Lauritz 1997, S. 286.

Diese Grundsatzerklärung Kupffers wird nun für die nächsten Jahrzehnte die ideologische Basis für Adolf Brands spezielle Schwulenpolitik liefern. Noch in seiner letzten Druckschrift, die in der Jahresmitte 1933 erschien, preist er eine Anti-Hirschfeld-Kampfschrift mit Kupfferschen Formulierungen von 1899 an, offensichtlich in der vergeblichen Hoffnung, von der neuen NS-Regierung geduldet zu werden:

> „Gegen die Propaganda der Homosexualität. Eine Kampfschrift gegen Dr. Magnus Hirschfeld [...] und eine scharfe Ablehnung seiner pseudowissenschaftlichen Betteltheorie von der Existenz eines dritten Geschlechtes, die die männlichsten Männer der Tat dem feixenden Pöbel in urnischen Unterröcken präsentierte und durch deren geschäftstüchtige Sensationsmache zum Schaden männlicher Freundschaft und Freiheit alle großen Freunde der Kriegs- und Kulturgeschichte als halbe Narren dem Gespött und Gelächter der ganzen Welt verfielen."[174]

Eugen Wilhelm hat Kupffers ethisch-politischen Aufsatz im *Jahrbuch für sexuelle Zwischenstufen* mit Sympathie und Kritik besprochen. Wilhelm lobt den hohen Idealismus, die Gedankentiefe und die edle Sprache, die den Text „zu einem wertvollen Beitrag der homosexuellen Literatur" machen würden, da „die ethische und soziale Bedeutung der Homosexualität" betont werde. Hieran schließt Wilhelm die Hoffnung, die Homosexuellen würden von der Lektüre veranlasst, „nicht nur an ihr Recht auf sinnliche Befriedigung zu denken, sondern auch an ihre Pflicht einer ethischen Ausgestaltung ihrer Liebesrichtung." Er lässt hier noch offen, was er sich darunter vorstellt, präzisiert seine Idee einer homosexuellen Ethik im vierten Band des *Jahrbuchs*, wo er am Beispiel des Dichters Hanns Fuchs, der sich in seinen Schriften als Homosexuellen deklariert, eine „allgemeine Nachahmung" dieser mutigen Tat fordert und seine Überzeugung und Hoffnung ausspricht, dass „ein Weiterbestehen des § 175 bald unmöglich" wäre, wenn „alle Homosexuellen ihre Homosexualität offenkundig machen" würden.[175] Im WhK wird Wilhelms ethische Forderung in den nächsten Jahren unter dem Stichwort „Massenselbstdenunziation" diskutiert werden.

Energisch weist Wilhelm „Kupffers Angriff auf das wissenschaftliche Studium der Homosexualität" zurück und behauptet am Schluss seiner Kupffer-Kritik: „Ohne die bisherigen wissenschaftlichen Studien über die physiologischen Grundlagen der Homosexualität wären Kupffers Erörterungen einfach unmöglich gewesen und unverstanden geblieben."[176] Solche Mutmaßungen sind allerdings ähnlich realitätsfern wie der von Kupffer nicht wörtlich, doch sinngemäß erhobener Vorwurf gegen das WhK, es sei wissenschaftsgläubig. Bis in die Gegenwart wird der Ausdruck „Wissenschaftsgläubigkeit" in kritischer Absicht gegen Hirschfelds Sexualwissenschaft insgesamt verwendet und es wird wie seinerzeit bei Kupffer nicht recht klar, was genau mit diesem Vorwurf getroffen werden soll.[177]

---

174 Brand 1933, [S. 1].
175 Wilhelm 1902, S. 854.
176 Wilhelm 1900, S. 387.
177 Zuletzt Herrn 2009, S. 291.

Wenn Hirschfeld den reinen wie angewandten Naturwissenschaften die Aufgabe zuweist, nach dem Vorbild der Mathematik die ewig unverändert wirkenden Naturgesetze zu erkennen und dieser Erkenntnis gemäß zu handeln, steht die Vorstellung von Ewigkeit auf den ersten Blick im Widerspruch zum Verständnis des Wissenschaftsprozesses als einem nach vorn offenen Wechselspiel von Erkenntnis, Irrtum und Korrektur des Irrtums im unendlichen Progress. Wird jedoch der Gegenstand der Wissenschaft von dieser selbst unterschieden, wie das im damaligen naturwissenschaftlich-materialistischen Selbstverständnis der Forscher üblich war, dann konnte man die Ewigkeit des naturgesetzlichen Wandels der Natur mit der begrenzten Zeitlichkeit des Geltens wissenschaftlicher Erkenntnis zusammendenken, ohne sich zu widersprechen. Ein unaufgeklärter Rest bleibt jedoch, wenn man bedenkt, dass das Dogma von der ewigen Wiederkehr des Gleichen, das Hirschfeld an seinen beiden Lieblingsphilosophen, Schopenhauer und Nietzsche, gewiss tief beeindruckt hat, mit der Evolutionstheorie Darwins konfrontiert. Dort ist an die Stelle ewiger Wiederkunft ein ewiger Kampf um Anpassung an die sich wandelnden Umweltbedingungen getreten. Und die damals aufblühende Paläontologie kannte nur eine auf zunehmende Differenzierung gerichtete nicht lineare Progression, ohne Wiederkunft der Dinosaurier und Neandertaler. Die tröstliche Sicherheit, die von den Religionen mit ihrem Anspruch, ewige Wahrheiten zu verkünden, gewährt wurde, konnte zwar von antireligiösen, naturwissenschaftsförmigen Konstrukten erschüttert werden, das Trostbedürfnis blieb aber. Es war auch in Hirschfeld mächtig und wurde statt im Gottesdienst in der Betrachtung, Nachahmung und Erforschung der Natur gestillt. Bald schon bekam es für Hirschfeld im Haeckelschen Monismus einen ideologischen Überbau. Kurt Hiller hätte angesichts dieser geistigen Situation am Beginn des 20. Jahrhunderts den schönen alten Spruch zitiert, nach dem es keine Gewissheiten gibt und dass nicht einmal dies gewiss ist, und Hirschfeld hätte darüber mit ihm gemeinsam gelacht.

Nach diesem kleinen Exkurs zu Wissenschaftsfeindlichkeit und Wissenschaftsgläubigkeit können wir zu Eugen Wilhelms patriarchalischer Abneigung gegen das Weibliche zurückkehren. Wilhelm kommentiert Kupffers Ausfälle gegen vermeintliche Vorherrschaft der Frauen und einseitige Beschäftigung mit effeminierten Urningen nicht. Wenn man Wilhelms folgenden Satz aus der Besprechung eines Romans im gleichen *Jahrbuch* liest, ahnt man, dass er mindestens in der Geringschätzung der Effeminierten Kupffer zustimmt: „Dieser ‚Roman eines Conträrsexuellen' ist nichts weiter als […] die Autobiographie eines typischen Effeminierten, der sicherlich nicht zu den edleren und höheren Homosexuellen gerechnet werden kann."[178] Bei Kupffer wird klar, dass die Effeminierten ethisch-politisch weit unter den reichen Geistern und Helden stehen, die keinesfalls homosexuell sind, sondern nur ein inniges Verhältnis von Mann zu Mann pflegen. Die effeminierten Männer stehen sogar noch unter dem Weib, das wenigstens „als Mutter ein bedeutender Faktor des Lebens" ist. Bei Wilhelm

---

178 Wilhelm 1900, S. 389.

findet man keine Begründung für sein Urteil, typisch Effeminierten könne keinesfalls etwas Edles oder gar Höheres zugebilligt werden.

Das Jahrbuch

Hirschfeld hatte in der Einleitung zu den Ulrichsschen Schriften ein „Jahrbuch für homosexuelle Forschungen" angekündigt.[179] Das vom „wissenschaftlich-humanitären Comitée Leipzig und Berlin" 1899 herausgegebene erste *Jahrbuch für sexuelle Zwischenstufen unter besonderer Berücksichtigung der Homosexualität* sollte gemäß dem Herausgebervorwort[180] drei Aufgaben erfüllen: Erforschung und Erkenntnis der Zwischenstufen, „dieser Zwitter in des Wortes weitgehendster Bedeutung" (1); das unbegründete und unberechtigte „Vorurteil" zu überwinden, es handele sich dabei um eine „Monstrosität", und ihren glücklicheren Mitmenschen näher zu bringen, dass die Zwischenstufen „nicht bessere und nicht schlechtere Menschen wie andere" sind (2); zur Beseitigung der Strafbestimmungen gegen eine bestimmte Gruppe von Zwischenstufen, homosexuelle Männer, und ein vom Strafrecht gezüchtetes „internationales Erpressertum" beizutragen, ist ein weiterer Zweck des Jahrbuchs (3). Als Leser stellen sich die Herausgeber vor allem Mediziner und Juristen vor, aber auch alle Bildungsbürger, die Goethes Spruch „Das höchste Studium der Menschheit ist der Mensch" – leicht abgewandelt war er bereits eines der Mottos von *Sappho und Sokrates* – bejahen, nicht zuletzt aber auch sollten „die konträrsexuellen Männer und Frauen" das Jahrbuch lesen. Diese Männer und Frauen werden zudem aufgefordert, „sich vertrauensvollst an das wissenschaftlich-humanitäre Komitee (Charlottenburg, Berlinerstrasse 104 oder Leipzig, Sidonienstr. 19 B I zu Händen des Komitee-Sekretärs Max Spohr) zu wenden." Man erfährt hier erstmals von Spohrs neuem Amt „Komitee-Sekretär", und auf den letzten Seiten des ersten Jahrgangs ist er es, der die „II. Abrechnung für den Fonds zur Befreiung der Homosexuellen" wie auch schon die „I. Abrechnung"[181] geprüft und unterzeichnet hat. Sechsunddreißig Personen haben demnach zwischen dem 25. Februar 1898 und dem 10. April 1899 insgesamt „Mk. 2455, 98" gespendet.[182]

Das Geld wurde von vier „Geschäftsstellen" für „Drucksachen, Porti, Litteratur, Buchbinderkosten, Schreibgebühr, Papier, Propaganda etc." ausgegeben. Von diesen Geschäftsstellen erfährt man leider nur die Städtenamen und zwar: In Leipzig befindet sich die Geschäftsstelle offensichtlich in der Wohnung des Komitee-Sekretärs, wo Mk. 1163,82 ausgegeben wurden. „Berlin I" ist womöglich Hirschfelds Charlottenburger Wohnung; dort wurden Mk. 1050,– ausgegeben. „Berlin II" ist ziemlich rätselhaft und klein; „für Propaganda" entstanden hier nur Mk. 150,– Kosten. Die vierte

---

179 Hirschfeld 1898, S. 9.
180 Vorwort 1899, S. 1 f.
181 Spohr 1898, [S. 73]; hier gibt es erst drei Geschäftsstellen: Leipzig, Berlin I und Berlin II.
182 Spohr 1899, S. 282.

Geschäftsstelle liegt in Hannover – vielleicht Obergs Wohnung? – und hat „für Propaganda-Zwecke" nur Mk. 87,70 bezahlt.[183] Das rätselhafte Berlin II dürfte kaum die Wohnung des erblindeten Bülow gewesen sein, vielleicht aber die Wohnung Hermann von Teschenbergs, der „seit Frühjahr 1898", bald nachdem er mit seinem Freund von London nach Charlottenburg gezogen war „mit dem Glockenschlag 10 Uhr auf dem Büro des Komitees erschien, um mehrere Stunden der Befreiungsarbeit zu widmen."[184] Wenn er aber im Büro des Komitees, also Berlin I, tätig war, kann dann seine Wohnung – laut Berliner Adressbuch von 1902: Charlottenburg, Kantstraße 67 – Berlin II gewesen sein?

In der „III. Abrechnung", die nicht mehr namentlich unterzeichnet ist, gibt es nur noch je eine Geschäftsstelle in Leipzig und Berlin, gleichfalls in der IV. Abrechnung für das Jahr 1900 und der V. Abrechnung für 1901, die beide von Spohr und Hirschfeld unterschrieben sind.[185]

Die objektive Diagnose der Homosexualität.
Hasenscharte II. Mann und Weib

Hirschfelds Eröffnungsaufsatz wiederholt nicht nur die Sexualtheorie von *Sappho und Sokrates* vor dem Hintergrund der inzwischen rezipierten Ulrichsschen Urningstheorie und den Reflexionen zum Geschlechtsunterschied nach Havelock Ellis' Buch *Mann und Weib*. Er erhofft sich von der künftigen Erforschung der Biologie der Geschlechter die Möglichkeit, Homosexuelle gleich nach der Geburt zu erkennen, was der Zerstörung von Vorurteilen dienen würde: „Solange dies nicht möglich ist, werden Ignoranten immer noch das Märchen von der Widernatürlichkeit, von der Uebersättigung und der abscheulichen Sünden wiederholen, als würdiges Seitenstück zu jenem ostpreußischen Pfarrer, der noch vor nicht langer Zeit die Erdbewegung leugnete, weil ihm die biblische Ueberlieferung beweiskräftiger erschien, wie naturwissenschaftliche Forschungsergebnisse."[186] Er hofft so auch „die grössten Skeptiker" zu überzeugen, dass sie bei der Beurteilung der Homosexuellen nicht ihrem subjektiven Gefühl, sondern der objektiven Erkenntnis folgen, nach der Uranismus kein Verbrechen, „sondern ein naturwissenschaftliches Phänomen" sei.[187] Ein Beitrag zur Veränderung der Gefühle der Skeptiker wäre es, eine „umfangreiche und recht sorgfältige Casuistik" vorzulegen, was Hirschfeld als künftiges Forschungsprogramm verstanden wissen wollte.

Als Instrument für diese Forschungen wird eine frühe Fassung des Fragebogens angehängt, der seitdem unter wechselnden Namen – in der spätesten, der 7. Auflage

---

183 Ebd.
184 Hirschfeld 1912a, S. 244 f.
185 Dritte Abrechnung 1900, S. 483; Hirschfeld/Spohr 1901, S. 616.
186 Hirschfeld 1899b, S. 5.
187 Ebd., S. 26.

von 1930 hieß er *Psychobiologischer Fragebogen* – und mit immer mehr Fragen neu erschien. Als eine Art Anleitung für den Gebrauch heißt es in der 1899er Version: „Die Beantwortung des folgenden Fragebogens, auch wenn sie sich nicht auf sämtliche Punkte erstreckt, ist dem W.-h. C. äusserst erwünscht und wird die Einsendung an die in dem Vorwort angegebenen Adressen unter Zusicherung strengster Diskretion erbeten."[188] Betrachtet man die Karriere des Fragebogens als Instrument empirischer Sexualforschung über die Jahrzehnte, dann fällt auf, dass Hirschfeld zwar stets betont, das „in vielen Tausenden von Fragebogen angehäufte Material" sei für die Forschung „von unschätzbarem Wert", schließlich aber bedauert, dass es „zu Forschungszwecken bisher leider nur zum geringen Teil ausgenutzt werden konnte" und zwar wegen Zeitmangel. Den nicht unwesentlichen Nutzen des Fragebogens für den Befragten sieht Hirschfeld in einem therapeutischen Effekt: „Wer sich seiner Beantwortung unterzieht (und ihn uns übersendet), leistet damit nicht nur der wissenschaftlichen Forschung einen Dienst, nicht nur dem Arzte, der ihm raten und helfen soll, sondern auch sich selbst. Die Erfahrung hat uns gezeigt, daß in dieser Selbstprüfung und Selbsterkenntnis etwas ungemein Klärendes und Beruhigendes und damit eine Selbstbehandlung und Selbstbeeinflussung liegt, die in vieler Hinsicht die meisten psychischen Behandlungsmethoden übertrifft."[189]

Der Hasenscharten-Vergleich (Homosexualität als „angeborene Mißbildung" wie Hasenscharte, Wolfsrachen u. ä.), der in *Sappho und Sokrates* viermal bemüht wurde, taucht drei Jahre später nur noch einmal auf, als Hirschfeld es „bedauerlich" nennt, dass die Homosexualität bei Neugeborenen nicht ebenso ad oculos erkannt werden könne wie etwa die Hasenscharte.[190] Bedenken, dass die Triebrichtung beim Menschen anders als körperliche Anomalien möglicherweise doch nicht vorgeburtlich fixiert sein könnte, scheint Hirschfeld nicht zu hegen. Immerhin hat er im neuen Jahrhundert in seinen Schriften die Hasenscharte nicht mehr erwähnt.

Anders als in *Sappho und Sokrates* wird im *Jahrbuch*-Aufsatz erstmals die Frage nach dem Geschlechtsunterschied erörtert, was eine scharfe Kritik durch die Schriftstellerin Martha Asmus hervorrief. Hat Hirschfeld 1896 bei der Richtung des Sexualtriebs drei Gruppen (Homo-, Hetero-, Bisexuelle) unterschieden, die irgendwie mit der vorgeburtlichen Entwicklung seit der „fünften Fötalwoche" zusammenhängen, so konstruiert er 1899 fünf Gruppen von „Durchschnittstypen", um den Unterschied zwischen Mann und Frau zu bestimmen: (1) Bau der Keimdrüsen, (2) Aus- und Einfuhrwege der Keimzellen, (3) körperliche Eigenschaften nach der Pubertät, (4) „geistige Unterschiede", (5) Richtung des Geschlechtstriebs.[191] Mit der Aufzählung geistiger Geschlechtsunterschiede, die er der „täglichen Erfahrung" entnimmt, wagt er sich auf ein empirisch-naturwissenschaftlich völlig ungesichertes, dabei seit dem Erstarken der damaligen Frauenbewegung umkämpftes Terrain, auf dem er dennoch

---

188 Ebd.
189 Hirschfeld 1928b, S. 44.
190 Hirschfeld 1899b, S. 5.
191 Hirschfeld 1899b, S. 8 f.

eine gute Figur macht, indem er die von der täglichen Erfahrung geglaubte eindeutige Grenze zwischen den Geschlechtern zugunsten seiner sexuellen Zwischenstufen untergräbt. Auf Seite 9 ist das Durchschnittsweib „reproduktiver, anhaltender, treuer, praktischer, gemütvoller, reizbarer, kindlicher, äusserlicher, kleinlicher als der Mann. Der Mann aktiver, produktiver, wechselnder, unternehmungslustiger, ehrgeiziger, härter, abstrakter als das Weib." Auf Seite 13 steht es „dem Kinde näher wie der Durchschnittsmann. In ihrer Anhänglichkeit, ihrer verhältnismässig grossen Empfänglichkeit für kleine und der verhältnismässig geringen Empfänglichkeit für grosse Ereignisse, in der Disposition zum Weinen, Lachen, Schmollen, Erröten, Zürnen, ihrem Hassen und Lieben, in ihren abergläubischen Instinkten hat sich das Weib vom Kinde nicht gar weit entfernt." Daraus folge aber „durchaus an sich keine Inferiorität des weiblichen Geschlechts. Im Gegenteil, sie befinden sich mit dieser kindlichen Art in bester Gesellschaft, in der Gesellschaft des Genies. Durchaus zutreffend sagt Havelock Ellis: ‚Betrachten wir die höchsten menschlichen Typen, wofür ja die genialen Menschen gelten, so finden wir eine überraschende Annäherung an den kindlichen Typus [...] ihr allgemeiner Gesichtsausdruck wie ihr Temperament erinnern an das Kind.'"[192]

Vollends relativiert werden alle womöglich latent und heimlich in den Aufzählungen enthaltenen Negativbewertungen, wenn er die „sehr vielen Ausnahmen" erwähnt, die die Zuordnung „geistiger Unterschiede" verkomplizieren:

> „Es giebt Männer mit dem zarten weichen Gemüt einer Marie Baskiertschew [eine russisch-französische Malerin und Tagebuchschreiberin], mit weiblicher Treue und Schamhaftigkeit, mit überwiegend reproduktiver Veranlagung, mit fast unüberwindlicher Neigung zu weiblichen Beschäftigungen wie Putz und Kochen, auch solche, die an Eitelkeit, Koquetterie, Klatschsucht und Feigheit das weibischste Weib hinter sich lassen, und Frauen giebt es, welche wie Christine von Schweden an Energie und Großzügigkeit, wie Sonja Kowalewsca an Abstraktheit und Tiefe, wie viele moderne Frauenrechtlerinnen an Aktivität und Ehrgeiz, welche an Vorliebe zu männlichen Spielen wie Turnen und Jagen, an Härte, Rohheit und Tollkühnheit den Mann hoch überragen. Es giebt nicht eine spezifische Eigenschaft des Weibes, die sich nicht auch gelegentlich beim Manne, keinen männlichen Charakterzug, der sich nicht auch bei Frauen fände."[193]

All diese Bekenntnisse zum geschlechtlichen Egalitarismus verhinderten nicht, dass Martha Asmus gerade diesen Punkt bei Hirschfeld kritisierte, denn „tägliche Erfahrung" ist keine geeignete Grundlage für Aussagen über Durchschnittsweib und -mann, die wissenschaftliche Geltung beanspruchen könnten. Asmus stellt Hirschfelds gesamtes Entwicklungsmodell infrage und unterstellt ihm grobe Werturteile, wenn sie feststellt: „Wie der Urning einen zurückgebliebenen Mann darstellen soll und die Urninde ein zu weit vorgeschrittenes Weib, ist nicht ersichtlich."[194] Und zu der Ansicht, Durchschnittsmänner seien bessere Denker, Durchschnittsfrauen seien treuer

---

192 Ebd., S. 13 f.
193 Ebd., S. 21 f.
194 Asmus 1899, Sp. 1146.

und neigen zu weiblichen Tätigkeiten, verweist sie auf andere Alltagserfahrungen: „Wie nach Dr. Hirschfeld bei dem Manne das schärfere Denken als Geschlechtsmerkmal gelten soll, so bei der Frau die Treue und die Neigung zu ‚weiblichen Beschäftigungen'. Leider widerspricht aber die Erfahrung der Behauptung, daß das Weib hervorragend treu geartet ist [...]. Ach, und die ewig weiblichen Beschäftigungen werden, fürchte ich, auch keinen genügenden Erkennungsanhalt geben! Trotz aller Dressur von Babies-Beinen an machen sich die Uebergriffe der Mädchen auf den Boden privilegiert-männlicher Beschäftigungen nur zu oft geltend."[195] Schließlich stellt sie die genauso spekulative Gegenthese zu Hirschfelds Alltagspsychologie auf: „In den genannten Verstandes- und Gemüts-Eigenschaften gibt es zwischen Mann und Weib keine graduellen Unterschiede."[196] Was die homosexuelle Triebrichtung betrifft, so weist sie auf einen Sachverhalt hin, den Hirschfeld selbst in *Sappho und Sokrates* erörtert, ohne zunächst daraus Konsequenzen zu ziehen, die psychische Hermaphrodisie.[197]

Eugen Wilhelm wies Asmus' Kritik zurück: „Diese Einwände scheinen uns nicht gerechtfertigt. Die Verschiedenheit des Geistes und des Gemüts [...] stellt zweifellos im Durchschnitt – und gerade nur vom Durchschnitt will ja Hirschfeld sprechen – Unterscheidungsmerkmal der beiden Geschlechter dar, womit Ausnahmen und sogar zahlreiche Ausnahmen nicht ausgeschlossen sind."[198]

Asmus' Kritik verweist indes auf ein Problem, das Hirschfeld mehrfach anspricht und das letztlich durch biologische Mutmaßungen nicht lösbar ist: Wie könnte man sich die Entstehung von Gefühlen und Gedanken vorstellen, also von Eigenschaften, die nicht einfach mit der Anatomie des Körpers erklärbar sind, zwar irgendwie mit der Nerventätigkeit als physischem Substrat und den individuellen Erfahrungen zusammenhängen, aber im Detail noch völlig unerforschlich scheinen? Die Zuordnung einiger Gefühlsarten zu einem der beiden Geschlechter ist alles andere als eine Erklärung, allenfalls ein Versuch, Erfahrungen und Ansichten des Alltagslebens zu ordnen und zu verallgemeinern.

Soweit ich sehe, hat Hirschfeld nur einmal, 1910 in seinem Buch *Die Transvestiten*, eine Äußerung über männliche Überlegenheit getan, doch da ging es nicht um Durchschnittsmänner und -frauen, die weiterhin gleichwertig und gleichberechtigt bleiben, sondern um geniale Männer und ihre „Höchstleistungen der Kultur". Ihm fehlt der Beweis, dass Frauen jemals genau so viele Höchstleister stellen können wie Hirschfelds eigenes Geschlecht:

> „[...] es ist sehr fraglich, ob ihre [der Frauen] Begabung für die Höchstleistungen der Kultur, die Schaffung auserlesener Meisterwerke in Technik, Kunst und Wissenschaft, ausreichend ist. Wenn manche Vertreterinnen der Frauenbewegung [...] behaupten, der Mangel an genialischen Leis-

---

195 Ebd.
196 Ebd.
197 Ebd., Sp. 1147
198 Wilhelm 1900, S. 375.

tungen und epochalen Schöpfungen käme daher, weil die Frauen zu ungestörter Entfaltung ihrer Entwicklungsmöglichkeiten bisher keine Gelegenheit gegeben sei, so bin ich mit dem Leipziger Naturforscher Wilhelm Ostwald und anderen der Meinung, dass ‚die systematische Unterdrückung von Seiten der Männer' hier nicht sowohl in Betracht kommt, als vielmehr die natürliche Beschaffenheit der Frauen an und für sich.“[199]

Dieser ideologische Fehltritt ohne erkennbares Motiv – wollte Hirschfeld seinem alten Monistenfreund Ostwald etwas Nettes sagen? – ist gewiss nicht vergleichbar mit den Frauen hassenden Tiraden Schopenhauers und Nietzsches oder mit denen seiner Zeitgenossen Weininger und Möbius, dennoch rächt sich hier sein Hang, alles Psychische zu naturalisieren und vorschnell Zusammenhänge zu konstruieren. Der Mann soll „von Natur mehr Spielraum“ zur Entwicklung der „sonstigen Körper- und Geisteskräfte“ besitzen, weil er von der „Sexualsphäre somit unabhängiger“ ist als die Frau. Somit? Da der Mann stärkere Knochen und Muskeln besitzt und beim Sex „mehr der aktive, aggressive, aufsuchende, inkubierende, abgebende Teil“ ist, hat er irgendwie mehr als die Frau das Zeug zum Genie.[200] Wenn sich Hirschfeld an dieser Stelle zwar dem patriarchalisch-antifeministischen Zeitgeist annähert, so ändert dies nichts an der stets wiederholten Überzeugung, Frauen und Männer seien nicht gleichartig aber gleichwertig und sollten gleichberechtigt sein.

Martha Asmus' Schwierigkeiten mit der Lektüre der Hirschfeldschen Darlegungen zu Weiblichkeit/Männlichkeit wiederholen sich, ungeachtet aller Klarstellungen, bis in unsere Zeit. Einen Schritt weiter als einst Charlotte Wolff geht Claudia Bruns, wenn sie behauptet, Hirschfeld gehöre wie Freud und Blüher zu denen, die den „femininen Homosexuellen abwerteten“, zudem sei Hirschfelds Werk „nicht frei von antifeministischen Argumenten“; Belege für diese Thesen nennt Bruns nicht.[201]

Die drei genannten Autorinnen unterliegen offenbar einer ähnlichen Fehllektüre Hirschfeldscher Texte. Sie gehen davon aus, dass Hirschfeld bei seinen phänomenologischen Beschreibungen der Geschlechtsunterschiede, wie sie sich im Alltagsleben seiner Zeit zeigten, moralisch gewertet habe. Ausdrücke wie „Eitelkeit, Koketterie, Klatschsucht und Feigheit“ werden an der angegebenen Stelle gerade zur Illustration der Aussage gebraucht, es gebe *keine* geschlechtsspezifische Eigentümlichkeit, die nicht bei beiden Geschlechtern vorkomme. Wenn er beim „Durchschnittsmann“ und beim „Durchschnittsweib“ – zwei statistische Konstrukte, die nichts über das konkrete Individuum aussagen, erst recht nichts Wertendes – spezifische Merkmalshäufungen sieht, sollte dies nicht mit einem Werturteil über diese Eigentümlichkeiten verwechselt werden. Ähnliches gilt übrigens für die häufig verwendeten Ausdrücke normal/anormal, die Hirschfeld nicht hierarchisch wertend gebraucht, sondern stets, um ein zahlenmäßiges Mehrheits- und Minderheitsver-

---

199 Hirschfeld 1910b, S. 277 f.
200 Ebd., S. 279.
201 Bruns 2011, S. 162, 181.

hältnis zu bezeichnen, also „normal" nicht im Sinne einer moralischen Bewertung, sondern als Deskription eines Mengenverhältnisses.

Numa Praetorius

Eugen Wilhelm, anfangs noch Amtsrichter in Straßburg, später, nachdem er, um einem Disziplinarverfahren wegen seiner entdeckten Homosexualität zuvorzukommen, im April 1908 aus dem preußischen Justizdienst ausschied,[202] Rechtsanwalt dortselbst, war der produktivste Autor im *Jahrbuch für sexuelle Zwischenstufen.* Er schrieb stets unter dem Pseudonym Numa Praetorius und war in den meisten der 23 Bände oft mit mehreren Beiträgen vertreten.

Wilhelm gehörte zwar nicht zu den WhK-Gründern, doch scheint er spätestens im Herbst 1897 über Eduard Oberg den Kontakt aufgenommen zu haben. Datiert „16. August – 1. November 1897" notiert er in seinem Tagebuch: „Briefwechsel mit Oberg aus Hannover und Spohr. Ein Urningskomitee wurde gegründet, das für die Abschaffung des § 175 petitioniert. Viele Unterschriften wurden gesammelt. Ich habe 200 Mark geschickt."[203] Unter anderm ist es dieser Eintrag, der es ermöglicht, Hirschfelds Mitteilung – „Er kam zu uns über Krafft-Ebing, mit dem er in wissenschaftlichem Meinungsaustausch stand."[204] – dahingehend zu präzisieren, dass es Eduard Oberg war, der Wilhelms Verbindung zum WhK herstellte. Krafft-Ebing war es aber, der den Kontakt zwischen Oberg und Wilhelm vermittelt hatte.[205] Zudem wissen wir, dass Wilhelm bereits im Juni 1894 gegenüber Krafft-Ebing vorschlug, dem Reichstag eine „Petition zur Abschaffung des Paragraphen" einzureichen, worauf ihm aus Wien die im März erschienene Denkschrift zum Thema *Der Conträrsexuale vor dem Strafrichter* zugesandt wurde.[206] Die Lektüre beflügelte ihn dermaßen, dass er gemeinsam mit einem anonymen Gesinnungsgenossen – Wilhelm war wohl auch 1895 nicht der vereinsamte Einzelkämpfer, als der er erscheint – 350 Mark und eine Liste mit 200 Anschriften von Prominenten und Juristen an Krafft-Ebing einsandte und ihn bat, die Denkschrift dorthin zu verschicken. Der Wiener Psychiater scheint dies tatsächlich getan zu haben und teilte Wilhelm mit, es seien vier zustimmende Antworten eingetroffen, drei von Gerichtspräsidenten und eine von einem Herrn Oberg. Oberg stand gewiss nicht auf Wilhelms Adressenliste. Er wird sich die Broschüre im Buchhandel gekauft haben. Wilhelm im Tagebuch: „Am merkwürdigsten ist, dass er [Oberg], mit anderen Urningen in Verbindung treten möchte und Krafft die Erlaubnis erteilt hat, vertrauenswürdigen Urningen seinen Namen weiterzugeben"[207].

---

202 Dubout & Wolfert 2013, S. 14.
203 Ich danke Kevin Dubout für die Mitteilung des aus dem Französischen übersetzten Zitats.
204 Hirschfeld 1986, S. 62.
205 Dubout 2014, S. 26.
206 Ebd., S. 21.
207 Ebd., S. 26.

Bald nahm Wilhelm mit Oberg Kontakt auf, was zwei Jahre später zu Wilhelms Mitarbeit beim WhK führen sollte. Der erste Jahrbuchband enthält dann auch eine lange Abhandlung über „Die strafrechtlichen Bestimmungen gegen den gleichgeschlechtlichen Verkehr historisch und kritisch dargestellt", in der vom dritten Buch Moses bis zum Paragrafen 175 alle einschlägigen Bestimmungen weltweit, sofern Wilhelm sie zur Kenntnis nahm, Revue passieren. Der Aufsatz schließt mit einer Petitions-Prophetie: „Die Petition ist auch an den neugewählten Reichstag gerichtet worden und die Bestrebungen im Sinne einer Beseitigung der Strafandrohung werden nicht aufhören, bis sie gefallen ist."[208]

Wilhelm hat die Petition erst 1902 unterschrieben, zusammen mit zwei Münchener Angehörigen des Kreises um den Dichter Stefan George (Karl Wolfskehl und Alfred Schuler) und mehreren hundert anderen.[209] Seine WhK-Aktivitäten versah er hauptsächlich von seiner Heimatstadt Straßburg aus. Er reiste zwar häufiger nach Berlin, unternahm Reisen in andere europäische Länder und nach Nordafrika, lebte und arbeitete aber stets in Straßburg, wo er 1951 im 85. Lebensjahr verstarb.

Seine letzten beiden Veröffentlichungen im WhK-Umfeld erschienen im *Jahrbuch* von 1922: „Bibliographie der Homosexualität aus den Jahren 1917 und 1918 (mit Ausschluß der Belletristik)" und „Die Homosexualität in Frankreich und Italien in den Jahren 1910, 1911, 1912", danach gab es bis zum letzten Heft vom März 1932 in der völlig WhK-fernen *Zeitschrift für Sexualwissenschaft* mehrere Aufsätze zur Geschichte der Homosexualität aus Wilhelms Feder.[210] Seitdem scheint Wilhelm weder in Frankreich (Straßburg gehörte seit 1918 zu Frankreich) noch im deutschsprachigen Raum etwas Sexualwissenschaftliches publiziert zu haben. Eine Verbindung zum WhK existierte immerhin bis zuletzt. Kurt Hiller, der seit 1908 im WhK mitarbeitete und dessen erweiterte Dissertation *Das Recht über sich selbst* Wilhelm im gleichen Jahr im wesentlichen positiv besprach, scheint mit ihm weiterhin in Verbindung gestanden zu haben, und in einem Brief, den er in seinem Londoner Exil von Wilhelm erhielt, teilt er mit, er habe ein umfangreiches Manuskript über die Homosexualität des Mannes und des Weibes in Frankreich abgeschlossen und dafür einen Verleger gefunden.[211] Ein solches Buch ist indessen nie erschienen.

Die erwähnte Rezension von 1908 bietet einen Einblick in einen grundlegenden Dissens zwischen Hiller und Hirschfeld. Hiller hat in *Das Recht über sich selbst* behauptet, es komme für die Strafwürdigkeit des homosexuellen Verkehrs nicht darauf an, ob der homosexuelle Trieb angeboren oder erworben sei. Wilhelm widerspricht dieser Ansicht teils mit Hirschfeldschen Argumenten:

> „Das ist richtig, wenn man die Erwerbung des Triebes als in der Kindheit oder Pubertät durch zwingende Assoziationen oder andere, eine förmliche Geschlechtsrichtung auf das eigene Ge-

---

208 Wilhelm 1899, S. 158.
209 Neunzehnter Bericht 1904, S. 19.
210 Walravens 1984.
211 Herzer 2004, S. 33.

schlecht bewirkende Umstände verursacht auffaßt; sollte dagegen mit ‚Erwerbung' eine Entstehung der Homosexualität nach der Pubertät durch Verführung, schlechte Gewohnheiten, Exzesse im heterosexuellen Verkehr usw. gemeint sein, dann hätte die Unterscheidung über die Entstehungsart wohl auch für die strafrechtliche Beurteilung Bedeutung, weil dann die Anhänger der Strafe in dem homosexuellen Verkehr nichts weiter als ein strafwürdiges Laster sehen und in der Möglichkeit derartiger Erwerbung homosexueller Laster eine Ansteckungsgefahr erblicken."[212]

Warum ist Wilhelm die Vorstellung so fremd, man müsse den Anhängern der Strafe eine andere moralische Bewertung des homosexuellen Verkehrs nahebringen, wonach dieser genauso wenig ein Laster ist wie jeder andere einverständige Geschlechtsverkehr? Ist hier eine Art schwuler Selbsthass im Spiel, nach dem er sich und seinesgleichen mit Krafft-Ebing nur als „Stiefkinder der Natur" oder mit Hirschfeld als von einem Fluch der Natur Gezeichnete sieht?[213] Kurt Hiller, geboren 1885, gehörte einer anderen Generation an als die beiden 1866 und 1868 geborenen WhK-Veteranen und konnte sich womöglich deshalb leichter von derartigen Selbstbildern emanzipieren.

Das WhK am Anfang des zwanzigsten Jahrhunderts

Die Herausgeber des ersten Jahrbuchbandes drücken im Vorwort ihre Hoffnung aus, die Strafbestimmung gegen homosexuelle Männer werde noch im alten Jahrhundert fallen.[214] Doch selbst wenn Bebel in seiner Reichstagsrede weniger halbherzig agiert hätte, erscheint es unvorstellbar, dass die Anhänger der Strafe im Reichstag so schnell ihre Ansichten geändert hätten. Immerhin brachte das neue Jahrhundert eine deutliche Vermehrung der Anhänger der Straffreiheit, ein Aufblühen des WhK und eine zunehmende Aufmerksamkeit der Presse für seine Forderungen.

Im „Jahresbericht 1901" bezeichnet sich Hirschfeld erstmals als „Vorsitzenden des Komitees", dem ein bezahlter Sekretär beigegeben wurde; „wenn man erfährt, dass die Zahl der 1901 in urnischen Angelegenheiten eingegangenen Schreiben mehrere tausend, die der zu demselben Zweck erfolgten Besuche über 1000 betrug"[215], dann werde jeder die Notwendigkeit der Neuerung einsehen. Später wird Hirschfeld dieses ersten WhK-Angestellten gedenken: „Der erste Sekretär des Komitees war Richard Grunowski aus Tilsit in Ostpreußen, ein wackerer Mann, dessen von Selbstmordversuchen herrührende Narben Zeugnis ablegen von den Qualen seiner Seele."[216]

Weitere Neuigkeiten betreffen die Expansion des Komitees über Charlottenburg und Leipzig hinaus sowie die inzwischen gewachsene Organisationsstruktur: „Die Einrichtung des Sekretariats gestattet auch eine regelmässige Verbindung der Centrale

---

212 Wilhelm 1908a, S. 306.
213 Krafft-Ebing 1894, S. 31; Hirschfeld 1896, S. 3.
214 Vgl. Vorwort 1899, S. 3.
215 Hirschfeld 1902, S. 974.
216 Hirschfeld 1986, S. 57.

mit den Subkomitees, von denen einige, wie das Hamburgische unter Dr. C. Th. Hoefft (Börsenbrücke 7), das Hannoversche unter J. Heinr. Dencker, Fabrikbesitzer in Sulingen (Hannover) und das Südwestdeutsche unter Leitung des Rittergutsbesitzers Jansen in Friemen (bei Waldkappel-Cassel) in dankenswerter Weise eine besonders rührige Thätigkeit entfaltete."[217]

Die Centrale befindet sich nunmehr in Hirschfelds Charlottenburger Wohn- und Praxisräumen. In Spohrs Leipziger Firma werden nur noch die Finanzen verwaltet und die Druckschriften hergestellt. Das WhK tritt zu „ordentlichen" Sitzungen zusammen, die schon bald durchgezählt und „Konferenzen" genannt werden. So wurde die „VII. Konferenz" am 30. Juni 1901, die achte am 12. Januar des nächsten Jahres abgehalten. Seit Mai 1901 fanden neben den mehr geschäftlichen Konferenzen „Monatsversammlungen statt, welche unter lebhafter Beteiligung wissenschaftlichen Fragen, künstlerischen Darbietungen sowie geselligem Meinungsaustausch gewidmet waren."[218] Im März 1902 hatte das WhK „ca. 130 Fondszeichner"[219] oder Mitglieder, eine Zahl, die bis April 1907 auf „ca. 500 Mitglieder" anwachsen wird[220], dann aber abrupt anlässlich der so genannten Sensationsprozesse „um mehr als die Hälfte" abnimmt[221]. Das Protokoll der „Winterkonferenz VIII" am 12. Januar 1902 verzeichnet die genaue Anschrift, die bis in den Weltkrieg hinein beibehalten wurde: „Hotel Altstädter Hof, Berlin C, Neuer Markt 8–12"[222], nahe am Schloss gegenüber der Marienkirche.

Grundlage aller Aktivitäten des WhK waren die Finanzen, die Summe der Spenden, die in den „Fonds zur Befreiung der Homosexuellen" einkamen und in Spohrs Abrechnungen verzeichnet waren. Die jährlichen Einnahmen vervielfachten sich von 2.271,65 Mark 1897 auf 18.190,69 Mark 1905.[223] Einen Tiefpunkt erreichten die Einnahmen infolge diverser Krisen, von denen noch die Rede sein wird, 1909 mit 6038,11 Mark. Ab 1910 ging es wieder aufwärts (Einnahmen 1913: 12.410,83 Mark), aber seit 1914 gab es keine veröffentlichten Jahresbilanzen mehr, nur noch Quittungslisten über erhaltene Spenden und Fondsbeiträge. Der Geldsegen der frühen Jahre ermöglichte eine Agitation und Propaganda auf quantitativ immer höherem Niveau: der Umfang des *Jahrbuchs* wuchs von 280 Seiten des ersten Jahrgangs auf 1365 Seiten im fünften Jahrgang (nahm danach aber stark ab, auf 246 Seiten im letzten Jahrgang, 1923). Viele Exemplare des Jahrbuchs gingen gratis an Reichstagsabgeordnete, andere Politiker, Zeitungsredaktionen und Bibliotheken. Desgleichen verschickte man Dossiers über die Vereinbarkeit von Homosexualität und Christentum, vom katholischen oder evangelischen Standpunkt betrachtet, an Amtsträger beider Großkirchen. Hirschfeld verfasste eine „Volksschrift" *Was soll das Volk vom dritten Geschlecht wissen?*, die in

---

217 Ebd.
218 Ebd.
219 Pfäfflin/Herzer 1998, S. 5.
220 MbWhK 1907, S. 90.
221 Weil 1923, S. 183.
222 Pfäfflin/Herzer 1998, S. 4.
223 Hirschfeld/Spohr 1906, S. 940.

sehr hoher Auflage für 10 Pfennige im Straßenhandel verkauft, meist aber gratis zwecks Agitation und Mitgliederwerbung verteilt wurde. Vor allem aber ging es um die Petition, die dem neuen Reichstags bei seiner konstituierenden Sitzung am 14. November 1900 vorgelegt und zuvor „an über 8000 höhere Verwaltungsbeamte, Landräte, Bürgermeister, Justiz-, Polizei- und Eisenbahnbeamte" versandt worden war,[224] was die Zahl der Unterzeichner auf weit über tausend ansteigen ließ. Im nächsten Jahr schickte man die Petition „sämtlichen deutschen Richtern – gegen 8000 – zu Kenntnisnahme"[225] und erhielt so die Unterschriften weiterer „65 Richter und Staatsanwälte".[226]

Der Rostocker Professor der Rechte Friedrich Wachenfeld hatte zuvor in seinem Buch *Homosexualität und Strafgesetz*, der ersten umfassenden und fundamentalen Kritik am WhK-Standpunkt und an der Theorie Krafft-Ebings, gerügt, dass zwar „230 Journalisten und Künstler", aber nur „6 Richter und 1 Staatsanwalt a. D." die WhK-Petition unterschrieben hätten.[227] Auf 150 Seiten begründet Wachenfeld seine Ansicht, es gehe um das „Interesse der Erhaltung des Staates, der durch die widernatürliche Unzucht in seinen Grundlagen gefährdet und eventuell gar in seiner Existenz bedroht wird".[228] Auf hundert Seiten im *Jahrbuch* bemühte sich Eugen Wilhelm um eine Zurückweisung des Wachenfeldschen Angriffs.[229]

Einen anderen neuen Ton brachten im gleichen Jahr zwei Vortragsredner auf der „73. Versammlung deutscher Naturforscher und Ärzte" in Hamburg in die Debatte der wissenschaftlichen WhK- und Krafft-Ebing-Gegner ein. Der Nervenarzt Dr. Saenger und der Privatgelehrte Schimmelbusch forderten in ihren Referaten, homosexuelle Straftäter zwangsweise in Heilanstalten resp. in „Zwischenanstalten", die von Gefängnissen und Irrenanstalten zu unterscheiden seien, unterzubringen.[230] Solche Ansichten waren damals zwar extrem und außenseiterisch, bringen aber nichtsdestoweniger eine sich formierende, zunächst von den christlichen Sittlichkeitsvereinen ausgehende, dann von Professor Wachenfeld in wissenschaftlicher Fachsprache artikulierte, allmählich anschwellende Opposition gegen den homosexuellen Befreiungskampf zum Ausdruck.

Zunächst aber entwickelte sich dieser Befreiungskampf derart erfreulich, dass die Befreiungskämpfer schon – mehr zweckoptimistisch als ernsthaft – mit der kurz bevorstehenden Streichung des Paragrafen 175 rechneten. Der Chef des Reichsjustizamts und Staatssekretär Arnold Nieberding empfing Hirschfeld am 15. Mai 1899 zu einem Gespräch und äußerte die Ansicht, dass „die passendste Gelegenheit, in dieser

---

224 Hirschfeld 1901b, S. 602.
225 Hirschfeld 1902, S. 960.
226 Wilhelm 1902, S. 675.
227 Wachenfeld 1901, S. 4.
228 Ebd., S. 144.
229 Vgl. Wilhelm 1902, S. 670 ff.
230 Vgl. Hirschfeld 1902, S. 963 ff.; Hirschfeld 1986, S. 175.

Richtung vorzugehen" in vier bis fünf Jahren gegeben sei, da dann „eine Revision des Reichsstrafgesetzbuchs sicher zu erwarten" sei.[231]

Vorher aber kommen, nachdem das WhK ein reiner Herrenklub gewesen ist, die urnischen Damen ins Spiel:

> „Wir hatten zuerst Anfang des Jahres 1901 begonnen, geistig hochstehende, namentlich urnische Damen für unsere Arbeit zu interessieren und sind dieselben seitdem ein fast unentbehrlich erscheinender Bestandteil aller unserer Veranstaltungen geworden. Sind der homosexuellen Frau auch in Deutschland keine gesetzlichen Beschränkungen auferlegt, so hat sie doch auch unter der Unkenntnis ihrer Natur in mannigfachster Weise zu leiden. Der homosexuelle Mann und die homosexuelle Frau stehen in naturgemässer Verwandtschaft zu einander und gehören thatsächlich zu einem III. Geschlecht, das den beiden anderen gleichberechtigt, wenn auch nicht gleichartig gegenübersteht."[232]

Im Protokoll vom 19. Februar 1902, das der neue Sekretär verfasste und an die „Vertrauensmänner in der Provinz" verschickte, wird über die Monatsversammlung vom 15. Februar berichtet, auf der hundert Anwesende, „darunter cr. 30 Damen und zum ersten Male auch Herr Dr. Albert Moll", über das Thema des Abends „Uranismus und Frauenfrage" diskutierten.[233] Die urnischen Damen mögen vielleicht in den folgenden Jahren als unentbehrlicher WhK-Bestandteil erschienen sein, auf allen Aktivitätsfeldern des WhK blieben sie stets eine winzige Minderheit.

Eine Organisationsstruktur zeichnet sich ab, zunächst nur die Person des Vorsitzenden und eine unbekannte Zahl von „Vertrauensmännern" umfassend, die seit März 1902 „Obmänner" hießen und zum wichtigsten Handlungsorgan des WhK werden sollten.[234] Die ersten beiden Damen, die ins „Obmänner-Kollegium" gewählt wurden, die Schriftstellerin Toni Schwabe[235] und die Polizistin Gertrud Topf[236], bereicherten erst seit ihrer Wahl im April 1910 das Herren-Kollegium: „Auf vielseitig, auch aus Frauenkreisen geäußerten Wunsch wurden zum ersten Male zwei Damen als weibliche Obmänner gewählt."[237] Im August 1920 wählte die General-Versammlung erstmals eine Frau, Margarete Dost, in den WhK-Vorstand. Dost war bereits 1911 zur Obmännin gewählt worden.[238] Doch schon 1926 ergaben die Vorstandswahlen wieder einen reinen Männervorstand[239], was sich bis zur Selbstauflösung des WhK am 8. Juni 1933 nicht mehr ändern wird.

Ein ähnliches Missverhältnis zwischen den Geschlechtern findet man auch unter den *Jahrbuch*-Autoren: Etwa 80 Männern stehen elf Frauen gegenüber. Zehn Männer

231 Hirschfeld 1901b, S. 601.
232 Wilhelm 1902, S. 975.
233 Pfäfflin/Herzer 1998, S. 5.
234 Vgl. Ebd.
235 Zu Schwabe vgl. Herzer 1997a, S. 47.
236 Zu Topf vgl. den Nachruf in: Komiteemitteilungen 1918, S. 203.
237 Komiteemitteilungen 1910, S. 441.
238 Komiteemitteilungen 1911, S. 445.
239 MittWhK Nr. 1 (August 1926), S. 2.

schrieben pseudo- oder anonym, zwei Frauen ebenfalls, also mehr als zehn Prozent der Männer wagten nicht unter dem wirklichen Namen zu publizieren, bei den Frauen war der Prozentsatz fast doppelt so hoch. Gewiss spiegelt sich in diesen Zahlen auch das fatale Wechselspiel von Männerherrschaft und Frauenunterdrückung, das das gesamte damalige Gesellschaftsleben deformierte; das WhK war Teil des Ganzen und reflektierte, wie gebrochen auch immer, den Geschlechterkampf in der großen Welt.

Der Gymnasialprofessor Karl Friedrich Jordan brachte im *Jahrbuch* von 1900 im Aufsatz „Die Frauenfrage und die sexuellen Zwischenstufen" den Gedanken der naturgegebenen Männerherrschaft drastisch zum Ausdruck, dürfte damit aber kaum die WhK-Mehrheitsmeinung repräsentieren: Jordan hält es für eine Tatsache der Erfahrung, „dass fast in allen Gegenden der Erde der Mann die Herrschaft über das Weib erlangt hat". Wie das möglich war, erklärt Jordan, indem er behauptet, dem Mann sei „über das Weib eine gewisse, unbestreitbare Ueberlegenheit, sei es in körperlicher oder in geistiger Beziehung oder in beiden" eigen. Dies kann er nicht anders erklären „denn als eine dem Manne angeborene, zu seinem Wesen, seiner Natur gehörige Eigenschaft".[240]

Immerhin haben Hirschfeld und die anderen AutorInnen des *Jahrbuchs* die Jordansche Geschlechterphilosophie nicht übernommen, nur toleriert.

Männliche Kultur

Nach Abbruch einer Ausbildung zum Volksschullehrer wechselte der damals 21-jährige Adolf Brand ins Verlagsgeschäft und gründete 1896 im Haus seiner Eltern im südöstlich von Berlin gelegenen Wilhelmshagen die Zeitschrift *Der Eigene*. Im nächsten Jahr mietete er sich Verlagsräume in Charlottenburg in der Nähe von Hirschfelds Wohnung und Arztpraxis, Berlinerstraße 137[241], später Wilhelmsplatz 1a. Die ersten zehn Ausgaben des *Eigenen* haben mit der Befreiung der Homosexuellen nichts zu tun, propagieren stattdessen eine anarcholiberalistische Ideologie („gegen alle [...] sozialistischen und kommunistischen Ideale", als Mittel „zur wirtschaftlichen Befreiung [...] den Freien Markt" usw.[242]), garniert mit Nietzsche- und Stirner-Zitaten sowie Essays zur Bodenreform-, Freiland- und Genossenschaftsbewegung. Die Wende zu Freundesliebe, Lieblingminne und männliche Kultur[243] wird im zweiten Jahrgang 1898 eingeleitet und im folgenden Jahr mit Kupffers „Die ethisch-politische Bedeutung der Lieblingminne" manifest.

---

240 Jordan 1900, S. 213.
241 Berliner Adressbuch 1898, S. 148.
242 Keilson-Lauritz 1997, S. 72; Zitate aus einem Prospekt für *Der Eigene* vom Januar 1896.
243 Der Ausdruck findet sich erstmals bei Kupffer 1899, S. 183: „Im Angesicht der Emanzipation, der Selbstweidung des Weibes bedürfen wir einer Emanzipation des Mannes zur Wiederbelebung einer männlichen Kultur."

Die Beziehung der Autoren im *Eigenen* zum WhK gestaltete sich während der folgenden drei Jahrzehnte prekär und wechselvoll. Die erwähnte Zurückweisung der Kritik Kupffers an den Ansichten Ulrichs' und Hirschfelds schloss Eugen Wilhelms Lob für die Zeitschrift *Der Eigene* keineswegs aus, und auch nicht seine Mitarbeit. So rezensierte er im ersten Heft des frisch homosexuell gewendeten *Eigenen* vom Juli 1898 die gerade erschienenen Tagebücher des Dichters August von Platen. Zahlreiche Autoren des *Jahrbuchs* werden in den nächsten Jahrzehnten seinem Beispiel folgen.[244] Andererseits hat Kupffer für das *Jahrbuch* eine „Seelen- und Kunststudie" über den italienischen Renaissancemaler Il Sodoma verfasst und nach dem Krieg in Hirschfelds Institut für Sexualwissenschaft öffentlich über seine von ihm selbst kreierte Weltanschauung gesprochen.[245]

Dieser personellen Verflechtung des WhK mit der Gruppe um Adolf Brand, die sich von 1903 an „Gemeinschaft der Eigenen" nannte, steht die politisch-ideologische Differenz gegenüber, bei der neben dem erwähnten deutschtümelnden Chauvinismus zwei weitere Aspekte hervorzuheben sind. Zum einen sind die politischen Überzeugungen in der Brand-Gruppe – eine diffus individual-anarchistische und antidemokratische, mehr oder weniger innige Identifikation mit der Staatsmacht – homogener als im WhK. Mit dieser größeren Einheitlichkeit in politischen Fragen geht eine deutlich aggressivere und von polemischer Rhetorik geprägte Propagierung der eigenen sexualpolitischen Position einher. Deutlicher als beim WhK wird betont, dass man sich als unpolitisch versteht, so besonders deutlich Ewald Horn im ersten Heft des *Eigenen* in einem Artikel „Vaterlandsliebe u. Eigenheit", zu einer Zeit, als Brand die Homosexualität in seiner Zeitschrift noch nicht zur Sprache zu bringen wagte:

> „Anders ist es mit der organisierten Gewalt, mit dem Staate [...] Dieser Gewalt gegenüber vermag der Einzelne nichts, gilt das Ich nichts. Mit ihm muß sich der Eigene abfinden, so gut er kann, um seine Eigenheit zu wahren. Das thut er, indem er sich möglichst wenig um ihn kümmert. Mit den Steuern, die er zahlt, erkauft er seine Eigenheit. Denn der Eigene ist kein Politiker."[246]

Als unpolitisch sah sich auch das WhK, jedoch nur in dem Sinne, dass alle, unabhängig von Parteizugehörigkeit oder Gesinnung, zur Mitarbeit an der Erreichung des WhK-Ziels, der Verbesserung der gesellschaftlichen Lage der Homosexuellen, eingeladen seien. Nachdem Brand zweimal, in den Jahren 1900 und 1903, wegen „Verherrlichung der widernatürlichen Unzucht" in Gedichten und Prosatexten im *Eigenen* erst zu einer Geldstrafe und dann zu zwei Monaten Gefängnis verurteilt worden war[247], sah sich das WhK veranlasst, seinen politischen Standort in implizierter Abgrenzung

---

244 Keilson-Lauritz (1997, S. 145 f.) hat 22 Autoren ermittelt, die für den *Eigenen* und für das *Jahrbuch* Beiträge lieferten.
245 Kupffer 1908; am 28. 8. 1922 sprach Kupffer im Ernst Haeckel-Saal des Instituts für Sexualwissenschaft über „Gott Eros und das monistische Mysterium".
246 Horn 1896, S. 4.
247 Keilson-Lauritz 1997, S. 86 und 91.

von der Brand-Gruppe zu definieren. Die Obmännersitzung am 7. Oktober 1904 beschloss „Allgemeine Grundsätze" mit einem Aufruf zur Heterosexualität:

> „In seiner Gesamtarbeit steht das W.-H. K. auf dem Boden der bestehenden Gesellschaftsordnung und hält sich in seiner forschenden und aufklärenden Arbeit an ihre Formen. Demgemäß hält sich das W.-H. K. von jeder ‚Verherrlichung' der Homosexualität und von jeder ‚Propaganda' für dieselbe fern, erachtet es vielmehr für eine sittliche Forderung, daß jeder, der sich in einer ihn befriedigenden Weise in das Leben der Normal-Veranlagten fügen k a n n, dieses tut."[248]

Während Kupffer in seinem ethisch-politischen Grundsatzartikel von 1899 so weit ging, eine männliche Kultur für das Deutsche Reich zu fordern, in der homosexuelle Beziehungen unter Männern zum kulturstiftenden Normalfall neben der heterosexuellen Familie erklärt werden, hatten Hirschfeld und das WhK stets betont, dass es um das Recht derer geht, die unter einem Fluch der Natur stehend allein in der Männerliebe Erfüllung finden können. Später wird das WhK erklären, dass seine Anhängerschaft sehr heterogen, „entsprechend der Verbreitung der Homosexualität [...] alle Gesellschaftskreise, Anhänger jeder politischen Partei von der äußersten Rechten bis zu den Linksstehendsten, [sowie] Männer [die Frauen vergaß man!] jeder Welt- und Lebensanschauung" umfasse.[249] Eine männliche Kultur, die Brands Zeitschrift seit 1903 im Titel führte („ein Blatt für männliche Kultur, Kunst und Litteratur"), war für das humanitär-wissenschaftliche Konzept Hirschfelds und seines WhK nicht nur nicht erstrebenswert, sondern als extreme Richtung mit übertriebenen Forderungen strikt abzulehnen. Eugen Wilhelm fasste seine Einschätzung dieser von ihm so genannten neuesten Richtung zusammen:

> „Nur wer hypnotisiert durch die gleichgeschlechtliche Frage einseitig auf das homosexuelle Problem hinstarrt, kann die Bedeutung des Problems dermaßen überschätzen, daß er von seiner Lösung eine Umwälzung in den Grundlagen der heutigen Kultur erwartet. Wer auf eine solche Umwälzung zählt, vergißt den Hauptgrund, warum seine Hoffnungen doch nur utopistische sein können, nämlich die geringe Anzahl der Homosexuellen [...] Der Einfluß der Homosexuellen wird daher stets nur ein minimaler bleiben."[250]

The Importance of Being Earnest

Oscar Wilde, „der geniale Schriftsteller", war einer der Hausgötter Hirschfelds und des WhK. Nachdem er am 30. November 1900 in Paris gestorben war, erreichte seine Popularität nicht nur im WhK, sondern im deutschsprachigen Raum überhaupt den Gipfel.[251] Eugen Wilhelm sprach 1905 von „dem jetzt in Deutschland herrschenden

---

248 MbWhK vom 1. November 1904, S. 1.
249 MbWhK vom 1. November 1906, S. 201.
250 Wilhelm 1904, S. 542.
251 Vgl. Schroeder 2008, S. 22.

Wildekultus"[252]. Im *Jahrbuch* von 1901 konnte man einen Gedenkartikel von Eugen Wilhelm und eine Untersuchung von Johannes Gaulke zu Wildes Roman *The Picture of Dorian Gray* lesen. Noch im gleichen Jahr brachte Max Spohr unter dem Titel *Dorian Gray* Gaulkes Übersetzung des Romans auf den Markt. Gaulke hatte nur die kürzere Erstfassung übersetzt, die 1890 in einer amerikanischen Literaturzeitschrift erschienen war. Eine deutsche Fassung der sehr viel längeren Buchausgabe erschien erst 1902 im westfälischen Verlag von Bruns unter dem Titel *Das Bildnis Dorian Grays*.

Mit Gaulkes *Dorian Gray*-Übersetzung begann Spohr eine Ausgabe sämtlicher Werke des Dichters, die er jedoch nach sieben Bänden ohne Begründung abbrach. Neben Gaulke waren noch zwei andere WhK-Mitglieder an dem Projekt beteiligt: Hermann von Teschenberg und der englische Autor Isidore Leo Pavia, die in Gemeinschaftsarbeit vier Dramen Wildes übersetzten. Dann stritten sich die beiden, Pavia zog sich von dem Projekt zurück, und Teschenberg übersetzte allein *The Importance of Being Earnest*, eine Komödie, die er mit dem Titel *Ernst sein!* versah.[253]

Als 1905 im Berliner S. Fischer-Verlag eine Sammlung von Wilde-Texten unter dem Titel *De Profundis, Aufzeichnungen und Briefe aus dem Zuchthaus zu Reading* erschien, nutzte Eugen Wilhelm die Besprechung des Buches zu einer vorsichtigen Revision des Wilde-Bildes. Wilde zeichnet sich in den Reflexionen über sein homosexuelles Leben bis zur Verurteilung als Heterosexuellen, der allmählich durch die Sucht nach neuen Reizen auf das homosexuelle Laster verfallen ist. Andererseits sieht er sich deshalb als Stiefkind einer Natur. Die Natur war es, die ihn zu diesen Exzessen verleitet habe. Wilhelm sieht hier etwas Paradox-Widersprüchliches in Wildes Charakter, was ihn daran gehindert habe, sich zu einer einheitlichen Anschauung seiner Homosexualität aufzuschwingen. Er war in erster Linie Künstler und Stimmungsmensch.[254]

Krupp stirbt in Essen

Am Nachmittag des 22. November 1902 starb in seiner Villa in Essen der reichste Mann Deutschlands, einer „der mächtigsten Industriellen der ganzen Welt" unter Umständen, die „die Aufmerksamkeit ausgedehntester Volkskreise auf die homosexuelle Frage lenken mußten".[255] Ein „offiziöses Telegraphenbureau" nannte einen „Gehirnschlag" als Todesursache, woraufhin in verschiedenen Zeitungen Selbstmord als wahre Ursache vermutet wurde.

Die Frage nach der wahren Todesursache war ebenso wenig sicher zu klären wie die andere, ob Krupp homosexuell war und sich auf der Insel Capri mit dortigen jungen Männern homosexuell betätigt habe. Als Krupp am 26. November beerdigt wurde, war auch Kaiser Wilhelm II. anwesend – sein Kranz trug die Inschrift „Meinem

---

252 Wilhelm 1905, S. 900.
253 Vgl. Schroeder 2008, S. 24.
254 Wilhelm 1905, S. 900 ff.
255 Hirschfeld 1903b, S. 1303; vgl. auch Wolbring 2000, S. 312.

besten Freunde. Wilhelm." – und hielt hinterher eine Rede, in der er die beiden offenen Fragen beantwortete. Krupp war demnach nicht homosexuell, er ist vielmehr von der Redaktion des SPD-Zentralorgans *Vorwärts* verleumdet, „an seine Ehre gegriffen" und auf diese Weise ermordet worden.[256] Der Kaiser bezog sich mit seiner Verurteilung offensichtlich auf den *Vorwärts*-Artikel „Krupp auf Capri" vom 15. November[257], wo unter Berufung auf „die ausländische Presse" über Krupp gesagt wird, er gehöre zu jenen Naturen, für die der § 175 eine ständige Qual und Bedrohung bedeute, er besitze ferner auf Capri eine Villa, in der er, ohne den Paragrafen fürchten zu müssen, „mit den jungen Männern der Insel dem homosexuellen Verkehr" huldige. Noch am selben Tag stellte Krupp bei der Staatsanwaltschaft des Berliner Landgerichts I Strafantrag gegen den *Vorwärts* wegen Beleidigung, woraufhin die Ausgabe verboten und die Redaktionsräume polizeilich durchsucht wurden. Das betraf auch einige weitere Zeitungen, die den Artikel nachgedruckt hatten.

Die mediale Öffentlichkeit erwartete mit größter Spannung den Prozessbeginn gegen den *Vorwärts*. Da die Tatsachenbehauptung, Krupp habe auf Capri dem homosexuellen Verkehr gehuldigt, kaum zu beweisen war und mit einem entsprechenden Eid Krupps, als er den *Vorwärts* anzeigte, als widerlegt gegolten hätte, rechnete man allgemein mit einer Bestrafung, war jedoch umso überraschter, als Oberstaatsanwalt Dr. Isenbiel am 15. Dezember bekanntgab, das Strafverfahren sei auf Wunsch der Witwe Krupps eingestellt worden. Hirschfeld erzählt: „Außerordentlich groß war die Verblüffung und die Enttäuschung der bürgerlichen Presse über den Entschluß des Oberstaatsanwalts und seine Begründung. Niemand wollte so recht glauben, daß die Durchführung des Strafverfahrens in einem Falle, der den Charakter einer Haupt- und Staatsaktion angenommen hatte, ‚nicht mehr als im öffentlichen Interesse liegend' anzusehen sei."[258]

„Namentlich die homosexuellen Herren bei Hofe mögen sich keinen Beunruhigungen hingeben"

Mitte 1903 erschien im Verlag der sozialdemokratischen Tageszeitung *Münchener Post* eine anonyme Broschüre *Der Fall Krupp, sein Verlauf und seine Folgen*, in der der Autor über den tatsächlichen Grund für den Rückzug der Staatsanwaltschaft mutmaßte, Isenbiel habe nicht auf Wunsch der Witwe, sondern auf Weisung des preußischen Justizministers oder noch höherer Stellen das Verfahren eingestellt. In Berliner Hofkreisen würde man befürchten, die SPD-Presse könnte im Prozess Tatsachen zur Sprache bringen, die skandalisierend wirken könnten. Der Justizminister habe deshalb nicht aus eigener Initiative, sondern auf Weisung aus der Umgebung des Königs

---

256 Nach Hirschfeld 1903b, S. 1313 f.; dort auch die Kaiserrede vom Tag der Beerdigung.
257 Nachgedruckt bei Hirschfeld 1903b, S. 1307 f.
258 Hirschfeld 1903b, S. 1317.

und Kaisers gehandelt. Dort habe man gehofft, derartige Veröffentlichungen durch Abbruch des Strafverfahrens zu verhindern.[259]

Eine Stelle in Hirschfelds Bericht über den Fall Krupp, wo er die Ängste der „homosexuellen Herren bei Hofe" zu beschwichtigen sucht, könnte man in diesem Sinne verstehen:

> „Es sei hier nochmals betont, daß Indiscretionen seitens des Komitées nicht zu befürchten sind, der mehrfach vorgeschlagene ,Weg über Leichen' wird von uns unter keinen Umständen betreten werden. Namentlich die homosexuellen Herren bei Hofe mögen sich keinen Beunruhigungen hingeben. Der langsamere Weg der wissenschaftlichen Forschung und Aufklärung führt auch zum Ziel."[260]

Den beruhigenden Worten folgt eine Ermahnung. Die Herren sollten selbst aktiv werden, um der Gefahr eines Skandals à la Krupp zu begegnen:

> „Wir wollen aber nicht unterlassen, diese Herren darauf aufmerksam zu machen, ein wie hohes Verdienst sie sich erwerben würden, wenn sie z. B. auf einer Nordlandreise Gelegenheit nehmen würden, den Kaiser über Wesen und Verbreitung der Homosexualität zu informieren. Mögen die Herren bedenken, in welche Unannehmlichkeiten sie nicht nur sich selbst, sondern auch den Kaiser durch einen sie betreffenden Skandal bringen, vor dem, wie leider die Fälle Hohenau und Krupp gezeigt haben, selbst die dem Thron zunächst stehenden nicht gesichert sind."[261]

Vier Jahre später, als die Eulenburg-Affäre ihrem Höhepunkt zustrebt und das WhK in eine tiefe Krise stürzt, wird Hirschfeld das soeben Zitierte wörtlich wiederholen und auch jetzt der – natürlich vergeblichen – Hoffnung Ausdruck geben, dass mutige Homosexuelle aus der Umgebung des Kaisers diesen über die Homosexualität aufklären und für die Ziele des WhK gewinnen könnten.[262] Nach dem Krieg bringt er in seinen Lebenserinnerungen zum dritten Mal den Appell an die homosexuellen Herren bei Hofe, nun aber mit ironischer und wehmütiger Distanz. Indem er eine immer wieder, wenn er einem schwulen Höfling seine Idee vortrug, gehörte Äußerung mitteilte: „,Es ist ganz unmöglich', wurde gewöhnlich erwidert, ,Majestät gestattet nur Besprechung von Gegenständen, nach denen sie fragt, oder die von ihr selbst aufs Tapet gebracht werden.'"[263]

Die 1903 beispielsweise erwähnte „Nordlandreise" betrifft ziemlich eindeutig den Fürsten Eulenburg, der als sein intimer Freund den Kaiser regelmäßig bis zu seinem

---

259 Fall Krupp 1903, S. 52; Wolbring (2000, S. 327 f.) behauptet ohne Quellenangabe, der Journalist Maximilian Harden habe der SPD Material über die Homosexualität von dem Kaiser nahestehenden Personen übergeben. Dass ausgerechnet Harden, der geradezu homoerotisch das politische Erbe Bismarcks, also auch dessen Hass gegen die SPD, verwaltete, gerade dieser Partei Informationen übergeben haben soll, erscheint nicht sehr wahrscheinlich.

260 Hirschfeld 1903b, S. 1320.

261 Ebd., S. 1320 f.

262 Hirschfeld 1907a, S. 126.

263 Hirschfeld 1986, S. 88.

Sturz 1907 auf dessen Norwegen-Spitzbergen-Fahrten auf dem Schiff „Hohenzollern" begleitete. In den Memoiren bekennt Hirschfeld, dass er Eulenburg weniger den Meineid vor Gericht verübelt, mit dem er seine vollkommene Heterosexualität beweisen wollte, als vielmehr den mangelnden Mut, seinem kaiserlichen Freund gegenüber ein offenes Wort zur Homosexualität zu wagen.[264]

Bei dem neben Krupp erwähnten Hohenau handelt es sich um den preußischen Major Friedrich von Hohenau, der 1901, nachdem er einen Erpresser angezeigt hatte und Details in den Zeitungen standen, gezwungen wurde, den preußischen Staatsdienst zu verlassen.[265]

Krupp auf Capri

Der *Vorwärts*-Artikel ist auch deshalb von Interesse, weil hier die Differenz in der Auffassung der Homosexualität deutlich wird, die Hirschfeld in dieser Frage von seiner Partei trennt. Es ist offensichtlich nicht so, wie die Historikerin Wolbring glaubt, dass in dem Artikel die aufklärerischen Absichten „nur vorgeschoben" waren und es darin allein darum ging, ein kapitalistisches Kulturbild krassester Färbung zu bieten und „den Industriellen als dekadent und lasterhaft darzustellen".[266] Man muss schon, wie es der *Vorwärts* von Kaiser Wilhelm vermutete, „unmöglich den der Beschlagnahme verfallenen Artikel selbst gelesen haben"[267], um zu einer solchen Einschätzung zu kommen. Denn es geht darin um die seit Bebels Unterschrift unter die WhK-Petition und seiner diesbezüglichen Reichstagsrede zum politischen Ziel der SPD erhobene „Beseitigung des § 175". Das wird gleich zweimal in dem Artikel betont. Krupp bietet insofern „ein kapitalistisches Kulturbild krassester Färbung", als er sich mit seinem Reichtum der Strafverfolgung in Deutschland entzieht („weil das italienische Strafgesetzbuch keinen besonderen § 175 kennt") und die jungen Männer der Insel mit Geld und Luxus für seine sexuellen Bedürfnisse kauft. „Eine unglückliche Veranlagung, die den Besitzlosen niederdrückt oder gar zerschmettert, [kann unter dem Einfluss der kapitalistischen Macht] zu einem furchtbaren Quell der Korruption werden, die dann aus einem persönlichen Schicksal eine öffentliche Angelegenheit gestaltet."[268] Zu einer öffentlichen Angelegenheit wurde Krupps Geschlechtsleben nicht durch den *Vorwärts*, sondern durch die Presse des Auslands. „Krupp auf Capri" beginnt: „Seit Wochen ist die ausländische Presse voll von ungeheuerlichen Einzelheiten über den ‚Fall Krupp'. Die deutsche Presse dagegen verharrt in Schweigen. Wir haben vor einiger Zeit die Angelegenheit angedeutet, mochten sie aber nicht näher erörtern, ehe uns nicht ganz einwandfreie und vollständige direkte Informationen zur Verfügung

---

264 Ebd., S. 89.
265 Hergemöller 2001, S. 371.
266 Wolbring 2000, S. 316.
267 Nach Hirschfeld 1903b, S. 1314.
268 Alle, auch die folgenden Zitate aus dem *Vorwärts* nach Hirschfeld 1903b, S. 1307 ff.

standen." Hier übertreibt der *Vorwärts* ein wenig, denn welche einwandfreien Informationen, außer denen, die in der neapolitanischen und römischen sozialistischen Presse – *Propaganda* und *Avanti* – zu lesen waren, hätte der Zeitung zur Verfügung stehen können?

Betrachtet man die Frage, ob die SPD bei ihrem Kampf gegen den Paragrafen 175 nur geheuchelt hat und allein den Kapitalismus treffen wollte, als geklärt, dann erscheint die Auffassung der Homosexualität, die in „Krupp auf Capri" zum Ausdruck kommt, interessant, und hier besonders die auffälligen Abweichungen zu der von Hirschfeld und dem WhK vertretenen Sicht. Die SPD und ihr Zentralorgan haben sich keineswegs zur WhK-Auffassung von der homosexuellen Gesundheit emporgearbeitet, sondern verharren auf der Position, die Krafft-Ebing 1894 in seiner Denkschrift *Der Conträrsexuale vor dem Strafrichter* vertreten hatte. In „Krupp auf Capri" gibt es Homosexualität als „Laster", als „unglückliche Veranlagung", als „Perversität", als „Krankheit" und als „verhängnisvollen Natur-Irrtum". Abweichend von Hirschfeld und dem WhK unterschied Krafft-Ebing damals noch zwei Sorten von Konträrsexualität, die angeborene Krankheit, die er „Perversion" nannte, und das erworbene Laster, das von „verkommenen Wüstlingen", „männlichen Hetären" und von Männern praktiziert wird, die „zur Abstinenz von Coitus genöthigt sind", etwa in Gefängnissen, Bagnos und dergleichen. Dieses Laster nennt Krafft-Ebing wie der *Vorwärts* „Perversität".[269] So bleibt der *Vorwärts* unentschieden oder hält die Frage in der Schwebe, ob es sich bei Krupp um einen verkommenen, seiner vielleicht durch Übersättigung erworbenen Perversität frönenden Normalsexuellen oder um einen unglücklich veranlagten, unter seiner Perversion leidenden Homosexuellen handeln soll.

Hirschfeld hatte ja schon in *Sappho und Sokrates* Krafft-Ebings Unterscheidung von erworbener und angeborener Konträrsexualität kritisiert und stattdessen als eine Art Übergangskonstruktion zur vollständig mit der Normalsexualität gleichwertigen Homosexualität den problematischen Vergleich mit angeborenen Missbildungen wie Hasenscharten vorgeschlagen. In seinem Bericht über den Fall Krupp hat Hirschfeld diese Zweideutigkeit seiner Partei nicht kommentiert.

Es ist ein Brief Hirschfelds bekannt, den er am Tage der Nachricht von Krupps Tod, am 22. November an Kurt Eisner, den Chefredakteur des *Vorwärts* schrieb und in dem er unter anderm seine nichtpathologische Auffassung der Homosexualität erklärt:

> „Geehrter Herr Eisner! Soeben Nachricht von Krupps Tod. Ich darf wohl annehmen, daß Sie ihn als Opfer des § 175 hinstellen werden, was er wohl zweifellos ist und zwar als eines der sehr zahlreichen Opfer [...] Hauptzweck dieser Zeilen war, daß wie ich aus sicherer Quelle erfahre, Kr [upp] sich vor Jahren bei einem Berliner Arzt wegen seines Zustandes hypnotisieren hat lassen. Natürlich war die Behandlung ohne Erfolg, da es sich ja überhaupt nicht um eine Krankheit sondern um angeborene besondere Veranlagung, einen seelischen Übergang, eine Zwischenstufe zwischen Mann u. Weib handelt [...]."[270]

---

269 Krafft-Ebing 1894, S. 9.
270 Der Brief im „Archiv der sozialen Demokratie der Friedrich-Ebert-Stiftung", Bonn, Signatur: Mikrofilme Moskau, Fonds 212 Bd 43.

Eisners Antwort auf diesen Brief ist nicht überliefert. Hirschfeld zitiert aber ohne Datumsangabe aus einem weiteren *Vorwärts*-Artikel, der gleich nach dem kaiserlichen Mord-Vorwurf gegen die SPD erschienen war. Darin wird zwar gemäß Hirschfelds Brief auf eine von Paragraf 175 verursachte „furchtbare Zahl von Selbstmorden" hingewiesen und die Homosexualität nicht mehr Krankheit genannt, ein Laster ist sie aber weiterhin, da der Paragraf „das Laster den Erpressern und den Richtern ausliefert".[271] Die Erwähnung von Erpressern ist womöglich auch Hirschfelds Brief zu verdanken, denn dort wird ebenso wie im Jahresbericht, leider ohne nähere Details zu nennen, behauptet, dass Krupp „auch in Erpresserhänden war (Rhode)".[272]

Genaueres über Rhode, doch ohne Verbindung zu Krupp, findet man in den Memoiren des Kriminalkommissars Hans von Tresckow, der damals in der „Päderastenabteilung" der Berliner Polizei tätig war. Rhode, der hier, ebenfalls ohne Vornamen, Rode heißt, war demnach Damenschneider von Beruf und „einer der schlimmsten Erpresser Berlins, der nur mit vornehmen Herren verkehrt und auf großem Fuße gelebt hat."[273] Der *Monatsbericht* des WhK vom Juli 1907 bringt in der Rubrik „Erpressungen" einen Prozessbericht aus dem *Berliner Tageblatt*, in dem es um die Verurteilung des „Arbeiters Gustav Rohde" zu sechs Jahren Gefängnis geht – wieder ohne Krupp-Erwähnung. Es heißt dort: „Der arbeitsscheue Mensch ist übel beleumundet und der Sittenpolizei als Gewohnheitsverbrecher auf dem Gebiete des § 175 wohl bekannt. Er hat zuletzt wegen mehrerer Erpressungsakte fünf Jahre Gefängnis erhalten; die harte Strafe hat ihn aber nicht davon abgehalten, sofort nach Wiedererlangung der Freiheit seine alte Spezialität wieder aufzunehmen."[274] Sehr wahrscheinlich ist Gustav Rohde des *Berliner Tageblatts* mit Hirschfelds Rhode und Tresckows Rode identisch.

Der urnische Mensch. Die neueste Richtung. Blochs Spezialheilanstalten

Der urnische Mensch erschien 1903 gleichzeitig als Buch und unter dem Titel „Ursachen und Wesen des Uranismus" als langer Aufsatz im *Jahrbuch*. Welche neuen Erkenntnisse präsentiert Hirschfeld in seiner bis dahin umfangreichsten Arbeit?

Offensichtlich war eines der Hauptanliegen des Buches die Zurückweisung der theoretischen und sexualpolitischen Ansichten, die der Berliner Sexualforscher Iwan Bloch in seinem kurz zuvor vorgelegten zweibändigen Werk *Beiträge zur Aetiologie der Psychopathia sexualis* in direktem Gegensatz zu Hirschfeld und dem WhK vertreten hatte. Es ging um den Paragrafen 175:

---

271 Nach Hirschfeld 1903b, S. 1315.
272 Ebd., S. 1304.
273 Tresckow 1922, S. 104.
274 MbWhK 1907, S. 151; vgl. auch Hergemöller 2003.

> „Der Staat muss die Homosexualität bei Mann und Frau energisch unterdrücken, wenn er nicht die Grundlage des gesellschaftlichen Lebens, die in den normalen Geschlechtsbeziehungen zwischen Mann und Frau gegeben ist, bedenklich erschüttern will."[275]

Wegen der Gefahr für die Grundlage der Gesellschaft fordert Bloch „Zwangsmittel", unter denen ein modifizierter Paragraf 175 am wirkungsvollsten wäre. Er sollte auch die lesbische Liebe strafen, jedoch nicht mit Gefängnis oder Zuchthaus, sondern durch Einweisung in „Spezialheilanstalten":

> „Gefängnis und Zuchthaus dürften jedoch kein geeignetes Vernichtungs- und Eindämmungsmittel gegen die Homosexualität bilden. Viel eher wäre zwangsweise Internierung in Spezialheilanstalten angezeigt, wo alle therapeutischen Mittel zur wirklichen Ausrottung des unseligen Triebes versucht werden können, der im Gefängnis und Zuchthaus sicher nicht erlischt."[276]

Gegen Krafft-Ebing, Moll und Ellis, die für die meisten Homosexuellen das Angeborensein der Triebrichtung annahmen, vermutet Bloch als letzte Ursache einen allgemein menschlichen Trieb „nach Variation in den Geschlechtsbeziehungen", der besonders gern die leicht veränderliche Richtung des Triebes betreffe und durch schädliche Einflüsse zur „moralischen und physischen Entartung des Menschengeschlechts" führen könne, wenn der Staat nicht gegensteuert. Neben den strafrechtlichen Zwangsmitteln fordert Bloch „Prophylaxe" besonders in der Jugenderziehung und bietet einen Maßnahmenkatalog, der vom Verhindern des intimen Zusammenlebens von Personen des gleichen Geschlechts bis zur Vermeidung geistiger Überanstrengung und langem Stillsitzen reicht.[277]

Länger und seltsamer ist Blochs Liste der möglichen Ursachen der Krankheit Homosexualität. Hirschfeld bemühte sich, sie alle zu widerlegen, hauptsächlich indem er zu beweisen suchte, dass die Homosexualität genau so angeboren, gesund und natürlich ist wie die Heterosexualität.[278] Sein gewichtigstes Argument sind die vielen von ihm explorierten homosexuellen Männer und Frauen, deren Fallgeschichten seine Thesen illustrieren und plausibel machen sollen.[279] Er zeichnet sozusagen die ideelle Gesamtpersönlichkeit des urnischen Menschen, dessen angeborenes Urningtum sich bereits in der Kindheit zeigen soll und nicht nur physische, sondern auch psychische Eigenschaften aufweist, die nur dem Blick des erfahrenen Sexualforschers nicht entgehen. Er erkennt: „Der Mann, der Männer liebt, die Frau, die Frauen begehrt, sind nicht Männer und Frauen im landläufigen Sinn, sondern ein anderes, ein eigenes, ein drittes Geschlecht."[280]

---

275 Bloch 1902, S. 252.
276 Ebd., S. 254.
277 Ebd., S. 250.
278 Hirschfeld 1903a, S. 117 ff.
279 Ebd., S. 7 u. ö.
280 Ebd., S. 68.

Ein zentraler Einwand Hirschfelds gegen Bloch betrifft seine Praxisferne. Tatsächlich enthält Blochs dickes Buch (fast 700 Seiten) keinerlei eigene Beobachtungen, sondern allein Kommentierungen der zeitgenössischen Forschungsliteratur, vor allem von Schrenck-Notzing, Krafft-Ebing, Tarnowksy und Ellis nebst Erläuterungen zu den vielen Gelegenheitsursachen für die Entstehung von Homosexualität und anderer Sexualpsychopathien. Gleich zu Beginn rügt Hirschfeld Blochs Lob des mustergültigen Familienlebens der Juden, das erklären soll, warum es so wenige homosexuelle Juden gibt. „Hätte Bloch die Homosexualität an den Quellen studiert, so wären ihm in Berliner Urningskneipen jüdische Volkstypen wie die ‚Rebekka' und die ‚Rahel' ebensowenig entgangen wie die zahlreichen israelitischen Urninge im Gelehrtenstand oder in der Damenkonfektion [...] Ich selbst sah unter ca. 1500 Homosexuellen, die ich im Laufe der letzten 7 Jahre sorgfältig beobachtete, 43 Juden und 11 Jüdinnen, also 54 auf 1500 oder 3,6 %; am 1. Dezember zählte Deutschland 590 000 Juden unter 56 345 014 Einwohnern, mithin 1,0 %. Aus diesen Zahlen geht mit Sicherheit hervor, daß jedenfalls der Anteil der Juden kein geringerer ist, als der der übrigen Bevölkerung."[281]

In seiner Abhandlung *Die Perversen* von 1905 antwortet Bloch auf Hirschfelds Kritik und schwächt seine Forderung nach Heilanstalten statt Gefängnissen etwas ab, indem er vorschlägt, den Paragraf 175 nur dann abzuschaffen, wenn an seine Stelle „bessere Schutzmaßnahmen gegen die [...] künstliche Züchtung der Homosexualität" treten würden.[282] Was er damit meint, erklärt er nicht. Schließlich weist er Hirschfelds zentrale These, Homosexualität sei stets angeboren, nicht nur als unbewiesen zurück, er kritisiert sie zudem an einer besonders schwachen Stelle, den angeblich bei allen Homosexuellen und nur bei ihnen vorhandenen somatischen Abweichungen von ihrem Geschlecht. Hirschfeld hatte behauptet, solche körperlichen Eigenschaften des anderen Geschlechts, fehlten bei Homosexuellen „niemals", man müsse nur gründlich genug danach suchen.[283] Obwohl er in seiner Argumentation alle möglichen Aspekte urnischer Körperlichkeit durchgeht, von der Haarlänge über den Gesichtsausdruck, die Breite des Beckenknochens, die Füße, die Hände und die Handschrift usw., kann er doch nur bei der bloßen Versicherung bleiben, er könne das dritte Geschlecht nach einer gründlichen Untersuchung stets identifizieren. Bloch wendet dagegen ein, dass Abweichungen vom durchschnittlichen Bau der primären Geschlechtsmerkmale, also der körperliche Hermaphroditismus, als Missbildung gilt und deshalb nicht als Übergang von der Hetero- zur Homosexualität gedeutet werden könne. Andernfalls müsste man nämlich bei der „echten Homosexualität, der äußersten Steigerung der abnormen Empfindungsweise, erst recht einen körperlichen Ausdruck derselben verlangen"; homosexuelle Männer und Frauen würden aber in

281 Ebd., S. 7.
282 Bloch 1905, S. 37.
283 Hirschfeld 1903a, S. 79.

sehr vielen Fällen keinerlei somatische Abweichungen von der Norm zeigen, während das bei typischen Heterosexuellen durchaus vorkomme.[284]

Der unüberbrückbar scheinende Gegensatz zwischen Hirschfeld und Bloch bleibt bestehen. Während Bloch annimmt, jeder Mensch sei unter bestimmten äußeren Bedingungen zur „künstlichen Züchtung der Homosexualität" geeignet, postuliert Hirschfeld mit gleicher Entschiedenheit die völlige Unmöglichkeit, die Triebrichtung eines Menschen zu ändern. Wenn Heterosexuelle sich zu homosexuellen Handlungen herbeiließen, dann täten sie dies aus drei außersexuellen Gründen: die Prostituierten zum Gelderwerb (1), um ihrem homosexuellen Freund, der sie liebt, einen Gefallen zu tun (2), aus Geschlechtsnot in Gefängnissen, wo Partner des anderen Geschlechts fehlen (3). Umgekehrt gelinge es manchen Homosexuellen aus Familienrücksichten zu heiraten und Nachwuchs zu produzieren. Die Triebrichtung wird jedenfalls dauerhaft niemals umgedreht.

Abschied von der Hasenscharte

Zum letzten Mal begegnen wir in *Der urnische Mensch* der problematischen Hasenscharte, allerdings in dem neuen Kontext der Frage, ob es einen Zusammenhang zwischen der damals in der medizinischen Wissenschaft für real gehaltenen Degeneration oder Entartung der Gattung und der Homosexualität gibt. Anders als der frühe Krafft-Ebing, für den Homosexualität an und für sich ein „funktionelles Degenerationszeichen" gewesen ist, und Paul Julius Möbius, der sie für „eine Form angeborener Entartung" hält[285], ist sie für Hirschfeld eine andere Erscheinungsform psychischer und physischer Gesundheit. Und auf die Frage: „Bestehen bei Homosexuellen die körperlichen und geistigen Entartungszeichen in höherem Prozentsatz als bei Normalsexuellen?" antwortet er mit einem „Nein".[286] Er kommt zu diesem Ergebnis, nachdem ihm sein Kollege Ernst Burchard aus der Fachliteratur eine Liste der dort genannten Degenerationszeichen zusammengestellt hatte – darunter auch die Hasenscharte – und er an „200 beliebig ausgewählten Homosexuellen" feststellte, dass diese Zeichen bei ihnen nicht häufiger als beim Bevölkerungsdurchschnitt zu finden seien.

Nachdem er 1896 Homosexualität für eine „angeborene Mißbildung" ähnlich der Hasenscharte gehalten und 1899 als Evolutionshemmung „wie etwa die Hasenscharte" bezeichnet hatte[287], scheint diese Vorstellung 1903 endgültig überwunden. Das Degenerationszeichen Hasenscharte hat mit Homo- genauso wenig zu tun wie mit Heterosexualität. In diesem Punkt und bis 1906, als Bloch eine radikale sexologische Wende vollzog, nur in diesem besteht Übereinstimmung mit Hirschfeld. Homose-

---

284 Bloch 1905, S. 24 f.
285 Hirschfeld 1903a, S. 143.
286 Ebd., S. 150.
287 Hirschfeld 1896c, S. 15; 1899b, S. 5.

xualität ist für beide Ärzte keine Degenerationserscheinung, für die „Kultur und Civilisation sowie ‚das Zeitalter der Nervosität' nicht verantwortlich zu machen sind."[288]

Eine letzte Bemerkung zu Hirschfelds Hasenscharten-Vergleich: Betrachtet man ihn aus heutiger Perspektive, könnte er als frühe Überlegung zur Inklusion und gesellschaftlichen Teilhabe von Behinderten verstanden werden. Denn dieser Vergleich hätte nur dann etwas die Homosexuellen Herabsetzendes an sich, wenn man diejenigen, die mit einer Behinderung geboren werden, als zu Recht exkludiert ansieht. Hirschfeld zeigt sich in ethischer Hinsicht seiner Zeit weit voraus, wenn er erkennt, der Besitz einer Hasenscharte legitimiere keinerlei Rechtsverkürzung oder Diskriminierung.

Terminologie

Seitdem 1836 im schweizerischen Glarus mit dem ersten Band von Heinrich Hößlis *Eros* die Idee der Schwulenemanzipation in die Welt gekommen war[289], bemühten sich die Beteiligten um eine neue Ausdrucksweise, um neue Namen für die alte Sache. So vermied Hößli die damals übliche Bezeichnung „Päderastie", weil sie zu sehr an grobsinnliche Sexualität denken ließ, und benutzte stattdessen den Ausdruck „Männerliebe". Karl Heinrich Ulrichs erfand unter Berufung auf den in Platos *Gastmahl* erwähnten Griechengott Uranos eine ganze Serie neuer Namen, um die ebenfalls von ihm erfundene mannmännliche Liebe und ihre weibliche Entsprechung zu benennen, die sich schließlich alle nicht gegen den von Karl Maria Kertbeny erstmals 1868 verwendeten Ausdruck „Homosexualität" durchsetzen konnten, der sich im 20. Jahrhundert in allen Weltsprachen etablierte. Auch die von Irrenärzten erfundene und bevorzugte „konträre Sexualempfindung" konnte sich gegen die „Homosexualität" nicht behaupten, desgleichen die „Lieblingminne", die Kupffer erfand, weil sie „noch nicht im Munde der Leute beschmutzt worden ist".[290]

Hirschfeld hatte nie Ambitionen, noch einen neuen Namen für die „namenlose Liebe" zu erfinden. *Der urnische Mensch* enthält indes Überlegungen zur besten Terminologie, offensichtlich in der Absicht, die alte, allmählich verblassende Ausdrucksweise von Ulrichs wiederzubeleben. Bereits die Wahl des Titels lässt dies vermuten, und gleich am Anfang gibt es die Empfehlung, das schon sehr weit verbreitete Wort „Homosexualität" möglichst oft durch das umfassendere „Uranismus" zu ersetzen. Doch auch hier setzt sich der Trend zur Homosexualität durch, und Urninge, Urninginnen und Uranismus befinden sich in der Minderheit.

Die Bezeichnung „Inversion" verwendete Hirschfeld erstmals in der *objektiven Diagnose der Homosexualität*, und zwar nur im Plural, wenn es um Vertauschung von

---

288 Hirschfeld 1903a, S. 153.
289 Karsch-Haack 1903.
290 Kupffer 1899, S. 189.

geschlechtsspezifischen Merkmalen geht: „Man hört von Männern, die einen vollkommen femininen Eindruck machen und doch normalsexuell fühlen, und von durchaus männlich erscheinenden Männern, die konträr empfinden. Allein bei schärfster Kontrolle schrumpfen diese Fälle doch beträchtlich zusammen, es ist auch die Wirksamkeit starker suggestiver Momente nicht außer Acht zu lassen, ja wir halten es nicht für unwahrscheinlich, dass die ganz isolierten Inversionen einer strengen Kritik ebenso wenig Stich halten werden, wie die ‚erworbenen' Inversionen, von denen anfänglich viel, jetzt aber bei sachverständigen Autoren kaum noch die Rede ist."[291] Als gleichbedeutend mit Homosexualität kommt die Inversion noch einmal vor, als es um die Beobachtung geht, dass Sadisten, Masochisten und Fetischisten jedweden Geschlechts oftmals das Geschlecht des Partners gleichgültig ist: „Die Perversion hebt dann die Inversion auf."[292]

Die Inversion, die als Synonym für Homosexualität bei Freud und seiner Schule eine gewisse Konjunktur erleben wird, hat der italienische Gerichtsarzt Arrigo Tamassia 1878 mit seinem Aufsatz „Sull'inversione dell'istinto sessuale"[293] in die Sexologie eingeführt. Hirschfeld irrt, wenn er später meint, die beiden französischen Psychiater Jean Martin Charcot und Valentin Magnan hätten den Ausdruck 1882 erstmals verwendet.[294] Sie haben ihn von Tamassia übernommen. Hirschfeld irrt nicht, wenn er auf Molls Vorschlag hinweist, der den Ausdruck Inversion nur auf solche Homosexuellen anwenden wollte, die mit reifen Männern und nicht mit Minderjährigen verkehren.[295] Später, etwa in seinem *Handbuch der Sexualwissenschaften* (1926, S. 764 ff.) hat Moll diese Unterscheidung von Homosexualität und Inversion nicht wieder aufgenommen.

Zweifelhaft ist Kosofsky Sedgwicks Vermutung, im 19. Jahrhundert sei „Inversion" allein zur Bezeichnung von Männlichkeit bei Frauen und Weiblichkeit bei Männern benutzt worden, während „Homosexualität" die gleichgeschlechtliche Objektwahl bezeichnet habe.[296] Hirschfelds eben zitierte „Inversionen" entsprechen zwar dieser Definition, Hirschfeld selbst und alle anderen Autoren verwenden beide Ausdrücke in ihren Schriften synonym. Ellis und Symonds definieren gleich im ersten Satz von *Das konträre Geschlechtsgefühl:* „Angeborene sexuelle Inversion, d.h. ein durch konstitutionelle Abnormität auf Personen des gleichen Geschlechts gerichteter Geschlechtstrieb, ist eine verhältnismäßig seltene Erscheinung."[297]

291 Hirschfeld 1899b, S. 24.
292 Hirschfeld 1903a, S. 41.
293 In: Rivista sperimentale di freniatria e di medicina legale, 1878, S. 97–117.
294 Hirschfeld 1914a, S. 27.
295 Ebd.
296 Kosofsky Sedgwick 2008, S. 158.
297 Ellis & Symonds 1896, S. 1.

Homosexualtheorie und Zwischenstufenlehre

Hirschfelds Theorie der Homosexualität bestand in den beiden Thesen, sie sei angeboren, nicht krankhaft und unterscheide sich in diesen beiden Punkten nicht von der
Heterosexualität. Da ihm klar war, ein Angeborensein konnte mit dem zeitgenössischen Erkenntnisstand weder bewiesen noch widerlegt werden, beschränkte sich
seine einschlägige Forschertätigkeit neben dem Studium der Veröffentlichungen der
Kollegen vor allem auf das Untersuchen und Befragen von immer neuen Homosexuellen sowie die Dokumentation ihrer Fallgeschichten. War in *Der urnische Mensch*
noch von ca. 1500 explorierten Homosexuellen die Rede und 1904 von „1892 homosexuellen Männern und 207 homosexuellen Frauen"[298], so waren es 1914, in der
wahrhaft monumentalen *Homosexualität des Mannes und des Weibes* „an 10 000
homosexuelle Männer und Frauen, die ich im Laufe der Jahre in stets steigender Zahl
sah."[299] Hinzukommt die „historische Arbeitsmethode"[300], die erforderlich ist wegen
der „Ubiquität der Homosexualität", ihrer „Unabhängigkeit ,von Zeit und Ort, von
Rassenverhältnissen und Kulturformen'" – Hirschfeld zitiert hier zustimmend Iwan
Bloch – , so dass der Naturalismus in Hirschfelds Homosexuellenforschung immer
schon durch ein soziologisch-historisches Moment relativiert wird. Ohne diese ge-
sellschaftswissenschaftliche Sicht wäre es deutlich schwieriger gewesen, die These
zwo – Homosexuelle sind so gesund wie Normalsexuelle – zu begründen und zu
verteidigen.

Als Albert Moll im Jahr 1900 für Hirschfelds *Jahrbuch* seinen Aufsatz über Ho-
mosexuellenheilung schrieb, war das Verhältnis zwischen den beiden Forschern noch
ungetrübt. Moll hielt an seinem Standpunkt, Homosexualität ist heilbar und sollte
geheilt werden, unbeirrt fest, während Hirschfeld konsequent seine Therapie-zweck-
los-Meinung verteidigte. Hat er nach Molls treffender Kritik seinen Hasenscharten-
Vergleich stillschweigend zurückgezogen, so musste er doch auf die wachsende Zahl
von therapeutischen Erfolgsmeldungen in der Fachliteratur anders reagieren als mit
bloßer grundsätzlicher Skepsis. *Der urnische Mensch* enthält dazu folgende Überlegungen:

> „Ich teile nicht die pessimistische Ansicht Binswangers, ,daß den Aussagen der an perverser
> Sexualempfindung Leidenden über Erfolge in der Hypnose kein Glauben beizumessen sei',
> umsomehr stimme ich aber Krafft-Ebing, der – gleich groß als Kenner der Hypnose und der
> Homosexualität – erklärt, daß selbst die dauerndsten Erfolge der Hypnose ,nicht auf wirklicher
> Heilung, sondern auf suggestiver Dressur beruhen'; ,es seien bewundernswürdige Artefakte
> hypnotischer Kunst, keineswegs Umzüchtungen der psychosexualen Existenz.'"[301]

---

298 Hirschfeld 1904c, S. 119.
299 Ebd., S. VI.
300 Ebd., S. IX.
301 Hirschfeld 1903a, S. 106 f.

Was nach wie vor bleibt und weitgehend durch die elende gesellschaftliche Lage vieler Uranier verständlich wird, ist der Wunsch nach Umkehrung ihrer Triebrichtung. Nach Hirschfelds Beobachtung hegen aber nur 10 % der Homosexuellen diesen Wunsch und zwar „fast ohne Ausnahme nur aus sozialen, nicht aus persönlichen Gründen [...] Trotzdem alle sich zeitweise höchst unglücklich fühlen, mehr als 50 % vorübergehend an Selbstmordideen litten, mehr als 10 % Selbstmordversuche vorgenommen haben, fühlen fast sämtliche den homosexuellen Trieb so sehr als einen Teil ihrer selbst, daß sie sich ohne denselben kaum vorstellen können und meinen, mit demselben eines wesentlichen Lebensguts beraubt zu werden."[302] Die Alternative, die Hirschfeld empfiehlt, die Teilnahme am Befreiungskampf des dritten Geschlechts, bleibt, wie die Erfahrung erweist, für die Mehrzahl der Uranier und erst recht der Uranierinnen unvorstellbar. Auch der schwule Krupp hat auf Hirschfelds Aufforderung, die Petition zu unterschreiben, ablehnend geantwortet, was er immerhin noch mit seinem Sitz im Reichstag zu rechtfertigen suchte. Bald wird Hirschfeld eine Therapie für verzweifelte Urninge entwickeln, die sie für den Überlebenskampf in feindlicher Umgebung rüsten soll.

Hirschfelds Emanzipation von der Homosexualität als einer Krankheit gelang jedoch nie vollständig. Erstmals 1901 formulierte er die später immer wieder vertretene Ansicht, nach der mit einem heterosexuellen Partner gezeugte Nachkommen Homosexueller „stets hereditär belastet" seien. Das solle mit „neuropathischer Familiendisposition" ihrer Herkunft zusammenhängen, denn die einschlägigen Anamnesen würden „fast nie die mannigfachsten nervösen und psychischen Störungen vermissen" lassen.[303] Diese starke These, die mit dem Wort „stets" die Grundregel der empirischen Überprüfbarkeit verletzt, hatte er schon in *Sappho und Sokrates*, dort aber mit weitaus drastischeren Formulierungen vertreten. Damals behauptete er, dass Missbildungen wie Homosexualität häufig vorkommen, wenn bei den Eltern die Keime schädlich belasten sind.[304] Bis zuletzt hielt Hirschfeld an dieser merkwürdigen Ansicht fest und glaubte noch 1930, die von Homosexuellen gezeugten Kinder seien „selten vollwertig"[305], auch hier wieder ohne empirischen Beleg.

Seit Hößli besteht eine Tradition, die Homosexuellenverfolgung mit der Hexenverfolgung zu vergleichen. Hier wie dort wurden Menschen aufgrund eines kollektiven Wahns und Irrtums aus der Gemeinschaft ausgeschlossen und schwersten Repressionen ausgesetzt. In einem Brief an den „Akademischen Verein Ethos", der dazu aufgerufen hatte, Hirschfeld wegen Beleidigung anzuzeigen, vergleicht er die Homosexuellen nicht nur mit Hexen, sondern auch mit Epileptikern und Körperbehinderten, um zu zeigen, dass alle Mühseligen und Beladenen, alle Stigmatisierten ein Menschenrecht auf Einbeziehung in das Gemeinschaftsleben besitzen:

---

302 Ebd., S. 102f.
303 Hirschfeld 1901c, S. 55.
304 Hirschfeld 1896c, S. 16.
305 Hirschfeld 1926a, S. 573.

„[...] hier handelt es sich lediglich darum, dass von der Natur abweichend konstituierte Personen nicht als Verbrecher angesehen werden sollen, so wenig man heute noch im Fallsüchtigen einen ‚Besessenen‘, im Lahmen einen ‚Gezeichneten‘ sehen oder an ‚Hexen‘ glauben darf.“[306]

„Sexuelle Zwischenstufen“, der zentrale Begriff in Hirschfelds Denken, kommt 1896 in *Sappho und Sokrates* nur implizit vor, wenn es etwas dunkel heißt: „In der Uranlage sind alle Menschen körperlich und seelisch Zwitter.“[307] Erst das *Jahrbuch für sexuelle Zwischenstufen* bietet im programmatischen „Vorwort“ eine vorläufige Begriffsbestimmung:

„Jede körperliche und geistige Eigenschaft, die man als dem männlichen Geschlecht zukömmlich ansieht, kann ausnahmsweise bei Frauen und jede gemeinhin für weiblich gehaltene Eigentümlichkeit kann vereinzelt bei Männern auftreten. So entstehen eine ganze Reihe besonders gearteter Individualitäten, die teils körperliche, teils seelische, zum Teil körperliche und seelische Merkmale des anderen Geschlechts aufweisen. Der Erforschung und Erkenntnis dieser Zwischenstufen [...] ist dieses Jahrbuch in erster Linie gewidmet.“

Bemerkenswert an der Definition ist der zart angedeutete Versuch, Männlichkeit und Weiblichkeit gewissermaßen zu entnaturalisieren und zu historisieren. Das *Jahrbuch* soll die Zuordnung von Eigenschaften zu den beiden Geschlechtern dem Alltagsverstand der Zeit entnehmen. Wenn „man“ etwas für männlich hält, dann auch das *Jahrbuch*. Wenn etwas „gemeinhin“ als weiblich angesehen wird, dann will das *Jahrbuch* es ebenso tun. Es erscheint nicht ohne Ironie, wenn hier in aristotelischer Manier von den männlichen Eigenschaften in aktiver und von den weiblichen in passiver Form die Rede ist.

Im Einleitungsaufsatz des ersten Jahrbuchbandes unternimmt Hirschfeld nicht nur eine Renaturalisierung von Geschlecht und Sexualität, er radikalisiert auch die Aussage in obiger Definition, weibliche Eigenschaften würden bei Männern und männliche bei Frauen „vereinzelt“ oder „ausnahmsweise“ auftreten. Die Ausnahme ist von nun an die Regel: „Alles, was das Weib besitzt, hat, wenn auch in noch so kleinen Resten, der Mann ebenfalls und ebenso sind bei jedem Weibe Spuren aller männlicher Eigentümlichkeiten nachzuweisen.“[308] Daraus folgert er: „So sehen wir, wie sich in allen Gruppen die Grenzen verwischen und wie der bei oberflächlicher Betrachtung so groß erscheinende Unterschied der Geschlechter keine prinzipielle Trennung, sondern lediglich eine graduelle Verschiedenheit darstellt.“[309]

Im *urnischen Menschen* geht Hirschfeld noch einen Schritt weiter und erklärt den „Vollmann“ und das „Vollweib“ für Imagination: „Der Vollmann und das Vollweib sind in Wirklichkeit nur imaginäre Gebilde, die wir nur zu Hilfe nehmen müssen, um

---

306 MbWhK 1904, Nr. 4, [S. 4].
307 Hirschfeld 1896c, S. 9 f.
308 Hirschfeld 1899b, S. 15.
309 Ebd., S. 23.

für die Zwischenstufen Ausgangspunkte zu besitzen."[310] Alle Menschen, und nicht nur die Angehörigen des dritten Geschlechts, sind „im Grunde genommen" erst durch das ihnen innewohnende Mischungsverhältnis männlicher und weiblicher Teile verständlich und „jeder Fall in der Unsumme der Zwischenstufen [bildet] einen Fall für sich, eine Klasse für sich, ein Geschlecht für sich".[311]

Den endgültigen Abschied vom dritten Geschlecht zugunsten einer Auflösung[312] der Geschlechterbinarität wird Hirschfeld erst einige Jahre später wagen. Noch 1905 will er das „Mischungsverhältnis" dreiteilen:

> „Bezeichnet man aber diejenigen, die vorwiegend männliche Qualitäten besitzen, kurzweg als genus masculinum, und alle, die vorwiegend weibliche Eigenschaften haben, einfach als genus femininum, so wäre man wohl berechtigt, diejenigen, bei denen die Summe des männlichen und weiblichen Anteils zwischen 33⅓ und 66⅔ liegt, als eine Art genus tertium aufzufassen."[313]

Und erst 1906, nachdem einige mehr oder weniger prominente Autoren (August Forel, Iwan Bloch, Benedict Friedlaender) seine „Zwischenstufentheorie" grundsätzlich kritisiert hatten, sieht Hirschfeld sich veranlasst, den erkenntnistheoretischen Status seiner Lehre klarzustellen. In *Vom Wesen der Liebe* formuliert er erstmals, gegen Forel gerichtet, den Gedanken, dass seine Lehre ein grundlegendes Einteilungsprinzip und keinesfalls eine Theorie sei.[314]

Der Prozentsatz der Homosexuellen

Karl Heinrich Ulrichs versuchte erstmals 1864 auf die Frage, wie viele Urninge es eigentlich gibt, eine Antwort zu finden. Er war sich sicher: „Viel tausend Urninge leben in allen Ländern Deutschland's,"[315] und versucht eine „annäherungsweise Berechnung", nach der es „in Deutschland 20 000 erwachsene Urninge" oder „unter 500 erwachsenen Männern ist in Deutschland durchschnittlich auf einen Urning zu rechnen."[316] Kertbeny, der Erfinder des Ausdrucks „Homosexualität", vermutete 1869, dass es unter den damals 700 000 Einwohnern Berlins „10 000 Homosexuelle (das wären 1,425 %)"[317] geben könne.

Um in dieser Frage etwas mehr Klarheit zu schaffen, wurde auf der elften Halbjahreskonferenz des WhK am 5. Juli 1903 „eine statistische Kommission gewählt, die Erhebungen anstellen soll über den Prozentsatz der Homosexuellen zur gesammten

---

310 Hirschfeld 1903b, S. 127.
311 Ebd.
312 Vgl. dazu Bauer 1998.
313 Hirschfeld 1905a, S. 4.
314 Hirschfeld 1906b, S. 111.
315 Ulrichs 1864a, S. 2.
316 Ebd., S. 2f.
317 Nach Hirschfeld 1904c, S. 112.

Bevölkerung." Im WhK-*Monatsbericht* vom Dezember des gleichen Jahres wird mitgeteilt: „Die statistische Kommission hat ein Rundschreiben über die Richtung des Geschlechtstriebes fertiggestellt, das vorerst an 3000 Studenten zur Beantwortung unter Beifügung einer frankierten Antwortkarte übersandt ist."[318] Auf der Antwortkarte sollten die Studenten, die an der Technischen Hochschule Charlottenburg ein Ingenieurstudium absolvierten, entweder ein gedrucktes W. markieren, falls sich ihr Liebestrieb (Geschlechtstrieb) auf weibliche, ein M., falls sich der Trieb auf männliche, oder ein W.+M., falls er sich auf männliche und weibliche Personen richtet. Ferner sollte das Lebensalter angegeben werden. 1756 ausgefüllte Antwortkarten wurden zurückgeschickt. 94,0% hatten W. für heterosexuell, 1,5% hatten M. für homosexuell und 4,5% hatten W.+M. (bisexuell) markiert.[319] Am 27. Februar 1904 wurden auf gleiche Weise 5721 Eisendreher befragt, deren Adressen das WhK vom „Verband deutscher Metallarbeiter" bekommen hatte. 1912 ausgefüllte Antwortkarten (= 41,6%) kamen zurück und ergaben ein ähnliches Resultat: 94,25% bezeichneten sich so als hetero-, 1,15% als homo- und 3,19% als bisexuell.[320]

Zwei Jahre vorher hatte der Amsterdamer Medizinstudent und *Jahrbuch*-Autor Lucien von Römer 595 selbst konstruierte Fragebögen an seine Kommilitonen verteilt. Die vierte der fünf Fragen lautete ähnlich wie die WhK-Frage: „Fühlen Sie geschlechtlich für Weiber, Männer oder beide?"[321] 308 ausgefüllte Bögen wurden ihm zurückgegeben und Frage vier wurde überraschend ähnlich wie bei der Charlottenburger Studentenbefragung beantwortet, nämlich 94,1% fühlten für „Weiber" (in Charlottenburg 94,0%), für „Männer" 1,9% (Charlottenburg: 1,5%), für „beide": 3,9% (Charlottenburg: 4,5%). Der nächste Schritt, aus den drei Stichproben einen Gesamtdurchschnitt zu ziehen, ergab 94,6% heterosexuelle, 1,5% homosexuelle und 3,9% bisexuelle Männer. Eine weitere Frage, die mit der Vorstellung der Homosexuellen als einer Naturtatsache zusammenhängt, betrifft die universelle Verallgemeinerungsfähigkeit der in Amsterdam und Berlin gemessenen Werte. Für Hirschfeld gab es keinen Zweifel, dass der erhobene Homosexuellenprozentsatz weltweit gilt. Er rechnete sogleich aus, „in unserm deutschen Vaterlande" leben gemäß der letzten Volkszählung 1,2 Millionen homosexuelle Männer, in Berlin 56 000.[322]

Dann gibt es noch eine Nutzanwendung der Zahlen für den Kampf gegen Paragraf 175. Kertbeny hatte 1869 auf der Grundlage seiner Schätzungen für Berlin angenommen, dass 1867 mehr als eine halbe Million Straftaten gegen den damaligen Paragrafen 143 des preußischen Strafgesetzbuchs begangen wurden; in jenem Jahr gelangten 57 Fälle zur Anzeige, Verurteilungen gab es in 18 Fällen. Kertbeny kommentierte: „Diese so namenlos geringe Minorität ist also jährlich der schwerbestrafte Martyr des Paragraphen, das Opfer der straflos ausgehenden immensen Ma-

---

318 Ebd., S. 19.
319 Hirschfeld 1904c, S. 139.
320 Ebd., S. 160.
321 Ebd., S. 151.
322 Ebd., S. 170.

jorität, der Sündenbock des Gerechtigkeitsprinzipes!"[323] Mit seinen Zahlen von 1904 errechnete Hirschfeld, dass nur 0,007 % der homosexuellen Handlungen abgeurteilt werden, und kommt auf den Anfang seiner Ausführungen zurück, wo er den damals einflussreichen und dem WhK kritisch gegenüberstehenden Kriminologen Hans Groß zitierte. Dieser hatte in seiner Besprechung des oben erwähnten Buchs von Wachenfeld bemerkt, „wenn die Prozentzahl der gesühnten Verbrechen gegen die Zahl der begangenen verschwindend klein sei, so sei der Strafzweck nicht erreichbar; eine Bestrafung einer winzigen Anzahl von Fällen verfalle dem Fluche der Lächerlichkeit."[324] Im „Nachtrag" zur Begründung der Petition war dieser Gedanke „von juristischer Seite" bereits formuliert worden, dass die großen Schwierigkeiten bei der Vollstreckung des Paragrafen bestehen.[325]

Pastor Philipps

Am 29. Februar 1904 findet im Langenbeckhaus, einem Hörsaal der Berliner Universität, eine Studentenversammlung statt, auf der die Mitglieder des „Akademischen Vereins Ethos" gegen die WhK-Umfrage unter den Charlottenburger Ingenieurstudenten, die sie als Attentat auf die studentische Ehre bezeichneten, protestierten. Der evangelische Pastor Wilhelm Philipps forderte in seiner Rede die betroffenen Studenten auf, Hirschfeld wegen Beleidigung anzuzeigen.[326]

Am 18. März schickte Oberstaatsanwalt Isenbiel eine Anklageschrift an Hirschfeld, in der dieser der Verbreitung unzüchtiger Schriften und der Beleidigung von sechs Studenten beschuldigt wird.[327] Am 7. Mai fand im Königlichen Landgericht I die Verhandlung statt, in der Hirschfeld wegen Beleidigung zu einer Geldstrafe von 200 Mark verurteilt wurde. Den Tatbestand der Verbreitung unzüchtiger Schriften sah das Gericht nicht gegeben, da das inkriminierte Rundschreiben „streng wissenschaftlich" motiviert und „der Angeklagte hierbei im Interesse der Wissenschaft tätig gewesen ist." Beleidigung und Ehrverletzung ist aber eigentlich Verführung Minderjähriger zur Unzucht:

> „Andererseits ist nicht zu verkennen, daß gerade durch solche Anfragen junge, unverdorbene Menschen in ihren Geschlechtsempfindungen leicht verwirrt und perversen Neigungen in die

---

323 Ebd., S. 113.
324 Ebd., S. 111.
325 Hirschfeld 1899a, S. 266 f.
326 MbWhK, 1. April 1904, [S. 4].
327 Anklageschrift, Denkschrift der Verteidigung und Urteil in: Hirschfeld 1905b, S. 678 ff. – Aus der Anklageschrift geht u. a. hervor, dass Hirschfeld mit dem Rundschreiben nicht nur Studenten der Technischen Hochschule, sondern auch der Berliner Universität befragte. Ein Jura- und ein Medizinstudent zogen ihre Anzeige vor der Hauptverhandlung zurück, so dass Hirschfeld wegen Beleidigung von vier Studenten verurteilt wurde.

Arme geführt werden können. Eine sittliche Schädigung der Empfänger war deshalb sehr wohl möglich. Der Angeklagte hätte dies als Arzt besonders in Erwägung ziehen müssen."[328]

Trotz Verurteilung wertet Hirschfeld den Prozess als Erfolg für das WhK. Als Beleg werden in den *Monatsberichten* und im *Jahrbuch* zahlreiche zustimmende Zeitungsartikel zitiert, in denen das Urteil als Angriff auf die Freiheit der Wissenschaft gerügt wird. Pastor Philipps hält sich indes nicht zurück, sondern setzt auf der Tagung der „Kreissynode Berlin II" am 17. Mai eine Resolution an das preußische Staatsministerium durch, in der gewarnt wird, „die Homosexuellen drängten sich jetzt in dreister und frecher Weise an die Öffentlichkeit", um für die Abschaffung des Paragrafen 175 und die Ausbreitung der widernatürlichen Unzucht zu werben. Dagegen sollte der Paragraf in einer Weise angewendet werden, dass entsprechende Taten „bei normalen Menschen mit Gefängnis bzw. Zuchthaus, bei anormalen dagegen als gemeingefährliche sittliche Verirrung mit zwangsweiser Überführung in eine Heil- oder Irrenanstalt zu bestrafen ist."[329]

Philipps war in diesem Fall der erste, der in der Frage, ob jemand homosexuell sei, eine Beleidigung erkannte, und das Gericht, bald darauf auch das Leipziger Reichsgericht,[330] schloss sich dieser Auffassung an. Wir begegnen hier indessen nur einer Variante eines sehr alten Konflikts, der spätestens seit dem 18. Jahrhundert immer wieder um das widernatürliche oder nicht widernatürliche Geschlechtsleben einer historischen Berühmtheit entbrannte. Zwei frühe Beispiele wären der Dichter Lessing und der Altphilologe Welcker. Ersterer unternahm 1754 *Rettungen des Horaz*, in denen er den römischen Dichter „von dem widernatürlichen Verbrechen der Wollüstlinge seiner Zeit los zu sprechen" versuchte; Welcker glaubte 1816 mit seinem Buch *Sappho von einem herrschenden Vorurtheil befreyt* die völlige Normalsexualität der Griechin bewiesen zu haben.[331] Für die frühen emanzipatorischen Autoren Hößli, Ulrichs, Kertbeny u. a. war die Revision solcher „Rettungen" ein ständiges Thema, das auch später im *Jahrbuch* breiten Raum einnahm. Noch 1899 war es Elisar von Kupffer, der „die Spitzen unsrer ganzen Menschheitsgeschichte" vor der Etikettierung als Ulrichssche Urninge retten wollte.[332] Im politischen und wissenschaftlichen Alltagsgeschäft des WhK wurde erstmals im Fall Krupp, auch damals schon durch den bekannten Oberstaatsanwalt, die Frage aufgeworfen, ob die Bezeichnung einer Person als homosexuell eine Ehrverletzung und Beleidigung sei. Da dies die herrschende Ansicht war, blieb der Versuch des WhK, dem eine andere Sicht entgegenzustellen, so

---

328 Hirschfeld 1905b, S. 701.

329 Ebd., S. 718.

330 Am 4. November entschied das Reichsgericht, die beiden Revisionsanträge der Staatsanwalt schaft und der Verteidigung zu verwerfen und das Berliner Landgerichtsurteil zu bestätigen (MbWhK, 1.12.1904, S. 1).

331 Vgl. Derks 1990, S. 120 ff. (Horaz), S. 44 ff. (Sappho).

332 Kupffer 1899, S. 184.

gut wie folgenlos. Immerhin brachten viele liberale und sozialistische Zeitungen im Dezember 1902 diese Erklärung des WhK:

> „Anläßlich des Falles Krupp ist in der Presse vielfach die Anschauung hervorgetreten, daß die Behauptung, jemand sei homosexuell, an sich eine schwere Beleidigung und Ehrenkränkung bedeute. Ohne die Frage hier zu erörtern, ob Alfred Krupp homosexuell gewesen sei oder nicht, erhebt das wissenschaftlich-humanitäre Komitee zu Berlin und Leipzig im Namen von 1500 ihm bekannten Homosexuellen, die in ihrem Charakter und sittlichen Verhalten genau so ehrenhaft sind wie die normalsexuell Geborenen gegen diese Auffassung energischen Widerspruch [...]. I.A.: Dr. med. E. Burchard. Dr. med. M. Hirschfeld. Dr. med. G. Merzbach."[333]

In der kommenden Eulenburg-Affäre wird die Beleidigung durch öffentlich geäußerten Homosexualitätsverdacht erneut eine zentrale Rolle spielen und die Justiz wird wiederum den energischen aber ohnmächtigen Widerspruch des WhK ignorieren. Daraufhin wird Eugen Wilhelm einen Aufsatz zu der Frage: „Bildet die Bezeichnung eines Menschen als ‚homosexuell' eine Beleidigung im Sinne des Strafgesetzbuches und inwiefern?" in einer juristischen Fachzeitschrift veröffentlichen und mit Bedauern konstatieren, dass die große Mehrheit der Juristen hier im Sinne von Pastor Philipps eine Straftat nach Paragraf 185 RStGB annimmt.[334]

Molls Wende

Eine fundamentale Kritik an der Studentenenquete des WhK wie auch an seiner gesamten Politik konnte man aus der Feder von Albert Moll am 27. Mai 1905 in der Wochenzeitschrift *Die Zukunft* lesen. Weil die befragten Studenten zwischen 16 und 30 Jahre alt waren, hätten sie die Frage nach der Richtung ihres Geschlechtstriebes gar nicht beantworten können und sich beim Nachdenken über ihre Triebrichtung der Gefahr ausgesetzt, dass bei ihnen „die Homosexualität künstlich gezüchtet werden" könnte.[335] In den Jahren um die Pubertät gebe es beim Geschlechtstrieb vieler Menschen eine Phase der Undifferenziertheit, die viele, die sich später heterosexuell entwickeln, zu homosexuellen oder sonst wie perversen Experimenten veranlasse. Gerät ein undifferenzierter Jugendlicher unter den Einfluss eines homosexuellen Verführers, der ihm auch noch nach Art der WhK-Agitation erklärt, Homosexualität sei angeboren und lebenslang unabänderlich, so wird er nicht nur den allgemeinen gesellschaftlichen Anschauungen entfremdet, sondern auch der eigenen Familie und so „um das ganze Lebensglück betrogen".[336] Als Schutzmaßnahme schlägt Moll vor, den Paragrafen 175 so zu ändern, dass Homosexualität bei Volljährigen straffrei, aber jedweder Homosex mit Minderjährigen beiderlei Geschlechts bestraft wird.

---

333 Hirschfeld 1903b, S. 1319.
334 Wilhelm 1909.
335 Moll 1905a, S. 317.
336 Ebd., S. 318.

Diese Distanzierung Molls, der einst als einer der ersten die WhK-Petition unterschrieben und im *Jahrbuch* seine Ansichten über die Heilungsmöglichkeiten der Krankheit Homosexualität publiziert hatte, lässt sich auch aus seinen folgenden, mit zunehmender Schärfe vor der Gefährlichkeit der Ansichten Hirschfelds und des WhK warnenden Texten nicht erklären. Dass er sich zunehmend mehr um die homosexuelle Verführbarkeit junger Männer sorgt, geht aus einer Anekdote hervor, die er im übernächsten Heft der *Zukunft* erzählt:

> „Ein ungefähr fünfunddreißigjähriger Herr hat sexuelle Beziehungen zu zwei Gymnasiasten, einem fünfzehnjährigen Sekundaner und einem siebzehnjährigen Primaner. Ich schilderte ihm als Arzt die schweren sittlichen Gefahren, die den Knaben drohten, und wies darauf hin, daß auf solchem Weg die Homosexualität gezüchtet werde. Er fand meine Einwürfe nicht berechtigt und berief sich gegen meinen Vorwurf der Züchtung der Homosexualität auf den Standpunkt des Wissenschaftlich-humanitären Komitees. Ich erwähne bei dieser Gelegenheit, daß mir mehrere Fälle bekannt sind, in denen Homosexuelle mit Sekundanern und Primanern nicht nur unzüchtige Handlungen vornahmen, sondern widernatürliche Unzucht trieben.“[337]

Die nie veränderte Grundanschauung von der Homosexualität als einer Krankheit hat Moll schon vorher, in der neuen *Zeitschrift für ärztliche Fortbildung* gegen Hirschfeld in Stellung gebracht, als er feststellte, *Der urnische Mensch* enthalte „gründliche sachliche Irrtümer“; den Nachweis, „daß die Homosexualität keine krankhafte Erscheinung sei“, hält er für „nicht gelungen“. Wie für heutige Leser so waren bereits für Moll Hirschfelds Versuche, die Psyche des Durchschnittsurnings einschließlich seiner Kindheit zu beschreiben, befremdlich, denn es sind tatsächlich durchweg „Lobeshymnen“. Moll, Ende 1904 noch durchaus wohlwollend: „Ich glaube, die Arbeit Hirschfeld's hätte nichts verloren, wenn er diese Darstellung gestrichen hätte, zumal da sie nicht nur wenig geschmackvoll, sondern – was wichtiger – objektiv falsch ist.“[338] Die Gefahr der Züchtung von Homosexuellen durch Verführung und WhK-Agitation entdeckte Moll erst im darauffolgenden Jahr.

Auf Hirschfelds Kritik an der Hypnose als bester Therapiemaßnahme für Homosexuelle wird Moll in den nächsten Jahren mit der Vorstellung einer neuen Methode antworten, die er „Assoziationstherapie“ nennt und die neben der hypnotischen „Dressur“ eine Art Lernprogramm umfasst, bei dem der Patient die Vorzüge der Hetero- und die Gefahren und Nachteile der Homosexualität lernen, ein heterosexuelles Training absolvieren und so sein Leben ändern soll.[339]

---

337 Ebd., S. 413.
338 Moll 1904.
339 Moll 1911; in seiner Duplik auf Hirschfelds Abwehr des Mollschen Angriffs deutet er an: „Allerdings ist das erste, was zu geschehen hat, nicht die hypnotische Behandlung, sondern die Belehrung der Betreffenden und die Anbahnung eines anständigen heterosexuellen Verkehrs, sowie die Beseitigung homosexueller Phantasien. Die Lehren des Herrn Dr. Magnus Hirschfeld sind für diese Leute allerdings Gift.“ (Moll 1905b, S. 1100).

„Homosexualität u. Heterosexualität ein Produkt der Suggestion"

Auf der WhK-Monatsversammlung am 30. September 1903 hielt der Medizinstudent Edwin Bab einen Vortrag, der nicht nur wegen seiner radikalen Kritik an Hirschfelds *urnischem Menschen* auf Ablehnung traf. Bab legte seinen theoretischen Standpunkt dar, wonach „Homosexualität als solche nicht bestehe, dass vielmehr die Neigung der Individuen nach bestimmten Typen sich richte, ohne Ansehen des Geschlechts und dass die Homosexualität u. Heterosexualität ein Produkt der Suggestion sei. Dieser Anschauung wurde von sämmtlichen Diskussionsrednern (Dr. Franck, Dr. Jordan, Mühsam etc.) energisch entgegengetreten, namentlich auch der sonderbaren Ansicht, dass die Menschen [Männer] bis zur Ehe mit Männern, u. dann erst mit dem Weibe verkehren sollten."[340]

Bald darauf erschien Babs etwas erweiterter Vortragstext als Broschüre und wurde von Eugen Wilhelm im nächsten *Jahrbuch* rezensiert und als eine Art Vorbote für „die neueste Richtung" eingestuft.[341] Der Hauptgedanke dieser Richtung lautet, alle Menschen sind der gleichgeschlechtlichen Partnerwahl fähig und tun dies nur deshalb so selten, weil kulturelle Zwänge wie Erziehung und konventionelle Moral sie daran hindern. Kupffer hat bereits 1899 im *Eigenen* dieses Konzept angedeutet und als Gegenvorstellung zum Status quo den Aufbau einer „männlichen Kultur" verlangt. Bab beruft sich in seinen Ausführungen explizit auf Kupffer, ohne jedoch Kupffers Berufung auf ein vorbildliches antikes Griechentum und einen der „Lieblingminne" freundlich gegenüberstehenden Jesus Christus zu akzeptieren. Neu ist bei Bab der grundsätzliche Zweifel an der nicht nur in der damaligen Wissenschaft herrschenden und mit Abstrichen auch von Kupffer und Hirschfeld übernommenen Geschlechterpsychologie; allerdings ist die Ähnlichkeit mit der Hirschfeld-Kritik von Martha Asmus (1899) auffällig:

> „Sind Mann und Weib psychisch von einander unterschieden? Möbius bejaht diese Frage so strikt, dass er geradezu von einem ,physiologischen Schwachsinn des Weibes' spricht. Mir scheint diese ganze Anschauung durchaus auf einem Irrtum zu beruhen, ich behaupte, dass es charakteristische Unterschiede in den seelischen und geistigen Eigenschaften zwischen Mann und Weib nicht gibt. Es wird behauptet, der Mann sei produktiv, das Weib reproduktiv und receptiv. Aber nur unsere Sitten, die dem Weibe jede produktive Tätigkeit auf das höchste erschweren, sind daran schuld, dass die Zahl der produktiven Frauen eine verhältnismässig geringe ist. Andrerseits ist doch auch nur ein verschwindend geringer Procentsatz aller Männer produktiv. Demnach ist der ganzen Unterscheidung objektiv gar kein Wert zuzuschreiben."[342]

Wilhelm nimmt diesen Gedanken Babs nicht ernst und kommentiert bissig: „Bab ist es vorbehalten geblieben, diese offensichtlich falsche Behauptung, die jeder täglichen

---

340 Pfäfflin/Herzer 1998, S. 16.
341 Wilhelm 1904, S. 533.
342 Bab 1903, S. 33 f.

Erfahrung und nicht minder den wissenschaftlichen Untersuchungen aus den letzten Jahren (eines Ellis und Möbius) widerspricht, als erster und einziger aufzustellen."[343]

Dass Bab die Verzerrung der täglichen Erfahrung durch „unsere", weibliche Produktivität behindernden Sitten erwähnt, ignoriert Wilhelm und versteift sich auf die Widerlegung von Babs anderer These einer Partnerwahl ohne Rücksicht auf das Geschlecht und der Erklärung der gegengeschlechtlichen Partnerwahl bei der Majorität durch „Massensuggestion". Hier hat er leichtes Spiel, weil Bab mit seiner „Typentheorie" (niemand liebt Frauen oder Männer, alle lieben unabhängig vom Geschlecht nur bestimmte Typen) nicht erklären kann, warum eine Minderheit der allgemeinen Massensuggestion nicht erliegt und stattdessen homosexuell liebt. Hier kommt für Wilhelm nur die angeborene Natur infrage.

Der so radikalen wie abstrakten Forderung der „neuesten Richtung" nach einer neuen männlichen Kultur, „die allein eine wirklich menschliche bedeute"[344], mangelte es zu diesem Zeitpunkt unter anderm an einem politisch-strategischen Konzept. Der reformistischen Sexualpolitik mit Petition und Volksaufklärung haben Bab und seine Gesinnungsfreunde nichts entgegenzusetzen. Deshalb kann Wilhelm wohl auch zur Selbstberuhigung und mit dem Blick aufs Ganze einschätzen:

> „In allen bedeutenden Bewegungen bilden sich, sobald sie einen gewissen Umfang erreicht haben, extreme Richtungen, und dies um so leichter, je größer der Widerstand gegen die Bewegung ist; denn Reaktion ruft notwendigerweise Gegenreaktion hervor. So kann man mit Bestimmtheit behaupten, daß die Beibehaltung des § 175 trotz Petitionen und wissenschaftlicher, seine Unhaltbarkeit feststellender Forschung, auch übertriebene Forderungen gewisser Homosexueller und ihrer Verteidiger gefördert und geradezu erzeugt hat."[345]

Die große Zeit dieser gewissen Homosexuellen stand aber erst noch bevor.

Eros Uranios. Gustav Jägers Männerheld

Hirschfeld erwähnt Benedict Friedlaender erstmals, als er ihm für seine maßgebliche Mitarbeit in der statistischen Kommission zur Ermittlung des homosexuellen Anteils an der männlichen Bevölkerung dankt.[346] Diese Mitarbeit und ein Vortrag über „Schopenhauers und Dührings Verurteilung der Päderastie" in der WhK-Monatsversammlung am 27. November 1903[347] waren sozusagen Friedlaenders Einstand als WhK-Mitarbeiter. Im Vortrag macht er Andeutungen zu seiner neuen Sicht der Homosexualität, die er in Kurzfassung im nächsten *Jahrbuch* als Theorie der „physiolo-

---

343 Wilhelm 1904, S. 535.
344 Ebd., S. 542.
345 Ebd., S. 541.
346 Hirschfeld 1904c, S. 170.
347 Pfäfflin/Herzer 1998, S. 19.

gischen Freundschaft" vorstellt.[348] Auch hier, wie schon bei Kupffer, wird mit neuer Terminologie der Eindruck des ganz Neuen erweckt und der Anspruch erhoben, Hirschfelds von Friedlaender so genannte „Zwischenstufentheorie" zu überbieten.

Hirschfeld, der Herausgeber, stellt Friedlaenders Aufsatz die „Vorbemerkung" voran, hier werde zwar vom Hauptpunkt der Anschauung abgewichen, die im *Jahrbuch* vertreten wird („daß nämlich der homosexuelle Geschlechtstrieb eine nur einer bestimmten Personengruppe zukommende Eigenschaft ist"), dennoch werden gern „von den unsrigen abweichende Gesichtspunkte" gebracht, besonders da sie „über den Soziabilitätstrieb des Menschen auch für die ‚Zwischenstufentheorie' sehr viele fruchtbare und anregende Gedanken enthalten".[349]

Friedlaenders neuer Ausdruck „physiologische Freundschaft" soll einerseits einen „normalen Grundtrieb des Menschen" bezeichnen, der den „physiologischen Untergrund" für „die erhabenen Leidenschaften des wahren Patriotismus und der allumfassenden Menschenliebe" bildet, andererseits ist sie „identisch" mit der gleichgeschlechtlichen Liebe.[350] Freundschaft ist für Friedlaender stets irgendwie physiologisch, ein Liebesverhältnis, das „mit seinen Wurzeln bis in die eigentliche sexuelle Liebe hinabreicht".[351] Während Hirschfeld eine Skala konstruierte, auf der der „Vollmann" und das „Vollweib" nur „imaginäre Gebilde" sind, die für die Darstellung der unendlichen Vielfalt der Mischungsverhältnisse nützlich sind, wählt Friedlaender zwei Skalen, die denen sehr ähneln, die Ulrichs in seiner letzten Schrift verwendete, eine Männer- und eine Frauenskala. Auf Friedländers Männerskala befinden sich als eines Extrem der, mit einem Ausdruck Gustav Jägers bezeichneten, einsame Monosexuale, „der keinen Freund braucht, der des sozialen Instinkts so gut wie baar, überhaupt, wie Jäger angibt, eine Art Eunuch und vor allen Dingen, da ihm eben die Liebe fehlt, moralisch von Haus aus minderwertig ist oder dies mit der Zeit doch wird".[352] Als weitere Typen auf seiner Skala nennt Friedlaender:
-   den Platoniker, der bloß ohne jedes grobsinnliche Verlangen „gern in der Nähe des Freundes weilt"
-   einen Mann, „der seine Freunde gern umarmt und küßt" oder gern in einem „Gymnasium mit ihnen ringen würde, aber dennoch sich des eigentlich Sexuellen ohne Zwang enthält"
-   Männer, die zu dem „eigentlich Sexuellen" Neigung verspüren und bei denen „alle erdenklichen Grade der Heftigkeit" vorkommen.[353]

Anders als in seinem im gleichen Jahr erschienenen Hauptwerk *Renaissance des Eros Uranios* unterlässt es Friedlaender im *Jahrbuch*, seine physiologische Freundschaft

---

348 Friedlaender 1904a, S. 179.
349 Hirschfeld 1904d, S. 181.
350 Friedlaender 1904a, S. 187.
351 Ebd.
352 Ebd., S. 198.
353 Ebd., S. 198 f.

mit der Heterosexualität in Beziehung zu setzen und erwähnt nur vier Sorten der Liebe oder der „Anziehung": Anziehung zwischen den Geschlechtern, Anziehung zwischen Eltern und Kind, die „dritte Art der Liebe"[354] oder physiologische Freundschaft und schließlich: „Symphilie", eine „vierte Art"[355], die Gastfreundschaft zwischen verschiedenen Spezies.

Im Hauptwerk ist dann noch vom „Männerheld" die Rede, der nicht nur den erdenklichsten Grad der sexuellen Heftigkeit zu Männern, sondern auch keinerlei Verlangen nach Heterosexualität fühle; wenn Friedlaender seine „Reihenfolge" konsequent zu Ende gedacht hätte, müsste dieser Männerheld das andere Extrem zum Monosexualen bilden. Was ist ein Männerheld? Friedlaender zitiert zur Antwort zustimmend aus Jägers Buch *Die Entdeckung der Seele*, wo Männerhelden oder „Supervirile" als die merkwürdigste Sorte der „Homosexualen" geschildert werden, weil sie nur in Männergesellschaft leben und dort die höchste Stufe geistiger Entwicklung und sozialer Stellung erreichen; die berühmtesten Namen der Weltgeschichte bezeichnen solche Männerhelden.[356]

Im *Jahrbuch*-Aufsatz tauchen sie nur indirekt auf, wenn Friedlaender von großen Männern redet und behauptet, dass „unter den großen Künstlern, Dichtern und Staatsmännern, bei denen ein großer, umfassender, menschlicher, über die egoistischen und bloßen Familieninteressen hinausreichender Affekt vorausgesetzt werden muß, der Prozentsatz entschieden ‚Homosexueller' besonders groß ist".[357] Wenn er dann noch behauptet, homosexuelle unterscheide sich von der heterosexuellen Liebe, indem sie „von Natur die bei weitem keuschere von beiden" sei, dann klingt dies stark nach Verherrlichung der Homosexualität à la Adolf Brand. Und ähnlich wie Brands führender Theoretiker Kupffer kennt er den Hauptschuldigen an der Misere der Lieblingminne und der physiologischen Freundschaft: die Weiber. Deren im Mittelalter mit den christlichen Priestern und neuerdings mit den „Priestern der Socialdemokratie" geschlossenes Bündnis verschafft ihnen einen „übermässigen Einfluss" und verhindert bis heute die „Renaissance" der Männerliebe.[358]

Im *Jahrbuch* von 1905 bringt Eugen Wilhelm eine zwanzig Seiten lange Besprechung des *Eros Uranios*, die im Ton vom Respekt für den WhK-Kollegen zeugt, in der Sache aber entschieden ablehnend ausfällt. Wilhelm sieht in Friedlaenders Buch den Beginn einer neuen Phase im Studium und in der Auffassung der Homosexualität, weil hier erstmals versucht wird, zur scharfen Unterscheidung von Homo- und Heterosexualität eine Alternative zu formulieren. Er hält die Teile des Buches für rückhaltlos bewundernswert, in denen die Verteidiger des Paragrafen 175 „meisterhaft widerlegt werden".[359] Die zentrale These Friedlaenders, nach der es zwischen Män-

---

354 Ebd., S. 185.
355 Ebd., S. 196.
356 Friedlaender 1904b, S. 52 f., nach Jäger 1880, S. 265 f.
357 Friedlaender 1904a, S. 188.
358 Friedlaender 1904b, S. 296 ff. u. ö.
359 Wilhelm 1905, S. 785.

nerliebe und Männerfreundschaft keinen scharfen Unterschied gebe und beides unter einer „physiologischen Freundschaft" subsumierbar sei, lehnt Wilhelm ab. Friedlaender würde hier nur die bekannte Ansicht Elisar von Kupffers neu formulieren und wie dieser Lieblingminne und Freundesliebe gleichsetzen und mit dem neuen Namen „physiologische Freundschaft" belegen und dabei wie Kupffer ignorieren, dass Homosexuelle ihre nicht sexuellen Freundschaftsgefühle von dem sexuellen Verlangen nach einem Mann sehr gut und eindeutig zu unterscheiden wüssten, weshalb die Gleichstellung beider Gefühle „nicht genug gerügt werden" könne.[360] Friedlaenders Ziel sei ein „utopistisches", denn es sei nicht vorstellbar, dass nach Brechung der vermeintlichen Priester- und Weiberherrschaft die normalsexuellen Männer in größerer Zahl ihre mehr oder weniger physiologische Liebe zu Jünglingen entdecken würden.[361]

Die gestohlene Bisexualität. La grande passion

Hirschfeld setzt sich erst im Jahrbuch von 1906 in einem langen Aufsatz „Vom Wesen der Liebe, zugleich ein Beitrag zur Lösung der Frage der Bisexualität" mit Friedlaenders neuer Theorie auseinander. Bereits im *Urnischen Menschen* hatte er sich skeptisch zur Frage der Bisexualität geäußert. Er habe Personen bisher nicht ermitteln können, „die mit allen Zeichen der Verliebtheit einmal vom Weibe, ein anderes Mal vom Manne gefesselt werden – das wären wirkliche Bisexuelle".[362] Die Liebe und nicht grobsinnliche Leidenschaftlichkeit stand von Anfang an im Zentrum des Forschungsinteresses. Das erste Kapitel von *Sappho und Sokrates* hatte begonnen mit einem Hymnus auf die wahre Liebe: Er sprach „von reiner, echter, begeisternder Liebe, jenem unergründlichen Gefühl höchsten Erdenglücks, das die Dichter in seinem göttlichen Zauber so schwärmerisch schildern, jenem Zustande, wo im Wachen und Träumen der Gegenstand der Liebe uns beherrscht, den wir mit Eifersucht bewachen, dessen Anblick und Berührung beseeligt, eine elementare Empfindung, die man sich nicht geben und nehmen kann, stets verknüpft mit dem Bestreben, dem Geliebten wohlgefällig zu sein, dem Wunsch nach Besitz und der Sehnsucht nach Gegenliebe."[363]

Was die Bisexualität betrifft, so darf nach Hirschfeld die große Liebesleidenschaft, diese „grande passion" nicht mit der physischen Fähigkeit zum Sex mit beiden Geschlechtern verwechselt werden.[364] Mit dem formelhaften Satz: „Die Potenz fällt keineswegs immer mit der Libido zusammen", wird er diesem Gedanken von der oft fehlenden Kongruenz der physischen Fähigkeit mit dem Liebesverlangen später Ausdruck verleihen und dann erst die Existenz wirklicher Bisexueller zugestehen, „die

---

360 Ebd., S. 793.
361 Ebd., S. 803.
362 Hirschfeld 1903a, S. 41.
363 Hirschfeld 1896c, S. 5.
364 Hirschfeld 1906b, S. 27.

unter beiden Geschlechtern sexuell anziehende Personen finden".[365] Einschränkend stellt er auch dann noch fest: „Erwachsene Personen mit völlig gleicher Triebstärke nach beiden Geschlechtern dürften selten sein."[366] Die Verwechselung von Potenz und Libido würde auf ähnliche Weise die Klärung des Bisexualitätsproblems erschweren, wie Friedlaenders Innovation „physiologische Freundschaft". Letztere sei eher geeignet, „die Begriffe zu verwirren als zu entwirren", da sie die Liebe, die Plato in seinem *Gastmahl* beschreibt und die Friedlaender anscheinend meint, mit der davon gänzlich verschiedenen „nicht erotischen Freundschaft" ununterscheidbar gleichsetzt.[367] Während Eugen Wilhelm in seiner Zurückweisung des Friedlaenderschen Begriffs auf die homosexuelle Subjektivität verweist, die Liebe und Freundschaft zweifelsfrei unterscheidet, verwendet Hirschfeld für den gleichen Zweck den Ausdruck „Gefühlston":

Bei der „Freundschaft im gewöhnlichen Sinne" fehle der Drang nach intimer Vereinigung gänzlich, wodurch für Hirschfeld klar wird, „daß es sich bei der Freundschaft und Liebe um zwei grundverschiedene Empfindungen handelt, die nicht quantitativ, sondern qualitativ, nicht etwa nur in der Gefühlsstärke, sondern im Gefühlston voneinander abweichen."[368] Friedlaenders „geistvolle Spekulationen, ob etwa entwicklungsgeschichtlich jeder Altruismus, jede Art von Zuneigung im Sexualismus wurzelt, ob etwa noch jetzt leichte unbewußte Mitschwingungen der Geschlechtssphäre bei jeder Soziabilität bestehen", hält Hirschfeld für „Verschleierungen des Hauptproblems" und im vorliegenden Kontext für ebenso vernachlässigbar wie den Einfall des amerikanischen Philosophen George Santayana, der jeden ästhetischen Genuss mit einem geschlechtlichen Unterton versetzt glaubt. Hirschfeld fand in Santayanas *The sense of beauty* den Gedanken, „daß für den Menschen die ganze Natur ein Gegenstand geschlechtlichen Fühlens ist, und daß sich zumeist hieraus die Schönheit der Natur erklärt".[369] Zudem hält er Friedlaenders Soziabilitätsidee weder für erwiesen, noch für wahrscheinlich. Obwohl er somit an Friedlaenders Buch kein gutes Haar lässt, spricht er, ähnlich wie zuvor Wilhelm, von „seinem großangelegten und verdienstvollen Werk".[370] Dies wird Friedlaenders Abspaltung vom WhK, seine „Secession" eines Bundes für männliche Kultur, wie sie Anfang 1907 tatsächlich stattfindet, auch nicht mehr verhindern.

---

365 Hirschfeld 1914a, S. 187 und S. 199.
366 Ebd., S. 204.
367 Ebd., S. 38.
368 Ebd., S. 48.
369 Ebd.
370 Ebd., S. 38.

Das Wesen der Liebe: ein okkultes Phänomen. Traumdeutung

Hirschfeld hofft nicht, mit seiner Arbeit das Wesen der Liebe zu ergründen. Er weiß, dass er „weit davon entfernt, das Wesen der Liebe zu erschöpfen, nur *vom* Wesen der Liebe reden durfte".[371] Der ordnende Geist des Forschers, obwohl er sich des Schemenhaften aller Schemata bewusst ist, könne gleichwohl nicht auf Grenzregulierungen verzichten. Somit glaube er, zu dem Unterschied zwischen Freundschaft und Liebe einiges der Ermittlung der Wahrheit Dienliche sagen zu können. Für das „eigentlich wesentliche" bei der Frage nach dem Unterschied zwischen Freundschaft und Liebe hält er „das anatomisch-physiologische Substrat" des Unterschieds zwischen geschlechtlicher und ungeschlechtlicher Sympathie. „Dieses Punctum saliens des Problems ist bisher noch ein okkultes Phänomen."[372] Bevor Hirschfeld die bisherigen Deutungsversuche Friedlaenders, Molls und auch seine eigenen als bloße Verwechslung der Erfindung neuer Wörter mit der Entdeckung neuer Tatsachen oder als neue Einteilungs- und Unterscheidungsverfahren bekannter Sachverhalte ohne Erklärungswert beschreibt, deutet er die Richtung an, in die die Forschung sich orientieren müsste.

Er meint, im Zeitalter der drahtlosen Telegraphie und der unsichtbaren Strahlen müsse auch die Sexualforschung über die reine Deskription der sexuellen Vielfalt hinausgehen, „um an eine bestimmte Art von Mitschwingungen zu denken, welche durch gewisse Außenreize auf nervösen Empfangsstationen innerhalb unseres Körpers erzeugt, als Liebe wahrgenommen werden".[373] Es könnte sich um eine Art Wellentheorie handeln, in der Liebe und Geschlechtstrieb als eine durch das Nervensystem strömende Molekularbewegung oder Kraft zu denken wären, die ähnlich den Wärme-, Licht- und Elektrizitätswellen den Körper durchströmen. „Das Besondere bei der Liebe ist jedenfalls der ganz bestimmte Gefühls- oder Lustton", der als spezifische Empfindungsqualität der auch anderen Empfindungen dienenden Nerven und Zentren bedingt ist. Vorstellbar sind für Hirschfeld auch in allen Sinnesorganen vorhandene, nach einem Prinzip des Abgestimmtseins konstruierte „Nervenendkörperchen", die man als Sexualzellen bezeichnen könnte und die jenen Gefühlston erzeugen und transportieren.[374]

Letztlich bleibt für Hirschfelds eindeutige Unterscheidung zwischen Freundschaft und Liebe nur der nicht allzu exakte, dennoch „ganz bestimmte Gefühls- oder Lustton". Wenn er aber einräumt, das es homosexuelle Liebe ohne Sex gibt („daß Homosexuelle vorkommen – wir kennen nicht wenige derart, die sich auch als homosexuell bekannten – die keusch leben. Das hängt nicht mit der Richtung, sondern mit der Stärke des Triebes und des Willens zusammen."[375]), dann erscheint es in solchen

---

371 Ebd., S. 282.
372 Ebd., S. 59.
373 Ebd.
374 Ebd., S. 60.
375 Hirschfeld 1903a, S. 6.

Fällen eigentlich nicht möglich, den Gefühlston zu bestimmen, der diese keuschen „Edeluranier"[376] von Friedlaenders physiologischen Freunden unterscheidet. Andererseits bleibt der Unterschied der Quantität. Friedlaender glaubt, dass die sexfreie physiologische Freundschaft der Normalfall bei allen Männern sei, während Hirschfeld keusche Edeluranier für Ausnahmefälle innerhalb der homosexuellen Minderheit hält.

Ein anderes großes Thema, das Hirschfeld spätestens seit der Veröffentlichung der ersten Version des Fragebogens beschäftigt, die „anderweitigen sexuellen Anomalien", wird jetzt, 1906, ausführlich erörtert.

Frage 80 im Fragebogen: „Litten Sie an anderweitigen sexuellen Anomalien z. B. sadistischen Neigungen (Sucht zu peinigen), masochistischen (Sucht, gepeinigt zu werden) fetischistischen (Liebe zu einem Körperteil, wie Hand, Fuss, Leberflecken, oder einem Gegenstand, wie Stiefel, Taschentuch) exhibitionistischen (Sucht, die Genitalien zu zeigen) oder dergleichen?"[377]

Sadismus und Masochismus werden in *Vom Wesen der Liebe* durchaus konventionell mit Krafft-Ebing als „tief in der Konstitution belegene, angeborene und konstante Eigenschaften" bezeichnet.[378] Zudem hält Hirschfeld beide Eigenschaften für Hypertrophien der Männlichkeit resp. Weiblichkeit; bei sadistischen Frauen sah er viele männliche Eigenschaften und umgekehrt bei Masochisten viel physische und psychische Weiblichkeit. Zur Verdeutlichung seiner These von der gesteigerten männlichen Aktivität bei Sadistinnen und weiblichen Passivität bei Masochisten gesteht er, er habe sich schon öfter geirrt, wenn er Patienten mit femininem und Patientinnen mit maskulinem Habitus für homosexuell gehalten habe und später feststellen musste, es habe sich um masochistische bzw. sadistische Heterosexuelle gehandelt.

Vom Wesen der Liebe ist im Schlusskapitel dem Fetischismus gewidmet und bietet nicht nur den Umbenennungsvorschlag „Teilanziehung", sondern auch eine neue Erklärung des Phänomens, die in Auseinandersetzung mit Krafft-Ebings Fetischismus-Theorie entwickelt ist.[379] Hirschfeld unterscheidet eine physiologische und eine pathologische Teilanziehung/Fetischismus. Krankhafte Teilanziehung soll dann vorliegen, wenn die geschlechtlich erregende körperliche Eigenschaft oder ein entsprechender Gegenstand auch ohne die dazugehörige Person erregend wirkt, wobei zwischen der kranken und der gesunden Teilanziehung wiederum alle erdenklichen Übergänge existieren.

Krafft-Ebing übernimmt für seinen Erklärungsversuch die „Theorie der akzidentellen Assoziation" des französischen Psychologen Alfred Binet, derzufolge eine Person mit allgemeiner nervöser Hyperästhesie (prédisposition), der ein beliebiges zufälliges Geschehnis (accident) begegnet, daraufhin plötzlich, mittels eines Schocks

---

376 Ebd., S. 78.
377 Hirschfeld 1899b, S. 34.
378 Hirschfeld 1906b, S. 68.
379 Hirschfeld 1906b, S. 152 ff.

(choc fortuit), zum Fetischisten werden soll. Demgegenüber will Hirschfeld zeigen, dass auch der fetischistische Trieb konstitutionell oder angeboren ist. Dafür räumt er zunächst die Möglichkeit der Erregung geschlechtlicher Vorstellungen durch ein zufälliges Ereignis, ein „okkasionelles Objekt" ein. Diese Erregung beziehe sich aber nicht auf das okkasionelle, sondern stets auf ein „adäquates Objekt", auf das „eigene Geschlechtsziel", welches stets angeboren ist und im Fetisch „symbolisiert" wird. Nach der Erzählung mehrerer fetischistischer Fallgeschichten im Krafft-Ebing-Stil, die von der Vorliebe für einen vollen weiblichen Busen über das sexuelle Wohlgefallen an Schnurrbärten, am Klang einer bestimmten Stimme am Telefon, Frauen in Trauerkleidern bis zu sexueller Erregung durch leblose Gegenstände wie Lackschuhe, schmutzige Männerstiefel oder Taschentücher reicht, räumt Hirschfeld die Erklärungsbedürftigkeit seiner Behauptung ein, auch der Fetischreiz von Dingen wie Manchesterhosen, Damentaschentüchern oder dem Geruch von Zigaretten sei stets angeboren.

Er schlägt nun vor, die fetischistisch erregenden Körperteile, Accessoires oder Kleidungsstücke als „konzentriertes Symbol" für das Geschlechtsziel des Fetischisten zu deuten. Den Begriff des Symbols verwendet zwar schon Krafft-Ebing in diesem Zusammenhang beiläufig, ohne ihn aber zu einer Erklärung des Fetischismus heranzuziehen. Fetische würden nach Hirschfelds Modell als etwas für die Gefühlsrichtung des Fetischisten ganz speziell Bezeichnendes empfunden, als für den sexuell begehrten Typus besonders typisch und somit als konzentriertes Symbol des ersehnten Geschlechtsziels. An einem Fall von Brillenfetischismus und an einem Offizier mit einer starken Leidenschaft für eine gewisse Art von Frauenstiefeln wird die These erläutert. Für den Brillenfetischisten – Hirschfeld hatte ihn auf einer Studienreise nach Wien in einer homosexuellen Vorstadtkneipe kennengelernt –, der zum Abschied Hirschfelds Hand ergriff und leidenschaftlich ausrief: „Ach, für einen Herrn, der eine Brille trägt, könnte ich mein Leben lassen"[380], erklärt er so:

> „Sein spezieller Typus waren reife Männer, und zwar reizte ihn weniger körperliche Strammheit als geistige Überlegenheit. Die Brille verknüpfte sich in seinem Gehirn mit Bücherstudium, Gelehrsamkeit, er empfand sie als ein konzentriertes Symbol seines Typus. Nicht ausgeschlossen ist dabei, daß vielleicht eine Person, welche ihn früher – vielleicht noch vor dem Bewußtwerden seiner Triebrichtung – fesselte, eine Brille trug und daß er in bewußter oder unbewußter Erinnerung an den ihm sympathischen Mann seitdem die starke Vorliebe für Brillen beibehalten hatte."[381]

Der Hang des Offiziers zu Frauenstiefeln wird auf ähnliche Weise gedeutet und betont, dass es sich, anders als Binet und Krafft-Ebing annahmen, nicht um Ideenassoziationen handelt, die dem Individuum okkasionell begegnen, sondern um Vorstellungen, die auf kompliziertere, auch für Hirschfeld nicht zu erklärende Weise mit der

---

380 Hirschfeld 1906b, S. 146.
381 Ebd., S. 154.

konstitutionellen Triebrichtung zusammenhängen. Die Aufklärung dieser Gedankenverbindungen, wie er sie am Beispiel des Wiener Brillenfetischisten vorführte, hält Hirschfeld für eine „der wissenschaftlichen Traumdeutung nicht unähnliche" Arbeit. Nun spielte eine Art wissenschaftlicher Traumdeutung in der Urningsforschung seit Moll zwar eine gewisse Rolle,[382] es ging aber immer bloß darum, dass die Träume der Urninge einen urnischen Inhalt hätten, während Normalsexuelle meist normalsexuell träumten. Symbolisierung und Verschlüsselung latenter Trauminhalte kamen nicht vor, so dass man vermuten könnte, wir haben es hier mit einer Lesefrucht aus einem Buch zu tun, das seit Ende 1899 vorlag, Sigmund Freuds *Die Traumdeutung*. An zentraler Stelle ist da von einer „Symbolisierung der Leiblichkeit" im Traum und von „sexueller Symbolik" die Rede.[383] Es gibt allerdings keinen Beleg, dass Hirschfeld *Die Traumdeutung* kannte, als er *Vom Wesen der Liebe* schrieb.

Später, im dritten Band der *Sexualpathologie* wird er seine Fetischismus-Theorie mit der Lehre des russischen Physiologen Pawlow vom bedingten Reflex in Verbindung bringen, von Symbolentschlüsselung mittels Freudscher Traumdeutung ist dann nicht mehr die Rede: „Wie die Verdauungsdrüsen ihre Absonderung bereits beginnen, bevor der Mund und Magen die lecker scheinenden Speisen umschließen, bei ihrem bloßen Anblick, ja bei Nennung ihres Namens oder Erwähnung einer sich auf sie oft nur entfernt beziehenden Vorstellung sezernieren, so verhält es sich ganz ähnlich mit der Sekretion der Geschlechtsdrüsen bei dem Anblick oder mündlichen, schriftlichen oder bildlichen Erinnerung an ein Objekt, die das nur viel individueller geartete sexuelle Hungergefühl zu sättigen geeignet wäre."[384] Der Klingelton, der bei Pawlows darauf konditionierten hungrigen Versuchstieren Speichelfluss auslöste, ohne dass sie Nahrung erhielten, würde demnach dem Fetisch entsprechen, der den Fetischisten sexuell erregt.

Das Sexualleben unserer Zeit

Der urnische Mensch war vor allem eine grundlegende Kritik an den Ansichten Iwan Blochs zur Homosexualität. Diese Kritik und offensichtlich auch ein intensiver persönlicher Kontakt zu Hirschfeld hat Bloch zu einer grundlegenden Revision seiner Sicht auf die Homosexualität veranlasst. In seinem im November 1906 erschienenen umfangreichen Werk *Das Sexualleben unserer Zeit* wird berichtet, wie es dazu kam, und der WhK-*Monatsbericht* vom Dezember druckt sogleich die überraschende Stelle nach.[385] Bloch erzählt dort, er habe sich in den Jahren 1905 und 1906 fast ausschließlich mit Homosexualität beschäftigt, viele homosexuelle Männer und Frauen untersucht, mit ihnen ausführliche Gespräche geführt und ihr ganzes Tun und Treiben

---

382 Moll 1891, S. 198.
383 Freud 1900, S. 233, 234.
384 Hirschfeld 1920b, S. 17.
385 Bloch 1918, S. 17. – Nach MbWhK 1906, S. 225 f.

beobachtet. Er habe daraus geschlossen, dass es eine große Zahl von durchaus gesunden Menschen gebe, die schon in frühester Kindheit, und sicher nicht durch äußere Einflüsse hervorgerufen, Neigungen zu Personen des gleichen Geschlechts spüren und nach der Pubertät ihren Geschlechtstrieb gleichgeschlechtlich ausrichten. Dies könne ihnen ebenso wenig ausgetrieben werden, wie dem heterosexuellen Mann der Trieb zum Weibe.

In seinem Festschrift-Beitrag zu Hirschfelds 50. Geburtstag dankt ihm Bloch, den er seit „mehr als 16 Jahren", also seit etwa 1902 persönlich kennt, „für die Kollegialität, mit der [er] mir jederzeit in objektivster Weise, auch wenn unsere Ansichten nicht übereinstimmten, sein wohl in seiner Art einziges Material zur Verfügung gestellt hat." Das betraf wohl vor allem jene „sehr grosse Zahl echter Homosexueller", die er 1905/ 06 studieren konnte.

Die „erweiterte Obmännersitzung" vom 28. Januar 1907 wählte Iwan Bloch neben fünf Juristen, drei weiteren Ärzten und fünf Männern anderer Berufe zum neuen WhK-Obmann.[386] Dieses Amt wird er bis zuletzt – er starb erst fünfzigjährig im Jahr 1922 – innehaben und schließlich zum Ehrenmitglied des WhK ernannt werden. Dennoch blieben einige Dissenspunkte, die Eugen Wilhelm in seiner Jubelbesprechung von Blochs *Sexualleben* erörterte. Nachdem er seine Freude über das Fehlen der „Spezialheilanstalten", in die Bloch noch 1902 die Homosexuellen, statt in Gefängnissen lebenslang internieren wollte, geäußert und an ihrer Stelle Blochs Forderung nach ersatzloser Streichung des Paragrafen 175 gefunden hat, erwähnt er Blochs Appell an die Urninge, ein jeder sollte, als bestes Mittel zur Aufklärung des Volkes, ein offenes Bekenntnis seiner Natur ablegen. Wilhelm hatte dies bereits früher von allen, die es sich leisten könnten, gefordert, und im WhK war der Gedanke mehrmals unter dem Stichwort „Massen-Selbst-Denunziation" diskutiert und verworfen worden.[387] Gegen Blochs Ansicht, die „Heimlichtuerei und Heuchelei vieler Urninge" sei für die falschen Ansichten in der Bevölkerung „mit verantwortlich zu machen", gibt er zu bedenken, dass solche Heimlichtuerei und Heuchelei für Urninge überlebenswichtig sei, wenn sie finanziell und gesellschaftlich nicht unabhängig sind und zudem „soziale Vernichtung" nicht riskieren wollten.[388]

Sodann verteidigt er die von Bloch, Forel nachfolgend, so genannte Zwischenstufentheorie gegen die bekannten Einwände, körperliche und seelische Eigenschaften des anderen Geschlechts seien bei Heterosexuellen genauso häufig vorhanden, ferner gebe es Homosexuelle ohne jegliche weibliche Merkmale. Abermals überzeugt diese Verteidigung nicht, unter anderm, weil es keine vergleichbaren Daten über Heterosexuelle gibt. So wie bei dem virilsten Homosexuellen gewiss irgendeine weibliche Eigenschaft gefunden wird, wenn man nur gründlich genug sucht, kann man dies womöglich auch beim normalsten Normalsexuellen finden. Eine der

---

386 MbWhK 1907, S. 20.
387 MbWhK 1905, November, S. 1 ff. und 1906, S. 23 f.
388 Wilhelm 1908b, S. 471 f.

Schwachstellen in Hirschfelds Zwischenstufenlehre ist gewiss die enge Verkoppelung körperliche und seelischer Merkmale mit der Triebrichtung. Sie steht zudem in einem gewissen Widerspruch zu Hirschfelds These, dass jede Eigenschaft unabhängig von der Triebrichtung variieren könne und daher jedes Individuum ein eigenes einzigartiges Individualgeschlecht verkörpere, das sich letztlich einer Typologie entziehe.

Zu Blochs Spekulation, Homosexualität entstehe vielleicht aufgrund „embryonaler Störungen des Sexualchemismus" oder durch „Änderungen im Chemismus der Sexualspannung" bemerkt Wilhelm, dies alles sei „noch völlig dunkel", zudem erinnere Blochs Überlegung an Friedlaenders „Chemotaxis", die ebenfalls verursachend für die Triebrichtung sei.[389] Hirschfeld wird jedoch schon bald Blochs Hinweis auf einen Sexualchemismus aufgreifen und das neue Wissensgebiet der Endokrinologie, die Wissenschaft von der Steuerungswirkung der von bestimmten Drüsen produzierten Stoffe im Körperinneren zur Grundlage seiner Sexualtheorie machen.

Bloch gebraucht erstmals im *Sexualleben unserer Zeit* seinen neuen Ausdruck „Pseudo-Homosexualität". Diese Sexualität findet er bei allen, die sich homosexuell betätigen und keine Charaktere des anderen Geschlechts aufweisen, also nicht „originär homosexuell" sind, beispielsweise die vielen Männer im alten Griechenland und im Orient mit homosexueller Praxis, ohne dass ihnen dies angeboren war. Für Wilhelm umfasst Blochs neuer Ausdruck viel zu viel, denn wenn Bisexuelle homosexuell lieben, sind sie nicht pseudo-, sondern genuin homosexuell. Hirschfeld will die Pseudo-Homosexualität ebenfalls nur auf Fälle anwenden, wo die homosexuelle Handlung nicht „aus festgewurzelter, innerer Notwendigkeit", sondern aus „vorübergehendem Mangel, sei es an Geschlechtsverkehr oder Geld" vorkommt; nur den „konträren Sexualverkehr ohne konträre Sexualempfindung" will Hirschfeld pseudohomosexuell nennen.[390]

Otto Weininger, Wilhelm Fließ

Eugen Wilhelm lobt in seiner *Jahrbuch*-Besprechung von Otto Weiningers *Geschlecht und Charakter*, dass der Autor, obwohl vieles in dem populären Buch übertrieben, überspannt, falsch und Beispiel abgeschmackten Philosophierens sei, „sich in den Bahnen der neuesten Spezialwissenschaft über Homosexualität bewegt und insbesondere die Anschauungen dieses *Jahrbuchs* verwertet hat".[391] Zwei Jahre später fällt Hirschfelds Urteil über *Geschlecht und Charakter* deutlich negativer aus. Das Aufsehen, das Weiningers Buch erregte, hält er für verdient, weil darin der Gedanke der Bisexualität in neuerer Zeit „am intensivsten durchdacht" werde. Die von Schopenhauer inspirierte These, nach der jede sexuelle Vereinigung aus einem ganzen Mann

---

389 Ebd., S. 477 f.
390 Hirschfeld 1914a, S. 187, 297.
391 Wilhelm 1904, S. 526.

und einer ganzen Frau besteht, Männlich- und Weiblichkeit in den beiden Partnern individuell gemischt sind und so zur sexuellen Anziehung führt, kommentiert er ätzend: „In dieser These ist nun allerdings das, was verhältnismäßig richtig ist, nicht neu und das, was neu ist, nicht richtig."[392] Für nicht richtig hält es Hirschfeld, wenn Weininger die Vorstellung von den Gegensätzen, die sich anziehen, verabsolutiert. Das Gegenteil, dass in der Liebe Gleiches sich anziehe, sei genauso wahr und werde genauso falsch, wenn man es in Weiningers Manier absolut nehmen wollte. Hirschfeld vermutet, das Gleiche fessele mehr seelisch, das Ungleiche mehr sinnlich, das Gleiche sei mehr ungeschlechtlich, kameradschaftlich anziehend, das Ungleiche eher sexuell. Hier ist wieder das Friedlaendersche Thema Freundschaft vs. Liebe angesprochen, und Hirschfeld stimmt Weininger eingeschränkt zu, wenn er in *Geschlecht und Charakter* schreibt, dass die Liebe wie der Hass ein Projektionsphänomen, aber die Freundschaft ein Äquationsphänomen sei; die Voraussetzung der Freundschaft sei gleiche Geltung beider Individuen, die Liebe enthalte Ungleichheit und Ungleichwertigkeit der beiden Beteiligten. Hirschfeld gebraucht hier wiederum ein Argument, das bereits in seiner Friedlaender-Kritik eine Rolle spielte und besagt, dass Liebe und Freundschaft zwar klar unterscheidbare Empfindungen seien, dass sich beide aber in der Beziehung eines Menschen zu einem anderen nicht ausschließen und in verschiedener Intensität nebeneinander vorkommen können. In Weiningers Konzept scheint dies ausgeschlossen.

Weininger nennt sein Buch „eine prinzipielle Untersuchung", die die geistige Differenz der Geschlechter in ein System bringen soll. Dazu bedient er sich der Zwischenstufenlehre Hirschfelds und geht darüber hinaus in die allgemeine Biologie, eine Art Lebensphilosophie. Nach Weininger ist jede Zelle eines jeden Organismus geschlechtlich charakterisiert, hat eine bestimmte sexuelle, entweder mehr weibliche oder mehr männliche Betonung, und damit seien alle Menschen wie alles Lebendige mehr oder weniger bisexuell. Homo- und Heterosexuelle seien nur Spezialfälle der allen Menschen und allen Lebensformen zukommenden Bisexualität. Dies wurde im Sommer 1903 der lesenden Öffentlichkeit vorgelegt und erlebte bereits, wie der WhK-*Monatsbericht* vom März 1904 mitteilt, „die 3. Auflage". Im *Monatsbericht* vom Dezember 1903 heißt es zu Weiningers Tod:

> „Von manchen Seiten wurde auch der Selbstmord des hochbefähigten Verfassers von ‚Geschlecht und Charakter', Weininger in Wien, mit Homosexualität in Verbindung gebracht."[393]

Und für die Vierteljahresversammlung am 11. März 1904 wird im *Monatsbericht* ein Vortrag von Hermann von Teschenberg angekündigt: „Dr. Otto Weininger und sein Werk". Doch erst im Januar 1906 begann die eigentliche Aufregung um Weiningers Buch, als ihm und seinem Freund, dem Psychologen Hermann Swoboda, der Berliner Arzt Wilhelm Fließ in seinem Buch *Der Ablauf des Lebens. Grundlegung zur exakten*

---

392 Hirschfeld 1906b, S. 134.
393 Pfäfflin/ Herzer 1998, S. 19.

Biologie Diebstahl am geistigen Eigentum vorwarf. Fließ sah sich als Entdecker der universellen Bisexualität oder Doppelgeschlechtigkeit alles Lebendigen und Weininger und Swoboda als Plagiatoren. Die Freundschaft, die Fließ mehr als fünfzehn Jahre lang mit Sigmund Freud unterhalten hatte – „die engste, von der wir aus Freuds Leben wissen"[394] – war inzwischen zerbrochen, weil Fließ glaubte, Freud habe dem ihm persönlich bekannten Weininger und Swoboda die Fließsche Originalidee weitererzählt, woraufhin ersterer sie zum Zentrum von *Geschlecht und Charakter* gemacht und Swoboda sie in seinem Buch *Die Perioden des menschlichen Organismus* ebenfalls plagiatorisch benutzt habe. Mitte Januar 1906 schrieb Freud an Hirschfeld und bat ihn darum, im *Jahrbuch* „eine unparteilichere Untersuchung und Darstellung der Entwicklung dieses bedeutsamen Gedankens und seiner Modifikationen" zu bringen und damit Fließens ungerechtfertigten Prioritätsanspruch zurückzuweisen.[395] Mit dem Kapitel „Zur Theorie und Geschichte der Bisexualität" in *Vom Wesen der Liebe* hat Hirschfeld diesen Wunsch Freuds erfüllt.

Hirschfeld weist bei dieser Gelegenheit erneut auf die doppelte Bedeutung des Bisexualitätsbegriffs hin, die gewöhnlich, beispielsweise von Friedlaender, nicht beachtet wird. Bisexualität bedeutet, dass jeder Mensch als sexuelle Zwischenstufe verstanden werden kann, weil in ihm stets männliche und weibliche Eigenschaften in einem individuellen Mischungsverhältnis vorkommen. Zudem werden solche Menschen mit einer Triebrichtung auf beide Geschlechter als bisexuell bezeichnet. Ob das eine zur Erklärung des anderen beitragen könne, sei in der Fachwelt durchaus strittig. Diese Doppelbedeutung von Bisexualität ist aber in Fließ' exakter Biologie zentral, indem er eine Doppelgeschlechtlichkeit von einer Doppelgeschlechtigkeit unterscheidet. Er bezeichnet die Idee „der dauernden Doppelgeschlechtigkeit alles Lebendigen" als den „Haupt- und Grundgedanken" seines Werkes[396] und will dies naturphilosophisch begründen, indem er einen Substanz-Begriff ins Spiel bringt und behauptet „dass jedes lebendige Wesen aus männlicher und weiblicher Substanz zusammengesetzt sein müsse, weil das Leben selbst in der Reaktion dieser beiden Substanzen aufeinander beruhe. Diese Reaktion ist nichts Latentes, sondern etwas immerfort Wirkendes, sie bezieht sich auf keine ‚Keimanlage', sondern auf den ganzen Organismus, auf alles was lebt und solange es lebt."[397] Wenn man sich auf Fließens Spekulationen über die Substanz des Lebens einlässt, muss man ihm in seiner Antikritik an Hirschfeld zustimmen, wo er ihm vorhält, er würde unter der Hand die Substanzen in ein „Mischungsverhältnis männlicher und weiblicher Attribute" verwandeln. So habe „Herr Hirschfeld" die Fließschen Substanzen „in blosse Attribute nicht nur verwässert, sondern geradezu verflüchtigt".[398]

---

394 Kris 1986, S. 520.
395 MbWhK 1906, S. 31.
396 Fließ 1906, S. 18.
397 Ebd., S. 44.
398 Ebd., S. 46.

Tatsächlich geht es Hirschfeld nie um eine Substanz des Lebendigen schlechthin, sondern immer nur um die Geschlechter und das Geschlechtsleben des Menschen. In seiner Replik auf Fließ' Vorwurf, er würde die von Fließ entdeckte Substanz lediglich als Attribut missverstehen, greift er den Substanz-Begriff auf und verweist auf die Trivialität einer Anwendung auf die Bisexualität: „In Wirklichkeit ist die Annahme, daß sich in jedem von Mann und Weib stammenden Menschen dauernd die männliche und weibliche Substanz vorfindet, so naheliegend [...], daß es höchst merkwürdig wäre, wenn die Wissenschaft nicht schon früher diese Erscheinungen in den Kreis ihrer Beobachtungen gezogen hätte."[399] Und wieder einmal zitiert er Schopenhauer, der schon 1859 wusste, dass Mannheit und Weiblichkeit unzählige Grade zulassen und dass die Mannheit bis zum widerlichen Gynander sinken und die Weiblichkeit zur anmutigen Androgyne steigen könne.[400]

Fließ indes hatte den Anspruch, seine zweigeschlechtige Substanz biologisch exakt zu begründen. Er glaubte, in einem bestimmten Zahlenverhältnis – 28:23 – die angestrebte Exaktheit entdeckt zu haben und behauptete, dass allen zeitlichen Abläufen, „Geburt, Entwicklung, Kranksein, Sterben"[401] diese beiden Perioden – weiblich 28 Zeiteinheiten, männlich 23 Zeiteinheiten zugrunde liegen, was er mit einfachen Zeitmessungen und Divisionsrechnungen bewiesen haben wollte. Hirschfeld streifte in seiner Replik diese exakte Grundlegung kurz und bemerkte nur, dass ein Biologe und Mathematiker, der die Fließschen Zahlen geprüft hätte, lebhafte Bedenken geäußert habe. In einer Kurzfassung seiner Lehre, die Fließ 1914 für das erste Heft der *Zeitschrift für Sexualwissenschaft* verfasste, kommt es zu einer terminologischen Auflockerung. Den Ausdruck „Substanz", der noch 1906 gegen Hirschfelds Missbrauch verteidigt wurde, verwendet Fließ nun synonym zu „Stoff": „Alles Lebendige besteht aus männlicher und weiblicher Substanz, die einzelne Zelle sowohl wie das ganze Wesen. Der Mann hat mehr männlichen, das Weib mehr weiblichen Stoff."[402]

Unterteilt man die zeitlichen Abläufe des Lebens in messbare Perioden, die sich irgendwie überlagern, dann liegt der Begriff des Rhythmus nahe. Fließ benutzt ihn nicht. Er hätte auch nichts zum Beweis oder zur Erklärung seiner Bisextheorie beitragen können, wenn er seine strukturierten Zeiteinheiten als Rhythmus bezeichnet hätte. Hirschfeld entdeckt den Ausdruck erstmals, vielleicht von Fließ inspiriert, als er über das Wesen der Liebe nachdenkt und fügt seiner naturphilosophischen „für alles Stoffliche" geltenden Doktrin „Natura non facit saltus", das „Grundgesetz" für alles Zeitliche hinzu: „Omnia facit natura in rhythmis".[403]

Das kollegiale Verhältnis zwischen den beiden Berliner Ärzten Fließ und Hirschfeld scheint sich nach der Polemik über Plagiate und Prioritäten von 1906 entspannt zu haben. 1922 wird Fließ die WhK-Petition gegen den Paragrafen 175 un-

---

399 Hirschfeld 1906c, S. 706.
400 Vgl. Ebd.
401 Fließ 1914, S. 19.
402 Ebd., S. 20.
403 Hirschfeld 1906b, S. 66.

terschreiben. Die 1923er Neuauflage seines Hauptwerks enthält aber immer noch die alten Plagiatsvorwürfe gegen das Wiener Dreigestirn Weininger, Swoboda und Freud. Hirschfeld bleibt unerwähnt.

Psychoanalyse. Wer lötet?

Im Jahr, nachdem Freuds *Drei Abhandlungen zur Sexualtheorie* erschienen waren, widmete Eugen Wilhelm ihnen im *Jahrbuch* eine ausführliche Besprechung. Es ging ihm vor allem um Freuds Sicht auf die homosexuellen Zwischenstufen. Sie heißen bei Freud in Anlehnung an Havelock Ellis „Invertierte" und werden auf ganz neue Art, in ihren Beziehungen zu den Psychoneurosen, den Perversionen und der Sexualität des Kindes betrachtet. Wilhelm interessiert sich natürlich für die WhK-Kardinalfrage „angeboren oder erworben?" und findet hierzu viel Kritikwürdiges. Nichtsdestoweniger ist er von der Neuheit des Erklärungsversuchs beeindruckt, obwohl er in der Annahme der Bisexualität aller Menschen, einer bei allen vorhandenen, auf Männer und Frauen gerichteten Sexualtendenz an Bekanntes erinnert wird: „Die Friedländer'sche Ansicht von der Bisexualität aller Menschen hätte einen Stützpunkt gefunden."[404]

Freuds erster Einwand betrifft den von Hirschfeld behaupteten Zusammenhang zwischen Inversion und somatischem Hermaphroditismus. Unter Berufung auf Havelock Ellis ist beides für Freud „im ganzen unabhängig von einander".[405] Wilhelm hält dies natürlich für falsch und hält Freuds Bemerkung, männliche Invertierte würden oft den „psychischen Charakter der Männlichkeit" bewahren und „verhältnismäßig wenig sekundäre Charaktere des anderen Geschlechtes an sich" tragen, die These Hirschfelds entgegen: „Auch bei den virilsten Homosexuellen wird sich eine Anzahl femininer Züge ergeben."[406] Dies geht aber an Freuds Argumentation vorbei, man dürfe nicht vergessen, „daß die sekundären und tertiären Geschlechtscharaktere überhaupt recht häufig beim anderen Geschlecht auftreten und so Andeutungen von Zwittertum herstellen, ohne daß dabei das Sexualobjekt sich im Sinne einer Inversion abgeändert zeigte".[407]

Freud verweist damit auf ein Phänomen – somatische und psychische Merkmale des anderen Geschlechts bei Normalsexuellen –, dem Hirschfeld und die Seinen bisher eher ausgewichen sind, jedenfalls keine diesbezüglich vergleichenden Untersuchungen angestellt haben. In dem Aufsatz über den Prozentsatz der Homosexuellen reagiert Hirschfeld auf die Kritik, er habe Homosexuelle ohne „heterosexuelles Vergleichsmaterial" studiert, mit dem wenig überzeugenden Hinweis, dass er „eine allgemeine ärztliche Praxis ausübe, in der ich durchschnittlich im Tage 30 Personen sehe

404 Wilhelm 1906, S. 738.
405 Wilhelm 1906, S. 732.– Vgl. Freud 1905, S. 7.
406 Ebd.
407 Freud 1905, S. 7.

bezw. untersuche, von denen nur durchschnittlich 3 homosexuell sind".[408] Ob er sein heterosexuelles Vergleichsmaterial auf somatische und psychische Merkmale des anderen Geschlechts untersucht hat, sagt er nicht.

In den *Drei Abhandlungen* unterscheidet Freud drei Klassen von Invertierten, absolute, amphigene und okkasionelle. Während die Absoluten nur gleichgeschlechtlich verkehren, sind die beiden anderen mehr oder weniger auf beide Geschlechter orientiert, woraus er schließt, dass dies mit der Annahme eines Angeborenseins schwer zu vereinbaren sei. Er hebt hervor, die Diagnose ‚absolut invertiert' beruhe allein auf der Selbstauskunft der Angehörigen dieser Klasse, sie hätten lebenslänglich niemals Sex mit dem anderen Geschlecht gehabt. Wenn Wilhelm zunächst mutmaßt, Freud würde nur eine Variante der Theorien Blochs und Friedlaenders von einer bisexuellen Objektwahl aller Menschen vertreten, sieht er doch bei seinem Referat über die zweite Abhandlung „Die infantile Sexualität" bald ein, dass Freuds These deutlich radikaler als die beiden Vorgängertheorien einen von Anfang an vorhandenen richtungslosen „Wollusttrieb" annimmt, „daß also bei allen Menschen eigentlich das Sexualziel erst intra vitam sich mit dem Lusttrieb vergesellschaftet, während vorher gleichsam tabula rasa hinsichtlich des Objektes vorhanden ist und deshalb alle Perversionen möglich werden".[409] Indem er Freuds Ausdruck, die infantile Sexualität sei „polymorph pervers" zitiert, rühmt er „das Verdienst von Freud, als erster dem infantilen Geschlechtstrieb eine ausführliche Untersuchung gewidmet zu haben".[410] Freuds Auffassung der infantilen Sexualität, nach der in allen Kindern das Potenzial zu allen sexuellen Abirrungen vorhanden ist, erscheint ihm indes als „völlig unhaltbar", da es unerklärlich bleiben würde, warum Erwachsene gerade eine bestimmte Abirrung ausbilden und andere nicht. Wilhelms Einwand ignoriert aber Freuds Ausführungen zur Vielfalt individueller Sexualkonstitutionen, die eigentlich die Basis für eine Diskussion der Theorie Hirschfelds vom Angeborensein aller Sexualobjekte und dem Freudschen Angeborensein der Wahl aller möglichen Objekte hätte abgeben können:

> „Sowie wir vorhin einmal die Möglichkeit sahen, eine Mannigfaltigkeit der angeborenen sexuellen Konstitution durch verschiedenartige Ausbildung der erogenen Zonen zu begründen, so können wir nun das gleiche mit Einbeziehung der indirekten Quellen der Sexualerregung versuchen. Wir dürfen annehmen, daß diese Quellen zwar bei allen Individuen Zuflüsse liefern, aber nicht bei allen Personen gleich starke, und daß in der bevorzugten Ausbildung der einzelnen Quellen zur Sexualerregung ein weiterer Beitrag zur Differenzierung der verschiedenen Sexualkonstitutionen gelegen sein wird."[411]

Dass Konstitutionelles am Zustandekommen von Inversion und Perversion mindestens beteiligt ist, räumt demnach auch Freud ein, der hauptsächliche Dissens ist

---

408 Hirschfeld 1904c, S. 119.
409 Wilhelm 1906, S. 737.
410 Ebd., S. 740.
411 Freud 1905, S. 51.

ähnlich wie bei Friedlaender der strittige Qualitätsunterschied zwischen verschiedenen Sorten der Liebe. Gegen Friedlaender wurde die qualitative Differenz zwischen Freundschaft und sexueller Liebe betont, gegen Freud wird diese sexuelle Liebe abgegrenzt von der Eltern- und Kinderliebe in der Familie, die normalerweise eine „Inzestschranke" am manifesten Sex hindert. Freuds Satz, die nicht-sexuelle Liebe zu den Eltern und die geschlechtliche Liebe werde „aus denselben Quellen gespeist"[412], hält Wilhelm entgegen: „Die Gefühle zu Eltern und Verwandten sind der Art, nicht dem Grad nach von der Geschlechtsliebe geschieden."[413]

Wilhelms Rezension der *Drei Abhandlungen* und seine darin entwickelte differenzierte Sicht auf die Psychoanalyse kann man als Vorwegnahme der späteren Stellungnahme Hirschfelds zu Freuds Lehre lesen. Es fällt auf, dass Wilhelm Freuds recht eindeutige Wertung der Abirrungen, also auch der Inversion, als „ein Stück Entwicklungshemmung und Infantilismus"[414] nicht kommentiert, sondern lediglich gegen Freud insistiert, dass auch die Objektwahl – Mann, Frau oder beide – konstitutionell vorgegeben und nicht erst das pubertäre Resultat einer „Verlötung" sei.[415] Andererseits hebt Wilhelm lobend hervor, dass Freud sich Objekt und Trieb bei Normalsexuellen genauso zerbrechlich verlötet vorstellt wie bei Invertierten und Perversen und wenigstens in dieser Hinsicht die Homosexuellen nicht abwertet. Wilhelm scheint aber nicht zu bemerken, dass in Freuds Metapher der Verlötung „zwischen Sexualtrieb und Sexualobjekt" eine grundsätzliche Alternative zu Hirschfelds Grunddoktrin des angeborenen Sexualobjekts enthalten ist.[416] Die Verlötung geschieht nämlich erst als Ereignis der Sozialisation, nachdem die angeborene polymorph perverse und objektlose Sexualität des Kleinkindes vor allem infolge körperlicher Reifungsprozesse sozusagen zur Objektfähigkeit gelangt. Mit Hirschfelds Annahme, dass alle Neugeborenen als künftige Hetero- oder Homosexuelle auf die Welt kommen und die Sozialisation den Uranismus des Erwachsenen lediglich behindern oder befördern kann, ist die psychoanalytische Sicht deshalb unvereinbar.

Hinzukommt dass die Psychoanalyse die Frage, ob Homosexuelle krank oder gesund sind, „krankhaft oder natürlich", eindeutig wie Moll beantwortet: Die Inversion ist eine krankhafte Fixierung auf eine unreife seelisch Entwicklungsstufe und durch eine psychoanalytische Kur grundsätzlich heilbar. Wenn Wilhelm schon 1904 die Frage krank/gesund in der Kritik an Weininger und Möbius als bloßen „Wortstreit"[417] bezeichnet und zwei Jahre später Hirschfeld selbst in einer Auseinandersetzung mit Forel erklärt, ob man in den sexuellen Zwischenstufen eine „biologische Varietät" oder, wie Forel, „Kranke" sieht, sei „im Grunde ein Wortstreit"[418], dann ist

---

412 Ebd., S. 67.
413 Wilhelm 1906, S. 747.
414 Freud 1905, S. 70.
415 Wilhelm 1906, S. 734; vgl. Freud 1905, S. 10.
416 Freud 1905, S. 10.
417 Wilhelm 1904, S. 528.
418 Hirschfeld 1906b, S. 111.

dies offensichtlich ein taktisches Ausweichen vor dem Kampf mit dissidenten Verbündeten (etwa bei der Strafrechtsreform), die man in der aktuell sekundären Frage nach der urnischen Gesundheit langfristig doch noch zu überzeugen hofft.

Psychoanalytischer Heilungsoptimismus und Forschungskooperation

Hirschfelds öffentliche Auseinandersetzung mit der Psychoanalyse beginnt erst 1908, als er den Wiener Nervenarzt und Freud-Schüler Isidor Sadger für einen Beitrag zum *Jahrbuch* gewinnt, „Fragment der Psychoanalyse eines Homosexuellen". Dem Aufsatz Sadgers fügt Hirschfeld eine „Bemerkung" an, die seine vorläufige Einstellung zur Freudschen Lehre benennt:

> „Da vielen der Homosexuellen der gewiss berechtigte Wunsch innewohnt, heterosexuell zu empfinden, müssen wir jedem Arzt dankbar sein, der neue Behandlungsmöglichkeiten aufweist. Nachdem die hypnotische Behandlung die in sie gesetzten Erwartungen nicht erfüllt hat, bemühen sich seit einiger Zeit Prof. Freud-Wien und seine Schüler, unter denen der Herr Verfasser obiger Arbeit eine hervorragende Stellung einnimmt, mittels der Psychoanalyse gegen die Homosexualität therapeutisch vorzugehen. Noch ist es natürlich nicht möglich, ein abschliessendes Urteil über das neue Verfahren zu fällen, doch wollen wir nicht unterlassen, die Aerzte und die Homosexuellen auf Freud's analytische Methode hinzuweisen, die jedenfalls den Sexualstatus wesentlich tiefer und gründlicher angreift wie die Hypnose."[419]

In den folgenden ereignisreichen Jahren bis 1911, als Hirschfeld sich von den Psychoanalytikern verabschiedete, kam es zu mehreren Versuchen der wissenschaftlichen und organisatorischen Kooperation zwischen Wien und Berlin. Es begann im Dezember 1906, als der WhK-*Monatsbericht* die Initiative des Wiener Arztes Wilhelm Stekel – „einer der ersten und einflußreichsten Schüler Freuds"[420] – erwähnt: „Gründung eines Wissenschaftlich-humanitären Komitees [...], welches für Österreich die gleichen Zwecke und Ziele verfolgt, wie das unsrige."[421] Als zweiten Mann neben Stekel nennt der *Monatsbericht* den Ingenieur und WhK-Obmann Josef Nicoladoni, doch erfährt man in der folgenden Zeit nur von einer einzigen Aktivität des Wiener Duos. Alle österreichischen Freunde „unserer Bewegung" wurden gebeten, den Plan zu unterstützen, zuständigen Behörden und gesetzgebenden Organen Material zur Abänderung des Paragrafen 129b des österreichischen Strafgesetzbuchs zukommen zu lassen. Als einzige Reaktion auf dieses Unternehmen ist eine spöttische Glosse von Karl Kraus überliefert, der in seiner *Fackel* durchaus solidarisch mit den homosexuellen Schwärmern schrieb:

---

419 Hirschfeld 1908a, S. 424.
420 Freud/Abraham 2009, S. 92.
421 MbWhK 1906, S. 240.

„Sonderbare Schwärmer! Die nicht wissen, daß in Oesterreich nicht die Menschlichkeit Sexual-
gesetze macht, sondern die Sittlichkeit, nicht die Lebenserfahrung, sondern die Unverdorbenheit,
nicht der Fortschritt, sondern die Feigheit, nicht die Phantasie, sondern die normale Sexualität
eines Universitätsprofessors und eines Oberstaatsanwaltes [...]."[422]

Das Krisenjahr 1907 mit der Abspaltung der Friedlaender-Anhänger und dem antihomosexuellen Stimmungsumschwung in der öffentlichen Meinung brachte an der
psychoanalytischen Front vorerst Ruhe und Frieden. Sigmund Freud spendete im Mai
20 Mark und noch einmal im September des nächsten Jahres 50 Mark für den Fonds
zur Befreiung der Homosexuellen[423]. Ferner schrieb der kommende psychoanalytische
Jahrbuch-Autor Isidor Sadger gleich drei enthusiastische Rezensionen zu Hirschfelds
Vom Wesen der Liebe, und alle drei werden vom *Monatsbericht* sorgfältig registriert.[424]
Sadger lobt Hirschfeld als einen „ebenso redlichen als tapferen" Forscher, sowie
seinen „Mut", widerspricht aber in dem für Hirschfeld entscheidenden Punkt der
Homosexualitätstheorie:

„In der Erklärung dieser interessanten Spielart stehen sich zwei Lager schroff gegenüber: die
einen, die das gleichgeschlechtliche Fühlen von eingeborener Anlage herleiten – hierher gehören
beinahe sämtliche praktische Kenner – und die Anhänger der sog. ‚Erwerbungstheorie', die der
Anschauung sind, die Liebe zu dem eigenen Geschlecht werde erworben, sei ein Produkt von
äußerer Züchtung oder Verführung. Soweit meine freilich noch keineswegs abgeschlossenen
Untersuchungen reichen, scheinen mir die Ergebnisse der psychoanalytischen Methode darzu-
tun, daß die Wahrheit auch hier in der Mitte liegt. Zunächst dünkt es mich nicht mehr zu bestreiten, daß die angeborene Anlage eine unerläßliche Notwendigkeit, eine wahre conditio qua
non ist [...] Daneben scheinen mir in zweiter Linie doch die sexuellen Früherlebnisse bis
höchstens zum vierten Lebensjahre nicht ohne Belang, ja sogar für die Einzelheiten, für die
Nuancierung des geliebten Objekts direkt entscheidend."[425]

Worauf Sadgers vermeintlicher Mittelweg hinausgeht, wird beim Betrachten der beiden Aufsätze von 1908 deutlich. Beide hat Hirschfeld mit der oben zitierten Bemerkung versehen, den einen im *Jahrbuch*, den anderen, „Ist die konträre Sexualempfindung heilbar?", in der neuen *Zeitschrift für Sexualwissenschaft*, die wegen ihrer
großen Themenbreite viel mehr war als nur eine erweiterte Version der WhK-*Monatsberichte*, die ab 1908 nicht mehr erschienen.[426]
Sadgers Bild von der Psychoanalyse als Mittelweg zwischen Angeboren- und Er-
werbungs-Theorie trifft auch nicht den entscheidenden Punkt, da *alle* Forscher, die
Homosexualität für nachträglich erworben halten, stets auch einen konstitutionellen
Faktor annehmen, ohne den die geschickteste Verführung oder der heftigste Binetsche
„choc fortuit" wirkungslos bleibt. Der radikale Binet nannte diesen Faktor, wie ge-

---

422 Nach MbWhK 1907, S. 134.
423 Ebd., S. 124; Komitee-Mitteilungen 15. September 1908.
424 Ebd., S. 25, 66, 191.
425 Sadger 1907, S. 1171.
426 MbWhK 1907, S. 242.

zeigt, „prédisposition", bei Krafft-Ebing sollte es eine „allgemeine nervöse Hyperästhesie" sein, die er bei erworbener konträrer Sexualempfindung stets gefunden haben will. Neu an der psychoanalytischen Homotheorie ist zunächst die Behauptung, „daß die Inversion in frühester Kindheit bis zum vierten Lebensjahr inklusive festgelegt wird"[427].

Zunächst bleibt unklar, wie man sich diese Festlegung vorzustellen hat. Sadger arbeitet in den folgenden Jahren daran, den Festlegungsvorgang präziser zu fassen und lässt dafür die homosexuellen Frauen beiseite.[428] Es läuft auf die inzwischen von Freud formulierte Vorstellung hinaus, dass der Urning in seiner vorpubertären Entwicklung „ganz regelmäßig" an den „beiden Aufgaben scheitert", sich von den beiden frühen Sexualobjekten, der Mutter oder ersten Pflegerin und der eigenen Person zu lösen.[429] Diese Loslösung geschieht bei den Urningen wie bei allen Perversen und Neurotikern mittels „Verdrängung", ein Gedanke, den Sadger aus Freuds Schrift von 1910 *Eine Kindheitserinnerung des Leonardo da Vinci* zitiert: „Durch die Verdrängung der Liebe zur Mutter konserviert er dieselbe in seinem Unbewußten und bleibt von nun an der Mutter treu. Wenn er als Liebhaber Knaben nachzulaufen scheint, so läuft er in Wirklichkeit vor den anderen Frauen davon, die ihn untreu machen könnten."[430] Hinzukommen in der Kindheit aller Urninge zwei große Enttäuschungen, die zwar „keinem Jungen erspart" bleiben, beim künftigen Urning, den eine angeborene „Überentwicklung und Überbetonung der genitalen Libido" kennzeichnet, führen aber beide zum Uranismus. Die erste Enttäuschung: die Wunschfantasie des Kindes, mit der weiblichen Pflegeperson den Koitus zu vollziehen, bleibt unerfüllt. Enttäuschung Nr. 2: das Kind entdeckt, „daß das erst- und höchstgeliebte Weib keinen Penis besitzt", und gelangt daher als Erwachsener „bis zum Horror feminae respektive vaginae".[431] Da aber die heterosexuellen Kindheitswünsche nicht verschwunden, sondern nur verdrängt sind, unterliegen sie beim Urning „der Transkription einer jeden sexuellen Erregung vom Weib auf den Mann", was einen sehr erheblichen Vorteil hat: „Der Urning wird so instand gesetzt, die bloß in seiner Phantasie existierende Mutter mit dem Penis tatsächlich zu erleben und ohne Konzession an die Wirklichkeit und ohne Verzicht auf das Membrum zu lieben. Wählt er die Sexualobjekte obendrein noch so, daß sie Züge seines eigenen Ichs aufweisen, dann hat er die beiden Urgeliebten jedwedes Mannes, die Mutter mit dem Penis und sein eigen Selbst in einem Sexualobjekt beisammen. Man begreift, daß einer, dem solche Erfüllung gelungen ist, gern daran glaubt, seine homosexuelle Triebrichtung sei ihm angeboren, und daß er sich keine Änderung wünscht."[432]

---

427 Sadger 1908b, S. 716.
428 „Urninden stellten sich bisher der Psychoanalyse nicht, so daß ich von ihnen nichts aussagen kann." Sadger 1915, S. 11.
429 Ebd., S. 8.
430 Ebd., S. 8 f.; Freud 1910, S. 36.
431 Ebd., S. 23 f.
432 Ebd., S. 31.

Wie die beiden Enttäuschungen der frühen Kindheit miteinander vereinbar sein könnten, wie sich der Junge den Koitus mit einer Frau mit Penis und ohne Vagina vorstellt, erklärt Sadger nicht und hat es sich anscheinend auch nicht von seinen urnischen Patienten erklären lassen. Eine weitere Unstimmigkeit fällt auf, wenn er gegen die Theorie des Angeborenseins erklärt, es gebe keine „angeborene Triebrichtung", da der angeborene Trieb „völlig objektlos oder höchstens autoerotisch zu heißen" sei. Andererseits soll sich der urnische Knabe als erstes nicht-autoerotisches Objekt die Mutter und keinesfalls den Vater wählen. Das erste Sexualobjekt des Kindes ist diesem nicht mit dem Sexualtrieb angeboren, sondern nur mit dem Trieb „verlötet", was auch immer dieses Bild ausdrücken soll.

Für Eugen Wilhelm sind die „sog. neuen Forschungen" Sadgers unhaltbar. Am Schluss seiner Besprechung, die lange nach Ende der Zusammenarbeit mit den Psychoanalytikern erschien, kommentiert er ein wenig unwirsch: „Wie man auch die Entstehung der Inversion auffassen mag, auf den gekrümmten Schleich- und Umwegen der Auslegekunst von Freud und Sadger kommt sie nicht zustande."[433]

Karl Abraham

Im April 1908 aber ist die Harmonie zwischen Freudianern und Hirschfeldianern noch nahezu perfekt, und Sigmund Freud schreibt an seinen jungen Berliner Kollegen Karl Abraham, er habe Hirschfeld auf dessen Wunsch Abrahams Adresse mitgeteilt. Am 11. Mai schreibt Abraham an Freud: „Dr. Hirschfeld habe ich besucht und einen Eindruck empfangen, der weit besser ist als sein Ruf. Er bat mich u. a., bei der Umarbeitung eines Fragebogens mitzuarbeiten, den er auch Ihnen vorgelegt habe. Einige Tage nach meinem Besuch schickte er mir einen Homosexuellen zur Psychoanalyse zu."[434]

Der erwähnte schlimme Ruf Hirschfelds hängt mit einem Strafprozess gegen Adolf Brand zusammen. Dieser hatte den Reichskanzler Bülow öffentlich als homosexuell bezeichnet und im Prozess behauptet, Hirschfeld habe ihm dies erzählt, woraufhin eine Pressekampagne gegen Hirschfeld und das WhK begann, die beider Ruf in hohem Maß beschädigte, worauf im nächsten Kapitel zurückzukommen ist.

Was den Fragebogen betrifft, so spielte er in dem Wiener Ärztekreis kurzzeitig eine Rolle, als die beiden Sitzungen der damals noch so genannten Mittwochsgesellschaft am 15. und 22. April 1908, als die „Diskussion über den Vorschlag Dr. Hirschfelds zur gemeinsamen Ausarbeitung von Fragebogen" den einzigen Tagesordnungspunkt bildete.[435] Offensichtlich hat Hirschfeld dies bei seinem Wien-Besuch vorgeschlagen und Freud eine gedruckte Fassung des Fragebogens überreicht[436]. Freud sprach sich in

---

433 Wilhelm 1918, S. 29.
434 Freud/Abraham 2009, S. 109.
435 Protokolle 1976, S. 350.
436 Ebd., S. 356 ff.

der Sitzung vom 15. April dafür aus, dass die Gruppe eine verbesserte Version des Fragebogens erarbeiten solle. Am 22. April erklärte Freud, laut Protokoll, er wolle „mit Verwertung der empfangenen Anregungen den Bogen selbst ausarbeiten".[437] Danach wurde der Fragebogen in den Protokollen nicht mehr erwähnt. Stattdessen veröffentlicht Hirschfeld im letzten Heft seiner *Zeitschrift für Sexualwissenschaft* eine Fassung, die er „Psychoanalytischer Fragebogen" nennt und an der neben neun anderen als praktizierende Psychoanalytiker Karl Abraham in Berlin und Fülöp Stein in Budapest mitgearbeitet hatten.[438] Anfang 1909 wurde diese Fassung als selbständige Broschüre gedruckt und kam auch Carl Gustav Jung, dem damals engsten Mitarbeiter Freuds, zur Kenntnis. Jung schrieb an Freud am 16. April 1909, er halte den Fragebogen für „ein ganz blödsinniges Machwerk, das Hirschfeld keine Ehre macht"; ihn als psychoanalytisch zu bezeichnen, hält er für eine „Schändung des Wortes" und „eine unverschämte Irreführung des Publikums"; Abrahams und Steins Mitarbeit ist für ihn „mindestens sehr bedauerlich".[439]

Freud geht in seinem Antwortbrief auf diesen Wutausbruch nicht ein. Jung errät aber doch Freuds Betroffenheit und schreibt am 2. Juni: „Ihr letzter Brief klang etwas ärgerlich, offenbar meines Affektes wegen, den ich über den unglücklichen ‚Fragebogen' ausgegossen habe."[440] Schon am nächsten Tag antwortet Freud milde, sein Ärger über Jungs Fragebogenkritik sei nicht so schlimm gewesen, womit das Thema erledigt war. Jungs Affekt gegen Hirschfelds blödsinniges Machwerk hatte sich nicht auf Details eingelassen, sondern derart grundsätzlich verdammt, dass sich hier erstmals Jungs später offen zum Ausbruch gelangender Homosexuellen- und Judenhass anzudeuten scheint. Jungs gestörtes Verhältnis zu Homosexuellen zeigte sich im Mai 1911, als im Briefwechsel mit Freud das niederländische WhK-Mitglied Lucien von Römer auftauchte, der einen Besuch bei Freud in Wien angekündigt hatte. Jung reagiert abermals mit kraftvollem Affekt: „Von Dr. Römer in Padang habe ich ebenfalls Nachricht. Er ist ein Häuptling der Homosexuellen, der holländische Hirschfeld, mir persönlich von Amsterdam bekannt. Er ist, wie alle Homosexuellen, keine Freude."[441] Auch dies lässt Freud unbeantwortet, offensichtlich deshalb, weil es zwischen Freud und Jung schon genügend Meinungsverschiedenheiten vor allem in der Sexualtheorie gab, die wegen ihrer befürchteten Sprengkraft gemieden und ausgeklammert wurden. Ein Jahr später kam es dennoch zum Bruch der Freundschaft und Arbeitsgemeinschaft zwischen den beiden Erforschern des Unbewussten, und ein Jahr nach der NS-Machtergreifung erklärte Jung die grundsätzliche Unvereinbarkeit von germanischen und jüdischen Seelen:

---

437 Ebd., S. 353.
438 Hirschfeld 1908b, S. 684 ff.
439 Freud/Jung 1974, S. 244.
440 Ebd., S. 248.
441 Ebd., S. 468.

„Meines Erachtens ist es ein schwererer Fehler der bisherigen medizinischen Psychologie gewesen, daß sie jüdische Kategorien, die nicht einmal für alle Juden verbindlich sind, unbesehen
auf den christlichen Germanen oder Slawen verwandte. Damit hat sie nämlich das kostbarste
Geheimnis des germanischen Menschen, seinen schöpferisch ahnungsvollen Seelengrund als
kindisch-banalen Sumpf erklärt, während meine warnende Stimme durch Jahrzehnte des Antisemitismus verdächtigt wurde."[442]

Bei dieser Wehklage über die schädlichen jüdischen Kategorien geht es Jung um den
Sex – den „Sumpf". Von Anfang an behauptete er gegen Freud (und ironischerweise in
hoher Übereinstimmung mit den homosexuellen Freud-Kritikern im WhK), die Lebensäußerungen des Kleinkindes, Trinken, Essen, Ausscheiden von Kot und Urin usw.
hätten nichts mit objektloser und polymorph perverser Sexualität zu tun und seien
vielmehr Manifestationen nicht-sexueller Libido. Die menschliche Sexualität ent-
wickle sich frühestens im sechsten Lebensjahr, weshalb auch frühkindliche Traumata
bei der Entstehung neurotischer Symptome längst nicht die Bedeutung haben, die
Freud ihnen zuschreibt.[443]

In Berlin entwickelte sich hingegen die Beziehung zwischen der Psychoanalyse
und den homosexuellen Befreiungskämpfern durchaus erfreulich, wobei sich natürlich alle Beteiligten darüber im Klaren waren, dass sie tiefe, doch grundsätzlich
überbrückbare theoretische Gegensätze in der Sicht auf das Geschlechtsleben von
einander trennten. So schrieb Freud am 17. Januar 1909 an Abraham auf seine Mitteilung, Hirschfeld habe „sich überhaupt in sehr liebenswürdiger Weise" für ihn interessiert: „Vielleicht gelingt es Ihnen, ihn von der Untriftigkeit seiner theoretischen
Annahmen über die Entstehung der Homosexualität allmählich zu überzeugen, wenn
er die Freiheit dazu hat."[444]

Und Hirschfeld erfand am Schluss seiner behutsamen Besprechung von Freuds
Eine Kindheitserinnerung des Leonardo da Vinci ein schönes Bild zum Verhältnis von
Freuds Sexualtheorie zu seiner eigenen: „Man kann so die Arbeit der Psychoanalytiker
und Sexualbiologen mit der Tätigkeit von Tunnelarbeitern vergleichen, die von zwei
Seiten ein Erdmassiv durchgraben. Haben beide die richtige Richtung eingeschlagen,
so werden sie ungefähr in der Mitte einander begegnen müssen."[445] Freud hatte hier
erstmals die homosexuellen Männer angegriffen, die es lieben würden, „sich durch
ihre theoretischen Wortführer als eine von Anfang an gesonderte geschlechtliche
Abart, als sexuelle Zwischenstufen, als ein ‚drittes Geschlecht' hinstellen zu lassen".[446] Indirekt, aber deutlich genug, hatte Freud schon 1905 von „der rohesten Erklärung" gesprochen, die, wie Hirschfeld es tut, sich vorstellt, „daß eine Person die
Verknüpfung des Sexualtriebes mit einem bestimmten Sexualobjekt angeboren mit-

---

442 Nach Lohmann/Rosenkötter 1982, S. 964.
443 Vgl. Sulloway 1982, S. 588–593.
444 Freud/Abraham 2009, S. 158.
445 Hirschfeld 1910c, S. 426.
446 Freud 1910, S. 35; vgl. Hirschfeld 1910c, S. 423.

bringt."[447] Während es Freuds theoretischer Anspruch war, die psychischen Mechanismen aufzudecken, die die Verlötung von angeborenem Sexualtrieb und erworbenem Objekt bewirken, hatte Hirschfeld schon 1903 mit seinem Porträt des urnischen Kindes eben diese roheste Erklärung zu begründen versucht.[448] Eine Art Kompromissvorschlag deutete Hirschfeld, gewissermaßen auf dem Höhepunkt ihrer Kooperation 1910 in seinen *Transvestiten* an, wo er Freud dafür lobt, die Frage nach den „Entstehungsmechanismen" sexueller Anomalien gestellt und den Forschern abverlangt zu haben, „die unterbewussten psychischen Elemente zu ermitteln", auf denen die Anomalie beruht, „gleichviel ob sie pathologisch ist oder nicht".[449] Der grundlegende, bis zum Schluss unveränderte Gegensatz zwischen Freuds psychoanalytischer und Hirschfelds physiologischer Erklärung der gleichgeschlechtlichen Liebe betrifft die Frage der Krankhaftigkeit. Obwohl Freud bereits in den *Drei Abhandlungen* Iwan Bloch dafür lobt, dass seine Forschungen die „Auffassung der Inversion" verwandelt habe, indem „die pathologischen Gesichtspunkte von anthropologischen abgelöst" worden seien, glaubt er unbeirrt von der Inversion, „daß es sich um Störungen handelt, welche den Geschlechtstrieb in seiner Entwicklung betreffen".[450] Ungestört in seiner Entwicklung ist dagegen allein der Normalsexuelle, sofern er nicht hysterisch oder zwangsneurotisch ist. Nach wie vor gilt Isidor Sadgers Diktum aus Hirschfelds *Zeitschrift für Sexualwissenschaft*: „Die psychoanalytische Methode Freuds gibt uns zum erstenmal ein Verfahren, die Homosexualität von Grund aus zu heilen."[451]

Am 21. August 1908 konnte Abraham nach Wien berichten: „Es geht nun vorwärts! Am 27. wird die Berliner Psychoanalytische Vereinigung zum ersten Male tagen. Folgende Herren (nur Ärzte) werden zunächst teilnehmen: Hirschfeld, Iwan Bloch, Juliusburger und Koerber (Vorsitzender des Monistenbundes). Ich glaube, es werden rasch noch einige hinzukommen. Besonders Dr. Juliusburger ist sehr eifrig; er ist Oberarzt einer Privatanstalt und führt trotz des Widerstandes seiner Chefs die Psychoanalyse ein."[452]

Freud gratuliert daraufhin und gibt eine Einschätzung der von Abraham namentlich Genannten: „Von den Mitgliedern wird wahrscheinlich nur Juliusburger ein voller Gewinn sein, denn die anderen haben andere Leitkomplexe, aber wenn diese anderen nur von Komponenten gestreift werden, ist es auch wertvoll."[453]

Zu Hirschfelds nur ein Jahr lang in zwölf Heften erschienener *Zeitschrift für Sexualwissenschaft* lieferten vier Psychoanalytiker kurze Beiträge, neben Abraham, Freud und Sadger auch Alfred Adler. Quasi im Gegenzug überwies Hirschfeld mindestens zwei Homosexuelle, die gern heterosexuell sein wollten, zur Psychoanalyse

---

447 Freud 1905, S. 6.
448 Vgl. Hirschfeld 1903a, S. 47 ff.
449 Hirschfeld 1910b, S. 257.
450 Freud 1905, S. 80 und S. 8.
451 Sadger 1908b, S. 720.
452 Freud/Abraham 2009, S. 131.
453 Ebd., S. 133.

an Abraham. Bei aller Skepsis gegenüber Heterosexualisierungserfolgen wollte Hirschfeld praktisch prüfen lassen, ob die Heilungsversprechungen der Freudianer seriöser sind als die Molls und der Suggestionstherapeuten. Und unglückliche Urninge mit dem heftigen Verlangen nach Normalität und einem Einkommen, das ihnen eine Kur nach der neuesten Methode erlaubte, gab es damals in großer Zahl. Über den ersten Urning, den Abraham analysierte, berichtete er mehrmals an Freud. Dabei gab er seinen Zweifeln am Heilungserfolg deutlichen Ausdruck: „Die Analyse bei dem Homosexuellen geht ziemlich gut vorwärts und hat deutlichen Erfolg. Ob ich es freilich dahin bringe, daß er in der Ehe potent wird, ist mir noch zweifelhaft. Er ist beinahe 40 Jahre alt und acht Jahre verheiratet."[454] Im weiteren Briefwechsel mit Freud ist von diesem impotenten Ehemann nicht mehr die Rede und von der psychoanalytischen Heilung anderer Homosexueller auch nicht.

Nach dem Weltkrieg äußert Freud erstmals Zweifel an Sadgers und wohl auch seinem eigenen homosexuellen Heilungsoptimismus. In der Darstellung der Analyse einer lesbischen Frau lässt er im Jahr 1920 Skepsis anklingen: Es sei ihm „niemals leicht erschienen", die Homosexualität zu beseitigen. „Ich habe vielmehr gefunden, dass sie [die Beseitigung] nur unter besonders günstigen Umständen gelingt, und auch dann bestand der Erfolg wesentlich darin, dass man der homosexuell eingeengten Person den bis dahin versperrten Weg zum anderen Geschlechte freimachen konnte, also ihre volle bisexuelle Funktion wiederherstellte [...] Im allgemeinen ist das Unternehmen, einen vollentwickelten Homosexuellen in einen Heterosexuellen zu verwandeln, nicht viel aussichtsreicher als das umgekehrte, nur dass man dies letztere aus guten praktischen Gründen niemals versucht."[455] Wenn er dann noch der „biologischen Forschung" die Aufgabe zuweist, „das Problem der Homosexualität zu lösen", dann ist die Differenz zu Hirschfelds Theorie kaum noch zu erkennen; die polemische Spitze gegen „die Annahme eines von der Natur in besonderer Laune geschaffenen ‚dritten Geschlechts'" sollte vielleicht noch Hirschfeld treffen, beruht aber auf einem Missverständnis seiner Zwischenstufenlehre.[456]

„Keine Träne nachweinen!"

Am 30. und 31. März 1910 fand in Nürnberg der „Zweite Internationale Psychoanalytische Kongress" statt. Jung war Tagungspräsident und Freud sprach zur Eröffnung über „Die zukünftigen Chancen der psychoanalytischen Therapie". Erst Ende April berichtet Abraham in einem Brief an Freud über seinen guten Eindruck vom Kongress, der sich in den Plaudereien auf der Rückfahrt im Eisenbahnabteil bestätigte: „Lieber Herr Professor, Ich nehme an, daß Sie von Nürnberg voll befriedigt zurückgekehrt

---

454 Ebd., S. 112.
455 Freud 1920, S. 4f.
456 Ebd., S. 23.

sind. Mir selbst war die größte Freude die Stimmung, in der alle Teilnehmer den Kongress verließen. Ich fuhr mit Eitingon, Hirschfeld und Körber zurück, und wir hörten während der neunstündigen Fahrt nicht einen Moment auf, von den Eindrücken zu reden."[457]

Ein Jahr später wurde, wiederum mit Jung als Präsident, in Weimar der Dritte Internationale Kongress abgehalten, wiederum war Hirschfeld unter den Teilnehmern, und wiederum berichtete Abraham über den „Konflikt", der sich in der Berliner Ortsgruppe zugetragen hatte:

> „Hirschfeld hat seinen Austritt erklärt und ist bei diesem Entschluß trotz guten Zuredens geblieben [...]. Es handelt sich um Widerstände, die sich an einen äußeren Anlaß knüpfen (Jungs Verhalten ihm gegenüber), aber keineswegs erst dadurch entstanden sind. In einer langen Mitgliedersitzung, in der wir über Weimar sprachen, legte er eine Unkenntnis in Bezug auf die Psychoanalyse an den Tag, die geradezu erschreckend war. Ihn hat ja ganz andres zu uns geführt. Tatsächlich ist es wohl nur die Hervorhebung des Sexuellen gewesen, die ihm die Analyse sympathisch machte, besonders in einer Zeit, da er wegen seiner Sexualforschungen angefeindet wurde. Für uns ist Hirschfelds Austritt im Grunde kein Verlust, für die Arbeit der Gruppe eher ein Gewinn."[458]

Hirschfelds Version dieser „Mißlichkeiten" war in seinem Schreiben an Freud enthalten, das Abraham dem Brief beigelegt hatte. Es ist heute nicht mehr vorhanden, so dass wir nichts über Jungs Verhalten und auch keine Einzelheiten aus der Mitgliedersitzung erfahren können, aus denen Abraham die erschreckende psychoanalytische Unkenntnis Hirschfelds geschlossen hat. Bereits drei Tage später berichtet Freud dem Präsidenten Jung die Neuigkeiten aus Berlin und lässt dabei erkennen, dass „Jungs Verhalten" eine öffentliche Beleidigung gewesen sein muss, die auf Hirschfelds Homosexualität zielte; vor derben Beschimpfungen Hirschfelds schreckt Freud dabei nicht zurück:

> „In Berlin hat sich Magnus Hirschfeld aus unseren Reihen entfernt. Kaum ein Schaden, er ist so ein pulpöser unappetitlicher Kerl und schien nicht imstande, etwas zu lernen. Natürlich schiebt er die Bemerkung auf dem Kongress von Ihrer Seite vor; homosexuelle Gekränktheit. Keine Träne nachweinen!"[459]

Worauf beziehen sich Freuds Kraftausdrücke pulpös und unappetitlich? Wenn man pulpös übersetzt mit ‚aus weicher Masse bestehend', dann könnte damit Hirschfelds Fettleibigkeit gemeint gewesen sein und die Schlaffheit seines Händedrucks beim Begrüßen.[460] Hirschfelds körperliche Erscheinung war ungefähr das Gegenteil von

---

457 Freud/Abraham 2009, S. 204 f.
458 Ebd., S. 247.
459 Freud/Jung 1974, S. 501.
460 „Sehr klein von Wuchs, dabei zur Beleibtheit neigend, eulenäugig hinter scharfen Brillengläsern und mit auffallend kurzfingrigen, wabbligen Händen, die nie einen Druck fest erwiderten, sondern sich

dem Schlankheitsideal, dem offensichtlich, betrachtet man Porträtfotos beider Männer, Freud und Jung huldigten.

Am 2. November schrieb Freud an Jung und an Abraham. Wohl mit Rücksicht auf Abrahams Freundschaftsgefühle zu Hirschfeld wird dessen Verunglimpfung wegen körperlicher Mängel abgemildert. „Seine Person ist nicht einnehmend", heißt es nun und Abrahams Erschrecken über Hirschfelds Lernbehinderung wird echomäßig wiederholt: „Seine Aufnahmefähigkeit scheint gleich Null zu sein."[461]

Bei der Wahl des Wortes ‚pulpös' zur Beschreibung von Hirschfelds Äußerem dürfte Freud an das altrömischen Schimpfwort für passive Päderasten *homo mollis* gedacht haben, über den Hirschfeld später schreiben wird: „Der römische Ausdruck homo mollis, ebenso der griechische μαλακός (beide bedeuten weicher Mann) [dürften] auf die Weichheit der Haut und Muskulatur zurückgeführt werden."[462]

Freud kündigt gegenüber Abraham an, er werde an Hirschfeld „einige freundliche Zeilen schreiben", was er noch am gleichen 2. November tat und darin eine neue, ebenfalls nicht erhellende Umschreibung der Jungschen Attacke auf dem Weimarer Kongress fand: „Ihre Empfindlichkeit als Jung Sie im Gedränge der Diskussion auf diese Unterscheidung aufmerksam machte, hat mich ahnen lassen, daß Ihre Annäherung nicht über die Sympathie hinausgegangen ist."[463] Diese „Unterscheidung" meint in Freuds Brief vermutlich die Besonderheit der psychoanalytischen Denkweise, die Hirschfeld sich nach Freuds Ansicht nicht hinreichend zu eigen gemacht habe. Mit dieser psychoanalytischen Denkweise wird Hirschfeld sich bald darauf, zuerst in *Naturgesetze der Liebe* und dann immer wieder kritisch auseinandersetzen.

Eulenburgs Meineid. Ein Bund für männliche Kultur

Zurück ins Krisenjahr 1907, dessen Krisenhaftigkeit man in Anlehnung an eine Formulierung Hirschfelds durch den doppelten Zweikampf zweier Männerpaare charakterisieren könnte: zuerst der Kampf Benedict Friedlaenders gegen Hirschfeld um die Umwandlung des WhK in einen Bund für männliche Kultur, sodann der Kampf Maximilian Hardens gegen den Fürsten Eulenburg um ein unklares Ziel, vielleicht nur

---

schlaff diesem Gruß überließ, war er von der Natur nicht aufs vorteilhafteste bedacht worden." (Noth 1971, S. 114).

461 Freud/Abraham 2009, S. 250. Gegenüber dem Schriftsteller George Silvester Viereck, der in den 1920er Jahren sowohl mit Freud als auch mit Hirschfeld befreundet war, stellte Freud im Brief vom 14. Mai 1930 Hirschfeld auf eine Stufe mit seinem alten Feind Albert Moll; beide seien „so unbedeutende Menschen", dass Interviews mit ihnen nicht gut im gleichen Buch vorkommen sollten, in dem Viereck ein Freud-Interview veröffentlicht hatte (Freud 2014, S. 137).

462 Hirschfeld 1914a, S. 146.

463 Herzer 1995a, S. 32.

um eine späte Rache Bismarcks an dem ihm seinerzeit nicht genügend willfährigen Eulenburg und letztlich an Kaiser Wilhelm II. zu vollstrecken.[464]

Im Laufe des Jahrs 1906 hatten die beiden WhK-Mitglieder Benedict Friedlaender und Wilhelm Jansen begonnen, eine Opposition gegen Hirschfeld zu organisieren. Erstmals im Dezember wurde von „unserer endgültigen Trennung vom Wissenschaftlich-Humanitären Komitee"[465] gesprochen und der Hauptvorwurf einer „tyrannisch autokratischen Leitung" gegen Hirschfeld erhoben. Seine Autokratie habe er mittels „Privatabmachungen" mit dem Spohr-Verlag zur persönlichen Bereicherung missbraucht. Der Verlag habe allein im vorhergehenden Jahr unrechtmäßig 7629 Mark aus der WhK-Kasse erhalten und dafür gesort, „dass ein unkontrollierbarer Teil dieser Summen in die Tasche des Herrn Hirschfeld zurückfliesst".[466] Friedlaender hat glücklicherweise in seiner *Denkschrift* Hirschfelds Antwort auf die Vorwürfe, eine „Vertrauliche Erklärung für die Komitéemitglieder" mitgeteilt, der interessante Details aus Hirschfelds damaligem Alltagsleben zu entnehmen sind.

Er erklärt, in den zehn Jahren des WhK-Bestehens für die „geleistete Tätigkeit niemals ein Gehalt bezogen" und für die literarischen und Redaktionsarbeiten im Komitee niemals ein Honorar erhalten zu haben. Die vielen Vorträge habe er unentgeltlich gehalten. „Nur für diejenigen, welche besondere Vorbereitungen, Versäumnisse und Spesen erforderten, habe ich 15 bezw. 20 Mk. berechnet, das ist der zweite bezw. dritte Teil von dem, was ich durchschnittlich von anderen Organisationen für einen Honorarvortrag erhalte."[467] Anders steht es mit Hirschfelds Wohnung, die seine Gegner aber gar nicht beanstandet hatten. Wir erfahren hier von ihm, dass er Dienstpersonal beschäftigte:

> „Ich habe 8 Jahre lang die Räume meiner Wohnung einschliesslich Heizung, Beleuchtung und Bedienung dem Komitee zu Bürozwecken unentgeltlich zur Verfügung gestellt. Eine Mietsentschädigung zahlt das Komitee erst seit zwei Jahren, nachdem ich mich durch die Erweiterung der Komiteearbeiten genötigt sah, ein bis dahin in meiner Wohnung geführtes Krankenpensionat aufzugeben, dessen Jahresreinertrag etwa dreimal so hoch war wie die jetzt bezogene Jahresmiete."[468]

Zur Geschäftsbeziehung mit Spohr bemerkt Hirschfeld, dass das *Jahrbuch für sexuelle Zwischenstufen* dem Verlag Max Spohr gehört, der die Herstellungskosten der jeweils 2000 Exemplare trägt und dem WhK beliebig viele Exemplare mit 50 % Rabatt verkauft. Spohr zahlt Autorenhonorare, und Hirschfeld erhält für „Herausgabe und Redaktion 10 bis 20 Mk. pro Bogen. Es ist dies [...] ein verhältnismässig geringer Satz für die zu leistende Arbeit; zum Vergleich mag dienen, dass mir ein bekannter Berliner

---

464 Hirschfeld 1908c, S. 643.
465 Friedlaender 1907, S. 19.
466 Ebd., S. 20.
467 Hirschfeld 1907b, S. 21.
468 Ebd.

Verlag für die Mitarbeit an einem naturwissenschaftlichen Sammelwerke pro Bogen
100 Mk. gewährte."[469] Und noch ein Hinweis zu Hirschfelds Haupteinnahmequelle:

> „Meine eigene Existenz basiert auf meiner rein privaten ärztlichen Praxis, die sich übrigens zu gut
> 4/5 aus heterosexuellen Kreisen zusammensetzt und etwa höchstens bis zu einem Drittel speziell
> sexuelle Fälle betrifft. Personen, die meine Praxis kennen, setzen mir seit Jahren ziffernmäßig
> auseinander, dass, wenn ich die Komiteearbeit aufgeben würde, sich Praxis und Einkommen sehr
> bedeutend heben würden."[470]

Der wichtigste Kritikpunkt Friedlaenders und seiner Sezessionisten betrifft theoretische oder besser sexualpolitische Fragen und Inhalte, die Friedlaender in kaum veränderten Formulierungen aus seinem einschlägigen Hauptwerk *Renaissance des Eros
Uranios* von 1904 übernehmen konnte. Seine Kernthese besagte, alle Menschen seien
grundsätzlich zur sexuellen Liebe zu beiden Geschlechtern fähig und würden nur
durch kulturelle Einflüsse – damals vor allem die asketische Sexualmoral der
christlichen Kirchen und der zu große Einfluss der Frauen, „Verweiberung der ganzen
Kultur"[471] – an homosexueller Praxis gehindert. Ähnlich ungünstig wie der Einfluss
der Frauen und Priester sei neuerdings der Einfluss der Mediziner wie z. B. der von Dr.
Hirschfeld. Speziell seine Zwischenstufenlehre, die die gleichgeschlechtlich liebenden Männer „Urninge" nennt und „für bedauernswerte Halbweiber" ausgibt, um vor
Gesetzgebern und Öffentlichkeit „um Mitleid zu winseln"[472], müsse bekämpft werden,
wenn jemals die physiologische Freundschaft nach altgriechischer Sitte eine Renaissance erleben soll.

An Friedlaenders Konzept „physiologische Freundschaft" fällt, wie erwähnt, eine
gewisse Ähnlichkeit mit Freuds Libido-Begriff auf, der dann auch mit vergleichbaren
Argumenten vom WhK kritisiert wurde. In den *Drei Abhandlungen* bestimmt Freud die
Libido als einen dem Hunger analogen Drang zur Stillung des Sexualtriebes[473], so wie
für Friedlaender die physiologische Freundschaft „ein normaler Grundtrieb des
Menschen" ist. Bei beiden Forschern ist dieser Trieb für die Gesellschaftsbildung zuständig und macht den Menschen zum aristotelischen Zoon politikon. Während
Friedlaender seinen normalen Grundtrieb für eine reine Männerangelegenheit zu
halten scheint, obwohl er ihn allen Menschen, also auch den Frauen zugesteht, sieht
Freud seine Libido, der er, weil sie aktiv sei, das Attribut „männlich" beifügt, nur in der
homosexuellen Variante zur Gesellschaftsbildung oder für „Massenbindungen" geeignet: „Es scheint gesichert, daß sich die homosexuelle Liebe mit den Massenbindungen weit besser verträgt, auch wo sie als ungehemmte Sexualstrebung auftritt;
eine merkwürdige Tatsache, deren Aufklärung weit führen dürfte."[474]

---

469 Ebd., S. 21f.
470 Ebd., S. 22.
471 Friedlaender 1907, S. 42.
472 Ebd., S. 47.
473 Freud 1905, S. 1.
474 Freud 1921, S. 136.

Im Gefolge der Auseinandersetzung um Darwins Entwicklungstheorie scheint es zur Jahrhundertwende eine Art intellektueller Mode gewesen zu sein, spekulative Modelle zur sozusagen phylogenetischen Staats- und Gesellschaftsbildung in der menschlichen Gattung zu konstruieren. Neben Freud und Friedlaender – die nie voneinander Kenntnis nahmen –, hat sich beispielsweise auch Friedlaenders Lieblingsphilosoph Eugen Dühring[475] dazu Gedanken gemacht. Für Dühring lagen, ähnlich wie für den Dichter und Naturforscher Wilhelm Bölsche[476], die Bedingungen der Möglichkeit für die „erhabenen Leidenschaften des wahren Patriotismus und der allumfassenden Menschenliebe" in der Liebe zum Ehepartner und zum gemeinsam erzeugten Nachwuchs.[477] In Dührings wie in Bölsches Konstruktion vermisst Friedlaender die „Venus Urania, also die Fähigkeit zur wahren, naturentsprossenen, physiologischen Freundschaft mit Geschlechtsgleichen", die allein zu „Sozialität" und einer „ächten Menschenliebe"[478] führen könne. In seiner *Denkschrift* gibt Friedlaender die Entdeckung von *Altersklassen und Männerbünde*, dem 1902 erschienenen Buch des Bremer Ethnologen Heinrich Schurtz bekannt, in dem die Idee eine zentrale Rolle spielt, „dass eine instinktive d.h. physiologische Sympathie zwischen Mann und Mann eine normale Grundeigenschaft unserer Spezies und für die Soziabilität notwendig, ja, wichtiger als das Familienprinzip ist".[479]

Der „ächten Menschenliebe" Friedlaenders waren indes enge Grenzen gesetzt, zum einen durch seine „Frauenfeindschaft"[480], für deren Rechtfertigung er immer neue ideologische Überbauten erfand und die darin gipfelte, dass er die „Weiber" als Haupttäterinnen bei der Ächtung und Verfolgung des von ihm bevorzugten Sex mit männlichen Teenagern erkannte. Sodann im Sinne Kaiser Wilhelms[481] der „Entscheidungskampf" der weißen gegen die gelbe Rasse: „Die zunehmende Gynäkokratie, auf deutsch Weiberherrschaft, ist ein der ganzen weißen Rasse gemeinsamer Krebsschaden, der gerade jetzt, wo ein Entscheidungskampf mit der gelben Rasse in Sicht ist, gar nicht ernstlich genug betrachtet werden kann."[482]

Friedlaenders Sezession, die sich 1908 in „Bund für männliche Kultur" umbenannte, artikulierte einen Konflikt, der innerhalb der Schwulenbewegung im ganzen zwanzigsten Jahrhundert immer wieder ausbrach: der Horror vieler Schwuler vor al-

---

475 Keilson-Lauritz 2005, S. 321.
476 Ebd., S. 322.
477 Nach Friedlaender 1904, S. 216 ff.
478 Ebd., S 217.
479 Friedlaender 1907, S. 50.
480 Keilson-Lauritz 2005, S. 318.
481 In seiner berühmten „Hunnenrede" hatte Wilhelm II. die Soldaten, die er in den Krieg gegen China schickte, aufgefordert, dafür zu sorgen, „dass niemals wieder ein Chinese es wagt, etwa einen Deutschen auch nur scheel anzusehen" (vgl. Herzer 2009a, S. 44.)
482 Friedlaender 1908, S. 2; zu Friedlaenders Krieg der Rassen vgl. auch Friedlaender 1906, S. 26. Keilson-Lauritz bemerkt zwar zutreffend, es gebe keinen Antisemitismus Friedlaenders (2005, S. 321), um aber Einseitigkeiten zu vermeiden, wäre eine Erwähnung seines entsetzlichen Rassismus im Kolonialstil nicht überflüssig gewesen.

lem Effeminierten bei sich selbst, der Hass auf die Tunten. Die Abspaltung wird mit der Vermengung von Homosexualität und Weiblichkeit im WhK-Selbstverständnis begründet: „So bereitwillig wir das Vorhandensein der effeminierten Homosexuellen zugeben, so entschieden müssen wir jede theoretische Verwechselung und agitatorische Gemeinschaft mit ihnen ablehnen. Sie wollen Weiber sein: wir Männer."[483] In seiner „Richtigstellung" antwortete der WhK-Vorstand mit dem Hinweis, „daß alle Geschlechtscharaktere bei dem einen Geschlecht im Sinne des anderen variieren *können*"; nicht ganz korrekt wird dann hinzugefügt: „Niemals aber ist behauptet worden, daß ein auf dasselbe Geschlecht gerichteter Geschlechtstrieb beim Manne (Homosexualität) *immer* mit anderweitigen femininen körperlichen oder seelischen Eigenschaften oder gar mit völliger Effeminierung verknüpft ist."[484] Hirschfeld hat allerdings mehrmals, zuletzt in *Der urnische Mensch*, behauptet, alle Homosexuellen würden geistige und körperliche „Stigmata" des anderen Geschlechts aufweisen; und er erweckt dabei den Eindruck, dass gerade dies sie von den Normalsexuellen unterscheidet:

> „Genau wie in geistiger Hinsicht stellt der erwachsene Homosexuelle auch in körperlicher Hinsicht eine innige Mischung männlicher und weiblicher Eigenschaften dar [...] Diese somatischen Stigmata sind wie die psychischen bald mehr, bald weniger deutlich ausgesprochen, fehlen aber bei sorgsamer Beobachtung *niemals*."[485]

Anscheinend wollte Hirschfeld hier eine spezifische Differenz zwischen Urningen und Normalsexuellen benennen, wobei er jedoch hinzuzufügen vergaß, dass „sehr streng wissenschaftlich genommen" auch beim männlichsten Mann und bei der weiblichsten Frau niemals die erwähnten Stigmata fehlen und sich das dritte Geschlecht, wie bereits gezeigt, nur quantitativ von den beiden anderen unterscheiden soll.[486] Letztlich scheitert er an der selbst gestellten und, wie er manchmal zu ahnen scheint, unlösbaren Aufgabe, die spezifische Weiblichkeit resp. Männlichkeit der homosexuellen Männer und Frauen exakt zu bestimmen. *Der urnische Mensch* war wohl der Versuch einer Annäherung an die Lösung dieses Problems, indem er episch breit und mit zahlreichen Fallgeschichten ein Porträtgemälde des ideellen Gesamt-Urnings entwarf.

Überschaut man indes rückblickend Hirschfelds sexologisches Œuvre, könnte die vielleicht angemessenste Lesart lauten: Es war ein immerwährendes umschreibendes Annähern an ein Verstehen der Urworte Weiblichkeit und Männlichkeit. Der Goethe-Verehrer Hirschfeld war sich in jedem Augenblick seiner Arbeit bewusst, dass diese Annäherung allenfalls asymptotisch als nie abschließbarer Progress und nicht als

---

483 Sezession 1907, [S. 2].
484 Richtigstellung 1907, S. 61.
485 Hirschfeld 1903a, S. 79.
486 Hirschfeld 1905a, S. 4.

plötzliches gedankenblitzmäßiges Aufleuchten einer einfachen Wahrheit vorzustellen sei.

Ähnlich fragwürdig wie die Entdeckung der Weiblichkeit nur bei homo- und nicht auch bei heterosexuellen Männern sind Hirschfelds Erläuterungen zu dem Ausdruck „drittes Geschlecht". Er habe sich, behauptet er 1919 in einer Replik auf eine diesbezügliche Polemik von Gustav Fritsch, „in wissenschaftlichen Veröffentlichungen des Ausdrucks ‚drittes Geschlecht' nicht bedient, sondern statt dessen die Bezeichnung ‚sexuelle Zwischenstufen' gewählt [...]. Nur in zwei kleinen populären Schriften: *Was soll das Volk vom dritten Geschlecht wissen?* und *Berlins drittes Geschlecht* will er den Ausdruck verwendet haben.[487] In *Der urnische Mensch*, einem unbestritten wissenschaftlichen Werk von 1903, wimmelt es geradezu vor dritten Geschlechtern. So heißt es in sozusagen geschichtsphilosophischer Perspektive: „Noch ist die Geschichte der Urningsverfolgung nicht geschrieben, wie zwei Geschlechter ein drittes in seinem Heiligsten zu unterdrücken suchten, aber sie wird geschrieben werden und sich als einer der dunkelsten Abschnitte der Menschheitsgeschichte erweisen", und mehr sexologisch wird konstatiert: „Der Mann, der Männer liebt, die Frau, die Frauen begehrt, sind nicht Männer und Frauen im landläufigen Sinn, sondern ein anderes, ein eigenes, ein drittes Geschlecht."[488]

J. Edgar Bauer wies darauf hin, dass Hirschfeld trotz seiner Auflösung üblicher Sexualkategorien in ein Kontinuum sexueller Zwischenstufen stets „mit einer ‚fiktiven' dritten Kategorie operiert", seit 1923 wählt er den Ausdruck „intersexueller Mensch"; dies führe aber, wie Bauer treffend bemerkt, „nie zur Verleugnung seiner grundlegenden Einsicht, dass ‚alle Menschen [...] intersexuelle Varianten' sind".[489]

Warum haben aber Hirschfeld und der WhK-Vorstand den „Supervirilen" und „Männerhelden" (zwei Ausdrücke Gustav Jägers, eines Ahnherren männlicher Kultur, der bald auch Mitglied in Friedlaenders Bund wurde) nicht einfach erklärt, dass alle Menschen je einzigartige Mischungen weiblicher und männlicher „Stigmata" verkörpern? Stattdessen behaupteten sie, niemand habe die Absicht gehabt, Friedlaenders Jünglingsliebe als weibische Abnormität zu verunglimpfen. Abscheu und Ekel vor den Tunten und die Verehrung wahrer Männlichkeit waren den Männern vom Bund für Kultur ohnehin nicht mit rationalen Argumenten auszureden.

Im *Jahrbuch* von 1908 hat Eugen Wilhelm, damals wohl der treueste Anhänger und beständigste Verteidiger Hirschfeldscher Ideen, Friedlaenders *Denkschrift* rezensiert und sich dabei auch zu den weiblichen Merkmalen homosexueller Männer geäußert, wobei er, anders als Hirschfeld dies jemals getan hat, die klassischen Tunten, „weibische Männer", wieder einmal als minderwertige Geschöpfe verächtlich macht: „Zwar muss gegen Friedlaender behauptet werden, daß die meisten – und ich glaube sogar *alle* – Homosexuellen neben der konträren Sexualempfindung noch

---

487 Hirschfeld 1919a, S. 22f.
488 Hirschfeld 1903a, S. 68; vgl. auch Ebd. S. 79 und S. 158.
489 Bauer 1998, S. 33.

andere charakteristische weibliche Merkmale körperlicher oder geistiger Art – der eine mehr, der andere weniger – aufweisen [...] Wenn nun aber auch die Homosexuellen verschiedene weibliche Merkmale an sich haben, so werden sie doch nicht alle zu weibischen Männern, zu minderwertigen Geschöpfen gestempelt."[490] Wilhelm hatte es schon in seiner Kritik an Friedlaenders *Eros-Uranios*-Buch als „Verdienst" des Autors bezeichnet, auf den Zusammenhang zwischen „Verpönung der homosexuellen Liebe" und Einflüssen des „asketischen Geistes, der Priester- und Weiberherrschaft" hingewiesen zu haben, obgleich er dem „Weibereinfluß eine allzugroße Bedeutung" beimisst.[491]

In der Nacht zum 22. Juni 1908 beging Friedlaender Selbstmord. Sein damals 20-jähriger Schüler Hans Blüher vertrat später die Ansicht, Friedlaenders Bund für männliche Kultur sei von vornherein „an sich selbst schwach" gewesen und infolge des Todes seines Gründers „vollends zugrunde" gegangen.[492] Blüher sucht nach weiteren Gründen für das Scheitern des Bundes und findet die Ursache in Mängeln der „männlichen Gesellschaft" – ein Ausdruck um dessen Klärung wir uns im Wander-vogel-Kapitel bemühen wollen –, es gab zu viele Führungskräfte und zu wenige, die sich gern den Führern unterwarfen: „Zunächst muß ein Männerbund aus wirklichen männlichen Gesellschaften bestehen; jener aber setzte sich aus Männern zusammen, von denen jeder einzelne das aktive Mitglied einer männlichen Gesellschaft hätte sein können. Wäre der Bund nun gleich mit dem ganzen Anhang der einzelnen aktiven Mitglieder [...] aufgetreten, so hätte er sich wohl halten können. So aber saßen die aktiven Mitglieder zu dicht nebeneinander, und das ist jedesmal der Todeskeim."[493]

Andere mögliche Gründe sieht Blüher nicht. Tuntenhass und Frauenverachtung, die beide auch immer Unzufriedenheit mit der eigenen Weiblichkeit bedeuten, ge-nügen vermutlich nicht, um einen Verein am Leben zu halten, der die Emanzipation der Homosexuellen von Repression durch die Mehrheitsgesellschaft anstrebt. Im Konkurrenzkampf mit dem WhK hätte der Bund wohl auch nicht bestehen können, wenn sein Chefideologe Friedlaender am Leben geblieben wäre. Seit Mai 1907 gab der Bund für männliche Kultur eine aperiodische Zeitschrift mit dem Titel *Mitteilungen* heraus. Von dieser Zeitschrift sind nur drei Ausgaben überliefert. Da das dritte er-haltene Heft als „III. Jahrgang, Nummer 7, September 1909" datiert und darin von einem bevorstehenden Ende von Bund und Zeitschrift nicht die Rede ist, könnte der Bund nebst Zeitschrift noch einige Zeit lang existiert haben. Eine wichtige Rolle spielte dabei der Kleinverleger Bernhard Zack in Treptow bei Berlin. In seiner Verlagsbuch-handlung erschien neben den *Mitteilungen* nicht nur einige von Friedlaenders Bü-chern, darunter die posthume Sammlung verstreuter Aufsätze unter dem Titel *Die Liebe Platons im Lichte der modernen Biologie*, sondern auch die schwulenemanzi-patorischen Traktate des pseudonymen Autors Sagitta (d.i. John Henry Mackay), der

---

490 Wilhelm 1908b, S. 500 f.
491 Wilhelm 1905, S. 786.
492 Blüher 1919, S. 197.
493 Ebd., S. 197 f.

eher lose mit dem Bund für männliche Kultur verbunden war.[494] In seinem Nachruf auf
Friedlaender zitiert Hirschfeld einen namentlich nicht genannten Freund des Toten,
der von staatsanwaltlichen Ermittlungen gegen ihn „wegen ‚Verbreitung unzüchtiger
Schriften' (Sagittas Bücher der namenlosen Liebe)" wusste; Friedlaender habe am Tag
des Selbstmords dem Staatsanwalt geschrieben, „daß nicht etwa die gerichtliche
Verfolgung ihn zu der Tat veranlaßt habe".[495] Im Oktober 1909 erschien von Zack und
Mackay gemeinsam verfasst eine Art Flugschrift *An die ernsten Freunde der Sache*, in
der Zack erklärte, er werde sich von nun an nicht weiter am „Kampf gegen ein über-
lebtes und für die Entwicklung der Kultur verhängnisvolles Vorurteil" beteiligen und
zwar wegen der Verfolgungswut der Strafjustiz:

> „Durch Gerichtsurteil vom 8. Oktober d. J. sind Sagitta's erste beiden ‚Bücher der namenlosen
> Liebe' sowie seine Flugschrift ‚Gehör!' als ‚unzüchtige Schriften' erklärt worden und ich wegen
> Verbreitung dieser ‚unzüchtigen Schriften' sowie wegen Beleidigung, begangen durch die Zu-
> sendung der Flugschrift in 19 Fällen (zumeist an evangelische Geistliche), zu 600 Mark Geldstrafe
> und in die Gerichtskosten verurteilt worden. (Der Staatsanwalt hatte 4 Monate Gefängnis und 300
> Mark Geldstrafe beantragt.) Mit nicht mißzuverstehender Deutlichkeit hat mich ferner die Ur-
> teilsbegründung darüber belehrt, daß jeder weitere Schritt in dem Kampfe für diese Sache für
> mich zugleich ein Schritt ins Gefängnis sein würde. Zu meinem aufrichtigen Bedauern muß ich
> daher erklären und tue es hiermit, daß ich nicht mehr in der Lage bin, dieser Sache meine Hilfe zu
> leisten, einerlei, in welcher Weise."[496]

Somit muss man wohl das Ende des Bundes für männliche Kultur auf den Oktober
1909 datieren.

Im WhK-*Monatsbericht* vom Mai 1907 heißt es, Friedlaenders Sezession habe nicht
zu einer Spaltung des WhK geführt, da „einschließlich der Führer dieser extremen
Richtung alles in allem noch nicht 10 von ca. 500 Mitgliedern dem Komitee abtrünnig
wurden. Es dürften wohl nach allem diejenigen Recht behalten, welche dieser Ab-
zweigung eine ähnliche Prognose stellen wie der ihr innerlich verwandten ‚Gemeinschaft der Eigenen'."[497] Diese innere Krise endete mit einer Reorganisation des WhK,
für das man nunmehr die Form eines eingetragenen Vereins anstrebte. Die WhK-Generalversammlung vom 17. Februar 1907 beschloss „Statuten", nach denen das Komitee von einem siebenköpfigen Vorstand, deren Mitglieder alle in „Groß-Berlin"
wohnen mussten, und einem internationalen Obmännerkollegium – mit Obmännern
aus Österreich, Holland, der Schweiz, England, Italien und Belgien – geleitet werden
sollte. Zum Vorstandsvorsitzenden wurde Hirschfeld gewählt, und sein erster Stell-
vertreter sollte der Arzt Georg Merzbach werden.[498]

---

494 Vgl. Herzer 1991, S. 29.
495 Hirschfeld 1908d, S. 444.
496 Mackay/Zack 1909, [S.4].
497 MbWhK 1907, S. 90.
498 Hirschfeld 1908c, S. 624 ff.

Herr Professor Karsch voll Groll vom Komitee zurückgezogen

Ungefähr gleichzeitig mit dem von öffentlichen Polemiken begleiteten Bruch zwischen der Hirschfeld- und der Friedlaender-Gruppe erlitt das WhK einen vielleicht noch schwereren Verlust durch den Rückzug von Ferdinand Karsch, einem der wichtigsten *Jahrbuch*-Autoren und führenden WhK-Aktivisten. Das Seltsamste an diesem Konflikt ist das Stillschweigen, das beide Parteien die ganze Zeit über bewahrten. Hätte nicht Friedlaender in einer seiner Schmähschriften von der Angelegenheit erzählt, wäre sie bis heute unbemerkt geblieben. Weder teilt er etwas über den Inhalt des Streits, noch über ein Datum mit; über die Ursachen von Karschs Groll kann man nur spekulieren:

> „Ebenso hat sich einer der belesensten und fleissigsten Mitarbeiter der Jahrbücher, der früher sogar für das Komitee mit zu zeichnen pflegte, Herr Professor Karsch, voll Groll vom Komitee zurückgezogen und veröffentlicht nicht mehr im *Jahrbuche*, sondern als separat erscheinende Schriftenfolge bei dem Münchener Verlage Seitz & Schauer, obwohl Herr Karsch durchaus auf dem Boden der Urningshypothese steht und gerade meine von der Umgebung Hirschfelds für agitationsgefährlich ausgegebene biologische Auffassung der Homosexualität aus rein wissenschaftlichen Gesichtspunkten auf das schärfste bekämpft hat."[499]

Karschs letzter *Jahrbuch*-Beitrag, „Quellenmaterial zur Beurteilung angeblicher und wirklicher Uranier" erschien 1903[500], sein Pamphlet gegen Friedlaenders Ideen vom Eros Uranios war Karschs erste Veröffentlichung im erwähnten Verlag Seitz & Schauer. Im *Jahrbuch* hat Eugen Wilhelm sie mit vorbehaltloser Sympathie besprochen,[501] so dass sich auch hier keine Spur des Zerwürfnisses finden. Wie Friedlaender treffend bemerkt, stand Karsch auf dem Boden der „Urningshypothese", teilte also weiterhin Hirschfelds Ansicht von den homosexuellen Zwischenstufen. Man könnte mutmaßen, da Friedlaender als einziges hartes Faktum Karschs Verlegerwechsel – vom Spohr-Verlag zum genannten Münchener Verlag –, der Streit und Groll habe vielleicht nur die Verbindung des WhK mit dem Spohr-Verlag betroffen, Fragen des Autorenhonorars oder der Sonderdrucke, da beides ja auch bei Friedlaenders Groll – später auch, wie wir sehen werden, bei Hans Blühers Groll – gegen das WhK eine gewisse Rolle spielte.

Hirschfeld hat 1910, im ethnologisch-historischen Teil seiner *Transvestiten* eine regelrechte Werbe- und Besänftigungskampagne um Karsch geführt. Kaum ein anderer Autor wird dort so oft und ausgiebig zitiert wie Karsch, der „hervorragende Berliner Sexualforscher". Im folgenden Jahr erschien in München Karschs fast 700 Seiten umfassendes Hauptwerk *Das gleichgeschlechtliche Leben der Naturvölker*, in dem sich vielleicht Hinweise auf den Grund für Karschs Groll finden lassen. In seiner langen und überwiegend positiven Rezension des Buches bemängelt Eugen Wilhelm unter anderm, der Verfasser habe „bei der sonst gründlichen und unparteiisch sein

---

499 Friedlaender 1907, S. 30.
500 Schmidtke 2001, S. 24.
501 Wilhelm 1905, S. 807–811.

wollenden Arbeitsweise [...] teilweise die sachverständigsten Schriftsteller auf dem Gebiet wie z. B. Hirschfeld und andere mit völligem Stillschweigen" übergangen.[502] Tatsächlich wird Hirschfelds Name im ganzen Buch nur wenige Male in völlig belanglosem Zusammenhang erwähnt; in der umfangreichen Bibliografie finden sich die Werke Friedlaenders, Blochs, Molls, Krafft-Ebings und anderer Sexologen, aber keines von Hirschfeld. Das könnte man damit begründen, dass sich Hirschfeld, anders als die genannten Sexologen, bis zu seinen *Transvestiten*, die Karsch nur in einer etwas dunklen Anmerkung kurz erwähnt, nie mit der Homosexualität der Naturvölker befasst hatte. So gab es auch nichts zu zitieren.

Ein Satz in dem Abschnitt, der der Kritik der medizinischen Wissenschaft gewidmet ist, könnte als ein verdeckter Vorwurf gegen Hirschfeld gemeint gewesen sein, da die Reihe seiner sexuellen Zwischenstufen immer auch die Mischformen beim Bau der primären Geschlechtsorgane einbezieht: „Da die Ärzte vorzugsweise kranke Urninge kennen lernen, liegt auch für den mit der Gleichgeschlechtlichkeit als einer angeborenen Veranlagung völlig vertrauten Arzt ständig die Gefahr nahe, den Homoërotismus [Karschs Wortneuschöpfung] mit krankhaften Nebenerscheinungen zu verquicken und so ein falsches Bild zu gewinnen."[503] Wahrscheinlicher ist jedoch die Deutung, dass Karsch aus dem erwähnten, aus unbekannten Quellen gespeisten Groll heraus sich selbst ein Schweigegebot über Hirschfeld auferlegt hat.

Sabine Schmidtke, wohl die derzeit bester Kennerin von Karschs Werken und Denken, vertritt die Ansicht, Karsch habe sich nie „auf den Biologismus Magnus Hirschfelds und seine theorieimmanenten Implikationen" eingelassen; obwohl er sich im „innerhalb der Schwulenemanzipationsbewegung gängigen Denkrahmen" bewegt habe und den Nachweis der „Natürlichkeit von Gleichgeschlechtlichkeit" erbringen wollte, habe er sich freigemacht „von jeglichen theoretischen Grundannahmen und beschränkte sich auf das Zusammentragen einschlägigen Materials".[504] Schmidtke unterlässt es allerdings, das Etikett „Biologismus", das sie Hirschfelds Zwischenstufenlehre anheftet, zu explizieren. Hätte sie dies versucht, wäre sie mit der Schwierigkeit konfrontiert gewesen, die Differenz der Zwischenstufenlehre, die ja gerade nicht den Status einer Theorie beansprucht, sondern bloß als „Einteilungsprinzip" für die beobachtete Vielfalt menschlicher Sexualitäten gelten will, und Karschs erklärter Theorieabstinenz festzustellen. Solche Differenz vermag ich nicht zu sehen, zumal ja Karschs Nachweis der „Natürlichkeit von Gleichgeschlechtlichkeit" auch nur wie Hirschfelds Überzeugung vom Angeborensein ein hypothetisches Konstrukt ohne empirischen Gehalt ist. Der Glaube an die Natürlichkeit und das Fernhalten von

---

502 Wilhelm 1912, S. 105.
503 Karsch-Haack 1911, S. 46. – Es ist interessant, dass Kurt Hiller viel später beinahe den gleichen Vorwurf gegen Hirschfeld erheben wird: „Da, was Sparta stark, einen Michelangelo glühend machte, nichts gemein hat mit Bartweibern, Busenmännern oder sonstigen Monstrositäten, so hätte man den Helden-, den Jünglingskult, die Freude des Mannes am Manne nicht in die Atmosphäre eines sexuologischen Panoptikums tauchen dürfen." (Hiller 1932, S. 346).
504 Schmidtke 2006, S. 24 f.

Theorie eint die beiden schwulen Emanzipationskämpfer. Der vorübergehende Dissens aus der Zeit um 1905 bleibt weiterhin im Dunkeln.

Mehr als zehn Jahre später gelang es offensichtlich dem diplomatischen Geschick und der notorischen Sanftmut Hirschfelds, bei Karsch eine Rückbesinnung einzuleiten. Karsch konnte dafür gewonnen werden, zum letzten Band des *Jahrbuchs* einen Aufsatz über „Die Rolle der Homoerotik im Arabertum" beizutragen, und im folgenden Jahr nahm er an mindestens zwei Aktionen teil. Ein Schreiben vom 15. April 1924 an alle Kandidaten für die anstehenden Wahlen zum Reichstag und eines vom 5. August 1924 an die nunmehr gewählten Abgeordneten, die beide zur Abschaffung des Paragrafen 175 auffordern; beide Schreiben sind von vier offensichtlichen Mitgliedern des WhK unterzeichnet: „Sanitätsrat Dr. med. Magnus Hirschfeld. Dr. jur. Kurt Hiller. Ferd. Frhr. v. Reitzenstein. Prof. Karsch-Haack."[505] Karschs erneute Mitgliedschaft im Komitee, das seit 1921 ein „Eingetragener Verein" im Sinne des Bürgerlichen Gesetzbuches war, und eine dauerhaftere Versöhnung mit Hirschfeld scheinen somit erwiesen. Auch vor seinem Rückzug aus dem WhK hatte Karsch, ohne je irgendein WhK-Amt zu bekleiden, gemeinsam mit Hirschfeld öffentliche WhK-Schreiben unterzeichnet, so im Frühjahr 1904 den Brief an „sämtliche Ärzte des Reiches", mit dem sie aufgefordert wurden, die Petition zu unterschreiben.[506]

Im gleichen Jahr 1924 erschien Karschs kleine Geschichte der Schwulenbewegung, *Die deutsche Bewegung zur Aufhebung des § 175 R.St.G.B.*, in der Hirschfeld zwar dafür gerügt wird, dass er 1898 Karl Heinrich Ulrichs' Schriften „leider mit geringer Pietät stark kastriert neu herausgegeben" habe[507], seine Rolle als WhK-Gründer wird aber sachlich und korrekt erzählt.[508]

In den Zwanzigerjahren haben Karsch und Hirschfeld ziemlich regelmäßig Artikel für die Berliner Schwulenzeitschrift *Die Freundschaft* geschrieben. Karschs letzter Beitrag zur *Freundschaft* erschien sogar noch im letzten Heft, Februar 1933.[509] Als Karsch 1930 einige Artikel in der von Hirschfeld mitherausgegebenen Zeitschrift *Die Aufklärung* veröffentlichte, war Hirschfeld schon auf dem Weg ins Exil.

1930 erschien auch der vierte Band, der „Bilderteil", von Hirschfelds *Geschlechtskunde*. Dort findet sich im Abschnitt „Der metatropische und homosexuelle Mensch" ein Doppelporträt von Karsch und dem Theologen Caspar Wirz[510] als würdevolle ältere Herren vor der Peterskirche in Rom. Hirschfelds Bildunterschrift: „Die Professoren Wirz und Karsch in Rom, Verfasser wertvoller Arbeiten über die Verbreitung und Bedeutung der Homosexualität."[511]

---

505 Kopien im Archiv des Verf., Originale im „Evangelischen Zentralarchiv in Berlin".
506 Vgl. Hirschfeld 1905b, S. 652.
507 Karsch-Haack 1924, S. 19.
508 Ebd., S. 24.
509 Vgl. Schmidtke 2001, S. 30.
510 Zu Wirz' Rolle im WhK vgl. Frischknecht 2005.
511 Hirschfeld 1930b, S. 655.

Dr. Hirschfeld eine öffentliche Gefahr –
die Juden sind unser Unglück!

Gab es trotz dieser schwerwiegenden Verluste – der lautstarken Sezession Friedlaenders und dem fast geräuschlosen Rückzug Karschs – mit der Reform der Organisationsstruktur im WhK eine relative Konsolidierung, so führte die „neue Welle des Hasses gegen die Homosexuellen", die infolge der Eulenburg-Affäre seit November 1907 über das WhK hereingebrochen war, zur schwersten Krise seit seiner Gründung, zu einem Mitgliederschwund „um mehr als die Hälfte".[512]

Die homosexuellen Herren bei Hofe, die Hirschfeld einst, anlässlich der Krupp-Affäre, mit der Versicherung beruhigen wollte, dass das WhK niemals, um sein Ziel zu erreichen, auf einem „Weg über Leichen" Homosexuelle öffentlich denunzieren werde, hatten im Jahr 1907 allen Grund zur Beunruhigung. Im WhK-*Monatsbericht* vom Juli 1907 gibt er erstmals anhand von Zeitungsmeldungen eine Darstellung der von Hirschfeld zunächst so genannten Hofaffäre. Sie beginnt mit der Aufzählung der Selbstmorde dreier Gardeoffiziere in jüngster Zeit, eines Hauptmanns von Tschirschky, eines Leutnants von Uechtritz und eines Leutnants von Saldern. Alle töteten sich wegen ihrer entdeckten Homosexualität.[513] Nicht ganz so tragisch endeten zwei weitere Fälle: Der homosexuelle Graf Johannes zu Lynar, der bis dahin beim Kaiser „in höchstem Ansehen" gestanden hatte, wurde, nachdem sich sein „Bursche", eine Art Kammerdiener, über ihn wegen sexuellen Missbrauchs beim Kronprinzen beschwert hatte, unter Zahlung einer Pension aus der Armee entlassen.[514] Kurz darauf offenbarte ein Vetter des Kaisers, Prinz Friedrich Heinrich von Preußen, diesem seine „in weiten Kreisen bekannte Homosexualität"; er ging daraufhin „nach Ägypten, nachdem er auch seine Stellung als Oberst des Schwedter Dragonerregiments niedergelegt hatte, à la suite dessen ihn jedoch der Kaiser beließ".[515] Diese und weitere gleichartige Ereignisse waren gewissermaßen das Vorspiel zur Eulenburg-Affäre, die im Mai 1907 begann.

Am Anfang, so referiert Hirschfeld die Erträge seiner Zeitungslektüre, ging Kronprinz Wilhelm zu seinem Vater und gab ihm neuere Hefte der Wochenzeitschrift *Die Zukunft*, in denen vier intime Freunde des Kaisers, Graf Moltke, Fürst Eulenburg, General Hohenau und der Diplomat Paul von Below als homosexuell denunziert würden. Eine „mehrstündige Unterredung" des Kaisers mit dem Chef des Militärkabinettes Hülsen-Haeseler, dem preußischen Innenminister Bethmann-Hollweg und dem Berliner Polizeipräsidenten Borries ergab den Beschluss, Moltke, Eulenburg und Hohenau aus ihren hohen Stellungen zu entlassen; Below „hatte es vorgezogen, noch vor dem Eintritt der Katastrophe seinen Abschied einzureichen, welcher ihm, freilich

---

512 Weil 1923, S. 183.
513 Hirschfeld 1907a, S. 127.
514 Ebd., S. 126.
515 Ebd., S. 127.

ohne die sonst üblichen Ehrungen, bewilligt wurde".[516] Die Motive Maximilian Hardens, des Urhebers der „Hofaffäre", für seine Pressekampagne vermutet Hirschfeld in dessen Meinung, Eulenburg und sein Kreis würden einen ungünstigen politischen Einfluss auf den Kaiser ausüben. Um Eulenburgs „Tafelrunde" zu charakterisieren, habe Harden unter anderm behauptet, dass ihre hervorragenden Mitglieder „auch in psycho-sexueller Hinsicht von der Norm abweichen", was Kaiser und Kronprinz als Umschreibung von Homosexualität verstanden.

Besonders alarmiert war Harden von der Nachricht, Eulenburg habe seinen Freund, den französischen Botschaftsrat Raymond Lecomte, auf seiner Besitzung Liebenberg im November 1906 mit dem Kaiser bekannt gemacht und so möglicherweise Informationen an Frankreich vermittelt, die der deutschen Außenpolitik schaden könnten, „zu einer Zeit, in welcher unter dem Zeichen der Marokkokonferenz Deutschlands Stellung gegenüber Frankreich und dem diesem befreundeten England die äußerste Vorsicht erforderlich machte".[517]

Moltke reichte eine Privatklage gegen Harden wegen Beleidigung ein, während Eulenburg sich selbst wegen Vergehen nach Paragraf 175 anzeigte und Harden dafür als Zeugen bezeichnete. Bei seiner Vernehmung vor dem Charlottenburger Amtsgericht erklärte Harden, er habe „aus § 175 strafbare Handlungen niemals" behauptet, wozu Hirschfeld bemerkt: „Wäre es Harden darum zu tun gewesen, die Herren im Sinne des § 175 zu bezichtigen, so würde dies ja ganz der sonstigen Stellungnahme widersprochen haben, welche die *Zukunft* schon seit Jahren gegenüber dem homosexuellen Problem eingenommen hat"[518], nämlich in Übereinstimmung mit dem WhK seine Abschaffung zu fordern. Im zweiten Moltke-Harden-Prozess hat Harden selbst sein zwiespältiges Verhältnis zur Homosexuellenemanzipation beschrieben:

> „Mir liegt nichts ferner als eine fanatische Bekämpfung der Homosexuellen. Unter anderen Lügen, die über mich verbreitet worden sind, ist auch die, ich habe eine Petition gegen den § 175 unterschrieben. Ich habe es nicht getan, habe mich geweigert, es zu tun; erstens schien mir die Sache aussichtslos und zweitens bin ich der Meinung, daß im Deutschen Reiche heute für andere Freiheit gekämpft werden muß als für die Freiheit perverser Triebe. Aber ich bin weit von dem Wahn entfernt, dieser Paragraph sei ein wirksames Heilmittel, und weit von dem Wunsch, drakonische Maßregeln gegen Homosexuelle zu erreichen. Kein vernünftiger Mensch kann aber daran zweifeln, daß es gefährlich ist, ganze Gruppen solcher Menschen an irgendeiner Stelle zu versammeln [...] Die Gefahr ist natürlich viel, viel größer, wenn es sich um die höchste Stelle im Staat handelt, und sie ist unermeßlich bei einer Persönlichkeit, die von Schmeichlern sogar impulsiv und impressionabel genannt wird."[519]

Harden konnte nie präzisieren, wie er sich die unermessliche Gefahr vorstellt, die er von der Eulenburg-Clique ausgehen sah. Selbst wenn er geradezu majestätsbeleidigend den Kaiser („die höchste Stelle im Staat") als impulsiv und impressionabel, also

---

516 Ebd.
517 Ebd., S. 128.
518 Ebd.
519 Friedlaender 1920, S. 195.

in seiner Urteilsbildung abhängig von den Einflüsterungen homosexueller Hofschranzen, charakterisiert, hat er den möglichen oder tatsächlich eingetretenen Schaden für den Staat nicht benannt.[520]

Hirschfeld berichtet in der „Hofaffäre", dass der Kaiser bei der entscheidenden Besprechung am 3. Mai geäußert habe, es komme ihm vor allem darauf an, einen Skandal zu vermeiden und die Disziplin in der Armee nicht zu lockern; dann lässt er einen „juristischen Staatsbeamten" wünschen und hoffen, dass endlich auch „der Kaiser selber der ganzen Frage, an welcher Ehre und Freiheit von Tausenden seiner Untertanen hängen, seine Aufmerksamkeit zuwenden muß".[521] Hirschfeld hat zumindest versucht, an den Kaiser heranzukommen und ihn aufzuklären: Viele Jahre später wird ein dann führender WhK-Funktionär, Richard Linsert, in seiner Darstellung der Eulenburg-Affäre einen Brief des preußischen Ministers der Geistlichen-, Unterrichts- und Medizinalangelegenheiten an Hirschfeld vom 27. Juli 1907 erwähnen, mit dem Hirschfelds Ersuchen, dem Kaiser einen Immediat-Vortrag über die homosexuelle Frage zu halten, abgelehnt wurde.[522]

Der WhK-*Monatsbericht* vom Dezember 1907 – es ist der letzte, der erscheint – beginnt mit einer langen, von Hirschfeld verfassten Chronik der Ereignisse in den vergangenen Wochen, die das Komitee in „die schwerste Krisis [...] seit seiner Gründung" gestürzt haben.[523] Und gleich noch ein paar weitere Superlative: Moltkes Beleidigungsprozess gegen Harden und das Folgende haben „die Gemüter des deutschen Volkes, die Sympathien und Antipathien weitester Kreise in einer Weise erregt, [...] daß die Anschauungen der öffentlichen Meinung und der Presse den stärksten Schwankungen unterworfen waren [... der Prozess hatte] in allen Schichten der Bevölkerung

---

520 Der Historiker Norman Domeier will mit einem Harden-Zitat zur Kennzeichnung des Kreises um Eulenburg („Die ,träumen nicht von Weltenbränden, haben's schon warm genug'") seine These belegen, Harden habe Eulenburg bekämpft, weil er ihm einen schädlichen, „pazifistisch und internationalistisch" geprägten Einfluss auf den Kaiser zutraut. Domeier sieht zwar, dass Hardens Kampf gegen Eulenburg hauptsächlich ein Stellvertreterkampf gegen den Kaiser war, glaubt aber dennoch, Eulenburg sei nur wegen seiner mangelnden Kriegsbereitschaft von Harden bekämpft worden. Dass Hardens Kampf im Kern als Vollzug der Rache Bismarcks an dessen 1890 vom Kaiser befohlener Entlassung aus dem Kanzleramt gewesen sein könnte, erwägt Domeier nicht (Domeier 2014, S. 48; Domeier 2010, S. 365 f.). Interessanterweise hatte Hirschfeld 1933 in seinem Pariser Exil eine Sicht auf Eulenburg, die der Domeierschen sehr nahe kommt: „Es ist nicht zuviel gesagt, wenn wir behaupten, daß, wenn in dem Intrigenspiel der beiden Höflinge Wilhelms II., Fürst Philipp Eulenburg und Fürst Bernhard Bülow, nicht Bülow, sondern Eulenburg gesiegt hätte, der als der persönliche Freund des französischen Gesandtschaftsattachés Lecomte Träger der Versöhnungs- und Friedenspolitik mit Frankreich war, daß in diesem Falle die Weltgeschichte eine andere Entwicklung genommen und der Weltkrieg höchstwahrscheinlich nicht stattgefunden hätte." (Hirschfeld 1933b, S. 3). Es ist gegen Domeier und Hirschfeld zu bezweifeln, dass Eulenburg die Kriegs- und Rüstungsbegeisterung des Kaisers nicht geteilt oder es gar gewagt hätte, in der Kriegsfrage den Kaiser von seinem Kriegswillen abzubringen.
521 Ebd., S. 129.
522 Linsert 1931a, S. 493.
523 Hirschfeld 1907c, S. 239.

bewußt und unbewußt die leidenschaftlichsten Strömungen ausgelöst".[524] Eigentlich gar nicht schwankend, sondern fast ausnahmslos negativ bis vernichtend waren die Anschauungen der tonangebenden Massenmedien über Hirschfeld selbst, speziell über seine wissenschaftliche und moralische Integrität, nachdem er am 25. Oktober sein Gerichtsgutachten über die psycho-sexuellen Normabweichungen des Privat-klägers Moltke abgegeben hatte.

Zum Paroxysmus dieser öffentlichen Anti-Hirschfeld-Stimmung kam es, als am 6. November vor dem Berliner Landgericht II die Klage des Fürsten Bülow gegen Adolf Brand – er hatte in einem Flugblatt den Reichskanzler homosexuell genannt[525] – wegen verleumderischer Beleidigung verhandelt wurde, und: „Und jetzt ereignete sich etwas Unglaubliches. Trotzdem ich es war, der Brands Kampfesweise seit zehn Jahren auf das energischste bekämpfte, trotzdem wir nach Erscheinen des inkriminierten Flugblattes öffentlich erklärten, daß wir Brands Vorgehen auf das schärfste mißbil-ligten und überzeugt seien, daß seine Behauptungen jeder Grundlage entbehrten, [...] trotzdem ich persönlich bei dem Herrn Ersten Staatsanwalt Dr. Preuß war, um ihn zu bitten, unter Eid aussagen zu dürfen, daß Brands Behauptung in dem Flugblatt, auch im W.-h. K. sei Bülows Homosexualität bekannt, völlig aus der Luft gegriffen sei, wie ich dies dann auch unter meinem Eide bekräftigte [...], machte ein großer Teil der Presse mich für Brands Verleumdungen verantwortlich und schmähte und verdäch-tigte mich in einer Weise, die zu schildern kaum möglich ist."[526]

Nach einigen Proben aus der deutschen Tagespresse und einer WhK-Glosse aus dem Witzblatt *Kladderadatsch* heißt es:

> „Vor der Tür unseres Hauses wurden Zettel verteilt (Einladungen zu einem antisemitischen Vor-trag) mit der Ueberschrift: ‚Dr. Hirschfeld eine öffentliche Gefahr – die Juden sind unser Un-glück!'"[527]

Soweit heute ersichtlich war dies unter den vielen öffentlichen Schmähungen und Beschimpfungen, die Hirschfeld seit Beginn seines „Kampfes zur Befreiung der Ho-mosexuellen" erdulden musste, der erste der seitdem zahlreicher werdenden explizit antisemitischen Angriffe. (Die wirre und weitschweifige Polemik Eugen Dührings, des von Friedlaender wegen seiner liberalen Rechtstheorie geschätzten Publizisten, gegen Hirschfeld, den er „ein Exemplar hebräischen Bluts und entsprechender Sinnesart" nennt, der „Geschäfte im Bereich [macht], das wir das mannmännische nennen" und „im doppelten Sinne des Worts eine Afterwissenschaft" betreibt, kann hier wegen seiner Randständigkeit übergangen werden.[528])

---

524 Ebd.
525 Keilson-Lauritz 1997, S. 102 ff.
526 Hirschfeld 1907c, S. 230 f.
527 Ebd., S. 232.
528 Dühring 1908, S. 1588. – Dühring nannte Hirschfeld nie beim Namen.

Überraschend gründlich setzt sich Hirschfeld mit dem Journalisten Joachim Gehlsen auseinander, von dem Adolf Brand in seinem Flugblatt behauptete, er habe aus Gehlsens Zeitschrift *Stadtlaterne* erfahren, der Reichskanzler sei homosexuell, und dies habe Hirschfeld dem Gehlsen erzählt. Brand stellt das in seiner Flugschrift so dar:

> „In den Kreisen des Wissenschaftlich-humanitären Komitees war es seit langem ein öffentliches Geheimnis, dass der Geheimrat Scheefer der unzertrennliche tägliche Begleiter des Fürsten [Bülow] ist. Dort kannte man auch die Tatsache, dass er im engeren Freundeskreise sogar als des Kanzlers ‚bessere Hälfte‘ gilt. Gehlsen plauderte es in der Charlottenburger Stadtlaterne aus. Gehlsen veröffentlichte auch die weitere Tatsache, dass der Reichskanzler sich durchaus in derselben Lage wie Fürst Eulenburg befindet – dass Bülow vor Jahren schon selber eine Erpressergeschichte auf dem Halse hatte – und dass er darum der Erste ist, der verpflichtet wäre, die Abschaffung des § 175 schleunigst herbeizuführen."[529]

Da Brand und Gehlsen nichts von alledem vor Gericht beweisen konnten und Hirschfeld unter Eid aussagte, er habe nie behauptet, Bülow sei homosexuell und Geheimrat Scheefer sei sein Geliebter, verurteilte das Gericht Brand zu einer anderthalbjährigen Gefängnisstrafe.[530] Die Anti-Hirschfeld-Presse stellte die Angelegenheit dennoch so dar, wie Brand und Gehlsen behauptet hatten: Die beiden seien unschuldige und leichtgläubige Opfer der Einflüsterungen Hirschfelds, der mittels öffentlicher und frei erfundener Denunziation Prominenter als homosexuell auf dem „Weg über Leichen" die Abschaffung des Paragrafen 175 erreichen wolle. Das ist nun ungefähr das Gegenteil von dem, was Hirschfeld getan und gewollt hat.

Der Historiker James Steakley vertritt die These, Hirschfeld könnte sehr wohl einen Meineid geleistet haben und tatsächlich Gehlsens Informant zur Homosexualität des Reichskanzlers gewesen sein. Er glaubt sogar, Gehlsen habe Hirschfeld mit der Drohung erpresst, vor Gericht dessen Urheberschaft an der Verleumdung des Kanzlers zu beweisen.[531] Sieht man sich Steakleys Quellen näher an, dann sucht man darin vergeblich nach Sachverhalten, die seine These stützen könnten. Hirschfeld schildert sehr genau den Erpressungsversuch Gehlsens und dessen Charlottenburger Verlegers Alfred Michow. Demnach hat Michow damit gedroht, ein Manuskript Gehlsens zu

---

529 Brand 1907, S. 3.
530 Erstaunlicherweise meint Röhl (2009, S. 615), Brand würde keineswegs verleumden, sondern sei „im Besitz hochbrisanter Informationen über das Doppelleben Bülows während seiner Zeit als Botschafter in Rom" gewesen. Brand soll diese Informationen von „Zeugen aus der römischen Schwulenszene" erhalten haben. Röhl versäumt es leider, diese vermeintlichen Zeugen zu benennen und mit den Ergebnissen des Bülow-Brand-Prozesses zu konfrontieren, behauptet statt dessen zu wissen, dass Bülow einst in Rom „mit einem Höchstmaß an Anonymität seine homosexuellen Neigungen ausgelebt" habe. Dieses „Höchstmaß" erklärt vielleicht die Unbeweisbarkeit der Homosexualität Bülows. Röhl hätte stutzig machen sollen, dass Brand seine hochbrisanten Informationen nicht dem Gericht vorgelegt hat, was ihn vor dem Gefängnis gerettet hätte. Offensichtlich existieren solche Informationen nur in der Fantasie des Historikers.
531 Steakley 2004, S. 74 ff.

drucken, das „einen fürchterlichen Inhalt" habe, „ungeheures Aufsehen machen" werde und dessen Erscheinen Hirschfeld „unbedingt zu verhindern suchen" solle. Dies wäre möglich, wenn Hirschfeld oder das „Komitee" an Michow 3500 Mark zahle. Zur verabredeten Geldübergabe in Hirschfelds Wohnung war im Nebenzimmer der Kriminalbeamte „G." als Zeuge anwesend. Statt zu zahlen, erstattete Hirschfeld Anzeige wegen Erpressung.[532] Dass Gehlsen in seinem Manuskript den Nachweis für Hirschfelds Meineid geführt haben könnte, wie Steakley glaubt, ist allein deshalb nicht anzunehmen, weil Gehlsen oder Brand dies ja bereits im Bülow-Brand-Prozess getan hätten, da ein solcher Nachweis Brand gewiss vor einer Verurteilung bewahrt oder zumindest ein für ihn milderes Urteil erstritten hätte. Gehlsen und Brand haben stets nur ausgesagt, Hirschfeld habe sie mündlich und ohne anwesende Zeugen über Bülows Sexualleben informiert, und Hirschfeld hat dies unter Eid bestritten. Wie hätte da ein Gegenbeweis gelingen können?

Steakley führt als weiteres Argument für seine Meineidsthese an, „der Berliner Polizeichef" habe im Bülow-Brand-Prozess ausgesagt, „Bülow könne in der Tat das Opfer einer homosexuellen Erpressung gewesen sein" und Hirschfeld habe „einem gemeinsamen Bekannten von Bülows Erpressungssorgen erzählt".[533] Im Prozessbericht der *Vossischen Zeitung* vom 7. November 1907 stellt sich dieser Sachverhalt etwas anders dar. Zum einen hat Kriminalkommissar von Tresckow auf die Frage des Gerichtspräsidenten nach einer Erpressung des Reichskanzlers auf homosexueller Grundlage geantwortet: „Es ist mir einmal gesagt worden, daß irgend ein Mann versucht habe, zu dem Herrn Reichskanzler zu gelangen, um diesen zu erpressen oder zu belästigen, aber von dem im Reichskanzlerpalais kasernierten Beamten sofort entfernt worden ist. Die Sache ist schon einige Jahre her, [...] ich weiß nicht, ob dabei überhaupt von homosexuellen Dingen die Rede war." Aus dieser Aussage Tresckows kann man aber nicht herauslesen, Tresckow habe eine homosexuelle Erpressung Bülows andeuten wollen. Weiterhin haben Brand oder der „gemeinsame Bekannte" Gehlsen gerade nicht ausgesagt, Hirschfeld habe Bülow als Erpressungsopfer bezeichnet; sie nennen Hirschfeld nur als Informanten zu Bülows homosexueller Veranlagung. Von Bülows Erpressung ist nur in Brands Flugblatt die Rede, ohne Bezug auf Hirschfeld.

Der urnische Mensch Kuno Moltke

Am 25. Oktober 1907, dem dritten Prozesstag Moltke gegen Harden, verlas Hirschfeld sein Gutachten zu folgender vom Vorsitzenden gestellten Frage: „Wenn die eidlich erhärteten Aussagen der Frau von Elbe, wie das Gericht annimmt, auf Wahrheit beruhen, würden Sie dann den Grafen Moltke für homosexuell halten?"[534] Frau von Elbe,

---

532 Hirschfeld 1907c, S. 236 f.
533 Steakley 2004, S. 74.
534 Hirschfeld 1908e, S. 88.

Moltkes geschiedene und inzwischen in dritter Ehe wieder verheiratete Ehefrau, war Hardens Hauptzeugin.[535] Wenn Hirschfeld hinterher immer wieder auf die Fragestellung des Vorsitzenden hinwies, die ihn verpflichtet habe, allein die beeideten Aussagen der Exgattin für das Gutachten zu berücksichtigen, dann will er damit die Kritik abwehren, die ihm seine gutachterliche Meinung eintrug, er sehe bei Moltke „eine ihm selbst nicht bewußte homosexuelle Veranlagung [...], die jedoch einen ausgesprochen seelisch-ideellen Charakter trägt".[536]

Heutige Autoren wie der Sexologe Haeberle und der Historiker Domeier wollen in Hirschfelds Gutachten einen Fall von Outing avant la lettre sehen und damit einen Verstoß gegen ethische Grundsätze. Domeier: „Damit schlug Hirschfeld den von Adolf Brand [...] verfochtenen ‚Weg über Leichen' ein, von dem er sich zuvor immer scharf abgegrenzt hatte."[537] Haeberle: Hirschfeld habe immerhin „ungewollt" als offizieller Prozessgutachter ein „Unglück" angerichtet und seine „Ausrede", er sei vom Vorsitzenden angewiesen worden, sein Gutachten allein auf die Aussagen der Frau von Elbe zu stützen, „wirkte nicht überzeugend".[538]

Der Historiker Röhl erwähnt einen Sachverhalt, der es noch fragwürdiger erscheinen lässt, Hirschfelds und Hardens Handlungsweisen in der Eulenburg-Affäre als Outing zu bezeichnen. Er zitiert ein Schreiben des badischen Gesandten in Berlin an seine Karlsruher Regierung vom 8. November 1906, in dem die Homosexualität Eulenburgs und seiner Freunde als bei Hofe allgemein bekannt bezeichnet wird. Eulenburg wird darin für ein hohes Staatsamt für ungeeignet gehalten „aus einem Grunde, den die Spatzen hier sozusagen von den Dächern pfeifen, den aber niemand dem Kaiser auch nur andeutungsweise zu sagen wagt; der Fürst soll nämlich Passionen huldigen, die zwar im Orient erlaubt und in Rußland geduldet, bei uns aber vom Strafrichter geahndet werden [...] Es soll ihn stark belastendes Material in Form von Briefen vorhanden sein, welches im Falle einer Veröffentlichung einen ungeheuren Skandal hervorrufen würde – und diesen will der Kanzler unter allen Umständen vermeiden."[539] Ähnlich äußerte sich eine Schwester des Kaisers, die Erbprinzessin Charlotte von Sachsen-Meiningen, allerdings erst im Dezember 1907 zum zweiten Moltke-Harden-Prozeß: „Sind die Leute denn wahnsinnig? Wollen sie dies wirklich bestreiten? Das weiß doch alle Welt."[540]

Während Haeberle immerhin erkannte, dass nicht Hirschfeld, sondern allenfalls Harden in seiner *Zukunft* den Grafen geoutet und Hirschfelds Gutachten das Unglück nur verschlimmert habe, wirft Domeier Hirschfeld und Brand in einen Topf: beide hätten gleichermaßen „Outing" betrieben und gemeinsam den von Hirschfeld bis dahin verworfenen Weg über Leichen beschritten. Harden aber habe sich mit seiner

---

535 Merzbach 1907, S. 18.
536 Hirschfeld 1908e, S. 88.
537 Domeier 2010, S. 189.
538 Haeberle 1991, S. 11 und 19.
539 Röhl 2009, S. 595.
540 Ebd., S. 608.

Pressekampagne eines viel gravierenderen Deliktes schuldig gemacht: „Chantage"[541], das ist der damals frisch aus Frankreich importierte kriminologische Fachterminus für Erpressung nach Paragraf 185 RStGB.

Dieser erste Prozess Moltke gegen Harden endete am 29. Oktober mit Hardens Freispruch. Mit den Aussagen der Frau von Elbe und Hirschfelds Gutachten galt die psychosexuelle Normabweichung des Grafen als erwiesen. Harden hatte nicht beleidigt, sondern die Wahrheit geschrieben. Ganz anders, nämlich mit einer viermonatigen Gefängnisstrafe für Harden wegen Beleidigung schloss am 3. Januar 1908 der zweite Moltke-Harden-Prozess vor dem Berliner Kammergericht. Jetzt war Moltke nur Nebenkläger und die Staatsanwaltschaft, Oberstaatsanwalt Isenbiel, hatte das Verfahren an sich gezogen. Es ging diesmal, mit neuen Zeugen und Sachverständigen, um den Beweis, dass Moltke total normal war, die eidliche Aussage der Zeugin Elbe gelogen und das auf dieser Aussage beruhende Gutachten Hirschfelds falsch sei. Die Demontage der Zeugin gelang vor allem durch das Zeugnis von Dr. med. Frey, der sie während ihrer Ehe mit Moltke, 1896–99, wegen „tiefster Depression", „Schmerzen im Unterleib" sowie „Hysterie" behandelte. Der Arzt hatte bereits im Ehescheidungsprozess die Diagnose gestellt, die Gräfin sei „hochgradig hysterisch", was ihre Lügenhaftigkeit erklären würde. Dr. Frey sagte nach dem Prozessbericht in der *Vossischen Zeitung* vom 27. Dezember: „Infolge der Hysterie könne von solchen Leidenden manches in dem Bilde vollster Wahrhaftigkeit erzählt werden, und sie reden sich manches ein, was sie schließlich selbst glauben und was andere Leute ihnen gleichfalls glauben." Dr. Freys Aussage hatte 1899 dazu geführt, dass das Gericht die Gräfin am Scheitern der Ehe für allein schuldig erklärte,[542] und veranlasste die Zeugin bei ihrer neuerlichen Vernehmung, alle Moltke belastenden und zu Hardens Freispruch führenden Aussagen zu widerrufen oder abzuschwächen.

Am Vormittag des fünften Prozesstages, am 23. Dezember, wurde die Öffentlichkeit wegen Gefahr für die Sittlichkeit ausgeschlossen. Dennoch berichtete die Presse. Die *Vossische Zeitung* wusste, dass sich um 3 Uhr „ein sensationeller Zwischenfall" ereignet hatte: Hirschfeld habe dem Gerichtshof schriftlich mitgeteilt, er könne sein früheres Gutachten nicht mehr aufrecht erhalten. Dieser Mitteilung soll eine Äußerung des Oberstaatsanwalts vorhergegangen sein, die Redakteur Levy am nächsten Tag in seinem wohl schärfsten Schmähartikel gegen Hirschfeld so beschreibt:

> „Der Sachverständige [Hirschfeld] will Fragen an Frau v. Elbe richten. Der Oberstaatsanwalt Dr. Isenbiel erhebt sich wieder, kündigt an, er werde nötigenfalls Mitteilungen über Herrn Dr. Hirschfeld machen, die ihm vielleicht nicht erwünscht seien, und Herr Dr. Hirschfeld setzt sich und schickt den Widerruf seines Gutachtens an den Gerichtshof."[543]

---

541 Domeier 2010, S. 32.
542 Merzbach 1907, S. 19.
543 Levy 1907, S. 3.

Obwohl diese Stelle in Levys Artikel etwas undeutlich ist und er den zugrunde liegenden Vorgang nur aus zweiter Hand kannte, haben Zeitgenossen wie Thomas Mann
und heutige Kommentatoren daraus geschlossen, Isenbiel habe Hirschfelds Homosexualität zur Sprache bringen und ihn damit als Gutachter diskreditieren und ein-
schüchtern wollen. Bei Thomas Mann lag die Sache allerdings etwas anders. Er war
mit Hardens Verteidiger Max Bernstein befreundet und ließ sich von ihm die „Prozeß-
Einzelheiten" erzählen. Das teilte er am 6. Februar 1908 seinem Bruder Heinrich mit
und schrieb unter anderm: „Dem Dr. Hirschfeld (der selbst homosexuell ist) drohte der
Staatsanwalt mit ‚sehr unangenehmen' Fragen für den Fall dass etc."[544]

An dieser Stelle scheint mir eine Anmerkung zu Haeberles These angebracht,
Hirschfeld habe „sein Leben lang" ein „Doppelleben" geführt, also seine homosexuelle Lebensweise hinter einer heterosexuellen Fassade versteckt.[545] Mit weit mehr
Berechtigung könnte man beim Fürsten Eulenburg von einem Doppelleben sprechen,
denn neben seiner öffentlich zur Schau gestellten Existenz als glücklicher Familien-
vater liebte er es, wie gerichtlich erwiesen, mit jungen bayerischen Männern hand-
festen schwulen Sex zu praktizieren. Oscar Wildes Doppelgeschlechtsleben als ver-
heirateter Vater zweier Söhne und als promisker Päderast weist übrigens erstaunliche
Parallelen zu dem des Fürsten auf. Während Eulenburgs heimliche schwule Existenz
von dem Journalisten Harden schließlich an die Öffentlichkeit gezerrt wurde, war es in
Wildes Fall der zornige Vater seines Geliebten Alfred Douglas, der vor Gericht Wildes
zweite Existenz als Konsument von Londoner Strichjungen enthüllte. Hirschfeld aber
hat nie die Fassade eines normalen Familienlebens errichtet und dahinter ein urnisches Geschlechtsleben geführt, er hat auch niemanden, wie es Graf Moltke tat, ver-
klagt, weil er ihn einen Homosexuellen nannte. Wenn er für die verfolgten und unterdrückten Urninge Partei ergriff, hat er niemals betont, selbst nur objektiv und nicht
auch subjektiv an dem Problem interessiert zu sein. Die Sache blieb offen, und die
„sehr unangenehmen" Fragen des Oberstaatsanwalts blieben ungestellt und unbeantwortet. Das ist aber etwas anderes als die eigene Homosexualität zu verstecken
oder zu verleugnen, es ist gewissermaßen ein dritter Weg zwischen Eulenburgisch-
Wildescher Selbstverleugnung und dem radikal offenen Bekenntnis zum Urningtum à
la Ulrichs. Da Hirschfeld zur Zeit der Eulenburg-Affäre gern mit Adolf Brand verglichen
oder gar gleichgesetzt wurde, könnte hier ein Vergleich beider Männer im Hinblick auf
ihren Umgang mit der eigenen Homosexualität erhellend sein. Brand hat sich nur im
Prozess wegen Beleidigung des Reichskanzlers selbst als homosexuell bezeichnet.
Vorher oder später tat er das öffentlich nicht. Vor Gericht sollte sein Selbstbekenntnis
auch nur zur Erklärung seiner These dienen, er könne Bülow schon deshalb nicht mit
der Bezeichnung Homosexueller beleidigt haben, weil er selbst so sei und sein So-Sein
stets als eine ehrenwerte Eigenschaft angesehen habe. Von sich selbst könne er zudem
das gleiche sagen wie vom Reichskanzler, dass es sich hier nur „um reine Freundes-

---

544 Mann 1984, S. 88. – Vgl. Haeberle 1991, S. 11; Herzer 2001a, S. 140; Steakley 2004, S. 78.
545 Haeberle 1991, S. 17.

liebe" handele und die habe „nichts mit den schmutzigen Angelegenheiten zu tun, die sonst allgemein untergeschoben wurden".[546] Im nahezu gleichen Lebensalter wie Graf Moltke, 47-jährig, ist auch Brand eine heterosexuelle Scheinehe eingegangen, die aber, anders als Moltkes Ehe, hielt, bis dass der Tod sie schied. Brands Gattin war, anders als die spätere Frau von Elbe, bei der Heirat über die Homosexualität des künftigen Partners informiert.[547] Warum Brand am beginnenden Lebensabend die Doppelrolle als Ehemann und ehemals bekennender Homosexueller spielen zu müssen glaubte, ist nicht bekannt.

Im Nachhinein erklärt Hirschfeld die Revision seines Gutachtens im zweiten Moltke-Harden-Prozess mit der erwähnten Kehrtwendung der Zeugin Elbe und deren inzwischen von den anderen Gutachtern diagnostizierten psychischen Zerrüttung; der Eindruck, Hirschfeld sei von Isenbiel eingeschüchtert worden und deshalb „umgefallen", findet in seiner eigenen Rechtfertigung keine Bestätigung. Sie erscheint schlüssig und überzeugend:

> „Als nun im zweiten Prozeß das Zeugnis, auf welches ich mein Gutachten zu bauen hatte, stark abgeschwächt oder geändert wurde, und vor allem die neue Beweisaufnahme ergab, daß die Zeugin zur Zeit, als sie ihre Wahrnehmungen und Beobachtungen machte, hochgradig neuropathisch war, war es ganz selbstverständlich, daß gemäß den wechselnden Prämissen auch die Schlüsse wechseln mußten."[548]

Die neuen Schlüsse, „eine unbewußte und rein vergeistigte Homosexualität" könne dem Grafen nicht nachgewiesen werden, da aus seiner Freundschaft mit Eulenburg und aus seiner Abneigung gegen den Geschlechtsverkehr mit der damaligen Gattin weder ein spezieller „Gefühlston" gegenüber Männern, noch eine generelle Unfähigkeit zur normalen Frauenliebe gefolgert werden könne, sind auch deshalb nachvollziehbar, weil sich alle Tatsachenbehauptungen, auf die sich das erste Gutachten berief, als unzutreffend darstellten. Die Bestimmung dieser Färbung des Gefühls und den „Unterschied zwischen einer starken Freundschaft und Liebe festzustellen", sei „oft sehr schwierig", zumal der Gefühlston zwischen Moltke und Eulenburg ein „ungewöhnlich inniger" gewesen sei; die Ausdrucksweise im Briefwechsel zwischen den beiden Freunden, soweit er im Prozess verlesen wurde, sei „in unserem technischen und militärischen Zeitalter wieder ganz anders zu bewerten" als zur Zeit von Goethe und Jean Paul.[549] Dennoch seien sie nicht ausreichend für die Diagnose „unbewusste Homosexualität".

Am Nachmittag des siebenten Prozesstages, nachdem Professor Albert Eulenburg sein Gutachten abgegeben hatte („keine Spur von irgend einer homosexuellen Veranlagung"), trug Hirschfeld sein Schlussgutachten vor, auch er halte die Homosexualität des Grafen in foro nicht für erwiesen. Daran schloss sich ein interessanter

---

546 Vossische Zeitung Nr. 523 vom 7.11.1907, S. 4.
547 Vgl. Keilson-Lauritz 1997, S. 64.
548 Hirschfeld 1908e, S. 88.
549 Ebd., S. 91.

Disput mit dem Oberstaatsanwalt über Moltkes weibliche Eigenschaften an, die ein Licht auf die Abgründe damaliger Geschlechterpsychologie werfen. Laut Protokoll in der *Vossischen Zeitung*, Morgenausgabe vom 31. Dezember 1907, lief das so ab:

„Oberstaatsanwalt Dr. Isenbiel: Sie hatten doch früher in der poetischen und musikalischen Veranlagung des Privatklägers einen femininen Einschlag erblickt.

Dr. Hirschfeld: Nur in ihrer Gesamtheit habe ich die einzelnen Eigenschaften als Kennzeichen des femininen Einschlags betrachtet.

Vors[itzender Landgerichtsdirektor Lehmann]: Auf poetisch-musikalischem Gebiet ist doch aber die Minderwertigkeit des weiblichen Geschlechts so groß.

Dr. Hirschfeld: Das ist richtig, aber auf der anderen Seite hat gerade der stark brutale Vollmann meist keine Begabung auf diesem Gebiet aufzuweisen.

Oberstaatsanwalt: Dann würden Sie unter Vollmännlichkeit nur eine gewisse Roheit verstehen.

Dr. Hirschfeld: Nein, ganz gewiß nicht. Männlichkeit und Weiblichkeit sind sehr schwankende Begriffe.

Oberstaatsanw.: Es ist das wohl das Geschützfeuer, das den eklatanten Rückzug decken soll. Sie treten doch wohl vollständig von Ihrem Gutachten vor dem Schöffengericht zurück?

Dr. Hirschfeld: Jawohl, das muß ich tun; ich glaube, das kann mir nur zur Ehre gereichen, wenn ich bei der veränderten Grundlage zu anderen Schlüssen komme [...]

Es entspinnt sich dann noch eine längere Debatte über den Begriff ‚femininer Einschlag‘ zwischen dem Vorsitzenden, Oberstaatsanwalt, den Sachverständigen Dr. Moll und Dr. Hirschfeld und Justizrat Sello.“

Schade, dass diese längere Debatte nicht protokolliert wurde, zumal am Vormittag der Zeuge Ernst Schweninger, einstiger Leibarzt Bismarcks und Bekannter des geschiedenen Ehepaars Moltke aussagte: „Ich persönlich hatte den Eindruck, daß der Graf Moltke ein süßlicher, weibischer Mann war, ein Eindruck, der meines Wissens in Schlesien und in der Bekanntschaft meiner Frau geteilt wurde.“[550] Moltkes offensichtliche Effeminiertheit war nicht nur dem Gerichtssachverständigen und schon lange vorher dem Ehepaar Schweninger aufgefallen. Am 15. April 1898, bald nach Moltkes Ehescheidung, schrieb ihm sein Freund Axel von Varnbüler einen Trostbrief, in dem er Moltke unter anderm mit dem Protagonisten in Dostojewskis Roman *Der Idiot* vergleicht, der der Welt auch zu unmännlich erschien: „Ja, die Mehrheit der Menschen, was man so die Welt nennt, lächelt wohl überlegen über solche Gestalten, weil sie sie nicht versteht. Auch Dich haben ja immer Viele [...] nicht voll gelten lassen. Du warst ihnen nicht männlich, nicht schneidig, nicht weltklug genug.“[551]

An dieser Stelle ist ein Wort zu der publizistischen Kampagne des wohl aggressivsten Harden-Kritikers Karl Kraus angebracht, mit der er in seiner Zeitschrift *Die Fackel* Hardens Kampf gegen Eulenburg begleitete. Nachdem Harden zu vier Monaten

550 *Vossische Zeitung*, Nr. 608, 30.12.07, S. 3; Friedlaender 1920, S. 139.
551 Nach Röhl 1976, S. 40.

Gefängnis wegen dem nicht beweisbaren Vorwurf der Homosexualität verurteilt worden war, kommentierte Kraus das Gutachten Hirschfelds und den Widerruf desselben; Hirschfeld ist ein „Päderastensucher", dem immerhin „der gute Glauben zuzubilligen ist", trotz seines für Kraus offensichtlichen Nebenmotivs:

> „Neu ist der Päderastensucher. Herr Magnus Hirschfeld hört zu, wie eine Hysterikerin einen Mann für normwidrig erklärt, und gibt nicht ein Gutachten über die Frau, sondern über den Mann ab [...] Herr Hirschfeld war von der Überzeugung ausgegangen, daß es für die Sache des Homosexualismus sehr günstig sei, einen Namen wie den des Grafen Moltke zu gewinnen. Er opfert mit der Zurückziehung des Gutachtens mehr, als man glaubt."[552]

Kraus' abwegiger und allein von ihm geäußerter Verdacht, Hirschfeld habe Graf Moltke für die Sache des Homosexualismus benutzen wollen, hindert ihn nicht daran, ziemlich vorbehaltlos für diese Sache Partei zu ergreifen. Er weist nicht nur Hardens wesentlich abwegigere Konstruktion zurück, Moltke und Eulenburg seien vor allem wegen ihrem normwidrigen Sex eine Gefahr fürs Vaterland, sondern beschimpft ihn wegen seiner Enthüllungen des Geschlechtslebens seiner politischen Feinde als „Denunziant und Moralphilister", der die „deutsche Moraljustiz antreibt [...], daß ein Henkerparagraph verschärft" wird.[553] Letzteres ein Hinweis auf das Verlangen der Petitionskommission nach Verschärfung des Paragrafen 175. Während Harden vor Gericht damit prahlte, die WhK-Petition nie unterschrieben zu haben (er unterschrieb erst 1924, nachdem Eulenburg tot und der Kaiser verjagt war[554]), hat auch Kraus niemals die Versuche unterstützt, in Wien ein WhK zu gründen, wenngleich er sich verständnisvoller und wohlwollender zum Thema äußerte, als es Harden jemals tat. So hatte der WhK-*Monatsbericht* vom Januar 1906 sogar über Kraus' Idee zur Massenselbstdenunziation berichten können:

> „In der *Fackel* vom 30. Nov. (No. 189, VII. Jahr) wendet sich Karl Kraus gegen den aus Anlaß einer zufälligen Begegnung mit dem [wegen Pädophilie verurteilten] Prof. Beer im Caféhaus ihm gemachten ‚Vorwurf', er sei ‚selber so veranlagt', mit folgenden Worten: ‚Für das böswillige Idiotenvolk nämlich, das sich die Vertretung einer Sache ohne Wahrung persönlicher Interessen nicht denken kann, ist es ausgemacht, daß ich Päderast bin. Wenn ich für die Streichung der Religionsdelikte einträte, gälte ich gewiß als Gotteslästerer aus Neigung und Beruf. Vorläufig bin ich Päderast. Wäre ich's wirklich, ich hätte das Bekenntnis als Motto vor meinen Artikel gesetzt, mich als ehrlicher Homosexualer gegen die Kompromittierung unserer Sache durch eine Kinderschänderaffaire um so heftiger gewehrt. Ich bin nämlich der Ansicht, daß nur dann ein Sieg über den menschenmörderischen Paragraphen in Deutschland und in Österreich zu erringen sein wird, wenn die namhaftesten Homosexualen sich öffentlich zu ihrem Verhängnis bekennen, wenn die ‚feudale Liste' – wie sie ein Berliner Machthaber fast neidvoll genannt hat – nicht von der Polizei, sondern von den Herrschaften selbst angelegt sein wird. Ich würde keinen Augenblick zögern, mich zu homosexualer Anlage zu bekennen, da ich mir davon eine Wirkung gegen Gesetze verspräche, die es verwehren, sich zu einer homosexualen Handlung zu bekennen. Keinen Augen-

---

552 Kraus 1908a, S. 43.
553 Kraus 1900b, S. 18 und 24.
554 Herzer 2005, S. 31.

blick! Da ich's nicht tue, dürfte die Diagnose, die der Kretinismus auf meine Homosexualität stellt, falsch sein."[555]

Kraus hat seine Vorbehalte gegen Hirschfelds Sexualpolitik und -theorie in der Wortneuschöpfung „Päderastensucher" angedeutet. Sie weisen ungefähr in die Richtung Elisar von Kupffers, der bereits 1899 sein Unbehagen an einem naturwissenschaftlichen Rationalismus ausdrückte, der in seinem Erkenntnisfuror nicht einmal vor der Untersuchung der Lieblingminne und Freundesliebe haltmachte. Kraus billigte Hirschfeld immerhin noch die gewissermaßen gute Absicht und Hoffnung zu, in dem als homosexuell erkannten Moltke einen Genossen im Emanzipationskampf zu gewinnen. Dass ihm aber letztlich die ganze analytisch-rationalistische Richtung der Sexualwissenschaft nicht passte, lässt er seinen jungen Protegé Otto Soyka in einem Schutzartikel für Eulenburg aussprechen. Im Mai 1908, kurz vor dem Meineidsprozess gegen Eulenburg prophezeit Soyka in der *Fackel* wissenschaftlichen Unfug: „Man wird mit sexuellen Maßstäben ans Urteilen gehen und Sexualgutachten einholen. Der Name des Doktor Magnus Hirschfeld wird wieder genannt als der des berufenen Sachverständigen. Und selten lag der Mißbrauch der Sexualitätsmanie unserer Zeit so klar zu Tage, wie in diesem Falle [...] Eulenburg wird das Opfer eines argen wissenschaftlichen Unfugs, der heute in Blüte steht."[556]

Wäre Kraus, wie das „Idiotenvolk" vermutet, ein Päderast, hätte er gewiss nicht in Wien die dortige WhK-Filiale unterstützt, sondern eine Wiener Gemeinschaft der Eigenen eröffnet, wahrscheinlicher aber eine ganz eigene Emanzipationsgruppe Marke Kraus.

Hirschfeld scheint sich übrigens deshalb nicht in der Schusslinie des Krausschen Anti-Harden-Krieges befunden zu haben, weil er nach Rücknahme seines Gutachtens über Moltkes ideeller und bewusstloser Homosexualität überhaupt nicht mehr als Hardens Helfer zu identifizieren war. Nur seine Päderastensucherei irritierte den Wiener Literaten ein wenig.

Das deutsche Volk ist kein Sodom. Im Spinatgärtlein

Am 13. Dezember 1906 war auf Befehl des Kaisers der Reichstag aufgelöst worden, weil er einem Nachtragshaushalt zur Finanzierung des Krieges gegen Aufständische in der Kolonie Deutsch-Südwestafrika nicht zugestimmt hatte. Am 25. Januar 1907 fanden Neuwahlen statt, die so genannte Hottentottenwahl, und gleich nachdem sich der neue Reichstag konstituiert hatte, schickte das WhK allen erstmals gewählten Abge-

---

555 MbWhK 1906, S. 9; zum Pädophilenfall Theodor Beer vgl. Herzer 1995b, S. 27 f.
556 Soyka 1908, S. 39.

ordneten sowie dem Bundesrat und dem Reichskanzler Bülow seine bekannte Petition gegen den Paragrafen 175 zu.[557]

Ende November 1907 debattierte der Reichstag über die Eulenburg-Affäre, und der Reichskanzler gab aus diesem Anlass, in Vertretung des abwesenden Kriegsministers eine ganzheitliche Einschätzung von Kaiser, Volk und Armee: „So wie es niemand gibt, der an dem sittlichen Ernst unseres Kaiserpaares zweifelt, das in seinem Familienleben dem ganzen Lande ein schönes Vorbild gibt, so ist auch das deutsche Volk kein Sodom, und in der deutschen Armee herrschen nicht Zustände wie im sinkenden römischen Kaiserreich."[558] Außerdem gebe es, anders als früher, bei Kaiser Wilhelm II. keine Kamarilla, die den Herrscher in seinen Entscheidungen beeinflusst. Am nächsten Tag griff August Bebel in seiner Rede zum Reichshaushaltetat das Kamarilla-Thema auf, indem er Äußerungen Bismarcks zur Rolle Eulenburgs als Kopf eben solcher Kamarilla zitierte: „Die Hintermänner, im doppelten Sinne, auch im physischen, sitzen in Liebenberg. Diese Leute umgeben den Kaiser und schließen ihn ab [...] Diese männlichen Kináden treiben alles von ihm fort [...] Das ist doch also Kamarilla, Hintertreppenpolitik, und deren beschuldigt auch Fürst Bismarck hauptsächlich die Liebenberger, an deren Spitze derselbe Eulenburg stand, der vor einigen Monaten abgesägt worden ist."[559] Dann kommt Bebel auf den Paragrafen 175 zu sprechen und begründet mit der gleichen Argumentation wie anno 98, dass nach seiner Ansicht der Paragraf „unhaltbar" ist: „An dem Tage, an dem der § 175 zur Beratung kommt, finden Sie mich auf dem Posten."[560]

In seinem *Jahrbuch* registriert Hirschfeld sichtlich zufrieden, dass „der alte, leider erkrankte Bebel" der einzige war, „der im Reichstage nochmals zugunsten der Homosexuellen seine Stimme erhob".[561] Gar nicht zufrieden war Hirschfeld mit der an gleicher Stelle berichteten Debatte über die Petition in der Reichstags-Petitionskommission. „Auf Veranlassung der Gegner" habe man sie „gerade zu einer Zeit, wie sie für ihren Zweck nicht ungünstiger hätte gewählt werden können, als nämlich die Volksleidenschaft durch die Sensationsprozesse in heftigster Weise aufgewühlt worden war", auf die Tagesordnung gesetzt. Die Debatte im Ausschuss endete mit einer einstimmig beschlossenen Resolution an den Reichstag, in der eine erhöhte Strafe für Taten nach Paragraf 175 gefordert wird, wenn „Ausnutzung des Abhängigkeitsverhältnisses (durch Vorgesetzte, Arbeitgeber usw.) zu unsittlichen Zwecken" vorliegt.[562] Diese Einstimmigkeit kam zustande, weil auch die drei Kommissionsmitglieder von der SPD zustimmten; das Trio – die Mitglieder des Reichstags Geck, Sachse und Schwartz – verleugneten, wie Hirschfeld später bemerkte, „von schwankenden Ta-

557 Hirschfeld 1908c, S. 637.
558 Bülow 1907, S. 1880.
559 Bebel 1907, S. 1907.
560 Ebd., S. 1910.
561 Hirschfeld 1908c, S. 634.
562 Belzer 1908, S. 5.

gesstimmungen getragen vollkommen ihre Tradition".[563] Hirschfelds Deutung dieses Abstimmungsverhaltens setzt irrtümlich voraus, dass es in der SPD eine verwurzelte Tradition gegeben habe, die Ziele des WhK zu unterstützen. Es gab aber weder einen Parteitagsbeschluss, noch war es üblich, in allen Fragen die Ansicht des Vorsitzenden Bebel zu teilen. Bereits in der Reichstagsdebatte von 1905 hatte sich der Abgeordnete Vollmar, nachdem sein Genosse Thiele für die Abschaffung des Paragrafen 175 gesprochen hatte, von diesem distanziert und behauptet, „daß Kollege Thiele wie jeder andere Kollege ohne Rücksicht auf die Parteizugehörigkeit, der in dieser Angelegenheit spricht, in dieser Sache lediglich persönlich Stellung nimmt, und die Sozialdemokratie so wenig, wie irgendeine andere Partei, mit dieser Sache etwas zu schaffen hat."[564] Diese Sache, diese Angelegenheit war die Homosexualität.

Der Wunsch der Kommission nach Verschärfung des Homosexuellenstrafrechts bezog sich offensichtlich nicht auf das Geschlechtsleben des Grafen Moltke oder des Fürsten Bülow. Vielmehr ging es um die Homosexualität der beiden Generäle Lynar und Hohenau, die im ersten Moltke-Harden-Prozess, allerdings unter Ausschluss der Öffentlichkeit, zur Sprache gekommen war. Die beiden sollten das Abhängigkeitsverhältnis ihrer Soldaten zu unsittlichen Zwecken ausgenutzt haben, weshalb sie am 24. Januar 1908 von dem Moabiter Kriegsgericht abgeurteilt wurden, Hohenau wurde mangels Beweisen für Taten nach Paragraf 175 freigesprochen (später von einem militärischen Ehrengericht dennoch bestraft), Lynar zu anderthalb Jahren Gefängnis verurteilt. Im Bericht der Petitionskommission werden die „Vorkommnisse in der Armee" als einziges Argument für die beabsichtigte Verschärfung des Schwulenstrafrechts genannt. Es ging der Kommission darum, dass „solche Frevler gegen unsere militärische Jugend ganz exemplarisch bestraft werden könnten. Dies gebiete die Rücksicht auf das Volk, das seine Söhne in dem Heere geschützt vor Angriffen sittlich verkommener ‚Buben' wissen wolle; das verlangt aber auch das Interesse an der Erhaltung des gesunden Geistes und damit der Tüchtigkeit unserer Armee."[565]

Mit dem Ende des zweiten Moltke-Harden-Prozesse und der Verurteilung Hardens zu vier Monaten Gefängnis war zwar längst kein Ende der Eulenburg-Affäre erreicht, wohl aber hörte Hirschfeld auf, darin eine Rolle zu spielen. Mit der Urteilsverkündung am 3. Januar 1908 war gewissermaßen das Ende des ersten Teils dieser Justizgroteske erreicht, die für die *Vossische Zeitung* schon am 4. Januar „der größte politische Skandal der Neuzeit" gewesen ist. In dem, was noch folgte, hatte Hirschfeld keine weiteren Auftritte. Diese Zäsur vom Januar beschreibt Hirschfeld zweimal, nicht ohne das körperliche und seelische Leid, seine von den Ereignissen seit dem Herbst 1907 stark mitgenommene Gesundheit und seine Erholungsreise nach Italien zu erwähnen. In seiner „epikritischen Studie" vom April gelingt ihm dazu ein wunderbar unübersichtlicher Schachtelsatz, in dem es zunächst um das Sterben im Exil, schließlich aber

---

563 Hirschfeld 1909, S. 20.
564 Eissler 1980, S. 38.
565 Ebd., S. 3 f.

um die Tröstungen geht, die Kunst und Natur Italiens dem im Emanzipationskampf Verwundeten gewähren:

> „In Italien, in dessen Erde Winckelmann, August von Platen, Karl Heinrich Ulrichs und so viele deutsche Uranier ruhen, für deren Eigenart in der von ihnen geliebten Heimat kein Platz war, wo noch heute über das Land verstreut, viele Homosexuelle in freiwilliger Verbannung leben, deren sich ihr eignes Vaterland nicht zu schämen brauchte (das gleiche gilt übrigens für einen großen Teil des übrigen Auslandes), habe ich mich eine Zeitlang, verschont von papiernen Projektilen, erholt und im Anblick der schönen Natur und einer ihr an Größe verwandten Kunst, die beide geeignet sind, dem Menschen das richtige Verhältnis zu den Dingen wiederzugeben, mich oft gefragt, ob ich so heftige Vorwürfe verdient und ob ich wirklich mit der mühevollen Arbeit dieser letzten zwölf Jahre einer unrechten Sache gedient habe."[566]

In einem langen balladenartigen Gedicht mit dem Titel „Drei deutsche Gräber in fernem Land", das im ersten Heft der *Vierteljahresberichte* erschien, hat er seinen Besuch an den Gräbern Winckelmanns, Platens und Ulrichs' in Triest, Syracus und Aquila geschildert. Im Dichten und Reisen nach Italien fand Hirschfeld Trost und Erbauung.

Der Schlussakt der Eulenburgkomödie begann am 21. April 1908 mit einem Prozess vor einem Schöffengericht in München, der zu einer Anklage gegen Fürst Eulenburg wegen Meineides führte. Eulenburg hatte zweimal, im Bülow-Brand- und im zweiten Moltke-Harden-Prozess, unter Eid gesagt, er habe nie in seinem Leben irgendwelche homosexuellen Handlungen, er nannte das „Schmutzereien", ausgeführt. Im Münchener Prozess, der von Harden veranlasst worden war, sagten zwei Zeugen, Fischer vom Starnberger See, unter Eid aus, sie hätten in den 1880er Jahren bezahlten Sex mit Philipp Eulenburg gehabt. Die SPD-Zeitung *Münchener Post* leitet ihre Gerichtsreportage – antipreußisch und antihomosexuell – folgendermaßen ein und traf dennoch den entscheidenden Punkt:

> „Die Villa am Starnbergersee war in den achtziger Jahren ein Lieblingsaufenthalt des damaligen preußischen Legationsrat Philipp von Eulenburg. Jedoch nicht die Schönheit der Landschaft zog ihn dorthin, die derben, frischen Fischerknechte waren es, die es dem durchlauchtigen Lüstling angetan hatten. So offenkundig war sein ekelhaftes Treiben, daß man die Villa Eulenburg in Starnberg im Volksmunde das Spinatgärtlein[567] hieß, und doch zogen 28 Jahre ins Land, ehe eidlich im Münchener Schöffengerichtssaale erhärtet wurde, was die Spatzen ohnedies längst von allen Dächern pfiffen. Und es wurde erst erwiesen, nachdem es Fürst Eulenburg in Berlin unter Eid als unwahr hingestellt hatte."[568]

Daraufhin kam es am 7. Mai zur Verhaftung des Fürsten, und am 29. Juni begann vor dem Berliner Landgericht der Strafprozess gegen ihn wegen Meineids und an einem seiner

---

566 Hirschfeld 1908e, S. 246.
567 Harden erklärt den Norddeutschen in seinem Bericht über den Münchener Prozess, was es mit der Spinat-Metapher auf sich hat: „‚Spinatstecher' nennt die münchener Gegend die Herren, die vom Mann heischen, was Normalen das Weib gewährt." (Harden 1908, S. 233).
568 Spinatgärtlein 1908, S. 1.

Sexualpartner vom Starnberger See versuchten Verleitung zum Meineid. Am 17. Juli musste der Prozess wegen einer schweren Erkrankung des Angeklagten abgebrochen werden. Ein zweiter Versuch wurde am 7. Juli des nächsten Jahres unternommen und wiederum auf unbestimmte Zeit vertagt, weil Eulenburg nach zwei Stunden Verhandlung einen Schwächeanfall erlitt, den die anwesenden Ärzte als lebensbedrohlich ansahen.[569] Im Herbst 1908 blickte Hirschfeld in seiner *Zeitschrift für Sexualwissenschaft* auf den bis dahin erreichten Stand der Dinge zurück, nannte die ganze Affäre recht treffend den „Kampf Hardens gegen den Fürsten Eulenburg" und hielt es für „unbegreiflich", dass Eulenburg dem Skandal nicht vorgebeugt habe, indem er „wenigstens alles vermied, was den in der Hardenschen *Zukunft* aufzuckenden Funken zu lichterloher Flamme zu entfachen geeignet war. So entwickelte sich durch sein tragisches Verkennen der Situation der große, viele mit sich reißende Skandal."[570]

Die Beschädigung oder gar, im Fall des Selbstmords, die Vernichtung der Existenzen so vieler Hof-Homosexueller ist die eine schlimme Seite der Bilanz, der Schaden der Affäre für Hirschfelds Befreiungskampf – aber auch seine schließliche Heilung – lässt sich in Mark und Pfennig an den Finanzen des WhK zeigen, wie sie im „Kassen-Ausweis" im *Jahrbuch* vorliegen:

Einnahmen 1907	17 115,99 Mk.
Einnahmen 1908	14 500,00 Mk.
Einnahmen 1909	6 038,11 Mk.
Einnahmen 1910	8 377,62 Mk.
Einnahmen 1911	9 458,70 Mk.
Einnahmen 1912	11 031,71 Mk.
Einnahmen 1913	12 410,83 Mk.[571]

Der finanzielle Absturz von 1909 war indes für das WhK in keiner Weise und zu keinem Zeitpunkt existenzbedrohend, konnte im folgenden Jahr überwunden und sogar in einen Aufwärtstrend verwandelt werden. Das 1907er Maximum wurde jedoch niemals wieder erreicht. Es galt zu sparen, und das geschah vor allem bei den Ausgaben für Druckschriften. So erschien das *Jahrbuch* für 1907 erst ein Jahr später, 1908 gab es keine *Monatsberichte* mehr, und seit 1909 wurde das *Jahrbuch* in kostengünstigere Vierteljahrshefte aufgeteilt. Den zwölf Heften der *Zeitschrift für Sexualwissenschaft*, die 1908 erschienen, war jeweils ein Einblattdruck „Komitee-Angelegenheiten" beigelegt, der die Beschlüsse der WhK-Sitzungen und die Quittungen für eingezahlte Spenden und Mitgliederbeiträge enthielt.

---

569 Friedlaender 1920, S. 192.
570 Hirschfeld 1908d, S. 509 und S. 511.
571 JfsZ 1908, S. 664; ViWhK 1910, S. 29 und S. 447; ViWhK 1911, S. 451; ViWhK 1912, S. 505; ViWhK 1913, S. 503; ViWhK 1914, S. 380. – In den folgenden Jahren wurden keine Jahresbilanzen des WhK mehr veröffentlicht.

Zweifellos bedeutete die Eulenburg-Affäre für das WhK einen Rückschlag und der einstimmige Beschluss der Petitionskommission des Reichstags für den homosexuellen Befreiungskampf eine Niederlage. Andererseits zerstörte die Welle der Antihomosexuellen-Hetze, die „die Herren von der öffentlichen Meinung"[572] seit November 1907 entfachten, die illusionäre Erwartung, der Paragraf 175 werde demnächst gestrichen und die Meinung der Bevölkerung verwandele sich in schiere Homosexuellenfreundlichkeit. Die Freude über die vielen Tausend Petitionsunterschriften aus den Kreisen der Mediziner, Juristen und Lehrer hatte den Blick auf die Tatsache verstellt, dass die große Mehrheit dieser drei für die Meinungsbildung gewiss bedeutsamen Berufsgruppen die allen zugesandte Petition *nicht* unterschrieben hatte. Und diese bislang schweigende Majorität begann sich nun angesichts der sensationellen Enthüllungen über die höchsten Kreise in Regierung und Militär zu Wort zu melden. Hinzu kamen neue Zahlen aus der amtlichen Kriminalstatistik zu den Verurteilungen nach Paragraf 175, wo amtlicherseits vermutet wird, dass die „bekannten Sensationsprozesse im Zusammenhange mit Erpressungen oder ohne solchen Zusammenhang" zum Anwachsen beigetragen haben; während 1904 noch 253 Männer wegen beischlafähnlicher Handlungen verurteilt wurden, stieg die Zahl 1907 auf 307 und 1909 auf 385 Verurteilungen.[573]

Auf der „ordentlichen Generalversammlung" des WhK am 17. Januar 1909 stand die Neuwahl des WhK-Leiters auf der Tagesordnung. Hirschfeld schreibt dazu im „Situationsbericht": „Ich hätte gern gesehen, wenn eine frische, weniger angefeindete Kraft mein Amt, das ich fast 13 Jahre versah, übernommen hätte. Leider fand sich kein entsprechender Ersatz und so bleibt mir nichts übrig, als vorläufig auf Wunsch unserer Mitglieder den schweren Posten nach bestem Wissen und Gewissen weiterzuführen."[574]

Dieser Wunsch bestand auch noch im Herbst 1929. Dann gelang es einer Art WhK-Kamarilla Hirschfeld aus dem Amt zu drängen. Im September 1909, als er über seine Wiederwahl berichtete, war die Krise des Jahres 1907 überwunden. Das WhK hatte sich auf etwas niedrigerem Niveau, was die finanzielle Ausstattung und die Mitgliederzahl betrifft, konsolidiert. Der Befreiungskampf ging mit zum Teil neuen Gegnern, die aber kaum neue Argumente vorbrachten, und der alten Strategie, „ruhige Fortarbeit in beschränkteren Grenzen", unverdrossen weiter.

Unter der Überschrift „Das Erreichte" konnte sich der anonyme Autor der „Komitee-Mitteilungen" im Juli 1913 über ein relativ vernünftiges Verhalten der Presse angesichts neuer Sensationsfälle, speziell beim Spionagefall des österreichischen Obersten Redl, freuen: „Die allgemeine Öffentlichkeit, vor allem die Presse, verhält sich relativ vernünftig. Das zeigte sich namentlich bei den letzten Sensationsfällen, dem Knabenmord des Dieners Ritter in Berlin und dem Spionagefall des Obersten Redl

---

572 Hirschfeld 1908e, S. 236.
573 Nach Hirschfeld 1911a, S. 125.
574 Hirschfeld 1909, S. 30.

in Prag, die früher sicherlich der Sache der Homosexuellen geschadet haben würden, während sie jetzt als Einzelfälle, die mit der Homosexualität als solcher nichts zu tun haben, aufgefaßt werden."[575]

Der Fall Redl, des Chefs der österreichischen Auslandsspionage, hatte vielleicht ein ähnlich hohes Sensationspotential wie der Fall Moltke-Eulenburg. Der wichtige Unterschied liegt aber im Selbstmord Redls unmittelbar nach seiner Enttarnung. Das Rachebedürfnis der Öffentlichkeit dürfte durch die Selbsttötung der skandalisierten Person ähnlich gestillt worden sein wie einst beim Krupp-Skandal durch den Tod Krupps. Damals konnte das WhK ebenfalls mit der „relativ vernünftigen" öffentlichen Reaktion zufrieden sein. Vermutlich hätten die Selbstmorde Moltkes und Eulenburgs dem Skandal von 1907 eine ähnlich schwache homophobe Wirkung verliehen wie die Skandale um Krupp und Redl.

Eulenburg und der Untergang der preußisch-deutschen Monarchie

Die Mehrzahl der Historiker, die sich zur politischen Bedeutung der Eulenburg-Affäre äußerten, nehmen an, sie habe „mit zum Untergang der preußisch-deutschen Monarchie beigetragen"[576], mindestens aber habe sie „die wilhelminische Herrschaftselite in eine schwere Legitimationskrise"[577] gestürzt und dem preußisch-deutschen Militärstaat einen „Schaden" zugefügt, „von dem er sich nie wieder erholte".[578] Der Kultursoziologe Sombart sieht sogar eine Verbindung zwischen Hardens Kampf gegen Eulenburg resp. den Kaiser und dem Ende der Monarchie nach dem verlorenen Krieg: „Mit seiner Kampagne war es Harden gelungen, das Vertrauen in die Monarchie zu erschüttern [...] Wilhelm II. und das monarchische Establishment haben sich von diesem Schock nicht mehr erholt. Der Novemberkrise 1908 folgte die Novemberkrise 1918."[579]

Eine der Fragen, die die erwähnten Autoren nicht stellen, könnte lauten: *Wessen* Vertrauen hatte die Monarchie zu erringen und vor Erschütterung zu bewahren, *wem* gegenüber musste sich die „Herrschaftselite" legitimieren? Seltsamerweise beantworteten Hirschfeld und der Kaiser diese Frage mit ähnlichen Formulierungen. Am 18. Juli 1908, als die Verhandlung gegen Eulenburg abgebrochen werden musste, telegrafierte der Kaiser an seinen Kanzler Bülow: „Die ganze Wirtschaft war umsonst, und die Schweinerei fängt wieder von vorne an! Ist denn den Leuten gar nicht klar, was das unserem Ansehen im Auslande für immensen Schaden tut!?"[580]

---

575 Komiteemitteilungen 1913, S. 497.
576 Wippermann 2010, S. 114;
577 Domeier 2010, S. 205.
578 Röhl 2009, S. 593.
579 Sombart 1996, S. 178.
580 Nach Röhl 2009, S. 622.

Der Historiker Clark bezeichnet Wilhelm II. mit einer gewissen Berechtigung als „Medienmonarch", setzt diesen Titel aber in Anführungszeichen.[581] Daran scheint so viel wahr zu sein, dass Wilhelm das Bild, das die in- und ausländische Presse von seiner Person und seinem Reich zeichnete, in einer absurden, aber irgendwie „modernen" Weise ernst nahm und allen Druckschriften, trotz der brutalen Kontroll- und Zensurmaßnahmen im Inland, eine übergroße Macht zuschrieb. Zudem stand er mit seiner Einstellung in einer politischen Tradition, die nicht erst seit Bismarck mit den weichen Mitteln der finanziellen Bestechung und Zuteilung von Privilegien die öffentliche Meinung zu steuern versuchte.

Auch Hirschfeld sah etwa zur gleichen Zeit wie der Kaiser Deutschlands Ansehen im Ausland beschädigt, was er ebenfalls mit dem „unbegreiflich" erscheinenden Verhalten Eulenburgs erklärt, der „durch sein tragisches Verkennen der Situation" und seine daraus resultierenden Handlungen (Meineide, Anstiftung zum Meineid) den Skandal auslöste, der „dem Ansehen Deutschlands im Auslande [...] einen so erheblichen Schaden zugefügt hat".[582] Offensichtlich verstehen die beiden unter „Ansehen im Ausland" nicht ganz dasselbe. Des Kaisers Besorgnis fußt auf der Wahnvorstellung, Deutschlands Weltherrschaftsanspruch und den Traum von der Verdrängung Englands aus dieser hegemonialen Position würde kein Ausländer mehr ernst nehmen, seitdem er aus der Zeitung weiß, dass in Deutschland eine Clique perverser Weichlinge, schlimmer als die Sozialdemokraten, den Kaiser beherrscht und fernsteuert. Dies erklärt vielleicht auch Wilhelms hektisch überstürzte und rücksichtslose Entfernung seiner Intimfreunde Eulenburg und Moltke vom Hof, nachdem deren ungewöhnliches Geschlechtsleben in der kaiserfeindlichen Presse angeprangert worden war. Und es erklärt die Gesundheitskrise des Kaisers, nachdem ihn die Nachricht von Moltkes gerichtlich festgestellter Homosexualität am 1. November 1907 erreichte: „Nach dem Urteilsspruch gegen Moltke erlitt Kaiser Wilhelm einen mit ‚schauerlichen seelischen Depressionen' einhergehenden Nervenzusammenbruch, der vorübergehend sogar zu einer Absage seines seit Monaten geplanten Staatsbesuchs in England führte."[583]

Was hingegen Hirschfeld mit der Phrase vom Ansehen Deutschlands gemeint haben könnte, wird nicht ganz klar. Möglicherweise deutet sich hier der Beginn einer vaterländischen Wende in seiner politischen Gesinnung an, die nach Kriegsbeginn offen zutage treten wird, wenn er seine kleine Propagandakampagne zur Anfeuerung der Kriegsbegeisterung in der Bevölkerung startet. Sein ideologischer Wandel vollzieht sich übrigens parallel zu ähnlichen Vorgängen in der SPD, deren Reichstagsfraktion im Sommer 1913 erstmals in ihrer Geschichte mehrheitlich einer Gesetzesvorlage der Regierung zur Erhöhung des Rüstungsetats zustimmt. Die Zustimmung zum so genannten Wehrbeitrag, einer zeitlich begrenzten Vermögenszuwachssteuer für Besserverdienende, wurde der rechten Fraktionsmehrheit erleichtert, weil es unter

---

581 Clark 2009, S. 210.
582 Hirschfeld 1908d, S. 511.
583 Röhl 2009, S. 613.

Sozialdemokraten nur wenige gab, deren Einkommen für den „Wehrbeitrag" hoch genug war, nämlich höher als eine Million Mark.[584]

Versucht man nun zu verstehen, welcher Schaden außer einem vermeintlich „empfindlichen Verlust von Prestige im Ausland"[585] die Eulenburg-Affäre verursacht haben könnte, wie sie zum Untergang der Monarchie oder auch nur zu ihrer Legitimationskrise beigetragen hat, dann wird man in den zitierten Texten nicht fündig. Es ist nicht bekannt, dass der angeblich so friedliebende Eulenburg dem absolutistisch herrschenden Kaiser bei irgendeiner seiner verhängnisvollen Entscheidungen über die seit den 1890er Jahren immer aggressiver werdende Rüstungs- und die katastrophale Bündnispolitik jemals widersprochen oder mäßigend auf ihn eingewirkt hätte. Die Hochrüstung, speziell der England bedrohende Schlachtflottenbau, wird von den Historikern Röhl und Wehler gleichermaßen als „atemberaubend" bezeichnet; Wehler gebraucht zudem zur Charakterisierung der kaiserlichen Herrschaftspraxis die Ausdrücke „Vabanquepolitik" und „weltgeschichtliches Hasardspiel"[586], was, blickt man mit heutigem Wissen oder auch nur aus damaliger sozialdemokratischer Perspektive auf die Politik Wilhelms II., einen Ausdruck nahelegt, den Röhl für Eulenburgs Verhalten in den Jahren 1907/08 wählt: „Zeichen gefährlicher Realitätsverweigerung".[587]

Dennoch entstand in der Zeit der Weimarer Republik, als zwei so umfangreiche wie Aufsehen erregende Eulenburg-Biografien erschienen waren, eine Art Mythos vom Friedensfürsten Eulenburg. Hirschfeld trieb diese Wiederentdeckung auf die Spitze, wenn er Eulenburg die Verhinderung des Weltkriegs zutrauen wollte, wenn man ihn seinerzeit nur nicht gestürzt hätte. Hirschfelds Urteil hat geradezu Sombartsches Ausmaß.[588]

Falls die folgende von dem Journalisten Kiaulehn berichtete Anekdote wahr ist, könnte Hirschfeld diese extreme Ansicht von Maximilian Harden persönlich gehört und dann noch in übersteigerter Weise in seinem Erinnerungsartikel nacherzählt haben; demnach soll Harry Schulze-Wilde, ein Bekannter Hirschfelds, von einer Veranstaltung im Institut für Sexualwissenschaft, 1923 oder 1924, berichtet haben, an der Harden teilgenommen habe. Anschließend gab es im Institut eine von Hirschfeld arrangierte „Plauderei im kleinen Kreis, deren Mittelpunkt Harden gewesen sei". Nach einer Diskussion über den Eulenburg-Prozess soll Harden gesagt haben, „er bedauere heute außerordentlich, gegen Eulenburg vorgegangen zu sein, denn jetzt erkenne er, daß dieser Fürst und sein sogenannter ‚Kreis' auf Kaiser Wilhelm einen mäßigenden Einfluß gehabt habe".[589] Von Eulenburgs Meinung zu Krieg und Frieden wird hier allerdings nichts gesagt, das scheint Hirschfelds eigene Weiterdichtung der Geschichte gewesen zu sein. In seiner Wilhelm II.-Biografie berührt der Historiker

---

584 Wehler 1995, S. 1038, 1113 f.
585 Röhl 2009, S. 624.
586 Röhl 2009, S. 869; Wehler 1995, S. 1113, 1129, 1134.
587 Röhl 2009, S. 606.
588 Hirschfeld 1933b, S. 14.
589 Kiaulehn 1958, S. 578.

Christopher Clark die Frage nach Eulenburgs Friedensliebe und pazifistischen Einfluss auf den Kaiser nicht. Eulenburg sei ein „Drahtzieher hinter den Kulissen mit einem beispiellosen Einfluss, der dem Kaiser Informationen zukommen ließ, Kandidaten für hohe Ämter empfahl und den Monarchen durch politische Krisen steuerte".[590] Wie für Röhl ist Eulenburg auch für Clark der „Architekt"[591] der wilhelminischen Alleinherrschaft, nicht aber der Berater zu Problemen der Außen- und Militärpolitik. Um seine Ansicht über die politische Bedeutungslosigkeit Eulenburgs, abgesehen von der Personalpolitik, zu illustrieren, zitiert Röhl den kaiserlichen Hofmarschall Zedlitz-Trützschler, der Ende 1907 in seinem Tagebuch notiert hatte:

> „Wenn Fürst Philipp Eulenburg auch nur einen vierten Teil des Einflusses gehabt hätte, den man ihm zuschreibt, dann wären wir längst in Schwierigkeiten und Katastrophen geraten, von denen sich kaum jemand etwa träumen läßt. Er ist zwar ein liebenswürdiger ‚grandseigneur' mit sehr weltgewandten, angenehmen Formen, aber dabei so phantastisch und mystisch, daß ich gar nicht verstehe, wie man ihn ganz ernst nehmen kann. Schließlich war er weder ehrgeizig noch arbeitsam [...]. Sein ganzes Trachten ging dahin, der Freund des Kaisers zu sein. Das ist er zweifellos in einem sehr hohen Grade gewesen. Denn mit seinen angenehmen Formen und seinen sehr witzigen und geistreichen Erzählungen hat er sich als ganz ungewöhnlicher causeur sehr fest in das Herz des Kaisers eingenistet. Als solch ein Freund hat er in manchen Augenblicken zweifellos auch außerordentlichen Einfluß auf den Kaiser gehabt, und mancher rasche, phantastische und mystische Gedanke und Entschluß mögen wohl auf ihn zurückzuführen sein. Aber er hat diesen Einfluß niemals wohlberechnet und durchdacht gebraucht."[592]

Einiges spricht indes für Röhls Ansicht über Hardens Motive: „Im Mittelpunkt der Hardenschen Kritik stand der Vorwurf, daß Eulenburg für die Schürung der absolutistischen Neigungen des Kaisers verantwortlich gewesen sei."[593] Eulenburg hatte am Sturz Bismarcks 1890 und an der Festigung des „persönlichen Regiments" Wilhelms II., seinem Regierungshandeln ohne jede demokratische Kontrolle „wesentlichen Anteil gehabt"[594]. Die hauptsächlich von Bismarck formulierte Verfassung des Kaiserreichs ermächtigt den absoluten Herrscher an der Spitze, der allein der Gnade des Gottes der evangelischen Kirche unterworfen ist, den von der Bevölkerung gewählten Reichstag aufzulösen, wenn er, etwa bei Ablehnung des Rüstungsetats, dem Kaiser nicht willfährt, ferner wird die Regierung, die dem Kaiser als Beraterstab und Exekutivinstanz zu dienen hat, ohne parlamentarische Kontrolle durch Kaiserbefehl eingesetzt und entlassen. Die öffentliche Meinung wird von den kaiserlichen Zensurbehörden und einer politischen Justiz zur Obrigkeitsfrömmigkeit erzogen, so dass es selbst während der Eulenburg-Affäre kein inländisches Presseorgan wagte, Legitimation oder Legitimität der Kaiserherrschaft infrage zu stellen. Insgesamt diente das politische System der Hohenzollernmonarchie ausgesprochen effektiv mit Armee und

---

590 Clark 2009, S. 111.
591 Ebd.
592 Nach Röhl 2009, S. 592.
593 Röhl 2009, S. 597; vgl. auch Weller 1970, S. 161 ff.
594 Röhl 2002, S. 44; vgl. auch Clark 2009, S. 70 ff.

Polizeiapparat der materiellen Machtsicherung und mit seinem Bildungssystem von der Volksschule bis zur Wehrpflicht der Hegemonie der herrschenden Klasse. Röhl beschreibt diesen Zustand sehr feinsinnig als ein System, „in dem die absolutistische Tradition noch nicht gebrochen, sondern nur mit konstitutionellen Formen überlagert wurde".[595] Der Sturz Bismarcks im März 1890 führte nach Röhls Ansicht zu einer „langen Legitimationskrise"[596], wobei – wie bereits bei Domeiers Eulenburg-Legitimationskrise – zu fragen wäre, vor welcher Instanz der Kaiser seine Herrschaft legitimieren musste außer vor seinem Gott und gegebenenfalls vor einer zum Staatsstreich entschlossenen Militärführung. Wehler nennt die Situation nach dem Abgang Bismarcks präziser ein „Machtvakuum" und sieht das Schwelen einer permanenten „Staatskrise" hinter „der glänzenden Fassade der autoritären Monarchie" sowie eine „Polykratie miteinander rivalisierender Machtzentren", die Einfluss auf die Entscheidungen des Kaisers zu nehmen suchen.[597] Der entmachtete Bismarck träumte davon, „noch seine Rache erleben" zu dürfen und hatte sich zu der Zeit in Maximilian Harden einen willigen Vollstrecker seines Rachedurstes gegen den Kaiser und sein Inseparabel Phili herangezogen. Es ging dabei nicht um Krieg oder Frieden, sondern um Vergeltung für die Schmach der Entlassung Bismarcks. Letztlich sollte dieser Vergeltungsfeldzug Hardens nicht eigentlich Eulenburg, sondern den Kaiser treffen, was Sombart in die Formel „Man schlug auf den Sack und meinte den Esel" fasste; Eulenburg „hatte nur eine Stellvertreterrolle in einem Stellvertreterkrieg gespielt".[598] Vor der jedenfalls vorhandenen Möglichkeit, den Kaiser mittels kompromittierender Briefe direkt anzugreifen, die nach Röhls nachvollziehbarer Ansicht „möglicherweise die Abdankung des Kaisers zugunsten des Kronprinzen zur Folge gehabt" hätte[599], schreckte der grundsätzlich auf dem Boden der Monarchie stehende Harden jedoch zurück. Er hatte mit seiner *Zukunft* seit der ersten Ausgabe 1892 offene Kritik an der Person des neuen Kaisers, seinem „Neuen Kurs" und seinem „persönlichen Regiment" geübt und musste erleben, dass er daraufhin 1899 und abermals 1901, wegen „Majestätsbeleidigung" eine mehrmonatige Festungshaft (das war die mildeste Form der Freiheitsstrafe, ohne Arbeitszwang, die meist bei politischen oder bei Duellstraftaten verhängt wurde) absitzen musste.[600] Diese Erfahrung könnte eine Rolle gespielt haben, als Harden sich 1906 entschied, nicht den Kaiser, sondern die einflussreichen Hofschranzen anzugreifen.

Das quasi diktatorische Herrschaftssystem der Hohenzollernmonarchie war jedenfalls durch die Eulenburg-Affäre zu keinem Zeitpunkt gefährdet, was die Reden von einer Krise der Legitimation, Erschütterung der Grundfesten, Schädigung der Krone und dergleichen erheblich relativiert. Eine noch deutlichere Relativierung der

---

595 Röhl 2002, S. 76.
596 Ebd., S. 35.
597 Wehler 1995, S. 1000.
598 Sombart 1996, S. 161.
599 Röhl 2002, S. 71.
600 Vgl. Weller 1970, S. 112 ff.

Skandalfolgen für das Regime bietet der angelsächsische Historiker Clark in seiner Darstellung von Preußens Aufstieg und Niedergang; Clark erwähnt die Eulenburg-Affäre mit keinem Wort, erzählt stattdessen detailliert von der spektakulären Aktion des Stadtstreichers Friedrich Wilhelm Voigt, der mit seinem Betrugscoup als „Hauptmann von Köpenick" am 16. Oktober 1906 nicht nur 4000 Mark erbeutete, sondern auch „die internationale Presse" zu umfangreichen Berichten und Kommentaren veranlasste. Das Ansehen Deutschlands im Auslande wurde wohl auch beschädigt: „Französische Journalisten sahen darin einen weiteren Beweis für den blinden und mechanischen Gehorsam, für den die Preußen berühmt waren; die *Times* kommentierte selbstgefällig, so eine Geschichte könne sich auch nur in Deutschland ereignen."[601] Die nicht zu übersehende groteske Komik des Falles lieferte das Hohenzollernregime und die wilhelminische Kultur in ähnlichem Maß der Spottlust in den in- und ausländischen Witzblättern aus wie die Eulenburg-Affäre. Beide „Skandale" berührten aber an keiner Stelle die grundlegende Frage nach Krieg und Frieden.

Am 15. Juli 1934, zwei Wochen nachdem Ernst Röhm, ein Nazi-Spitzenfunktionär, von seinen eigenen Parteigenossen ermordet worden war, erschien in der Prager Zeitschrift *Der Aufruf* Hirschfelds „sexualkritische Studie" über den Fall, in der er die Freundespaare Röhm-Hitler und Eulenburg-Wilhelm II. wegen ihrer „verblüffenden Ähnlichkeit" sowie den Kaiser und den Führer als „charakterologisch verwandte Typen" miteinander verglich. „Die typologische Verwandtschaft reicht von der stolzen Überzeugung, als Instrument Gottes zu wirken, von einem eigenartigen Gemisch von Friedensbeteuerungen und Säbelrasseln, Menschenscheu und dilettantischer Vielgeschäftigkeit bis zur Vorliebe für eine auffallende Schnurrbarttracht und andere kleine Eitelkeiten."[602] Den „Sexualpsychologen" Hirschfeld interessiert die parallele Konstellation, dass eine offensichtlich heterosexuelle regierende Persönlichkeit in niger als mit allen anderen mit einem homosexuellen Mann befreundet war und in beiden Fällen die homosexuelle Veranlagung von ihren Gegnern als Vorwand oder Mittel zum Zweck genutzt wurde, um ihren sonst schwer erreichbaren Sturz herbeizuführen. „Freilich waren in jenen Zeitläuften, die noch nicht durch den Weltkrieg verroht waren, die Methoden weniger brutal als nach der großen Menschenschlächterei, die dazwischen liegt. Damals ging man noch nicht hin und schoss alte Freunde und Kameraden einfach über den Haufen, sondern machte sie durch einen diffamierenden Prozess unmöglich. Man sperrte sie nicht in Konzentrationslager, sondern verbannte sie auf ihre Schlösser."[603] Merkwürdig ist Hirschfelds Behauptung, Reichskanzler Bülow und nicht der Kaiser habe Eulenburgs Sturz herbeigeführt, ähnlich wie er in Göring und Goebbels die Hintermänner für Röhms Ermordung sieht. An seiner alten These vom Juni 1907[604], nach der der Kaiser, als er vom Kronprinzen über Hardens Aufsätze in der *Zukunft* informiert worden war und sich mit dem Chef

---

601 Clark 2007, S. 682.
602 Hirschfeld 1934a, S. 512.
603 Ebd.
604 Vgl. Hirschfeld 1907a, S. 127.

des Militärkabinetts, dem preußischen Innenminister und dem Berliner Polizeipräsidenten – nicht aber mit Bülow – beraten hatte, Eulenburg aus seiner hohen Stellung entließ, hält er jetzt, 27 Jahre später, nicht mehr fest. Bülows Versagen sah Hirschfeld an anderer Stelle. Bülow hätte demnach verhindern können, „daß sich die Harden-Moltke-Eulenburg-Affäre zu einem Weltskandal auswuchs".[605] Da in Preußen das Gerichtswesen wie alle anderen Organe des Staates der Befehlsgewalt des Königs unterworfen waren, hätte aber nur eine königliche Anweisung die Skandalprozesse verhindern oder beenden können. Ob aber Bülow diesbezüglich auf Wilhelm II. Einfluss hätte nehmen können, ist zu bezweifeln. Der Grund für Bülows Rücktritt 1909 war ja gerade seine Weigerung, weiterhin die verrückten Aktionen Wilhelms wenigstens teilweise zu korrigieren und die Schäden zu heilen, die Wilhelm mit seinem „persönlichen Regiment" immer wieder anrichtete. Hirschfeld widerspricht sich auch, wenn er seinem Vorwurf gegen Bülow die Geschichte von dem klugen Verhalten des englischen Königs Eduard VII. folgen lässt, der, anders als Wilhelm II., einen rufschädigenden Skandal verhinderte:

„Etwa zu derselben Zeit, als in Deutschland der ‚Hofskandal' begann, drohte ein ähnlicher in England. Im alten Königsschlosse von Dublin waren die kostbaren Kronjuwelen verschwunden. Wie verbürgt verlautet, ergab die Untersuchung, daß hochangesehene Personen in irischen Throngemächern kompromittierenden männlichen Besuch empfangen hatten. Man meldete dem König, wohin die Fährte führte, und fragte, ob die Verfolgung fortgesetzt werden sollte. Und was entschied König Eduard? ‚Das Verfahren ist einzustellen, der Ruf meines Landes ist mir mehr wert als meine Juwelen.'"[606]

Wahrscheinlich hätte Bülow schon im Mai 1907 zurücktreten müssen, wenn er den Versuch gewagt hätte, dem Kaiser die Fehlentscheidung auszureden, seine Entourage von homosexuellen Elementen zu säubern und Moltkes und Eulenburgs Ehre von den Gerichten „reinigen" zu lassen, nach der sinnigen, vom Kaiser eigens zu diesem Anlass erfundenen Devise: „gereinigt oder gesteinigt". Im Reichstag wurde Bülow jedoch dafür getadelt, dass er den Kaiser nicht bereits 1906 über Hardens Kampagne informiert, sondern dies dem Kronprinzen überlassen habe. Röhl geht noch weiter und meint, „ein eklatanteres Zeugnis für die Verantwortungslosigkeit des ‚ersten Ratgebers der Krone' ist kaum vorstellbar".[607] Es ist jedoch fraglich, ob es Bülow gelungen wäre, den Kaiser von seiner panischen Überreaktion auf die Neuigkeiten abzubringen und ihn davon zu überzeugen, dass eine Säuberungsaktion, wie sie schließlich befohlen wurde, eine besonders schädliche Fehlentscheidung bedeuten würde.

Die Ereignisse von 1907 interpretiert Hirschfeld 1934 psychologisch, was auch angemessen erscheint, da ein politischer Gehalt über die Personalpolitik hinaus in

---

605 Hirschfeld 1909, S. 24.
606 Ebd.
607 Röhl 2009, S. 599.

Wilhelms Hofaffäre nicht zu erkennen ist. Den psychischen Mechanismus, der hier wirkt, sieht Hirschfeld so: „Männer von härterem Holz, intrigante Gegenspieler, die nicht selten selbst sexuell abnormal sind, die den homosexuellen Günstlingen ihre Position nicht gönnen", inszenieren den Sturz mit der Enthüllung von Bettgeheimnissen, gespielter sittlicher Entrüstung und vorgespiegelter Komplotte und Gefahren.[608] Hirschfelds Deutung ist mit den damals und heute bekannten Fakten, was die Ermordung Röhms betrifft, nicht zu vereinbaren, denn Röhm und seine SA wurden entmachtet, weil sie dem für den geplanten Krieg unentbehrlichen Bündnis der Nazipartei mit der Reichswehr im Weg standen. Ebenso abwegig war Hirschfelds von verständlichem Wunschdenken angeleitete Prognose, „dieses System" würde in wenigen Wochen oder Monaten zusammenfallen „und der wirre Spuk schwindet, der nicht nur einen sehr großen Teil der deutschen Bevölkerung, sondern die ganze Welt in Angst und Schrecken versetzte".[609] Mit etwas Glauben an Zahlenmystik wäre Hirschfeld vielleicht eine realistischere Voraussage gelungen: In beiden Fällen, bei Phili und beim SA-Führer, dauerte es noch elf Jahre nebst je einem verlorenen Krieg, bis der wirre Spuk tatsächlich vorbei war.

Zwei Jünglinge

Die schwere Rufschädigung, die neue Hasswelle gegen die Homosexuellen und in deren Folge die Halbierung der Mitgliederzahl und der Finanzkraft des Komitees zum Jahreswechsel 1907/08 – dieses Katastrophenszenario ist nicht die ganze Wahrheit. Ungebrochen und fruchtbar wie zuvor ist Hirschfelds schriftstellerische und wissenschaftliche Schaffenskraft, und als der auf lange Sicht wichtigste Neuzugang zum Kreis der WhK-Aktivisten erwies sich der 1908 frisch promovierte Jurist Kurt Hiller. Im März 1908 war Hillers Buch *Das Recht über sich selbst* erschienen, im Juli – so berichtet er in seinen Memoiren – sagte ihm sein Freund Arthur Kronfeld am Telefon, Magnus Hirschfeld habe sein Buch gelesen und würde gern mit ihm darüber plaudern. Dies geschah auf einem Spaziergang im Grunewald und bedeutete den Beginn einer fünfundzwanzig Jahre während, speziellen Art von Freundschaft. „Noch im Juli 08, nach unserem Waldspaziergang, war ich dem Wissenschaftlich-humanitären Komitee [...] beigetreten, für lange Zeit als einfaches Mitglied; erst gegen Ende der zwanziger Jahre wurde ich zweiter Vorsitzender."[610]

Wesentlich komplizierter gestaltete sich die Beziehung Kronfelds zu Hirschfeld und zum WhK. Sie erreichte einen Höhepunkt in den ersten Jahren des Instituts für Sexualwissenschaft und wird deshalb in diesem Kapitel betrachtet.

---

608 Hirschfeld 1934a, S. 513.
609 Ebd., S. 515.
610 Hiller 1969, S. 73 f.

Ein allgemeiner Begriff der Sexualwissenschaft

Auf die Seite der Erfolge in jener Post-Eulenburgepoche gehört gewiss die *Zeitschrift für Sexualwissenschaft*, die Hirschfeld zwar nur ein Jahr lang, 1908, in zwölf Heften als Nachfolger der WhK-*Monatsberichte* herausgab. Vor allem aber war die neue Zeitschrift ein Forum für damals führende Sexualforscher und Psychoanalytiker sowie für sexologische Veteranen wie Mantegazza, Lombroso, Jäger und Rohleder. Natürlich fehlte unter den Autoren Carl Gustav Jung, der Schwule hassende schweizerische Freund und Kollege von Sigmund Freud. Als Jung die Nachricht erhielt, dass in Hirschfelds neuem Periodikum ein Artikel von Freud erschienen sei, mahnte er den Freund, er solle nicht so verschwenderisch mit seinen Werken umgehen und die Publikationsmedien sorgfältiger auswählen.[611]

In drei Grundsatzartikeln entwickelte Hirschfeld in seiner neuen Zeitschrift einen allgemeinen Begriff der Sexualwissenschaft, der als Rahmen für seine bisherige und künftige Forschertätigkeit dienen sollte. Wenn er auch seit 1896 stets sein Spezialthema Homosexualität in eine Konzeption von menschlicher Sexualität schlechthin einbetten musste – man kann kaum sinnvolle Sätze über Homosexualität formulieren, ohne über eine Idee von Heterosexualität und von dem Verhältnis beider Sexualitäten zueinander zu verfügen –, so hatte er doch bisher, von knappen Andeutungen in *Vom Wesen der Liebe* abgesehen, darauf verzichtet, seinen Sexualitätsbegriff zu explizieren. Dies sollen nun die drei Abhandlungen leisten.

Die Sexualwissenschaft rechnet Hirschfeld zwar ohne Zögern zu den Naturwissenschaften, die „vor allem beschreibend" verfahren; er betont aber im gleichen Satz die Gemeinsamkeit mit „der ehrwürdigen Trias Theologie, Jurisprudenz und Philosophie, daß sie *Gedanken* in die Phänomene hineinträgt und sie dadurch verbindet".[612] Diese Gedankenarbeit des Forschers folgt einem Wechselspiel von Induktion und Deduktion: „Das Hauptprinzip des Gedankens ist [...] die Vereinfachung, die Zurückführung der mannigfachen Erscheinungen auf Grundphänomene [...] Die Sexualwissenschaft stützt sich, wie jede andere, auf das Wissen der Einzelerscheinungen. Diese *sammelt* und *beschreibt* sie und sucht sie zu *erklären*, indem sie mit Hilfe des Gedankens aus den Einzelbefunden das Gemeinsame ableitet, das Naturgesetz, um uns so neu entgegentretende Einzelerscheinungen wieder verständlich zu machen."[613] Dabei ist ihm offensichtlich klar, dass die Sexualwissenschaft keinesfalls auf Naturwissenschaft reduzierbar ist, vielmehr die Kulturwissenschaften zum Verstehen des Liebeslebens unentbehrlich sind, da „keine Naturerscheinung *durch die Kultur* so erhoben und erniedrigt, so verschönt und entstellt worden ist, wie das Liebesleben, dessen Eckstein, die Dreieinheit von Mann, Weib und Kind, zugleich der Grundstein

---

611 Freud/Jung 1974, S. 181: „Verzeihen Sie dagegen, wenn ich einen leisen Protest einlege gegen die verschwenderische Austeilung Ihrer Ideen und Aufsätze an Hirschfeld oder Marcuse oder gar Moll."
612 Hirschfeld 1908 f., S. 2.
613 Ebd., S. 2 f.

der menschlichen Gesellschaft ist".⁶¹⁴ In seiner „Dreieinheit" stellt Hirschfeld natürlich den Mann an die erste Stelle, doch fügt er gleich hinzu, dass der Sexualwissenschaft neben dem Begriffspaar Mann/Weib „der Begriff des Männlichen und Weiblichen" unentbehrlich sind, dessen Definition bisher noch keinem gelang: „Die exakte Sexualwissenschaft kommt um die Feststellung, was ist feminin, was ist viril? nicht mehr herum, eine der schwierigsten Definitionen in unserer Disziplin, welche durch die Gegenüberstellung von Incubus und Succubus, aktiv und passiv, Erfinden und Empfinden auch nicht im entferntesten umschrieben ist."⁶¹⁵ Hier wie an vielen anderen Stellen in seinen Schriften wagt Hirschfeld sich nicht an den Versuch einer Definition, um den seine Wissenschaft doch nicht mehr herumkommen soll. Kommt sie aber dennoch, und Hirschfeld rettet sich, sowohl vor der Verpflichtung, Männlichkeit und Weiblichkeit zu definieren, als auch vor einem allzu mechanisch-naturalistischen Konzept der Sexualwissenschaft mit dem Rekurs auf „einen unserer größten Naturforscher", Goethe, aus dessen späten *Zahmen Xenien* er acht bekannte Zeilen zitiert:

> „Vom Vater hab' ich die Statur,
> Des Lebens ernstes Führen,
> Vom Mütterchen die Frohnatur
> Und Lust zum Fabulieren.
> Urahnherr war der Schönsten hold,
> Das spukt so hin und wieder,
> Urahnfrau hatte Schmuck und Gold,
> Das zuckt wohl durch die Glieder."

Er kommentiert: „Die hier dichterisch zum Ausdruck gebrachte Vorstellung, daß in jedem Menschen die männlichen und weiblichen Elemente sich mischen, ist in den letzten Jahren wissenschaftlich von immer größer Bedeutung geworden, da dadurch uns das Verständnis vieler, früher nur schwer verständlicher Erscheinungen, auch des Seelenlebens enthüllt und erleichtert wurden. Mit der Mischung des Männlichen und Weiblichen hängen die Geschlechtsübergänge aller Art zusammen, die in den *Jahrbüchern für sexuelle Zwischenstufen* eine intensive Spezialbearbeitung gefunden haben."⁶¹⁶

Wenn er die „Grundlage der Sexualwissenschaft" bespricht, die „Sexualanatomie", drückt er seine Hoffnung aus, dass die künftigen Forscher in den lebendigen Zellen zwei differente Substanzen, „einem weiblich und männlich gearteten Protoplasma" auf die Spur kommen werden.⁶¹⁷ Obwohl „die Geschlechtsunterschiede im wesentlichen graduelle" seien, vermutet er doch, „daß daneben im letzten Grunde eine verschiedene chemische Zusammensetzung des männlichen und weiblichen

---

614 Ebd., S. 9.
615 Ebd., S. 13.
616 Ebd., S. 13 f.
617 Hirschfeld 1908 g, S. 570.

Idioplasmas in Frage kommt".[618] Es sieht so aus, als ob Hirschfeld sich unter der Definition von Männlichkeit und Weiblichkeit die chemische Formel für die beiden differenten Substanzen in der Zelle vorstellte. Wenn er auch glaubt, die körperlichen Vorgänge und Veränderungen, die durch die Liebe und den Geschlechtstrieb hervorgerufen werden, könnten einst „auf physikalische und chemische Gesetze" zurückgeführt werden, so warnt er doch vor der Annahme, dass man „damit auch zugleich das Wesen der Liebe ergründet hätte. So wenig das Rätsel des Lebens in seinen letzten Ursachen gelöst ist, selbst wenn wir eines Tages dahin gelangen, mit Mikroskop und Messer den Körper in seine kleinsten Bestandteilen zu zerlegen [...], ebensowenig haben wir das Rätsel der Liebe entschleiert, wenn wir die Entstehung der Lustempfindung, die Gesetze der Anziehung und Zuneigung, die Bedeutung der sekundären Geschlechtscharaktere ermittelt haben."[619]

In diesen Worten über die grundsätzliche Unerkennbarkeit von Leben und Liebe deutet sich Hirschfelds Annäherung an Ernst Haeckels religiösen Monismus an, der dem atheistischen Sozialdemokraten eine gute Möglichkeit bot, seinem Unbehagen an den Grenzen sexualwissenschaftlichen Erkennens mit seiner Lust am Erkenntnisfortschritt, seiner Überzeugung von Sinn und Nutzen der Sexualforschung mit seiner Skepsis gegenüber den Möglichkeiten einer wissenschaftlich angeleiteten Sexualreform – all dies in ein spannungsreiches und fruchtbares, wenn auch äußerst empfindliches Gleichgewicht zu bringen. Es geht hier nicht zuletzt um die „Sexualpolitik", deren Aufgabe und Ziel Hirschfeld in der „Schaffung einer Sexualordnung" durch Staat und Gesellschaft sieht, die sexualwissenschaftlich aufgeklärten Grundsätzen folgt.[620] Die Mängel der bestehenden Sexualordnung, die „menschlichen Irrtümer", denen „viele Unglückliche" geopfert werden, zeigt er hier nicht am üblichen Beispiel des Homosexuellenstrafrechts, sondern am Eherecht. Es räume „anderen als ehelichen Beziehungen eine gewisse Daseinsberechtigung" nicht ein, und erst neuerdings sei die Scheidung der Ehe erschwert worden, indem „unüberwindliche Abneigung bei gegenseitiger Einwilligung" als Scheidungsgrund nicht mehr gilt, vielmehr detailliert die Unmöglichkeit der Ehe vor Gericht nachgewiesen werden muss. Als weiteres Beispiel gesetzgeberischen Irrtums nennt er die Reglementierung der Prostitution durch den neuen Paragrafen 181a im RStGB, der Gefängnisstrafe für Zuhälterei vorsieht. Die Kriminalisierung des Verhältnisses Zuhälter-Dirne habe entgegen der Erwartung der konservativen Gesetzgeber, die im Jahr 1900 das Gesetz gegen den Widerstand der SPD durchsetzten, die Prostitution gefördert und nicht verringert; außerdem erschwere es den von Gefängnisstrafe Bedrohten, „zu einer geordneten Existenz" zurückzukehren.[621] Aus den beiden Beispielen zieht Hirschfeld den Schluss einer grundsätzlichen Kritik an

---

618 Ebd., S. 571.– Protoplasma war der Name für die Lebenssubstanz aller pflanzlichen, tierischen und menschlichen Zellen, Idioplasma hieß die Gesamtheit der im Zellplasma vorhandenen Erbpotenzen in den biologischen Wissenschaften um 1900.
619 Ebd., S. 573 f.
620 Ebd., S. 579 f.
621 Ebd., S. 582.

einem Sexualrecht, das die freie Willensentscheidung einverständiger Erwachsener rechtlich reglementiert: „So sehen wir, daß auch hier durch die Beschränkung des sexuellen Willens Erwachsener auf der einen Seite kein Nutzen, auf der anderen aber ein recht erheblicher Schaden gestiftet wurde."[622]

Die Sexualwissenschaft könne zur Verhinderung oder wenigstens zur Verringerung solcher erheblicher Schäden beitragen, wenn sie erst einmal im Betrieb der Wissenschaften etabliert sei. Wie wenig das der Fall ist, illustriert Hirschfeld mit der gerade in Köln stattfindenden „80. Versammlung Deutscher Naturforscher und Ärzte", dem damals maßgeblichen Forum der Naturwissenschaften. Dort gebe es unter den 31 Sektionen keine Abteilung für Sexualwissenschaft und unter den nahezu tausend Vorträgen „berühren kaum fünf das sexuelle Problem"; er ist zuversichtlich, dass dies „in einigen Jahrzehnten wesentlich anders sein wird".[623]

In der dritten Abhandlung, in der es um die Methodik der neuen Wissenschaft geht, wird wiederum betont, die „Naturbetrachtung" sei Anfang und Ende des Forschungsprozesses, Kenntnis „der vergleichenden und der pathologischen Sexualbiologie" mit ihren neuen Techniken der Präparation, „Färbungs- und Beleuchtungsmethoden, der Photographie in allen ihren verschiedenen Anwendungsformen" sei die „Vorbedingung" sexualwissenschaftlicher Erkenntnis.[624] Darüber hinaus hält Hirschfeld „die gewissenhafte Anamnese, die rationell vertiefte Befragung, die psychoanalytische Exploration" für „eine der wichtigsten Ergänzungen der Beobachtung".[625] Als eine dieser wichtigsten Ergänzungen des Gesprächs mit den zu erforschenden und zu beratenden Personen schlägt er die Anwendung der neuesten Fassung seines Fragebogens von 1898 vor. Er heißt jetzt „Psychoanalytischer Fragebogen" und soll, so Hirschfelds Erfahrung, eine therapeutische Wirkung ausüben, indem die schriftliche Beantwortung der Fragen den Betreffenden oftmals „eine innere Genugtuung, eine Art Erleichterung gewährt, sich einmal in dieser Weise über sich selbst Rechenschaft zu geben".[626]

Nach der Erörterung des Werts biografischer und autobiografischer Aufzeichnungen für die Sexualforschung und der Notwendigkeit statistischer Erhebungen stellt Hirschfeld in dem Methoden-Aufsatz erstmals öffentliche Überlegungen zu einem Archiv für Sexualwissenschaft an, das „analog etwa dem phylogenetischen Institut Haeckels in Jena oder dem bakteriologischen Institut Pasteurs in Paris" einzurichten wäre.[627] Er erwähnt kleine Anfänge solcher Sammlungen im Besitz einiger in- und ausländischer Gelehrter und Institute und erinnert sich an die von seinem Freund Paolo Mantegazza im Florentiner ethnographischen Museum errichtete Sammlung,

---

622 Ebd., S. 583.
623 Ebd., S. 570.
624 Hirschfeld 1908b, S. 682.
625 Ebd., S. 683.
626 Ebd., S. 696.
627 Ebd., S. 700 f.

die unter den ihm bekannten „am inhaltsreichsten" ist. Und dann geht es um konkrete Pläne für Berlin und ihre Finanzierung:

> „Ich kann übrigens mitteilen, daß die Schaffung eines solchen sexualbiologischen Archivs, falls sie nicht etwa früher in die Wege geleitet werden sollte, durch ein Testat gesichert ist, von dem ich allerdings wünschte, daß bis zu seiner Auszahlung noch einige Zeit verginge. Von Bedeutung erscheint es mir dabei, daß ein derartiges Institut nicht einer sexuellen Spezialfrage gewidmet ist, sondern daß es die gesamte Sexualwissenschaft umfaßt. So wichtig nämlich das planmäßige und exakte Studium spezieller Fächer der Sexologie ist, – es bleibt hier noch unendlich viel zu tun übrig –, so sehen wir bei größerer Vertiefung in den Gegenstand doch immer wieder, wie die verschiedenen Einzelfragen in engstem Zusammenhang miteinander stehen und für ein richtiges Verständnis aufeinander angewiesen sind."[628]

Nach einer kurzen Erörterung der Bedeutung von „sexualwissenschaftlichen Fach-zeitschriften, [...] Gesellschaften und Kongressen" sowie der Zurückweisung des An-spruchs auf sexologische Kompetenz der Theologen, diskutiert er die Frage, „inwie-weit das eigne Empfindungsleben einen Forscher und Sachverständigen für seine Arbeit geeignet oder ungeeignet mache." In Übereinstimmung mit Paul Näcke, Eugen Wilhelm und dem Rechtsanwalt Max Alsberg, die alle drei über das Thema ge-schrieben hatten, erklärt er die Frage für „irrelevant".[629]

Das Recht über sich selbst

Kurt Hillers Version seiner ersten Begegnung mit Hirschfeld im Sommer 1908 weicht etwas von der ab, die letzterer in seinen Erinnerungen zum fünfundzwanzigjährigen WhK-Jubiläum erzählt, es ist die Geschichte von den zwei Jünglingen:

> „Auch von zwei Jünglingen will ich berichten, die über Wilde zu uns kamen, zwei jugendliche Schwärmer, sprühend von Geist und lodernd von Begeisterung. Sie sprachen und schrieben in Wildes Stil und Manier; von dem größeren hieß es sogar, er sähe Wilde ähnlich. Sie wollten mir die Frage vorlegen, ob ich Wilde für homosexuell oder bisexuell hielte. Damals nicht viel über zwanzig Jahre alt, ahnten beide sicherlich so wenig wie ich, daß jeder von ihnen später einmal im homosexuellen Freiheitskampf eine Rolle spielen würde, daß viele Jahre darauf, nachdem sich ihre Wege getrennt und sie sich durch bedeutsame Werke bereits einen Namen gemacht hatten, von ihnen fast gleichzeitig Bücher erscheinen würden, 1922, [...] die einen Niederschlag ihrer Gedankenarbeit über das Invertiertenproblem bilden. Die beiden fast gleichaltrigen Kameraden, von denen der eine Jura, der andere Medizin studierte, hießen Kurt Hiller und Arthur Kronfeld und ihre Bücher § 175 die Schmach des Jahrhunderts und Über Gleichgeschlechtlichkeit."[630]

---

628 Ebd., S. 701 f. – Bis heute wissen wir nicht, wer Hirschfeld den Betrag vermacht hat, der es ihm 1919 ermöglicht haben könnte, in einer Villa im Berliner Tiergarten sein Institut für Sexualwissenschaft zu eröffnen.
629 Ebd., S. 704.
630 Hirschfeld 1986, S. 69.

Hillers und Hirschfelds Erinnerungen an den Beginn ihrer langjährigen Bekannt-schaft – beide vermeiden, sie Freundschaft zu nennen – sind zu sehr unterschiedli-chen Zeiten entstanden. Hirschfeld schrieb 1922, als Hillers WhK-Karriere fast schon ihren Gipfel erreicht hatte und seine Aufsatzsammlung über die Schmach des Jahr-hunderts gerade erschienen war. Hiller begann schon im Londoner Exil mit der Arbeit an seinen Lebenserinnerungen und veröffentlichte 1948 in der schweizerischen Schwulenzeitschrift *Der Kreis* eine frühe Fassung der Geschichte seiner Bekanntschaft mit Hirschfeld. Hier spricht Hiller vom „Anfang einer 25jährigen kulturpolitischen Zusammenarbeit" und deutet den Dissens an, der anscheinend einer Freundschaft im Wege stand. Die Beziehung war „durchädert von Differenzen", die von der Theorie weniger herrührten als von der Taktik:

> „In der Theorie stand ich selber stets zwischen Hirschfeld und seinen den Gesamtfall eher mystisch-ästhetisch als naturwissenschaftlich nehmenden Gegnern wie Benedikt Friedländer oder Adolf Brand. Als ich in das Komitee eintrat, war Friedländer [...] schon tot; was Brand an-langt, so strebte ich sehr bald zwischen ihm und Hirschfeld die Aussöhnung an. Sie gelang mir für einige Jahre, dann krachte es zwischen beiden Männern von neuem. Mehr durch Brand's Schuld übrigens als durch die Hirschfeld's; Brand war im tiefsten ein edler Mensch, aber von engem Horizont und ohne ausreichende Bildung. Er gehörte zu jenen in der ‚Bewegung' zu zahlreichen Dilettanten, deren Führungsanspruch zwar wohl durch Charakter und guten Willen zum Kampf, nicht aber durch intellektuelles Niveau und gute Kenntnisse gedeckt war. Brand zeigte anarchoide und deutschvölkische Züge, also ultralinke und ultrarechte, und das machte die Zusammenarbeit mit ihm innerhalb einer Bewegung, die konkrete Ergebnisse in der öffentlichen Meinung ihrer Zeit und in der zeitgenössischen Gesetzgebung erzielen wollte, oft zur Qual. Mochte Hirschfeld's Klarheit in den Augen mancher Kritiker ein Zuwenig an Tiefe aufweisen – im Kampf gegen die Vorurteile der Welt war erfahrungswissenschaftliche Klarheit unzweifelhaft die wirksamere Waffe; Klarheit und Maß ... auch Maß gehörte zu Hirschfeld's Tugenden. Und Treue. Wer ihm und seiner Sache half, auf den ließ er nichts kommen; er weigerte sich, ihm entgegenzutreten, so verheerend der Mensch sich auch benahm. Von diesem Punkt her rührten meine Konflikte mit Hirschfeld."[631]

Als Beispiele für die Konflikte mit Hirschfeld nennt er den langjährigen WhK-Sekretär Georg Plock („Herr P.") und den Juristen Walther Niemann („Rechtsanwalt Dr. N.")[632], der mindestens seit 1920 zweiter WhK-Vorsitzender war. Die Niemann-Episode ver-dient eine Nacherzählung, weil Hiller sie, wohl zurecht, als den Anfang vom Ende der Zusammenarbeit mit Hirschfeld bezeichnet. Das WhK hatte sich mit zwei anderen Schwulen- und Lesbenorganisationen, mit Adolf Brands Gemeinschaft der Eigenen und dem kurz vorher gegründeten Deutschen Freundschaftsverband, in einem Akti-onsbündnis zum Kampf um die gesetzliche und soziale Anerkennung der Homose-xuellen zusammengeschlossen. Man bildete einen siebenköpfigen Ausschuss, in dem das WhK durch Hirschfeld, Hiller und Niemann vertreten war. Hiller datiert das Er-eignis, bei dem er einen seiner seltenen „Tobsuchtsanfälle" erlitt, auf 1923 oder 1924.

---

631 Hiller 1948, S. 4.
632 Zu Niemann vgl. Dose 2013, S. 24; Sternweiler 1997, S. 176f.; Komiteemitteilungen 1921, S. 177.

Niemann hatte den Entwurf eines „Kampfaufrufs" vorgelegt, dessen erster Satz Hiller in Wallung brachte: „Die dringendste Aufgabe des deutschen Volkes ist die Beseitigung des § 175."[633] In Erinnerung an seinen Anfall fielen ihm auch wieder die Beschimpfungen ein, mit denen er Niemanns Satz bekämpft hatte, den Satz sei „der komplette Irrsinn", den Autor ein „Trottel" in politischer Hinsicht. Hillers Gedanke, man könne niemandem erzählen, das Dringendste für das Volk sei die Abschaffung des Schwulenparagrafen im Strafgesetzbuch, ohne sich damit dem allgemeinen Spott auszuliefern, war gewiss richtig, stieß aber auf den Widerstand Hirschfelds. Hiller meint, Hirschfeld habe den Satz und seinen Autor nur aus Freundestreue und Dankbarkeit verteidigt, denn der geschickte Advokat Niemann sei gerade damit beschäftigt gewesen, „durch gesellschaftliche Beziehungen Hirschfeld aus einer bösen Affäre privatesten Charakters herauszureißen, einer Affäre, die mittelbar natürlich auch die Bewegung bedrohte, deren Chef er war".[634] Erst nach dem erwähnten Anfall und einer Anti-Niemann-Stellungnahme des frisch gewählten WhK-Sekretärs und intimen Freund Hillers, Richard Linsert, gab Hirschfeld nach. Was Hiller für die Rettung der Bewegung hielt, war das Vorspiel zum Sturz Hirschfelds 1929 und zum Niedergang des Komitees lange vor der Selbstauflösung im Juni 1933: „Wir erzwangen die Zurückziehung des Antrags, wir retteten die Bewegung, aber der Anfang war da zu jener [...] Spaltung, die im Jahre 1929 durch den Rücktritt Hirschfeld's vom Vorsitz besiegelt wurde."[635]

Hiller irrte sich, als er 1969 schrieb, Hirschfeld selbst habe seinem Buch *Das Recht über sich selbst* in der *Zeitschrift für Sexualwissenschaft* kräftig applaudiert. Gewiss freute sich Hirschfeld, „daß fern seinem eigenen Komitee ein junger Jurist [...] dasselbe vom Staat forderte wie er als Arzt"[636], die lange und durchaus nicht nur applaudierende Besprechung hatte aber Eugen Wilhelm verfasst. Bei aller grundsätzlicher Zustimmung in einem für die Standardargumentation wichtigen Punkt, in der Frage nämlich, ob es für die strafrechtliche Beurteilung der Homosexualität wichtig sei, das Angeborensein zu betonen oder nicht, sieht Wilhelm die eigene und damit auch Hirschfelds Auffassung „im Gegensatz zu Hiller" stehend: „Hiller meint nämlich, daß es für die strafrechtliche Beurteilung gleichgültig sei, ob der gleichgeschlechtliche Verkehr aus ‚triebhaftem Zwang oder aus Raffinement' erfolge. Dieser Behauptung in dieser Allgemeinheit muß ich entschieden entgegentreten."[637] Denn Wilhelm glaubt, „eines der beliebtesten Argumente für die Strafbarkeit", homosexuelle Handlungen würden aufgrund „lasterhafter Verirrungen" begangen, könne nur widerlegt werden, wenn man irgendwie die Natürlichkeit des von Hiller etwas abfällig triebhafter Zwang genannten Motivs beweisen kann. Wilhelm ist auch hier päpstlicher als der Papst,

---

633 Hiller 1948, S. 5.
634 Ebd.; um welche „privateste" Affäre es dabei gegangen ist, kann heute nicht mehr festgestellt werden.
635 Ebd.
636 Hiller 1969, S. 72.
637 Wilhelm 1908a, S. 305 f.

denn das WhK hat neben dem biologischen Argument vom schuldlosen Angeborensein stets auch das Fehlen eines von homosexuellen Akten verursachten Schadens bei den Beteiligten und beim Staat für die Unhaltbarkeit des Paragrafen 175 betont. Zudem zählt Hirschfeld immer wieder die Situationen auf, die Heterosexuelle zu homosexuellen Akten veranlassen können, wie etwa Prostitution, Gefälligkeit für einen schwulen Freund, faut de mieux und dergleichen. Deshalb erscheint Wilhelms Strenge gegenüber Hillers radikaler Liberalität unangebracht, der halbherzig versöhnliche Schlusssatz jedoch als Ausdruck der latenten Meinungsverschiedenheit: „Wenn die Broschüre auch nicht viel neues enthält und die grundlegenden rechtsphilosophischen Prinzipien auch nicht besonders tief erörtert sind, so schien sie mir doch wegen der geistvoll behandelten schwierigen Probleme über die Grenzbestimmung von strafwürdigen und nicht strafwürdigen Handlungen einer eingehenden Besprechung wert."[638]

Die theoretischen und taktischen Differenzen zwischen Hirschfeld, Wilhelm und Hiller war offensichtlich derart minimal, dass eine Zusammenarbeit im WhK auf Jahre hinaus nicht gefährdet war. Hiller erzählt im Jahr 1970 seinem damals jungen Freund Jürgen Geisler, wohl auf dessen Frage hin, was ihm zu dem Namen Numa Praetorius und zu der schwierigen Balance von Nähe und Distanz zwischen den beiden WhK-Juristen einfällt – „circa Altersgenosse Magni Maximi" ist eine ziemlich genaue Schätzung; Wilhelm war zwei Jahre älter als Hirschfeld und fast zwanzig Jahre älter als Hiller.[639]

Wohl auch deshalb, weil Wilhelm eher selten aus seiner elsässischen Heimat nach Berlin kam, gab es für Hiller, anders als im Fall Dr. jur. Niemann, keinen Anlass für einen Tobsuchtsanfall; Hirschfeld musste Hiller nicht besänftigen oder als Streitschlichter tätig werden. Die Differenzen zwischen Wilhelm und Hiller zeigten sich unter anderm auf dem weniger brisanten Feld der schönen Literatur, so bei der sexualpolitischen Beurteilung der Novelle *Der Tod in Venedig* von Thomas Mann. Die Novelle war 1913 in Berlin erschienen. Im darauffolgenden Jahr rügte sie Hiller in einer bösen kleinen Glosse im *Jahrbuch*, nachdem er seine „homoerotischen" Roman-Favoriten – Wildes *Dorian Grey*, Bangs *Michael* und Kusmins *Flügel* – aufgezählt und über das literarische Niveau der sentimental-homosexuellen Belletristik geklagt hatte, die „moralische Enge": „Man wende hier nicht den *Tod in Venedig* ein; Thomas Mann, seine Technik in Ehren, gibt in diesem Stück ein Beispiel moralischer Enge, wie ich sie von dem Autor der *Buddenbrooks*, der *Fiorenza* und des Essays *Der Literat* niemals erwartet hätte. Die ungewohnte Liebe zu einem Knaben, die dem Alternden seltsam aufspringt, wird da als Verfallssymptom diagnostiziert und wird geschildert fast wie die Cholera."[640] Wo Hiller eine moralische Verurteilung der Liebe zu einem Knaben sieht, liest Wilhelm ungefähr das Gegenteil und ist davon beeindruckt, dass „einer der ersten lebenden Romanschriftsteller eine homosexuelle Leidenschaft und zwar mit

---

638 Ebd., S. 307.
639 Hiller an Geisler, 30.12.1970. Handschriftenabt. der Staatsbibliothek zu Berlin, Nachl. 178.
640 Hiller 1914, S. 338.

ganz verführerischer Glut dargestellt" habe.[641] Ohne Hiller zu erwähnen stimmt ihm Wilhelm insoweit zu, als er Manns Novelle auch als „medizinische Studie" las; er zitiert aus einem nicht näher bezeichneten Kommentar Manns zu seiner Novelle, wo er sie als Versuch bezeichnet, „rein pathologische Dinge, das Klimakterium eines bedeutenden Menschen tragisch-phantastisch zu poetisieren"[642]. Die Parallelisierung von Cholera und Homosexualität war für Hiller vor allem deshalb anstößiger als für Wilhelm, weil er eine radikal andere, gewissermaßen modernere Auffassung von den Gefahren der Pathologisierung von Homosexuellen hatte als der von Krafft-Ebing und seiner Forderung nach Straffreiheit für unschuldige Kranke an die Schwulenemanzipation herangeführte Eugen Wilhelm. Im gleichen Jahr wie *Der Tod in Venedig* erschien im *Vierteljahrsbericht* des WhK Hillers Aufsatz „Ethische Aufgaben der Homosexuellen", in dem er unter anderm gegen die Position Krafft-Ebings („der ältere, ‚humanitäre' Standpunkt") polemisierte: „Hinzukommt, daß es taktisch falsch ist, Mitleid einzuflößen. Man muß nicht winseln, man muß protestieren. Man muß nicht betteln, man muß fordern. Wehmütig-demütige Selbstdenunziation als eines leider pathologischen Geschöpfs (dies der ältere, ‚humanitäre' Standpunkt) führt günstigstenfalls zu dem Resultat, daß ein paar tolerante Geheimräte das Gefängnis durch das Irrenhaus zu ersetzen vorschlagen."[643]

Dieses Hiller-Zitat verdeutlicht die Vorbehalte gegen Hirschfelds Homosexualpolitik und die Sympathie für die ideologische Alternative, die programmatisch von Elisar von Kupffer formuliert und von Benedict Friedlaender zu einer rechtskonservativen (Hiller hätte hier wohl eher eine linke Theorie gesehen) Schwulenideologie ausgebaut worden war. Hiller legt auch seine Motive offen. Er strebte ähnlich wie nach dem Krieg mit Adolf Brand, so jetzt, 1913 eine mit den übrig gebliebenen Friedlaender-Jüngern eine „Aussöhnung"[644] an. Dass es besser wäre, gemeinsam mit Kupffer, Brand und Friedlaender verbündet gegen den Homosexuellenhass der normalen Majorität zu kämpfen, musste das neue WhK-Mitglied Hiller dem restlichen WhK gewiss nicht erklären. Es ging ihm mehr noch darum, einige Gedanken Friedlaenders, die ihm attraktiv und richtig erschienen, in den WhK-Diskurs zu importieren. Friedlaenders Affekte gegen Frauen, Kirchenfunktionäre, Chinesen und Mediziner blieben bei Hillers taktischer Operation ausgespart. Es ging ihm eher darum, dass sich das WhK mehr als supervirile Kriegertruppe und nicht als Mitleid heischendes Tuntenkränzchen öffentlich darstellte – als ob es das jemals getan hätte! Überhaupt das Mitleid. Die Vorstellung, als schwache, tendenziell ohnmächtige Minderheit von sexuellen Zwischenstufen bei den Mehrheits-

---

641 Wilhelm 1917, S. 247.
642 Ebd.
643 Hiller 1913a, S. 402.
644 „Wenn Einzelne oder Gruppen, die einen gemeinsamen Feind haben, untereinander Krieg führen, kann (o Binsenweisheit!) der gemeinsame Feind nicht niedergeworfen werden." (Hiller 1913a, S. 408).

männern um Mitleid statt Verfolgung zu betteln, zu winseln oder gar zu wimmern[645], war den „Herren von der männlichen Kultur" ein Greuel und widersprach allen ihren Idealen von Manneswürde und Männerstolz, und ein bisschen war das auch so beim jungen Hiller. Einmal tadelt[646] er Hirschfeld für dessen respektloser Kritik an Otto Weininger, traut sich aber nicht zuzugeben, wie sehr ihn Weiningers Frauenhass und wohl mehr noch der Hass auf effeminierte Männer fasziniert – Gefühlswallungen, die Hirschfeld wohl verstehen, kaum aber billigen konnte.

Den Wunsch nach Aussöhnung hegte Hirschfeld ohnehin. Da bedurfte es nicht der Hillerschen Ermahnung. Und er konnte auch einen schönen Erfolg in dieser Hinsicht vorweisen: Im *Jahrbuch* von 1908 brachte er den erwähnten kunstgeschichtlichen Aufsatz aus der Feder der Mutter aller WhK-Kritiker, Elisar von Kupffer, über „Giovan Antonio – il Sodoma, der Maler der Schönheit", in dem Kupffer am Ende eine zaghafte Annäherung an Hirschfelds Zwischenstufenlehre andeutet, wenigstens was künstlerisches Schöpfertum betrifft: „Wo sich das weibliche Element mit dem männlichen vereinigt, da entsteht die schöpferische Idee, die sich dann gestalten will, ans Licht der Welt treten und in ihr wirken."[647]

Die Annäherung an die Friedlaender-Anhänger war aber wegen deren fundamentalem Anti-Feminismus und Anti-Klerikalismus damals unmöglich. Erst über den Friedlaender-Schüler Hans Blüher, der 1912 die Nähe Hirschfelds suchte, eine mehrjährige „Bundesgenossenschaft" mit Hiller einging und für kurze Zeit im WhK leicht modifizierte Friedlaender-Thesen vertrat, kam es zu einer zerbrechlichen Quasi-Aussöhnung. Von Blüher wird hier noch zu sprechen sein.

La race maudite. Veredlung der Rasse

Einmal, an zentraler Stelle in seinem Ethik-Aufsatz, verwendet Hiller den Ausdruck „Rasse": „Was hier also vom Homosexuellen verlangt wird, ist Selbstbejahung. Das Gefühl des Vollwerts seiner besonderen Rasse; die Austilgung aller dumpfen Vermutungen, als sei er von Hause aus etwas Inferiores."[648] Offensichtlich verwendet Hiller hier „Rasse" in einer für die Zeit ungewöhnlichen Bedeutung, die nicht unähnlich der „race" war, über die der französische Dichter Marcel Proust in den Jahren 1908 bis 1910 in den Entwürfen zu seinem großen Roman *Auf der Suche nach der verlorenen Zeit* meditierte: die „Rasse der Tunten"[649], wie ein neuerer Autor Prousts „race maudite" übersetzt. Für Proust ist die Tunten-Rasse sozusagen anti-friedlaenderisch und wohnt

---

645 Die beiden konservativen Schwulen Friedrich Wolters und Friedrich Gundolf erklärten in ihrem *Jahrbuch für die geistige Bewegung*, sie wollten „nichts zu tun haben mit jenen keineswegs erfreulichen leuten die um die aufhebung gewisser strafbestimmungen wimmern." (Wolters/Gundolf 1912, S. VII).
646 Hiller 1911, S. 615.
647 Kupffer 1908, S. 164.
648 Hiller 1913a, S. 403.
649 Proust 1997, S. 286 und 306.

nicht in Sodom und Gomorrha, sondern in der Nähe von Hirschfelds urnischem Menschen:

> „Er gehörte zur Rasse jener in der Tat widersprüchlicher Wesen, denn ihr Ideal ist gerade deshalb männlich, weil ihr Temperament weiblich ist, die im Leben an der Seite der anderen hergehen, dem Anschein nach ganz wie sie, die aber quer durch die kleine runde Scheibe der Pupille, in der unser Begehren fixiert ist und durch die hindurch wir die Welt wahrnehmen, nicht den Körper einer Nymphe tragen, sondern eines Epheben, der seinen männlichen und geraden Schatten auf alles wirft, was sie betrachten und alles, was sie tun. Eine verfluchte Rasse, weil das, was für sie das Ideal der Schönheit und die Nahrung des Begehrens ist, auch das Objekt der Scham und die Angst vor der Bestrafung darstellt, und weil sie gezwungen ist bis hin zu den Bänken vor Gericht, auf die sie als Angeklagte gelangt, und vor Christus in der Lüge und der Meineidigkeit[650] leben muß, da ihr Begehren, wenn sie es verstehen könnte, gewissermaßen unstillbar wäre, weil sie, nur den Mann liebend, der nichts von einer Frau hat, den Mann, der nicht ‚homosexuell' ist, nur durch ihn ein Begehren befriedigen kann, das sie für ihn nicht empfinden können dürfte, das er für sie nicht empfinden können dürfte, wenn das Liebesbedürfnis nicht ein großer Betrüger wäre und für sie aus der schändlichen ‚Tunte' das Erscheinungsbild eines Mannes machte, eines wahren Mannes wie die anderen [...].“[651]

Hillers und Prousts hier angedeutetes Rassenkonzept war nur eines von mehreren, die in den Jahren um 1900 um Definitionsmacht kämpften, wobei schließlich die Vorstellung von einer Ungleichwertigkeit der Menschenrassen siegreich sein sollte. Das hatte zuerst der französische Schriftsteller Gobineau propagiert, und bald nach der Jahrhundertwende haben diese Idee Kaiser Wilhelm und Benedict Friedlaender[652] in ihren Tiraden gegen die gelbe Rasse übernommen. Der intime Freund[653] des Kaisers und des Fürsten Eulenburg, Houston Stewart Chamberlain, fungierte schließlich mit seinem Erfolgswerk *Die Grundlagen des neunzehnten Jahrhunderts* als ideologische Zwischenstufe zwischen dem damals in Europa enorm verbreiteten Judenhass und der bei gebildeten Bürgern kaum weniger beliebten Rassenideologie Gobineaus und damit auch als Ideenlieferant der Nazis für ihren eliminatorischen Antisemitismus und für den Massenmord an unheilbar Kranken.

Hirschfelds Begriff der Rasse, wie er ihn erstmals in seinem Grundsatztext „Über Sexualwissenschaft" skizzierte, unterscheidet sich fundamental sowohl von der eher ästhetisch-metaphorischen Rasse der Tunten und Homoeroten als auch von dem

---

650 „Meineidigkeit" (parjure) bezieht sich offensichtlich auf den Berliner Prozess gegen den Fürsten Eulenburg, von dem Proust damals aus den Pariser Zeitungen erfahren hatte. Sieht man sich den Kontext der „race maudite" an, dann wird es wahrscheinlich, dass Eulenburg eines der Vorbilder für Prousts schwulen Romanhelden Baron de Charlus gewesen sein könnte (vgl. Tadié 2008, S. 601 und 1084). Die Nähe zu Hirschfelds Zwischenstufenlehre kam wohl nicht durch Lektüre, sondern durch Intuition zustande.

651 Proust 1997, S. 294 f.

652 Die Kulturwissenschaftlerin Marina Schuster fand einen apokryphen Friedlaender-Text, in dem dieser den Journalisten Maximilian Harden mit durchaus antisemitischen Tönen beschimpfte. Friedlaender habe sich dort als „jüdischer Antisemit" offenbart (Schuster 1999, S. 141).

653 Vgl. Röhl 2009, S. 561 ff.

Konzept der Rassisten und Antisemiten. Es geht ihm um das Menschengeschlecht, um die Menschheit, um die „Vervollkommnung des Menschengeschlechts" durch Zeugung von Nachwuchs mit Partnern, die nicht nach „Besitztum und Stellung" gewählt werden, denn „so versündigen wir uns leicht an den Nachkommen und der Menschheit"; „nur wenn wir die Gesündesten, Wohlgestaltetsten, Intelligentesten und Gesittetsten zu Ehehälften nehmen, tragen wir zur Veredlung der Rasse bei."[654]

Das hier zu erwartende Stichwort „Eugenik" verwendet Hirschfeld noch nicht, obwohl seine „Vervollkommnung des Menschengeschlechts" nichts anderes meint als eine Verbesserung der Nachwuchsproduktion durch eine darwinsche „natürliche Zuchtwahl". Bereits hier zeigen sich zwei Eigentümlichkeiten von Hirschfelds Eugenik Konzept, die es von den diversen Rassehochzuchtkonzepten der konservativen und zuweilen auch sozialistischen Politiker- und Medizinermehrheit unterscheidet:

1. Staatlicher Zwang wird in sexuellen Angelegenheiten abgelehnt („Zwangsmaßregeln haben sich weniger bewährt"[655]), es sei denn, es geht um den staatlichen Schutz der Individuen vor Gewalt („der willkürliche Eingriff einer Person in das, was eine andere an Eigentum, Leib, Leben und Ehre besitzt"[656]). Die einzige denkbaren Methoden zur Vervollkommnung des Menschengeschlechts sind für Hirschfeld Forschung, Aufklärung und Belehrung, oder mit einem Quantum Emanzipationspathos formuliert: Per scientiam at justitiam.

2. Anders als die seinerzeit maßgeblichen Eugeniker und Rassenideologen[657] verwendete Hirschfeld den Ausdruck Rasse durchweg im Sinne der englischen *human race*. Er meint immer die gesamte Menschheit, das Menschengeschlecht. Wenn er später in Auseinandersetzung mit den diversen Varianten des Rassismus auf die körperlichen Unterschiede von Europäern, Ostasiaten oder Afrikanern eingeht, wird er stets mit Alexander von Humboldt und Rudolf Virchow die Annahme von höheren und niederen Menschenrassen tadeln.[658] Für die Rassen gilt das, was er in Hinblick auf die Geschlechter erkannt hat: alle sind gleichwertig, sollten gleichberechtigt sein, sind aber nicht gleichartig. Heute, nach der Überwindung des staatlich sanktionierten Rassismus in den USA, Südafrika und dem Holocaust an den Juden in Nazi-Deutschland ist das Wort „Rasse" zum Unwort geworden. So kann es geschehen, dass die Hirschfeld-Kritikerin Sophinette Becker den Vorwurf erhebt, Hirschfeld habe nicht „durchschaut", dass seine Rassismus-Kritik faktisch „an rassistisches Denken anschließen" würde.[659] Wie sie sich diesen Anschluss vorstellt, erklärt sie nicht.

---

654 Hirschfeld 1908f, S. 9.
655 Hirschfeld 1908 g, S. 579.
656 Ebd., S. 581.
657 Vgl. Nate 2014, S. 73 ff.
658 Hirschfeld 1928b, S. 620.
659 Becker 2000, S. 43.

Eine gewisse Ähnlichkeit von Hirschfelds Rassen- und Geschlechterkonzept und Prousts metaphorischer Redeweise von der verfluchten Rasse der Tunten zeigt sich, wenn der Romancier über gewisse „Apologeten ihrer Rasse" spottet, die die Tunten „glorifizieren"; sie „zitieren mit feinsinnigem Ausdruck Plato und Sokrates wie die Juden, die immerfort wiederholen: ‚Aber Jesus Christus war Jude', ohne zu begreifen, daß selbst die ursprüngliche Sünde ihren Ursprung in der Geschichte hat, daß erst durch die Verdammung die Schande geschaffen wurde."[660] In einer anderen Formulierung des gleichen Gedankens gelingt Proust ein Vorgriff auf den soziologischen Sozialkonstruktivismus, wenn er jenen Apologeten einer griechischen Liebe im zwanzigsten Jahrhundert vorwirft, sie würden nicht begreifen, „daß es keine Homosexuellen zu jener Zeit gab, als [...] Sokrates, der moralischste Mensch, den es je gab, über zwei nebeneinander sitzende Jungen so selbstverständlich Scherze machte, wie man sie über einen Cousin und seine Cousine macht, die offenbar ineinander verliebt sind [...]".[661] Anders als hier Proust betrieb Hirschfeld zwar gerade die Enthistorisierung einer zu allen Zeiten und an allen Orten vorhandenen Homosexualität, mit Proust teilte er aber die tiefe Skepsis gegenüber allen Typologien und Einteilungsschemata. Hirschfeld sieht das Dilemma, in das „der ordnende Geist des Forschers" verstrickt ist, der „nicht auf Grenzziehungen verzichten" könne und gleichwohl wisse: „Jedem Schema haftet Schemenhaftes an."[662] Es ist das Dilemma Prousts, der in seinem Roman die Welt der Pariser Homosexuellen von der Dreyfus-Affäre bis zum Ende des Weltkrieges beschreiben will und dafür auf die alten biblischen Schemata von den sündigen Bewohnern der Städte Sodom und Gomorrha zurückgreift, dem es aber dennoch gelingt, eine bis dahin nicht gekannte Stufe realistischer Beschreibung zu erreichen, die die Vorbilder Balzac und Flaubert weit hinter sich lässt.

Transvestiten und Naturgesetze

Hirschfeld verlässt Charlottenburg und eröffnet am 1. April 1910 seine Praxis im Tiergarten, „Berlin NW. 40, In den Zelten 16 I". Dies ist auch seine neue Wohnanschrift; „vormittags von 10 – 12 Uhr" hält er dort eine „Sprechzeit in Komitee-Angelegenheiten" ab.[663] Der Arzt und WhK-Kassenwart Max Tischler übernimmt Hirschfelds Charlottenburger Räume. Ein Grund für den Umzug ist nicht bekannt, ebenso wenig für den nächsten Umzug, zwei Jahre später: Seit dem 1. Oktober 1912 ist die neue Adresse Berlin NW. 40, In den Zelten 19 I. Dafür, dass es sich hier um gar keinen Umzug, sondern nur um eine Änderung der Häusernummerierung gehandelt hat, spricht die Tatsache der Lage beider Räumlichkeiten in der Beletage sowie die

---

660 Proust 1997, S. 309 f.
661 Ebd., S. 297 f.
662 Hirschfeld 1906b, S. 282. – Vgl. auch Hirschfeld 1923b, S. 72: „Jedes Schema ist schemenhaft. Unerschöpflich, unbegrenzt ist die Differenzierung menschlicher Individualitäten."
663 Komiteemitteilungen 1910, S. 340.

gleichbleibende Telefonnummer: „Fernsprecher wie bisher: Amt Moabit 8359."[664] Seit dem Wegzug aus Charlottenburg bezeichnet sich Hirschfeld in den neuen Briefköpfen als „Spezialarzt für nervöse u. psychische Leiden".

In einem Rückblick auf das Krisenjahr 1907 und die Folgen kommt Hirschfeld auf einen anonymen Autor zu sprechen[665], der im „Bund für männliche Kultur Benedikt Friedländers Erbe angetreten hat" und „die Ideen seines Heros" pflegt, die in dessen geistigem Testament niedergelegt seien und in denen es unter anderm heiße: „Die erotische und soziale Anmaßung der Weiber ist der Feind."[666] Dieser Gegensatz blieb, trotz aller Wiedervereinigungsfantasien Hillers, unüberbrückbar, denn Hirschfeld beharrte auf seiner Einsicht in die „psychologische und psychosexuelle Mischung aller sexuellen Charaktere in ihrer unglaublichen Vielartigkeit", die mit einer simplen hierarchisierenden Zweiteilung der Kultur – oben männlich, unten weiblich – nicht zu vereinbaren war. Ungewöhnlich ironisch überbringt er den Herren von der männlichen Kultur eine freudige Mitteilung:

> „Die Herren von der männlichen Kultur werden sich freuen zu hören, daß mein nächstes Buch über das Zwischenstufenproblem eine Gruppe von Personen behandelt, die, trotzdem sie heterosexuell empfinden, das dringende Bedürfnis haben, zeitweise vollkommen die Gestalt des anderen Geschlechts anzunehmen."[667]

Nach dieser alles andere als versöhnlichen Mitteilung und nach der ziemlich fundamentalen Kritik am politischen und theoretischen Konzept der männlichen Kultur erscheint Rainer Herrns Lesart der von Hirschfeld angekündigten Untersuchung über die von ihm so genannten „Transvestiten" wenig plausibel. Herrn sieht in der „Herstellung eines Konsensus zwischen den Lagern [...] Hirschfelds strategisches Motiv [...] Die neue Kategorie ‚Transvestiten', mit der ein Teil der sichtbaren ‚Femininität' der Männer und ‚Virilität' der Frauen von den Homosexuellen abgetrennt wurde, kann daher auch als Konzession Hirschfelds an seine Opponenten in der Bewegung gelesen werden."[668] Herrn geht noch einen Schritt weiter und vermutet als heimliches Motiv hinter der Untersuchung des Transvestitismus „eine zumindest tendenzielle Pathologisierung"[669], vergisst dabei aber den von ihm später selbst eingeräumten Umstand, dass in der damaligen Sexologie und Psychiatrie Hirschfelds sexuelle Zwischenstufen grundsätzlich als Kranke klassifiziert wurden und dass Hirschfelds strategisches Motiv bei den Transvestiten wie bei allen anderen Zwischenstufen die Entwicklung einer „physiologischen" Gegenposition zum totalitären Pathologiedogma der herr-

---

664 Komiteemitteilungen 1912, S. 123.
665 Hirschfeld 1909, S. 12 ff.; bis heute ist dieser Unbekannte nicht identifiziert. Möglicherweise ist es der Jurist Herbert Stegemann, der einzige der neben ihrem Verleger Bernhard Zack in den *Mitteilungen* des Bundes namentlich genannt wird.
666 Nach Friedlaender 1909, S. 278.
667 Hirschfeld 1909, S. 14.
668 Herrn 2005, S. 40.
669 Ebd., S. 65.

schenden Lehre gewesen ist. Wir werden sehen, wie er auch bei den Transvestiten mit dem Phänomen umging, dass viele von ihnen das offizielle Krankheitsurteil über das eigene Geschlechtsleben übernommen hatten und sich eine Heilung wünschten.

Geschlechtsverkleidungstrieb

In *Die Transvestiten* beschreibt Hirschfeld wie angekündigt eine neu entdeckte Personengruppe, deren Eigenart es ist, die Gestalt des anderen Geschlechts annehmen zu wollen. Den Namen für diesen Typ sexueller Zwischenstufen hat er anscheinend selbst erfunden und will sie nun mittels einer Sammlung von siebzehn „Lebensbeschreibungen", meist Autobiografien, definieren, die sechzehn Transvestiten und eine Transvestitin zur Verfügung gestellt hatten. „Der heftige Drang [...], in der Kleidung desjenigen Geschlechts zu leben, dem die Betreffenden ihrem Körperbau nach nicht angehören", ist allen Transvestiten gemeinsam und wird von Hirschfeld „als Ausdrucksform der inneren Persönlichkeit, als Zeichen ihrer Sinnesart" gewertet.[670] Auch in den *Transvestiten* geht es Hirschfeld vor allem um eine möglichst genaue Beschreibung des Phänomens. Eine Erklärung der Ursachen, eine Theorie, kann er nicht bieten, betont aber, Transvestiten sind „nicht Kranke", es sind Menschen, in denen „die männliche und weibliche Psyche komplizierter gemischt auftritt als in anderen".[671] Sie fühlen sich in der Tracht des eigenen Geschlechts „eingeengt, unfrei, gedrückt, sie empfinden sie als etwas Fremdes [...]; dagegen finden sie nicht Worte genug, um das Gefühl der Ruhe, Sicherheit und Erhebung, das Glück und Wohlbehagen zu schildern, das sie in der Gewandung des anderen Geschlechts überkommt."[672] Und wie bereits den Herren von der männlichen Kultur angekündigt, sind die weitaus meisten TransvestitInnen heterosexuell. Eine zahlenmäßige Schätzung des Homosexuellenanteils gibt Hirschfeld nicht, sondern sagt bloß, dass er bei fünf Prozent der Homosexuellen transvestitische Neigungen vermutet.[673] Der „Drang"[674] zur „Geschlechtsverkleidung" ist in den untersuchten Fällen mit einem nur schwachen Sexualtrieb vergesellschaftet[675], zeigt sich in den meisten Fällen schon in der frühen Kindheit, hält dann fast unverändert durch das ganze Leben an und ist „mit

---

670 Hirschfeld 1910b, S. 159.
671 Ebd., S. 561 f.
672 Ebd., S. 160.
673 Ebd., S. 189.
674 Die Historikerin Geertje Mak meint, wenn Hirschfeld den Wunsch, sich wie das andere Geschlecht zu kleiden, einen Drang nennt, würde er „selbstbewusstes Wollen zu einem unbeherrschbaren psychopathologischen Symptom" machen (Mak 1998, S. 162). Sie verkennt, dass Hirschfeld diesen Drang als Variante des Geschlechtstriebs sieht, den er, wie unpathologisch auch immer, bei durchschnittlicher Triebstärke für letztlich unbeherrschbar hält und häufig als Drang bezeichnet.
675 Hirschfeld 1910b, S. 189.

einem eigenartigen Schamgefühl verbunden", was Hirschfeld vermuten lässt, der Drang „wurzele im Sexualleben".[676]

Im Mittelpunkt der *Transvestiten* steht die bis dahin umfassendste Darstellung der Lehre von den sexuellen Zwischenstufen, die Hirschfeld hier erstmals als „eine wertvolle Errungenschaft der modernen Biologie und Seelenkunde" bezeichnet; dem vielfach großen Unverständnis und den irrtümlichen Auffassungen soll diese neue Darstellung entgegenarbeiten.[677] Es geht aber auch um die Illustration eines seiner „Genogenetischen Gesetze", das er 1904 auf der 76. Naturforscherversammlung in Breslau als These über die Entwicklung der Geschlechtsunterschiede vorgetragen hatte: „Jeder Geschlechtscharakter kann für sich abweichen, doch läßt sich eine Relation in den Abweichungen nachweisen, welche sich in derselben Zeitperiode entwickeln."[678] Die Gestaltung der äußeren Erscheinung durch Kleidung, Schminke, Frisur ist ein solcher Geschlechtscharakter, der „für sich" unabhängig von Triebrichtung oder anderen Charakteren variieren kann.

Von den sexologischen Kollegen mit einer irrtümlichen Auffassung der Zwischenstufenlehre werden namentlich Auguste Forel, Benedict Friedlaender und Iwan Bloch genannt. Alle drei hätten die rein deskriptive Funktion des Ausdrucks sexuelle Zwischenstufen missverstanden und gemeint, es handele sich hier um eine Kausalitäten erklärende Theorie und nicht um ein Einteilungsprinzip zur Beschreibung sexueller Mischformen. Was eine künftige Theorie auf diesem Feld zu leisten hätte, führt er an gleicher Stelle aus: „Von einer eigentlichen Zwischenstufentheorie kann nach meinem Dafürhalten genau genommen erst die Rede sein, wenn eine Theorie aufgestellt wird, welche das Vorhandensein und die Häufigkeit solcher Mischformen zu erklären sucht."[679]

Anschließend nennt er gewissermaßen die Bedingungen der Möglichkeit einer solchen Theorie: „Diese Erklärung scheint mir ebenso einfach und einleuchtend wie die Lehre von den Zwischenstufen selbst. Sie stützt sich darauf, dass nach den Gesetzen der gemischten oder beiderseitigen Vererbung jedem Kinde, gleichviel ob männlich oder weiblich, das aus der geschlechtlichen Vermischung von Mann und Weib entsteht, väterliche und mütterliche Eigenschaften angeboren sind; es übertragen sich sogar nach den Gesetzen der latenten und alternierenden Vererbung auf jeden Sohn auch noch Eigentümlichkeiten aus der mütterlichen Ahnenreihe beider Eltern, auf jede Tochter Eigenschaften der Vorväter."[680]

Die Hoffnung auf eine kommende Zwischenstufentheorie liegt hier noch in den Fortschritten von Genetik und Epigenetik, bald schon wird von der neuen Endokrinologie das gleiche erhofft und genau so enttäuscht werden.

---

676 Ebd., S. 161.
677 Ebd., S. 275.
678 Hirschfeld 1905a, S. 18.
679 Hirschfeld 1910b, S. 293f.
680 Ebd., S. 294.

Gegenüber früheren Darlegungen zur Zwischenstufenlehre verwendet Hirschfeld auch hier seinen Zwischenstufenbegriff in einer Doppelbedeutung, wonach einerseits *jeder* Mensch eine einzigartige Zwischenstufe verkörpert, weil bei allen, auch bei vermeintlichen Vollmännern und Vollweibern eine einzigartige Mischung männlicher und weiblicher Elemente vorliegt[681]; andererseits sind Zwischenstufen in einem engeren Sinn *nur solche* Personen, bei denen die quantitative Mischung der beiden Geschlechtscharaktere im mittleren Drittel einer Skala mit den nur idealtypisch vorgestellten Extremen hundertprozentiger Vollmann resp. Vollweib einzuordnen wären. Diese zweite Bedeutung tritt in den *Transvestiten* in den Vordergrund, um darin weitere Unterscheidungen vorzunehmen und die neu identifizierte Gruppe der GeschlechtsverkleiderInnen einzuordnen. Nunmehr sieht Hirschfeld vier „Grade" der Zwischenstufen: „Hermaphroditen (I. Gr.), Androgyne (II. Gr.), Uranier (III. Gr.) und Transvestiten (IV. Gr.)"[682], die natürlich wiederum unendlich viele graduelle Übergangsformen aufweisen. Gemeinsam mit dem Berliner Gymnasialprofessor und langjährigem WhK-Mitglied Karl Friedrich Jordan berechnet er unter Anwendung der Kombinatorik, dass man bei nur zwölf angenommenen Merkmalen bereits auf mehr als 43 Millionen Typen kommen würde. Tatsächlich sind aber die zu kombinierenden Merkmale viel zahlreicher, so dass die Vielfalt der realen sexuellen Zwischenstufen unendlich groß ist.[683]

Eine vorsichtige Kritik an der Ethnologie wird vorgetragen, die in ein Lob für den einstigen WhK-Aktivisten Ferdinand Karsch verpackt ist. Karsch habe in seinem *Jahrbuch*-Aufsatz über „Uranismus oder Päderastie und Tribadie bei den Naturvölkern", einer Literaturrecherche zum Thema, verdienstvollerweise die Frage offen gelassen, „ob alle Personen, die dazu neigen, die Rolle des ihnen äusserlich entgegengesetzten Geschlechts zu übernehmen', als homosexuell anzusehen sind".[684] Anders als Karsch würden viele Ethnologen in ihren Berichten über Geschlechtsrollentausch bei Naturvölkern zu dem „Trugschluss" neigen, den beobachteten Rollentausch als Indiz für eine homosexuelle Praxis zu werten. „Selbst wenn ein Reisender bei einem Verkleideten im Einzelfall gleichgeschlechtlichen Verkehr nachgewiesen hätte, was wohl nur ganz ausnahmsweise vorgekommen sein dürfte, bliebe nach unseren obigen Darlegungen noch zu entscheiden, ob dieser eine sekundär-episodische Folge des primären Weibgefühls und Verkleidungstriebes ist oder ob der letztere

---

681 Er gebraucht hier jedoch erstmals das Bild von den Blättern eines Baumes: „In jedem Menschen findet sich eine verschiedene Mischung männlicher und weiblicher Substanz, und wie wir nicht imstande sind, zwei gleiche Blätter an einem Baum ausfindig zu machen, so werden wir höchst wahrscheinlich auch nicht zwei menschliche Wesen auffinden können, in denen das Mischungsverhältnis des männlichen und weiblichen Prinzips nach Art und Menge vollkommen übereinstimmt." (Hirschfeld 1910b, S. 292).
682 Ebd., S. 316.
683 Ebd., S. 290.
684 Ebd., S. 315.

sich auf dem Boden urnischer Anlage entwickelt hat."[685] Die Transvestiten sind für Hirschfeld in ähnlicher Weise von allen anderen Zwischenstufen, also letztlich vom Rest der Menschheit, zu unterscheiden wie beispielsweise die Sadisten und Masochisten. Sie sind jedoch von allen anderen ununterscheidbar, wenn man sie wie diese als einen Zwischenstufentypus wie jeden anderen auch betrachtet.

Unter den Rezensionen, die sich mit den *Transvestiten* auseinandersetzten, ist Kurt Hillers in der liberalen *Monatsschrift für Kriminalpsychologie und Strafrechtsreform* besonders bemerkenswert, weil hier neue Aspekte der spannungsreichen Arbeitsbeziehung Hillers zu Hirschfeld sichtbar werden. Bei grundsätzlicher Zustimmung zum Zwischenstufenkonzept („die Wunder der Mannigfaltigkeit, des Besonderen und des Wechselnden"[686]) und zu seinem Status als Nicht-Theorie, bemängelt Hiller doch gerade dieses Fehlen theorieförmiger Erklärungen in Hirschfelds Buch: „Aber er stellt nur die Frage; er macht keinerlei Anlauf, sie zu beantworten. Auf Erklärungen läßt er sich nicht ein; er ist weder ein Mann der Hypothesen noch ein Analyst; das Deskriptive liegt ihm eher."[687] Die Arbeit des Analysten stellt Hiller sich als Psychoanalyse vor und meint, Hirschfeld, „der an Freud Geschulte und ‚Spezialarzt für nervöse und psychische Leiden'", hätte die große „Stärke des Abscheus" vieler Transvestiten vor jeglicher Homosexualität als verdrängten Komplex ursprünglich starker homosexueller Wünsche analysieren sollen, die in Abscheu verwandelt aus dem Unterbewusstsein wiederkehren.[688] Dass solche psychoanalytischen Denkmuster das Dasein der sexuellen Zwischenstufen keineswegs erklären können, hat wiederum Hiller nicht verstanden.

Der Hang zu Weitschweifigkeit und allzu epischer Breite in Hirschfelds Prosastil erschwert es seinen Lesern oftmals, dem im Text entwickelten Gedankengang zu folgen. So auch Hiller, wenn er an dem Kapitel „Verkleidungstrieb und Zwangsvorstellung" rügt, dass Hirschfeld eine Verwandtschaft zwischen erotischem Verkleidungstrieb und den von der Psychiatrie als pathologisch beschriebenen Zwangszuständen sieht. Trotz seiner Schwärmerei für die Wunder der Mannigfaltigkeit verlangte Hiller eine scharfe Abgrenzung und strenge Unterscheidung beider Phänomene. Er ignorierte den Kontext, in den Hirschfeld seine Beobachtung der Verwandtschaft von Transvestitismus und Zwangsvorstellung gestellt hatte: die Feststellung der Differenz zwischen Transvestitismus und der zuerst von Krafft-Ebing beschriebenen „Metamorphosis sexualis paranoica" – den Hauptunterschied zwischen Transvestitismus und Paranoia sieht er darin, dass Transvestiten sich „stets bewusst" sind, verkleidete Männer resp. Frauen zu sein, die Paranoiker aber glauben fest an ihre vollständige Geschlechtsumwandlung[689] – ist der Verwandtschaftsfrage vorangestellt. Hinterher hätte Hiller eine klare Aussage zum Entpathologisierungsproblem lesen können:

---

685 Ebd., S. 316f.
686 Hiller 1911, S. 613.
687 Ebd., S. 614.
688 Vgl. ebd., S. 613.
689 Hirschfeld 1910b, S. 235 ff.

„Man sollte bei der Entscheidung dessen, was im Geschlechtsleben als pathologisch, was als sexuelle Varietät zu gelten hat, nicht sowohl den inneren Zwang, noch die Voraussetzung der Arterhaltung, noch auch die verhältnismässige Seltenheit und Seltsamkeit der Erscheinung, als vielmehr vor allem die Verletzung der Geschlechtsreife und Geschlechtsfreiheit als der wesentlichsten Vorbedingungen gesunder Sexualität in Betracht ziehen."[690] Von der Psychoanalyse, die in den Periodika Hirschfelds bisher vor allem mit Isidor Sadgers Heilungsversprechen für Homosexuelle hervorgetreten ist und sich bei der Pathologisierung von Sexualitäten in keiner Weise an Hirschfelds radikal liberalen Kriterien, sondern allein am psychiatrischen Maßstab des 19. Jahrhunderts ausgerichtet hatte, wird jetzt bei der Entwicklung einer erklärenden Zwischenstufentheorie, beim Auffinden des „Entstehungsmechanismus" oder der „Wurzeln" ein wichtiger Beitrag erwartet. Es sei das „Verdienst Freuds", schreibt Hirschfeld, nach den unterbewussten psychischen Elementen gefragt zu haben, die den Trieb fixieren, sowie nach den „Associationsreihen", die er durchlief, bevor er uns manifest vor Augen trat.[691]

In der Hochachtung vor Freuds Psychoanalyse besteht zwischen Hirschfeld und Hiller demnach Einigkeit. Sie stößt an eine Grenze, wenn es um Hirschfelds wiederum radikal liberale Haltung gegenüber psychoanalytischen Heilungsversprechen geht. Hiller sieht hier einen Widerspruch: „Als Therapie empfiehlt Hirschfeld eine Vereinigung von Psychoanalyse und Suggestivbehandlung (S. 301). Er diskutiert ‚Therapie', obwohl er dem altgewohnten Medikasterunfug, das Abnorme ohne weiteres dem Pathologischen gleichzusetzen, erfreulicherweise durchaus nicht huldigt und den Transvestitismus prinzipiell als keine Krankheit, sondern als Varietät auffaßt."[692]

Dieser offensichtlichen Inkonsequenz, die Hiller irgendwie verwundert konstatiert, könnte zweierlei zugrunde liegen. Zum einen ist Hirschfeld beim Erforschen und bei Gesprächen mit seinen sexuellen Zwischenstufen immer wieder mit dem Wunsch nach Normalisierung und Heilung konfrontiert und hört verzweifelte Berichte über die Unerträglichkeit der eigenen Sexualität, die von der Mehrheitsnorm abweicht. Wenn er neuerdings, wie oben erwähnt, Homosexuelle mit Heilungswunsch an seinen Kollegen Abraham zur Psychoanalyse überweist, dann scheint dies Ausdruck des Respekts vor dem Hilfesuchenden gewesen zu sein, den die Erklärungen Hirschfelds von der Gesundheit und Berechtigung normabweichender Geschlechtlichkeit nicht mehr erreichten. Dass bei genügend schwachem Trieb und umso größerer Willenskraft mithilfe ärztlicher Suggestion eine Normalisierung durchaus möglich war, konnte man nicht ausschließen. Solche Fälle waren es offensichtlich, auf die sich Ärzte wie Schrenck-Notzing, Moll, Sadger und viele andere bei ihrer Reklame für ihre diversen Normalisierungskuren beriefen.

---

690 Ebd., S. 257.
691 Ebd.
692 Hiller 1911, S. 614.

Zum anderen gilt es zu bedenken, dass sich Hirschfeld unter seinen medizinischen und sexologischen Kollegen mit seiner Zwischenstufenlehre und den Schlussfolgerungen, die er aus ihr ableitete, in einer weitgehend isolierten Außenseiterposition befand. Das war nicht erst seit der medialen Anti-Hirschfeldkampagne nach dem Bülow-Brand-Prozess der Fall, sondern begann spätestens, als Moll 1905 seine ersten Polemiken gegen Hirschfeld in die Fach- und Tagespresse lancierte. Ähnlich wie er gegenüber den Feindseligkeiten aus den Großkirchen und den von ihnen kontrollierten Sittlichkeitsvereinen gegen die Homosexuellenemanzipation eine konziliante, Versöhnung nicht von vornherein ausschließende Haltung einnahm, kam es Hirschfeld auch bei den Kämpfen mit Fachkollegen darauf an, Verständigungsmöglichkeiten offen zu lassen und auf die Lern- und Einsichtsfähigkeit seiner Gegner zu hoffen. Nicht erst sein diesbezüglicher Erfolg im Fall Iwan Bloch hat ihm Sinn und Nutzen einer solchen unpolemischen und quasi aufklärerischen Einstellung gezeigt, der Wille zum Ausgleich und zur Versöhnung war bekanntlich einer seiner grundlegenden Charakterzüge von Anfang an gewesen.

Hiller nimmt in seiner *Transvestiten*-Besprechung auch zwei von Hirschfeld kritisierte Autoren in Schutz, Benedict Friedlaender und Otto Weininger. Während er im Fall Weininger etwas abstrakt den Mangel an Respekt rügt, den der bloße „Deskribent" Hirschfeld dem „Philosophen" („ein so prachtvolles analytisches Phänomen") schuldig sei, findet er zur Verteidigung Friedlaenders immerhin eine Art Sachargument: In der dritten Gruppe seiner Zwischenstufen, bei den Homosexuellen, fehle es an einem Beweis, den homosexuellen Trieb der Männer als weiblich und die Liebe der Frauen untereinander als männlich zu bezeichnen. Für Hirschfeld wären so beispielsweise Michelangelo und Sokrates „weibisch", worüber Friedlaender mit einigem Recht gespottet und festgestellt habe, männliche Homosexualität sei eine männliche Eigenschaft der Männer und niemals „ein Zeichen von Effemination"[693]. Hiller vergisst, dass er kurz zuvor von Hirschfelds „Schema der Zwischenstufen" gesprochen hat, in dem es nicht, wie in einer Theorie um beweisbare und widerlegbare Tatsachenbehauptungen geht, sondern um mehr oder weniger große Zweckmäßigkeit und Plausibilität der Einteilungskriterien. Wie in den *Transvestiten* hat Hirschfeld immer wieder auf die Unmöglichkeit hingewiesen, Weiblichkeit und Männlichkeit exakt zu definieren. Darum geht Hillers Einwand an der Sache vorbei und zeigt lediglich, dass er ähnliche Gefühle und Vorurteile wie Friedlaender beim Gedanken an weibische Männer hegt. Gewiss ist auch Hillers Erwartung im Spiel, eine Versöhnung des WhK mit den Herren von der männlichen Kultur herbeizuführen. Im Falle seines neuen Freundes Hans Blüher wird ihm das, wie noch zu zeigen ist, für kurze Zeit gelingen.

---

693 Ebd., S, 615.

Andrin und Gynäcin

Das Neue in den *Naturgesetzen der Liebe*, dem Buch, das nach zwei Jahren den *Transvestiten* folgt, gegenüber *Vom Wesen der Liebe* von 1906 wird schon in dem Motto angedeutet, das Hirschfeld seinem Buch voranstellt. Es ist eine Stelle aus dem Buch *Die Welträtsel* des Jenaer Zoologen Ernst Haeckel, dem er sein jüngstes Werk widmet; es geht dabei um den Ausgangspunkt bei der Erforschung des Menschen, den „sichtbaren Körper": „Dabei darf sich die Untersuchung nicht mit der Betrachtung der äußeren Gestalt begnügen, sondern sie muß in das Innere derselben eindringen..."[694] Hirschfeld begibt sich hier auf die Suche nach dem Innenleben der Liebenden und erhofft sich einen Erkenntniszuwachs durch Anwendung der Reflexologie und der gerade entstehenden Wissenschaft von der inneren Sekretion auf die sexualwissenschaftliche Fragestellung.

Nach der Einleitung „Liebe und Wissenschaft", in der des vorsokratischen Naturphilosophen Empedokles Idee einer allumfassenden, das Chaos der Welt in einen harmonischen Kosmos verwandelnden Liebe mit den darauffolgenden Moralisten („in der Steigerung Sokrates – Plato – Aristoteles – Paulus"[695]) kontrastiert und den „spiritualistisch-asketischen Lehren" der letzteren, speziell der „christlichen Asketik" der Kampf angesagt wird, geht es im ersten Teil um den „Liebeseindruck", um „die zentripetale Phase der Liebe"[696]. Diese Phase des Verliebens, zu der sich die betroffene Person nicht frei entschließt, die sie vielmehr als Leidende erfährt, soll im Inneren des Verliebten, in einem irgendwo im Gehirn gelegenen „Sexualzentrum" eine kaskadenartige Folge von äußeren Reizen und lösenden Reaktionen verursachen, die Hirschfeld den „sexuellen Treppenreflex" nennt. Es soll so ablaufen: Äußere Sexualreize treffen auf die sensiblen Nerven der Körperoberfläche, Haut, Auge, Nase, Ohr, und werden zum Sexualzentrum geleitet, wo sie eine sexuelle Spannung erzeugen. Erinnerungsbilder oder Fantasievorstellungen können die äußeren Sexualreize bei der Erzeugung lustvoller Spannung, oft nur sehr unvollkommen, ersetzen. Das ist die erste von unendlich vielen Stufen des Treppenreflexes. „Daß der vom Reiz zur Lust führende Weg sogleich von dieser selben Lust zu höherem Reize und stärkerer Lust steigt [...], kennzeichnet den ganzen Vorgang als einen Treppenreflex."[697] Wenn ohne Störung die höchste Stufe der „Wunscherfüllung" erreicht ist, folgt ohne Etappen der „Abstieg"[698]. Der normale Verlauf des sexuellen Treppenreflexes wird begleitet oder sogar abgebrochen durch die Einwirkung von „Hemmungsmechanismen", die „teils durch Kontrainstinkte, teils durch Gegenvorstellungen gegeben [sind], die auf hygienischen, ethischen, religiösen, sozialen oder anderen Gebieten liegen. Es stellt sich so die Liebe des Menschen als ein Kampf zwischen Reflexen und Reflexionen dar, als ein

---

694 Hirschfeld 1912b, vor S. 1.
695 Ebd., S. 5.
696 Ebd., S. 29.
697 Ebd., S. 190.
698 Ebd., S. 191 und 194.

Zusammenwirken von Instinkt und Intellekt"[699], und es kommt darauf an, dass in einem fernen aufgeklärten Zeitalter die „Versöhnung" und Herstellung eines Gleichgewichtes „zwischen den Reflexmechanismen und Hemmungsmechanismen" herbeigeführt wird.

In seiner medizinhistorischen Arbeit über die Sexologie Hirschfelds hat Ralf Seidel darauf hingewiesen, dass Hirschfeld vermutlich als erster Forscher in seinen *Naturgesetzen* „rein deduktiv zur Forderung spezifischer Sexualsäfte" gelangt sei und „immer mehr die Wirkung von Hormonen als eigentliche Ursache" der Geschlechtsliebe angesehen habe.[700] Diese Sexualsäfte werden noch nicht Hormone genannt, offensichtlich deshalb, weil Hirschfeld erst nach dem Erscheinen der *Naturgesetze* das Standardwerk zur Hormonforschung, Biedls *Innere Sekretion*, zur Kenntnis nahm. In seinen Memoiren von 1922/23 erzählt er, dass er „höchstens ein Jahrzehnt" zuvor „das epochale Werk Biedls [...] durcharbeitete".[701] Dort heißt es im Kapitel „Wirkungsweise der Hormone", es handele sich um „Substanzen, welche nur auf die Art und Weise der Verwendung der in den beeinflußten Organen bereits angesammelten Stoffe und Energien einen bestimmten Einfluß ausüben. Das sind die Hormone im engeren Sinne."[702] Der Ausdruck „Sexualhormon" wurde von Biedl 1910 noch nicht verwendet, er träfe aber ziemlich genau auf die von Hirschfeld postulierte chemische Substanz zu, die er „Andrin" und „Gynäcin" nannte und die ähnlich wie Biedls Hormon „die im Sexualzentrum ruhenden Kräfte lebendig macht, nicht direkt aus der Keimdrüse stammt und [...] auf die Tätigkeit des Sexualzentrums etwa ähnlich wirkt wie der Gehalt an Kohlensäure im Blut auf das Atemzentrum, dessen kraftsteigernde Wirkung auf den Organismus jedoch mit keiner anderen trophischen Substanz im Körper verglichen werden kann".[703] Andrin sollen diejenigen Sexualsäfte heißen, die die geschlechtsspezifische Entwicklung des Mannes steuern, Gynäcin bewirkt analog die Entwicklung der Frau. Unbekannt war für Hirschfeld, welche Drüsen „des großen polyglandulären Systems, dessen verwickelte Aufgaben zu verstehen wir erst seit kurzem begonnen haben", Andrin und Gynäcin produzieren. Biedl hingegen war überzeugt, dass bei männlichen Individuen „aus dem Hoden wachstumsfördernde Stoffe, nach unserer Nomenklatur ein assimilatorisches Hormon an den Organismus abgegeben wird".[704] Diese Förderung von Wachstumsprozessen sollen auch Andrin und Gynäcin bewirken, wobei beide, obwohl jeweils nur einem Geschlecht zugeordnet, geschlechtsneutral vorgestellt werden: „Man muß dabei berücksichtigen, daß der männliche Reizstoff, das Andrin, ebenso wie das direkt vom Weibe abgesonderte Gynäcin nicht etwa selbst Aktivitäts- oder Passivitätseigenschaften besitzen oder gar Träger männlicher oder weiblicher Charaktere sind, sondern daß diesen Substanzen

---

699 Ebd., S. 45.
700 Seidel 1969, S. 78.
701 Hirschfeld 1986, S. 166.
702 Biedl 1910, S. 13.
703 Hirschfeld 1912b, S. 179 und 182.
704 Biedl 1910, S. 338.

sowohl beim Manne wie bei der Frau lediglich die Bedeutung zukommt, schlummernde Anlagen des Leibes und der Seele zu wecken. Ob also eine Frau einen männlichen Charakter hat, hängt nicht von der Aufnahme männlicher Sexualstoffe ab, sondern von ihrem endogenen Sexualzentrum, ihrer eigenen angeborenen Mischung männlicher und weiblicher Eigenschaften. Der Chemismus der Reizstoffe wirkt nur irritativ, anregend, auslösend."[705]

Haeckel. Sozialdarwinismus und Sozialdemokratie

Die durchaus freundschaftliche Verbindung mit Ernst Haeckel ging auf Hirschfelds Initiative zurück und begann Anfang des Jahres 1912. Hirschfeld bat ihn, ihm das demnächst erscheinende Buch *Naturgesetze der Liebe* widmen zu dürfen. Dem Bittbrief beigefügt waren die ersten Druckbögen des neuen Buchs. Haeckel antwortete am 26. Februar 1912 begeistert, dass er sich freue, „in allen wesentlichen Anschauungen" mit Hirschfeld übereinzustimmen. Auch über die Widmung freute er sich und lobte Hirschfelds bedeutungsvolle sexuelle Aufklärungsbestrebungen.[706] Noch im gleichen Jahr kommt es zu einer Begegnung der beiden Forscher in Jena, wo es dem mehr als dreißig Jahre jüngeren Hirschfeld gelingt, den verehrten Apostel der Darwinschen Entwicklungslehre für einen Beitrag zum *Jahrbuch für sexuelle Zwischenstufen* zu gewinnen. In diesem Beitrag, „Gonochorismus und Hermaphroditismus", was ungefähr Geschlechtstrennung und Zwittertum bedeutet, geht Haeckel alle Lebewesen vom Einzeller bis zum Menschen mit den beiden Frage durch, ob die Vermehrung geschlechtlich oder ungeschlechtlich geschieht und in welchem Ausmaß die Körper der Individuen Formen und andere Eigenschaften des entgegengesetzten Geschlechts aufweisen. Er will dies als seinen Beitrag zur „phylogenetischen", das heißt stammesgeschichtlichen Erklärung der „zahlreichen sexuellen Zwischenstufen, welche die moderne Sexualforschung kennen gelehrt hat"[707], verstanden wissen. Illustriert wird der Artikel mit drei Fotografien afrikanischer Männer mit weiblichen Brüsten und drei weiteren aus Hirschfelds Bildersammlung, auf denen europäische Männer mit Frauenbrüsten, so genannte Gynäkomasten, zu sehen sind. Wie in Hirschfelds *Naturgesetzen* bleibt auch in Haeckels *Jahrbuch*-Beitrag die Homosexualität unerwähnt, obwohl sie doch für die Zwischenstufenlehre nicht unerheblich ist. Das war vermutlich kein Zufall. Was aber könnte Hirschfeld dazu veranlasst haben, sein Buch über die Liebe, das er dem weltberühmten Jenaer Zoologen mit dessen Erlaubnis widmen wollte, streng auf das Thema Heterosexualität zu beschränken? Und warum tat

---

705 Hirschfeld 1912b, S. 185.
706 Vgl. Hirschfeld 1914c, S. 282.
707 Haeckel 1913, S. 270. – Haeckel bietet in seinem *Jahrbuch*-Aufsatz eigentlich bloß eine Zusammenfassung seiner Ideen zur Ein- und Zweigeschlechtlichkeit der Organismen, die er bereits 1866 in seiner *Allgemeinen Entwicklungsgeschichte der Organismen* ausgeführt hatte. Dort, auf der Seite 61 führt er erstmals seine Wortneuschöpfung „Gonochorismus" als Gegenbegriff zum Hermaphroditismus ein.

Haeckel das gleiche in seinem Aufsatz im *Jahrbuch?* Sieht man sich Haeckels umfangreiches schriftstellerisches Werk näher an, dann findet man überall ein regelrechtes Homosexualitäts-Tabu, so dass sich der Verdacht aufdrängt, Hirschfeld habe aus taktischen Erwägungen den 78-jährigen Greis, den es für die Sache der neuen Sexualwissenschaft zu gewinnen galt, nicht durch Konfrontation mit der lebenslänglich in seinen Schriften gemiedenen Homosexualität vergrämen wollen. Haeckel hat nie die WhK-Petition gegen den Paragrafen 175 unterschrieben, und wahrscheinlich hat Hirschfeld es nie gewagt, ihn zur Unterschrift aufzufordern. In den elf erhaltenen und heute im Jenaer Haeckel-Haus aufbewahrten Briefen Hirschfelds an Haeckel aus den Jahren 1912 bis 1919 geht es um vieles, nie aber um gleichgeschlechtliche Liebe.

Haeckel hatte 1906 in Jena eine naturwissenschaftliche Religionsgemeinschaft, den Deutschen Monistenbund, gegründet, der in Konkurrenz zu den christlichen Großkirchen und als Alternative zu allen traditionellen Religionen auf darwinistischer Grundlage eine allgemeinmenschliche Ethik verkündete. Wann genau Hirschfeld dem Monistenbund beitrat ist nicht bekannt, vermutlich geschah das erst 1912, als er zu Haeckel eine persönliche Verbindung aufnahm. Spätestens seit 1889, als Hirschfeld in München studierte, hatte er Kenntnis von Haeckels monistischer Philosophie. Im zweiten Band seiner *Geschlechtskunde* erinnert er sich an *Moses oder Darwin?*, eine Schrift des schweizerischen Botanikers und Darwinisten Arnold Dodel-Port, deren Lektüre auf ihn „von entscheidender Wirkung war".[708] Dodel-Ports leidenschaftliche Verteidigung der Deszendenzlehre gegen Angriffe christlicher Theologen rühmt Haeckel („der deutsche Darwin"[709]) für seine Grundsatzrede auf der 50. Versammlung deutscher Naturforscher und Ärzte, in der er forderte, in den Schulen statt Christenlehre den Darwinismus zu unterrichten. Dodel-Ports Broschüre wirkte auch insofern auf Hirschfeld entscheidend ein, als sie einen Gedanken enthielt, der von Hirschfeld immer wieder variiert wurde, die einzigartige Individualität aller Lebewesen:

> „Wir können wohl sagen, [...] daß es unter den jetzt lebenden Pflanzen und Thieren nicht zwei absolut gleiche Lebewesen gibt; das heißt aber nichts anderes als: alle Lebewesen: Menschen, Thiere und Pflanzen sind veränderlich. Allerdings sind die Unterschiede meistens so klein, daß es eines geübten Auges bedarf, um sie zu erkennen."[710]

In der Festschrift zu Haeckels achtzigstem Geburtstag erzählt Hirschfelds Studien- und sexualwissenschaftlicher Fachkollege Otto Juliusburger, dass er bereits seit 1900 mit Haeckel in persönlicher Beziehung gestanden und damals schon gemeinsam mit den Brüdern Heinrich und Julius Hart, Wilhelm Bölsche und Bruno Wille – alles gute Bekannte Hirschfelds – ein Manifest zur Gründung eines Deutschen Monistenbundes

---

708 Hirschfeld 1928b, S. 291.
709 Dodel-Port 1889, S. 31.
710 Ebd., S. 80.

ausgearbeitet habe.[711] Wenn man dann noch in derselben Festschrift liest, dass eine gute Freundin Hirschfelds, die Frauenrechtlerin Helene Stöcker, bereits 1908 mit Haeckel in ihrem Bund für Mutterschutz zusammenarbeitete[712], dann stellt sich die Frage, warum Hirschfeld erst so spät, Anfang 1912 Mitglied im Monistenbund geworden ist.

Anders als in der SPD, wo er sehr selten für das Zentralorgan *Vorwärts* Artikel schrieb, entfaltete Hirschfeld im Monistenbund eine lebhafte Tätigkeit als Vortragsredner. Es begann mit einem Zyklus „Grundzüge der Sexualwissenschaft" auf dem Jenenser Pfingstkurs von 1914 und setzte sich fort mit einigen Vorträgen in der Berliner Ortsgruppe des Monistenbundes zu Themen wie „Vererbungsgesetze" und „Vom Wesen der menschlichen Persönlichkeit", stets streng – wie man heute sagen würde – heteronormativ und homovermeidend. Bei der Bestattung Haeckels 1919 hielt Hirschfeld eine kurze Ansprache, in der er den Verstorbenen als vorbildlichen Mann der freien Wissenschaft und der freien Lehre lobte.[713] Danach sind keine monistischen Aktivitäten Hirschfelds mehr nachweisbar.

Hirschfeld hält Haeckel die Treue über den Tod hinaus. In seiner *Geschlechtskunde* feiert er ihn als einen der bedeutendsten Naturforscher und vergleicht sein „biogenetisches Grundgesetz" (die Ontogenese jedes lebenden Organismus ist die geraffte Wiederholung der Phylogenese der Lebewesen) mit Albert Einsteins Relativitätstheorie. Darwin und Haeckel hält er für ähnlich bedeutsame „Zeiterscheinungen" wie Nietzsche und Freud.[714] Als 1922 das Institut für Sexualwissenschaft durch Zukauf des Nachbarhauses erweitert wurde, konnte im neuen Haus ein Vortragssaal eröffnet werden, der den Namen „Ernst Haeckel-Saal" erhielt.[715]

Das Verhältnis der Sozialdemokratie zum Monistenbund könnte man vielleicht als facettenreich bezeichnen. Eine große Übereinstimmung bestand in der freidenkerischen atheistischen Gesinnung, die bei Haeckel im Unterschied zur SPD eine mehr pantheistische Färbung im Sinne Spinozas erhielt. Hirschfeld hat seine Doppelmitgliedschaft bei Sozialdemokraten und Monisten vermutlich deshalb nie reflektiert, weil Sozialisten und Monisten seit Beginn des zwanzigsten Jahrhunderts sich immer näher kamen. Die maximale Distanz zwischen Haeckel und der SPD war 1878 erreicht, als Haeckel sein Konzept eines Sozialdarwinismus entwarf und damit die herrschende kapitalistische Gesellschaftsordnung naturwissenschaftlich zu rechtfertigen suchte, nur um dem Vorwurf Rudolf Virchows zu begegnen, Darwinismus sei sozialistisch und würde zu sozialistischer Schreckensherrschaft führen, wie sie in Frankreich mit der Vernichtung der Pariser Kommune durch preußisches Militär glücklich beseitigt worden sei. Virchow hatte in einem Referat auf der fünfzigsten Versammlung deutscher Naturforscher und Ärzte 1877 in München Darwins Lehre und Haeckel als ihren

---

711 Juliusburger 1914, S. 393.
712 Stöcker 1914, S. 326.
713 Hirschfeld 1919b, S. 92.
714 Hirschfeld 1926a, S. 234; Hirschfeld 1928b, S. 290.
715 Aus der Bewegung 1922, S. 73.

Verkünder in Deutschland unter anderm mit eben diesem Vorwurf angegriffen. In seiner Broschüre *Freie Wissenschaft und freie Lehre* erklärte Haeckel, dass der Darwinismus schon deshalb nichts mit Sozialismus zu tun habe, weil seine politische Tendenz „nur eine aristokratische sein [kann], durchaus keine demokratische, und am wenigsten eine socialistische!"[716] Denn unverhältnismäßig gering sei in der belebten Natur die Zahl der glücklichen Individuen, die ihr erstrebtes Lebensziel wirklich erreichen: „Der grausame und schonungslose ‚Kampf ums Dasein', der überall in der lebendigen Natur wütet, und naturgemäß wüten muß, diese unaufhörliche und unerbittliche Konkurrenz alles Lebendigen ist eine unleugbare Tatsache; nur die auserlesene Minderzahl der bevorzugten Tüchtigen ist imstande, diese Konkurrenz glücklich zu bestehen, während die große Mehrzahl der Konkurrenten notwendig elend verderben muß!" Das sei eine „tragische Thatsache".[717]

Zwanzig Jahre später, als er sein erfolgreichstes Buch *Die Welträthsel* vorlegte, blickte Haeckel deutlich entspannter und gemäßigter auf Sozialismus, Kapitalismus und die dort herrschende Klasse; dies alles bleibt unerwähnt, nur „unsere Staatsordnung" wird noch betrachtet und beklagt: „Die unerfreulichen Zustände des modernen Staatslebens sind ja allbekannt und jedermann täglich fühlbar"; am Ende des neunzehnten Jahrhunderts sieht Haeckel sogar „unsere ganze soziale und moralische Organisation in einem Zustande der Barbarei".[718] Der Kampf ums Dasein ist in seiner ewigen Tragik nun wohl nicht mehr vom Sozialismus bedroht, nur noch von der katholischen Kirche und dem allgemeinen Mangel an Naturerkenntnis.

Es sieht ganz danach aus, als sei Haeckels sozialdarwinistische Kapitalismusapologie für Hirschfeld deshalb kein Hindernis bei der Annäherung an den Monismus gewesen, weil dies für Haeckel seit der Jahrhundertwende kein aktuelles Thema mehr war. Sein jugendlicher Horror vor der SPD scheint einer altersmilden Toleranz gewichen zu sein, aus der lediglich das Christentum ausgeschlossen war, das allerdings seinerseits den Kampf gegen Darwins Lehren unvermindert weiterführte. Ein militanter Atheismus oder wenigstens religiöser Agnostizismus als Glaubensgrundsatz in der SPD war für den radikal liberal gegenüber allen Weltsichten gesonnenen Hirschfeld ebenso wenig eine Schwierigkeit wie die antichristliche Einstellung Haeckels. Somit konnte sich Hirschfeld, gleich seinem nicht-sozialdemokratischen Kollegen und Kampfgenossen Iwan Bloch, spätestens 1912 um die Freundschaft Haeckels und die Mitgliedschaft im Deutschen Monistenbund erfolgreich bemühen.

---

716 Haeckel 1878, S. 73.
717 Ebd., S. 73 f.
718 Haeckel 1899, S. 8.

Die übergroße Ausdehnung des Begriffes der Liebe.
Probleme der Sublimierung

Weder die sexuellen Zwischenstufen noch die Homosexualität werden in *Naturgesetze der Liebe* auch nur erwähnt. Das ist eine der vielen Eigentümlichkeiten dieser „gemeinverständlichen Untersuchung", die 1912, zeitlich zwischen den beiden großen Monografien *Die Transvestiten* und *Die Homosexualität des Mannes und des Weibes*, erschien. Naturgesetze werden hier, anders als der Titel erwarten lässt, nicht entdeckt, nur „Bausteine" zur Enträtselung des als enorm kompliziert erahnten Aufbaus des Liebeslebens zusammengetragen. Dabei wird mit Nachdruck die objektive naturwissenschaftliche Seite des Geschehens ins Zentrum gerückt. Anders als bei Goethe, der in seinem tragischen Liebesroman *Die Wahlverwandtschaften* „die Liebe der Menschen mit chemikalischen Verwandtschaftsprozessen" verglich, will Hirschfeld die „tatsächliche Gleichsetzung psychologischer und physikalisch-chemischer Vorgänge" durchspielen.[719] Dabei betont er immer wieder, wie weit die neue Wissenschaft noch von naturgesetzlicher Erkenntnis entfernt ist. Die „beschreibenden Arbeiten sorgsamer Sammler [überwiegen] an Zahl und Wert bisher bei weitem diejenigen Werke, in denen, um mit Ostwald zu reden, ein wirkliches Wissen um Gesetze und ein Wissen um die Zukunft enthalten ist".[720]

Einmal, fast am Schluss, als er auf die „große Kulturerrungenschaft", auf die „Unterordnung der Liebesbetätigung unter den Willen" zu sprechen kommt, erwähnt Hirschfeld die Unmöglichkeit, „auf die Triebrichtung willkürlichen Einfluß zu nehmen", der Wille könne lediglich bei der „Triebbetätigung" auf dem Wege der „Beherrschung und Ablenkung sexueller Antriebe Wesentliches leisten", der Objektwahl ist das Subjekt mehr oder weniger willenlos ausgeliefert.[721]

Im Aufzeigen einer speziellen Subjekt-Objekt-Verkehrung in der Liebe, was mit dem möglichst genauen Beschreiben der inneren und äußeren Abläufe beim Verlieben, beim Geschlechtsakt bis zum Orgasmus und danach möglich sein soll, sieht Hirschfeld eine „Hauptaufgabe" seines Buches. Im gewöhnlichen Sprachgebrauch gelte der Liebende zwar als Subjekt und die geliebte Person als Objekt der Begierde, doch für Hirschfeld verhält es sich gerade umgekehrt. Jemand wird von der Neigung zu einer anderen Person „ergriffen" und ist damit der passive Teil, Objekt seiner willensunabhängigen Wünsche. Er erscheint als aktives Subjekt, das er eigentlich nicht ist, weil er mit seiner Aktivität nur dem inneren Drang nach Vereinigung mit der geliebten Person folgt.

Parallel zur Darstellung des dreiphasigen Liebesgeschehens (Eindruck, Drang, Ausdruck) läuft die Auseinandersetzung mit der zeitgenössischen Sexologie, wobei die Kritik an Freuds Begriffen der Liebe und der Sublimierung im Vordergrund steht.

---

719 Hirschfeld 1912b, S. 3 f.
720 Ebd., S. 10.
721 Ebd., S. 253; vgl. auch S. 150.

Nach dem Angriff C. G. Jungs auf dem Weimarer Psychoanalytikerkongress hatte Hirschfeld sich, wie erwähnt, aus deren Verein zurückgezogen und war jetzt gewissermaßen frei für eine differenzierte, eigene Sicht, „ohne zu verkennen, daß, wenn die Freud'sche Tiefenpsychologie kein anderes Verdienst hätte, als in Seelengründen geschürft und gegraben zu haben, die vordem fast unzugänglich lagen, sie für den Sexualforscher höchster Beachtung wert wäre".[722]

Was den Begriff der Sexualität betrifft, so will er Freud zustimmen, wenn dieser in seinen *Drei Abhandlungen zur Sexualtheorie* meint, dass „‚der Prozeß der Objektfindung im Kinderleben bereits vorgebildet sei', ferner, daß ‚das Kind Keime von sexuellen Regungen mit zur Welt bringt' [...]. Aber es sind doch eben nur ‚Keime', Andeutungen, leise Regungen in dem bis zur Reife im Latenzzustand befindlichen Sexualzentrum."[723] Während Freud detailliert darlegt, wie er sich die Entwicklung infantiler Sexualität vorstellt, die sich von der Erwachsenensexualität wie ein Keim vom reifen Organismus unterscheidet, begnügt sich Hirschfeld mit einer bloßen Übersetzung der Metapher „Keim" in „Andeutung, leise Regung". Seit seiner Charakterisierung eines „Durchschnittstypus"[724] des urnischen Kindes von 1903 – der kindliche Habitus des späteren Urnings ist mehr mädchenhaft, der der späteren Urninde mehr knabenhaft – hat sich an seiner Überzeugung vom Nichtvorhandensein einer infantilen Sexualität nichts geändert. Tragik und Dramatik im „Prozeß der Objektfindung", der beim Kleinkind nach Freud mit dem Untergang des Ödipuskomplexes in einen „Latenzzustand" bis zur Pubertät mündet, nimmt Hirschfeld hier noch nicht zur Kenntnis oder hält derartige Konstrukte zunächst nicht für diskussionswürdig. Es wird deutlich, wie Karl Abrahams Äußerung über Hirschfelds Unkenntnis der Psychoanalyse als „geradezu erschreckend" gemeint gewesen sein könnte.[725] Offensichtlich steht die begründungslose Ablehnung des infantilen Sexuallebens nicht nur mit der Kritik an Freuds weit ausgedehntem Sexualitätsbegriff in einem Zusammenhang, es spielt wohl auch eine Rolle, dass es für Hirschfeld einen Prozess der Objektfindung gar nicht geben kann, da das Sexualobjekt des geschlechtsreifen Menschen nicht erst gefunden werden muss; es ist ja bereits vorgeburtlich irgendwie, jedenfalls unabänderlich, fixiert. Objektfindung ist für Hirschfeld auch deshalb der falsche Begriff, weil er schließlich zeigen will, dass die verliebte Person selbst das Objekt ist, das mit angeborenen Reflexen auf Reize reagiert, die von einer anderen Person, dem eigentlichen Subjekt des Geschehens, ausgesendet werden.

Näher will Hirschfeld sich mit seiner Kritik des Freudschen Sublimierungsbegriffs in den *Naturgesetzen der Liebe* auf die psychoanalytische Theoriebildung nicht einlassen. Wenn er aus diesem Anlass bemerkt, dem „Begriff der Sublimierung des Geschlechtstriebes" fehle es an einer „scharfen Umgrenzung"[726], so ist dies gewiss

---

722 Ebd., S. 15.
723 Ebd., S. 149 f.
724 Hirschfeld 1903a, S. 71.
725 Im Brief an Freud vom 29. Oktober 1911 (Freud/Abraham 2009, S. 247).
726 Hirschfeld 1912b, S. 228 f.

ähnlich zutreffend wie bei einigen anderen zentralen Kategorien der Sexualwissenschaft. Er wird auch nicht schärfer umgrenzt, wenn man ihn, wie Hirschfeld vorschlägt, durch Iwan Blochs „sexuelle Äquivalente" ersetzt.[727] Letztlich bezweifelt Hirschfeld aber den nicht nur von Freud und Bloch – Nietzsche, Krafft-Ebing und Plato werden ebenfalls zitiert – angenommenen Zusammenhang von sexueller Enthaltsamkeit oder Frustriertheit und gesteigerter geistiger und körperlicher Produktivität grundsätzlich. Von „unterdrückter Sexualkraft" erwartet er keinerlei gesteigertes kulturell wertvolles Schöpfertum, sondern eine ausgesprochen unproduktive „Unruhe", die „gepaart mit erhöhter Reizbarkeit und konsekutiver Schwäche der Neurose eigen ist"; ein „nicht sehr widerstandsfähiges Nervensystem", wie es „in unseren Tagen" oft vorkommt, wird durch „das Verdrängen sich immer wieder vordrängender Triebe" dauerhaft erschüttert.[728] Wird die Sexualkraft nicht unterdrückt, sondern die antike Seelen-Diätetik sexueller Mäßigkeit befolgt, dann bringt das normalerweise nur Vorteile:

> „Doch ist nicht zu übersehen, daß gerade geistig regsame Menschen oft bekunden, daß sie sich durch sexuelle Eindrücke belebt, angeregt fühlten und daß sie sich bei sexueller Betätigung freier, leistungsfähiger, produktiver befunden hätten; die Enthaltung hingegen hätte sie in ihrer Schaffensfreudigkeit geschwächt und gelähmt, sie unruhig, nervös, schlaflos gemacht."[729]

Ein spätes Echo fand Hirschfelds Kritik an der Hypothese von den vorteilhaften Folgen der Sublimierung zu Anfang der 1930er Jahre bei dem damals schon dissidenten Psychoanalytiker Wilhelm Reich. In seiner gleichfalls gemeinverständlichen Untersuchung *Der sexuelle Kampf der Jugend* führt er in dem Abschnitt „Enthaltsamkeit und Arbeitsleistung" recht ähnliche Gedanken aus, wie Hirschfeld sie zwanzig Jahre zuvor geäußert hatte.[730]

Diese Übereinstimmung zwischen Reich und Hirschfeld ist aus zweierlei Gründen bemerkenswert: Zum einen vertritt Reich in dem selben Buch von 1932 zur Homosexualität den traditionellen psychoanalytischen Standpunkt, wonach Homosexuelle an einer „Fehlentwicklung" und „Krankheit" leiden, die mittels Analyse „prinzipiell"

---

727 Ebd., S. 226. – Im Juni 1911, mehrere Monate vor dem Erscheinen von *Naturgesetze der Liebe* nahmen Hirschfeld und Bloch an der achten Jahresversammlung der Deutschen Gesellschaft zur Bekämpfung der Geschlechtskrankheiten in Dresden teil. Sie legten dort ihre gemeinsam verfassten „Thesen für die Diskussion über die sexuelle Abstinenzfrage" vor. Diese Gemeinsamkeit hat wohl dazu geführt, dass Hirschfeld in seinem Diskussionsbeitrag eine wenn auch zögerliche Zustimmung zu der von Bloch modifizierten Sublimierungsthese äußerte: „Von dieser individuellen Entscheidung unabhängig muß im allgemeinen betont werden, daß eine relative sexuelle Abstinenz, freiwillig geübt, das moderne Kulturleben günstig beeinflussen kann (Verhütung venerischer Krankheiten, sexuelle Äquivalente usw.)" (Hirschfeld 1911b, S. 131).
728 Ebd., S. 247.
729 Ebd.
730 Reich 1932, S. 65 f.

zu heilen sei.[731] Auf der anderen Seite hat Freud selbst in seinem metapsychologischen Essay *Das Unbehagen in der Kultur* von 1930 die Sublimierungsthese noch weiter radikalisiert, indem er alle kulturellen Fortschritte der Menschheit auf „Triebsublimierung" oder „Libidoverschiebung" zurückführt.[732] Vorausgegangen ist dem jedoch ein Umbau des, wie Hirschfeld das kritisch nannte, pansexuellen Konzepts des Sexualtriebes in einen noch umfassenderen Lebenstrieb, der in beinahe Friedlaenderscher Manier den Namen „Eros" erhält. Der Sexualtrieb ist nun nur ein „Partialtrieb" des Eros, der wiederum unlösbar mit seinem Gegenspieler, dem „Todestrieb" legiert sein soll.[733]

Hirschfeld hat diese späten Wendungen in der Triebtheorie von Freud und Reich sowie die Konsequenzen aus den gegensätzlichen Einschätzungen einer Triebsublimierung nicht kommentiert, wahrscheinlich überhaupt nicht zur Kenntnis genommen. Eine Art Schlussbilanz seiner Auseinandersetzung mit der Psychoanalyse, seine Kritik an Freuds Konzept der Sublimierung und der „übergroße[n] Ausdehnung des Begriffs der Liebe"[734] wie auch die Zustimmung zu anderen Teilen der Freudschen Theorie legte Hirschfeld 1926 im ersten Band seiner *Geschlechtskunde* auf den Seiten 194 bis 243 vor. Es ist sein umfangreichster Text zu diesem Thema.

Drei Gründungen I: Die holländische Abteilung des WhK

Der WhK-*Vierteljahrsbericht* vom Juli 1912 brachte im Anhang zu einer Übersicht über die von der Regierung geplante Verschärfung des Homosexuellenstrafrechts folgende Nachricht:

> „Nach dem am 15. Juni erfolgten Inkrafttreten des holländischen Homosexualitätsparagraphen, Art. 248 [bis] des Niederländ. Strafgesetzbuches, haben die Uranier Hollands sich zu organisieren begonnen und vor kurzem eine holländische Abteilung der Wiss.-hum. Komitees gegründet, an deren Spitze folgende bekannte Herren stehen, die zugleich Mitglieder des W.-h.K. in Berlin sind: Dr. A. Aletrino, z. Z. Chernex sur Montreux; M. J. J. Exler, Amsterdam, L. S. A. M. von Römer, Stabsarzt der Kgl. Niederl. Marine, z. Z. Nieuwe Diep; Jonkheer Dr. jur. J. A. Schorer, Haag, (die letzteren beiden zugleich Obmänner des W.-h. Komitees in Berlin)."[735]

Bereits im WhK-*Vierteljahrsbericht* vom April 1911 war angekündigt worden, „daß die Homosexuellen Hollands, angesichts der großen Ungerechtigkeit, die man gegen sie begehen will [...] schon anfangen, sich zu organisieren. Ein Komitee soll gebildet werden, worin auch aufgeklärte Homosexuelle, besonders Mediziner und Juristen Sitz

---

731 Ebd., S. 74 f.
732 Freud 1930, S. 29 f.
733 Ebd., S. 92 f.
734 Hirschfeld 1912b, S. 15.
735 Weitere kritische Äußerungen 1912, S. 402.

und Stimme haben werden, und das mit unserem Komitee in steter enger Fühlung bleiben wird."[736]

Anders als der homosexuellenfeindliche Carl Gustav Jung vermutete, war nicht Lucien von Römer der holländische Hirschfeld und Häuptling der Homosexuellen. Spiritus rector und Leiter des niederländischen WhK bis zur Auflösung im Jahr 1940 war nämlich unter den Herren, die der *Vierteljahrsbericht* in alphabetischer Reihenfolge nennt, der Jurist Jacob Anton Schorer, in dessen Wohnung in Den Haag, ähnlich wie einst in Hirschfelds Charlottenburger Wohnung, die holländischen Urninge ihre Aktivitäten planten und organisierten.[737] Anders als in Deutschland sammelte man aber keine Unterschriften für eine Petition zur Abschaffung des neuen Strafparagrafen, begnügte sich vielmehr damit, eine Anzahl von Aufklärungsbroschüren in hoher Auflage zu verbreiten. Allenfalls könnte man Schorers Abhandlung *Tweeërlei Maat* (Zweierlei Maß), die er Ende 1910 an alle Mitglieder der gesetzgebenden Parlamentskammern verschickte, um sie von der Wiedereinführung eines Homosexuellenstrafrechts abzubringen, als eine Art Petition ansehen.[738]

Hirschfeld war an der Den Haager Gründung nicht unmittelbar beteiligt, förderte aber diese erste Auslandsfiliale des WhK nach Kräften, wie Schorer in seinem Beitrag zur Hirschfeld-Festschrift 1918 erzählt. Hirschfeld hat demnach kurz vor dem Krieg „hier in Holland, in Amsterdam und im Haag auf die Bitte der Niederländischen Abteilung des W.-h. Komitees einige Vorträge gehalten und hatte auch hier wie überall großen Erfolg".[739] Tatsächlich hielt Hirschfeld am 22. März 1914 in Haag und am 23. März 1914 in Amsterdam je einen Vortrag zu einem in den „Komitee-Mitteilungen" nicht genannten Thema.

Schorers Festschriftbeitrag ist auch deshalb bemerkenswert, weil hier erstmals der Gedanke des Internationalismus der schwulen Emanzipationsbewegung expliziert wird. Von Anfang an bildete er die unausgesprochene Grundlage für Hirschfelds emanzipationspolitisches Denken und Handeln, jetzt aber, am absehbaren Ende des Weltkriegs kann – wohl nicht zufällig – von einem Autor aus den neutralen Niederlanden niedergeschrieben werden: „Noch eins möchte ich hinzufügen: daß diese Angelegenheit keine nationale, sondern eine internationale ist. Gibt es doch unter den jetzigen Kulturstaaten noch keinen einzigen, wo die Homosexualität richtig verstanden und die Homosexuellen richtig beurteilt werden. Der Befreiungskampf ist also nicht an die Grenzen eines Staates gebunden, sondern muß überall durchgefochten werden [...] Wohl ist gegenwärtig leider nicht die geeignete Zeit für internationale Organisationen. Aber einmal muß der Friede doch kommen [...] Dann würde Dr. Magnus Hirschfeld, der große Vorkämpfer in diesem Befreiungskampf, der rechte Mann sein, um den Mittelpunkt der geplanten Welt-Organisation zu bilden."[740]

---

736 Weitere kritische Äußerungen 1911, S. 285.
737 Vgl. Hekma 1997, S. 135.
738 Herzer 1997b, S. 79.
739 Schorer 1918, S. 99f.
740 Ebd., S. 100f.

In den ersten Nachkriegsjahren wurde der Plan einer schwulen Weltorganisation in Berlin zwar diskutiert, verwirklicht wurde er aber nur in zarten Ansätzen. Die niederländische Abteilung des WhK ging zunächst einmal auf Distanz zu Berlin, indem sie ihren Namen nationalisierte und seit 1919 „Nederlandsch Wetenschappelijk Humanitair Komitee" hieß.[741] Möglicherweise reagierte sie damit auf die Stimmung im Lande, die der niederländische Historiker Gert Hekma so beschreibt: „Insgesamt herrschte in Holland zwischen den Weltkriegen eine äußerst schwulenfeindliche Atmosphäre."[742]

Drei Gründungen II: Die British Society for the Study of Sex Psychology

Vom 6. bis zum 12. August 1913 fand in London der XVII. Internationale Medizinische Kongress statt. Der *Berliner Börsen-Courier* schildert Hirschfelds Beteiligung am Londoner Kongress:

> „Auch im übrigen waren hier deutsche Gelehrte stark vertreten. Einen Hauptanziehungspunkt dieser Ausstellung bildete die von Dr. Magnus Hirschfeld veranstaltete Ausstellung der ‚Sexual Transitions' (Geschlechtsübergänge), die während des ganzen Kongresses von ca. 2000 Ärzten der ganzen Welt besucht war. An der Hand von 18 großen Wandtafeln, zahlreichen von Professor v. Benninghoven vortrefflich ausgeführten Wachsabdrücken und 150 Lichtbildern zeigte der Berliner Naturforscher hier die vier Gruppen seiner sexuellen Zwischenstufen zwischen Mann und Weib: a) die hermaphroditischen, b) die androgynen, c) die homosexuellen und d) die transvestitischen Männer und Frauen. Ohne die erklärenden Unterschriften und die Lichtbilderdemonstrationen, welche Dr. Hirschfeld selbst im Projektionssaal des Museums gab, wäre es in sehr vielen Fällen fast unmöglich gewesen zu unterscheiden, ob die Bilder männliche oder weibliche Personen darstellten. Jedenfalls gab diese Ausstellung den sicheren Beweis, daß zwischen dem stärkeren und dem schwächeren Geschlecht in körperlicher und geistiger Beziehung alle nur erdenklichen Übergänge vorkommen, und der alte biologische Grundsatz: natura non facit saltus (die Natur macht keine Sprünge) auch in bezug auf die beiden Geschlechter seine volle Gültigkeit hat."[743]

Nach der Wiedergabe des Zeitungsberichts erwähnen die Komitee-Mitteilungen „zwei Meetings im Hotel Cecil zu London", auf denen unter Hirschfelds Vorsitz und in Anwesenheit einer „Reihe unserer englischen und in London weilenden deutschen und holländischen Freunde" die „Bildung eines englischen Komitees beschlossen [wurde], welches es sich zur Aufgabe gesetzt hat, auch über die homosexuelle Frage in allen Schichten des englischen Volkes die der wissenschaftlichen Forschung entsprechende Auffassung zu verbreiten".[744] Von einem der anwesenden „englischen Freunde", Ge-

---

741 Van Weel/Snijders 1988, S. 100.
742 Hekma 1997, S. 135.
743 Nach Komiteemitteilungen 1914, S. 117f.
744 Ebd., S. 118.

orge Cecil Ives, kennen wir einen Bericht über die beiden Meetings. Ives, der seit Oktober 1907 WhK-Obmann war[745], notierte unter dem 8. August 1913 im Tagebuch: „Yesterday we had a meeting of the W.H.K. at the Hotel Cecil – its first in the country I suppose – About 20 present. Dr Hirschfeld in the chair. He spoke in German & I made a rough translation of it for the English who were present including Edward Carpenter and C. Kains Jackson. The people were mainly German and Dutch but I did not catch all the names."[746]

Lesley A. Hall berichtet in ihrer Geschichte der damals im Hotel Cecil „informally" und ein knappes Jahr später, am 8. Juli 1914, ordentlich formell gegründeten „British Society for the Study of Sex Psychology" (BSSSP), dass die neue Vereinigung zunächst „British Society of Psychiatry" heißen sollte und in jedem Fall ihren Namen ähnlich diskret und unverfänglich wählte wie das WhK den seinen.[747] Doch bereits im ersten Kriegsjahr nahm die Deutlichkeit zu und die BSSSP druckte als ihre zweite Publikation nach ihrer Grundsatzerklärung „Policy and Principles" eine gekürzte und übersetzte Version der von Hirschfeld verfassten, aber anonym verbreiteten Schrift *Was soll das Volk vom dritten Geschlecht wissen?* unter dem Titel *The Social Problem of Sexual Inversion.*[748] Tatsächlich stand die BSSSP öfters im – wie Hall zeigt: ungerechtfertigten – Verdacht einer Dominanz der Interessen und Probleme von homosexuellen Männern.[749]

Von den beiden in Ives' Tagebuch erwähnten Engländern spielte nur der Erstgenannte eine Rolle in der englischen und deutschen Schwulenbewegung. Der Dichter Kains-Jackson wurde weder im Zusammenhang mit der deutschen noch der englischen Schwulenbewegung je erwähnt; Timothy d'Arch Smith zählt ihn zu den „Uranian Poets" und zu den Herausgebern der Schwulenzeitschrift *The Quorum: a Magazine of Friendship*, von der 1920 eine einzige Ausgabe erschien, die nur an die BSSSP-Mitglieder verteilt wurde.[750] Edward Carpenter hingegen hatte bereits 1894 in Manchester ein Pamphlet zur Schwulenemanzipation veröffentlicht, *Homogenic Love, and its Place in a Free Society*, das im folgenden Jahr im Spohr-Verlag als *Die homogene Liebe und deren Bedeutung in der freien Gesellschaft* erschienen war. Spätestens 1908 war Carpenter WhK-Mitglied, und als Hirschfeld Anfang 1910 eine mehrwöchige Reise durch England unternahm, besuchte er Carpenter und dessen Lebenspartner George Merrill in Millthorp-Holmesfield in der Nähe der Stadt Sheffield. Seither verband die drei eine Art Freundschaft; Hirschfelds Briefe an Carpenter schlossen meist mit der Formel: „Beste Grüße an Sie u. Ihren Freund Georgie Ihr M Hirschfeld."[751]

---

745 MbWhK 1907, S. 212.
746 Ives' Tagebücher, Harry Ransom Humanities Research Center der University of Texas at Austin, USA.
747 Hall 1995, S. 667.
748 Ebd., S. 675.
749 Ebd., S. 671.
750 D'Arch Smith 1970, S. 140.
751 Hirschfeld an Carpenter, 14.8.1910 (Sheffield City Archives. Carpenter Collection HSS.270 – 108).

In den Monaten nach den Meetings im Cecil Hotel fragt Hirschfeld mehrmals bei Carpenter an, was denn aus dem Versuch einer englischen WhK-Gründung geworden sei. Eine Antwort scheint er bis zum Ende des Krieges nicht erhalten zu haben, denn erst das *Jahrbuch* von 1921 bringt einen längeren Bericht über die BSSSP, die „im Jahre 1914 von Edward Carpenter und Havelock Ellis zu London gegründet wurde" und „gegenwärtig 234 Mitglieder" zählt.[752] Anscheinend hatte man sich nach Hirschfelds Rückkehr aus London dazu entschlossen, keine Homosexuellenorganisation, sondern eine übergreifende „Gesellschaft zum Studium der Geschlechts-Psychologie" – so die Übersetzung des Namens im *Jahrbuch* – zu gründen und erst später „Studien-Gruppen" einzuführen, deren eine, „The Group for the Study of Sexual Inversion", als eine Art englisches WhK fungierte. Der Text im *Jahrbuch* folgt dem „uns übersandten sechsten Jahresbericht vom Juli 1920"; im siebenten Annual Report wird gleich am Anfang mitgeteilt, dass Iwan Bloch, Magnus Hirschfeld und Havelock Ellis zu „honorary members of the Society" gewählt worden seien.[753] Fast ein Jahr später, auf der General-Versammlung des WhK am 15. Mai 1922, wurden Havelock Ellis und Edward Carpenter zu „Ehrenmitgliedern" des Komitees ernannt.[754] Dann gab es nur noch gewissermaßen einen Verbindungsmann zwischen WhK und BSSSP, den australischen Frauenarzt Norman Haire, der 1920, nachdem er nach London übergesiedelt war, BSSSP-Mitglied wurde und bald darauf mit Magnus Hirschfeld in Verbindung trat.[755] Die internationale Zusammenarbeit wurde gewissermaßen auf eine „höhere" Ebene gehoben, von der Ebene der Homosexuellenemanzipation auf die allgemeinere der „Sexualreform auf sexualwissenschaftlicher Grundlage", so der Name der „I. internationalen Tagung", die Hirschfelds neues Institut für Sexualwissenschaft im September 1921 in Berlin veranstaltete. Es gab einen „einberufenden Ausschuss", in dem neben vielen anderen der „spritual father" der BSSSP, Havelock Ellis mitwirkte, und als Delegierter der Society sollte der ehemalige Pastor der englischen Staatskirche und Vorstandsmitglied Rev. Montague Summers eine Ansprache halten, die aber aus unbekannten Gründen ausfiel.[756]

Die BSSSP hat, wie Hall vermutet, zu Beginn des Zweiten Weltkriegs und infolge des deutschen Bombenkrieges gegen England 1941 aufgehört zu existieren.[757]

---

752 Aus der Bewegung 1921b, S. 61. – Hall (1995, S. 668) nennt Havelock Ellis zwar „the Society's spiritual father", weist aber darauf hin, dass Ellis nie ordentliches Mitglied war, weil er aus Prinzip niemals Mitglied in irgend einem Verein sein wollte.
753 British Society 1921, S. 3.
754 Jahresbericht 1923, S. 195.
755 Hall 1995, S. 669.
756 „Was wir alle lebhaft bedauerten, war, daß es Referend Mr. Summers nicht möglich war, an dem Kongreß teilzunehmen. Wir wünschen, daß nicht Krankheit der Grund war und hoffen, daß im nächsten Jahre bei der zweiten Tagung in Rom auch Ihre Gesellschaft vertreten sein möge." (Brief Arthur Weils an die BSSSP vom 8.10.1921, Harry Ransom Humanities Research Center, Austin, Texas). Zu Summers vgl. D'Arch Smith 1970, S. 177 ff. u. ö.
757 Hall 1995, S. 665.

Drei Gründungen III: Die Ärztliche Gesellschaft für Sexualwissenschaft und Eugenik

Zu Hirschfelds Konzept einer Sexualwissenschaft, über das er eigentlich schon seit dem Beginn seiner Beschäftigung mit Krafft-Ebing und Ulrichs nachgedacht hatte und dem er sich über sein Spezialthema „sexuelle Zwischenstufen mit besonderer Berücksichtigung der Homosexualität" stetig annäherte, gehörte, wie er 1908 in „Zur Methodik der Sexualwissenschaft" ausführte, dass die Forscher „sich zu wissenschaftlichen Gesellschaften und Kongressen zusammentun".[758]

Das Jahr 1913 brachte nun gleich zwei Neugründungen solcher Gesellschaften in Berlin, mit je eigenen Zeitschriften, aber noch ohne Kongresse: Am 21. Februar zeigte sich die „Ärztliche Gesellschaft für Sexualwissenschaft und Eugenik" in einer ersten öffentlichen Sitzung im Langenbeckhaus in der Ziegelstraße dem wissenschaftlich gebildeten Publikum. Am 16. November gründete sich ebenfalls in Berlin die „Internationale Gesellschaft für Sexualforschung". Vor allem waren es wissenschaftspolitische Motive, die diese Parallelgründungen erklären. Das Wissenschaftlerpaar Magnus Hirschfeld und Iwan Bloch war mit seinem seit 1908 ausgearbeitetem Konzept einer Sexualwissenschaft die treibende Kraft in der „Ärztlichen Gesellschaft", während Albert Moll, ihr unversöhnlicher Widersacher im Streit um Sinn und Zweck einer Sexualwissenschaft, als Spiritus Rector der „Internationalen Gesellschaft" deren konträres Profil zu gestalten suchte.

Beide Gesellschaften stellten angesehene Hochschullehrer an die Spitze ihrer Organisationen. Der Geheime Medizinalrat und Professor an der Berliner Universität Albert Eulenburg erhielt den Vorsitz der „Ärztlichen Gesellschaft", Bloch und Hirschfeld waren neben fünf weiteren Ärzten Mitglieder des Vorstands.[759] Julius Wolf, Geheimer Regierungsrat und seit 1912 Professor für Nationalökonomie an der Technischen Hochschule Charlottenburg, wurde Präsident der „Internationalen Gesellschaft", Moll fungierte als einer von drei „Vicepräsidenten", neben dem österreichischen Strafrechtler Hans Groß und dem Berliner Theologieprofessor Reinhold Seeberg.

Anders als die Ärztliche gab die Internationale Gesellschaft zunächst keine eigene Zeitschrift heraus, sondern wollte ihren Internationalismus unter Beweis stellen, indem sie für Anfang November 1914 einen „First International Congress for Sexual Research" organisierte. Wie Moll am 6. Juli 1914 an Edward Carpenter schrieb, den er für eine Teilnahme und für ein Referat in deutscher Sprache über „Die Bedeutung der Homosexualität in der Kulturgeschichte" gewinnen konnte, will sich seine Gesellschaft „wenigstens offiziell [...] von Werturteilen fernhalten", da dies aber „praktisch" nicht immer möglich sei, könne Carpenter gern seine Verteidigung der Homosexualität vortragen, nur die Überschrift solle etwas wertneutraler formuliert werden, die „Be-

---

758 Hirschfeld 1908b, S. 704.
759 Koerber 1914, S. 33.

deutung" soll wegfallen und der Vortrag heißen: „Homosexualität in der Kulturge-schichte". Carpenter akzeptiert die Titeländerung.[760] Der Kongress musste dann we-gen Kriegsausbruch abgesagt werden, doch der Konflikt um die Werturteile in der Sexualforschung resp. Sexualwissenschaft dauerte noch bis ins nächste Jahr an. Dann nämlich entschloss sich die Internationale Gesellschaft ebenfalls eine Zeitschrift, das *Archiv für Sexualforschung*, von ihrem Schriftführer Max Marcuse herausgeben zu lassen und im ersten Heft führte Präsident Wolf mit dem damals aktuellen Begriff der Wertfreiheit von wahrer Wissenschaft einen Angriff gegen Iwan Bloch, einem füh-renden Kopf der Konkurrenzgesellschaft. Blochs und letztlich auch Hirschfelds Begriff einer Sexualwissenschaft wollte er damit fundamental infrage stellen. Zwei Haupt-einwände trägt er vor. Zum einen tadelt er an Blochs Sexualwissenschaft, sie diene „dem Zwecke, bestimmte Ideale und bestimmte Forderungen an Gesetzgebung und Verwaltung durchzusetzen"; er fordert stattdessen, Sexualwissenschaft dürfe „nichts erstreben, nichts rechtfertigen oder verdammen".[761] Ferner müsse sie, will sie wahr-haft empirisch verfahren und gültige Resultate, nämlich ein „wirkliches Verstehen" produzieren, „jedem Kreise und jeder Epoche ihr Recht [...] lassen" und nicht wie Bloch das in seinem Hauptwerk getan habe, das Sexualleben unserer Zeit kritisieren und einen unwissenschaftlichen „Hymnus auf die freie Liebe" singen.[762] Letztlich läuft dieser Einwand gegen Blochs Sexualwissenschaft auf ein Forschungsideal rein apologetischer Deskription des erforschten Gegenstands hinaus, wie es Wolf gerade erst mit seiner sexologischen Bevölkerungstheorie vorgeführt hat, in der er eine „unverkennbare[] Rationalisierung des Sexuallebens" im Wilhelminischen Deutsch-land nachwies.[763] Die Rationalisierung der Sexualität, die in Wolfs Apologetik bereits real existierte, war für Bloch und Hirschfeld ein erstrebenswertes Ziel, dem Bloch nur in seinem vermeintlichen Hymnus auf die freie Liebe und Hirschfeld mit seinem er-kenntnisleitenden Grundsatz „Durch Wissenschaft zur Gerechtigkeit" Ausdruck gab. Gerade auf seinem Fachgebiet der Bevölkerungswissenschaft ist die Werthaltigkeit der Fragestellungen, etwa bei der Erforschung des Geburtenrückgangs, derart offen-sichtlich, dass das Selbstverständnis des Geheimen Regierungsrats Wolf als wertfreier Empiriker sehr stark nach reiner Rechtfertigungsideologie aussieht. Wenn die vorge-setzte Behörde ihm den Geburtenrückgang als zu beforschendes Problem vorgibt, dann hat er gefälligst politisch verwertbare Ergebnisse zu liefern und nicht die in der Fragestellung enthaltenen politischen Wertungen zu problematisieren.

Der zweite Vorwurf zielt auf Blochs falsche Bestimmung des Verhältnisses von naturwissenschaftlicher zu kulturwissenschaftlicher Erkenntnis, die beide nach Wolfs Ansicht „erkenntnistheoretisch" im „fundamentalen, logisch begründeten Gegen-satz" zueinander stehen sollen, weil sie in den beiden unvereinbaren Erkenntnismodi

---

760 Moll an Carpenter, 6.7.1914 und Carpenter an Moll, 13.7.1914 (Carpenter Collection in den Sheffield City Archives, Signatur 27/148).
761 Wolf 1915, S. 4.
762 Ebd.
763 Vgl. ebd., S. 7 f.

Erklären und Verstehen ihre Resultate erzeugen. Ohne Begründung schlägt Wolf die Medizin restlos den Naturwissenschaften zu und reduziert sie damit auf reine Beobachtung physischer Phänomene. Für Bloch wie für Hirschfeld ist aber „die gewissenhafte Anamnese, die rationell vertiefte Befragung, die psychoanalytische Exploration" unentbehrlich für medizinische Erkenntnis; „das Geschick des Forschers" ist für die Vermeidung von Fehlerquellen gefordert, da „subjektive Unwahrheiten und objektive Unrichtigkeiten" unterlaufen können. Wichtig sei hierbei – und das ist offensichtlich Wolfs kulturwissenschaftliches „Verstehen" – ein Vertrauensverhältnis:

> „Von Wichtigkeit ist zunächst das Geschick des Forschers. Der Befragte muß das volle Vertrauen zum Fragesteller haben, muß wissen, daß für die richtige Beurteilung und Beratung seines Falles die volle Wahrheit unerläßlich ist, daß der Arzt durch sein Berufsgeheimnis gebunden ist. Die Fragen müssen so taktvoll, diskret und vorsichtig gestellt werden, daß das natürliche Schamgefühl des Befragten nicht verletzt wird und es für ihn keine Überwindung kostet, sich dem Arzt zu erschließen."[764]

Wolf versäumt es auch mitzuteilen, welche praktischen Folgen seine beiden Forderungen nach Wertfreiheit im Forschungsprozess und nach Trennung von Kultur- und Naturforschung für die Sexualwissenschaft zeitigen würden. Wenn er dann noch, wohl auf Bloch bezogen, beteuert, es solle keineswegs „gegen eine Personalunion von Natur- und Kulturwissenschaft Stimmung gemacht werden" und er beide als „Schwesterwissenschaften" bezeichnet, dann scheint sich die Kritik an der ärztlichen Konkurrenzgesellschaft vollends zu verflüchtigen und es geht dann nur um die Abgrenzung des konservativen, sich selbst als unpolitisch tarnenden Vereins von Moll, Wolf und Marcuse von der kritischen Sexualwissenschaft Eulenburgs, Blochs und Hirschfelds.

Doch schon im nächsten Heft von Marcuses *Archiv für Sexualforschung* ist diese Kritik wieder handfest präsent als scharfe Polemik gegen Hirschfeld und seine Theorie der angeborenen Homosexualität. Der greise Mediziner Gustav Fritsch sieht in vielen Publikationen Hirschfelds und seines WhK über „das angeblich dritte Geschlecht des Menschen" eine „Irreleitung des Volkes" und „unhaltbare Behauptungen", die er „auf das Energischste bekämpft".[765] Die im vorhergehenden Heft geforderte Enthaltung von Werturteilen, die ja schon von Wolf mit seiner Apologie der bestehenden Gesellschaftsordnung nicht wirklich ernst genommen wurde, scheint vollends vergessen und durch einen Appell an den „Staat als Vertreter der menschlichen Gesellschaft" verdrängt zu sein; der Staat solle „erbarmungslos" das „Laster" der Homosexualität verfolgen, da es sich „epidemisch" verbreitet und anscheinend für den Geburtenrückgang verantwortlich ist, wie das Beispiel Frankreich, ein Land ohne Paragraf 175 und einer „rapide sinkenden Volksvermehrung", beweist.[766] Homosexualität ist für

---

764 Hirschfeld 1908b, S. 683.
765 Fritsch 1916, S. 197 f.
766 Ebd., S. 218 f.

Fritsch beides, „eine angeborene oder erworbene krankhafte Veranlagung" und zugleich ein verbrecherisches Laster, für das das Strafrecht zuständig ist.[767] Die gegensätzliche Bewertung der Homosexualität war vielleicht das wesentliche, jedenfalls ein wichtiges Unterscheidungsmerkmal der Sexologen-Gesellschaften von Moll/Marcuse und Bloch/Hirschfeld.

Von Marcuses *Archiv* erschienen nur zwei Hefte, je eines 1915 und 1916, dann ging es aus unbekannten Gründen ein. Doch schon zwei Jahre später gelang Marcuse ein wichtiger Coup gegen die Konkurrenzgesellschaft, als er den Bonner Verlag Marcus & Weber, bei dem die *Zeitschrift für Sexualwissenschaft* erschien, dazu veranlassen konnte, Iwan Bloch als Herausgeber der Zeitschrift zu entlassen und ihn, Marcuse, ab dem 1. April 1919 zu Blochs Nachfolger zu bestimmen. Der Verlag begründete diese Maßnahme in einer Beilage zum Juli-Heft 1918 damit, dass „es mehrfachen Versuchen nicht gelang, gewisse grundsätzliche Meinungsverschiedenheiten aus dem Wege zu räumen." Im selben Heft gibt Bloch selbst seine Version der Ereignisse, gleichfalls ohne die grundsätzlichen Meinungsverschiedenheiten näher zu erklären.[768]

Typus inversus neuroticus

Hans Blüher war vierundzwanzig Jahre alt und Student an der Berliner Universität, als er sich an Hirschfeld mit der Bitte wandte, er möge ihm doch ein Vorwort zu seiner neuen Arbeit *Die deutsche Wandervogelbewegung als erotisches Phänomen* schreiben. Den Hirschfeld-Kontakt hatte ihm der einstige WhK-Obmann und Mitarbeiter an Friedlaenders Sezession Wilhelm Jansen vermittelt[769], womit eigentlich schon der Keim zum kommenden Zerwürfnis gelegt worden war.

Beeindruckt von Originalität und „ungemein geistvoller Weise" der Darstellung betonte Hirschfeld in seinem Vorwort die Gemeinsamkeit mit dem hoffnungsvollen jungen Autor, die Auffassung der Homosexualität oder sexuellen Inversion als „biologisch begründete Variation des Sexualtriebs", nichts Pathologisches und nichts, das in den Tätigkeitsbereich von Psychiatern gehört.[770] Mit seinem Begriff der Sexualität erweist sich Blüher als eine Art Zwischenstufe zwischen Hirschfeld und Freud. Blüher und die Freudsche Schule fassen das Sexualitätskonzept „erheblich weiter" als „wir es gemeinhin zu tun pflegen". Dennoch betont Hirschfeld das Gemeinsame mit Freud

---

767 Ebd., S. 217f.
768 Koerber 1918, S. 147. – Ich breche den Bericht über den Kampf der beiden Sexologie-Gesellschaften an diesem Punkt ab, weil Hirschfelds Rolle darin von nun an nur noch marginal ist. Zum zweiten Teil der Geschichte verweise ich auf die Untersuchung von Pretzel (2004), die bis zur Fusion beider Gesellschaften 1928 reicht. Das letzte Heft der Zeitschrift für Sexualwissenschaft erschien im März 1932. Wie der Verlag auf einem beiliegenden Zettel mitteilt, „infolge der ungünstigen Wirtschaftslage in Deutschland".
769 Neubauer 1996, S. 127.
770 Hirschfeld in: Blüher 1912a, S. 5.

und Blüher: „Habe ich Freuds weitgehende Annahme sexueller Motive mir auch nicht voll und ganz zu eigen machen können, so verkenne ich doch nicht, wie begründet die Erweiterung des Sexualbegriffs, wie wertvoll für unser Begreifen aller psychischen Vorgänge das Erkennen mehr oder weniger latenter sexueller Motive ist."[771]

Blüher skizziert eingangs die Schülerorganisation Wandervogel, die sich vom Berliner Vorort Steglitz ausgehend über ganz Deutschland ausbreitete und deren Geschichte er zuvor in zwei Bänden erzählt hatte. Ausflüge an Wochenenden und Wanderfahrten in den Ferien waren die hauptsächliche Beschäftigung der Wandervögel. Blüher sah sie in einem „Gegensatz zu dem üblichen Touristenwesen" stehend und hielt sie für den „Kampf zweier Generationen gegen einander" mit einem „revolutionären Charakter".[772] Die Kampflinie verlief nach Blühers Ansicht zwischen dem die Gymnasien beherrschenden „Typus des deutschen Oberlehrers"[773], Pastoren und Eltern auf der einen und romantisch naturliebenden Schülern, einigen Lehrlingen und Studenten auf der anderen Seite. Der Gegensatz betraf den Lebensstil, wie er sich im Musikgeschmack, in der Kleidung und im Touristischen ausdrückte und im „Liebesleben", in der „Erotik", dem Thema der Broschüre mit Hirschfelds Vorwort. Bei der erotischen Seite der Wandervogelbewegung, die erst zur Zeit der Eulenburg-Affäre als eine Art Nebenkriegsschauplatz ins öffentliche Bewusstsein getreten sei, handelt es sich, da nur junge Männer beteiligt waren, um die Homosexualität, die Blüher aber lieber, wie Freud, als Inversion bezeichnet. Dieser Ausdruck biete einen doppelten Vorteil, da er mehr umfasse als nur „Begierde" oder die Mollsche „Detumescenz" und damit die Aufmerksamkeit auf die gleichgeschlechtliche Objektwahl lenkt, die jeder Mensch gemäß der Sexualtheorie Freuds mindestens unbewusst vollzogen habe.

Über alle Gegensätze und Streitigkeiten hinweg lobt Blüher die Größen der damaligen Homosexualitätsforschung: Hirschfeld, Moll und vor allem Freud, deren Lehren er zu einer Theorie der invertierten Wandervogelerotik zusammenfügt. Neben oder gar über diesem Dreigestirn leuchtet aber der Stern Benedict Friedlaenders, dessen Verdienst es gewesen sei, „die homosexuelle Richtung" aller Männer als Grundlage der Staatenbildung und damit das „Wesen der Gesellschaft" erkannt zu haben.[774] Hier schließt sich eine erste entschiedene Hirschfeld-Kritik an, ohne jedoch den Namen des Kritisierten zu nennen: Das Liebesleben der „voll-invertierten" Wandervogelführer, der „Männerhelden" Friedlaenders, könne man „theoretisch nicht begreifen, wenn man den vulgären Glauben an eine festgelegte sexuelle Veranlagung festhält. Nach diesem wäre also jeder Mensch entweder ‚homosexuell' oder ‚heterosexuell' und kam mit dieser praestabilierten Veranlagung auf die Welt."[775]

Hirschfeld hatte ja seinen vulgären Glauben, unter anderm gegen Friedlaender gewandt, damit begründet, dass es zwar viele Homosexuelle ohne Horror vor dem

---

771 Hirschfeld ebd., S. 6.
772 Blüher 1912a, S. 10 ff.
773 Ebd., S. 33 u. ö.
774 Ebd., S. 68 f.
775 Ebd.

anderen Geschlecht den normalen Koitus vollziehen können wie auch viele Heterosexuelle sich an homosexuellen Handlungen beteiligen. Dabei haben aber die Motive, wie Hirschfeld beobachtet haben will, nichts mit Liebesleidenschaft zu tun und umso mehr mit Moral, Geld oder Notlagen. Bisexuelle, also Personen, die beide Geschlechter gleichermaßen begehren und die Friedlaender für den durchschnittlichen Normalfall hielt, wenn eines Tages die Herrschaft der Priester und Frauen überwunden sein wird, sind für Hirschfeld bloße Fiktionen. Blüher braucht die Annahme einer bisexuellen Objektwahl, um zu belegen, dass die sexuellen Beziehungen zwischen Angehörigen oberer Hierarchiestufen (Führer, Männerhelden) und dem Fußvolk (Scholaren[776]) wahre gegenseitige Liebe sei und nichts mit gewöhnlicher Freundschaft, mit pubertärem Experimentieren oder dem Suchen nach dem Geschlecht des adäquaten Sexualpartners zu tun hat. Für Blüher ist es wichtig zu betonen, dass seine invertierten Wandervögel keine Tunten sind; sie seien „körperlich in keiner Weise als von den übrigen Männern verschieden gekennzeichnet [...] und ihre Liebe zum Manne tat sich als eine offenbar männliche Eigenschaft kund und stand in keinem Widerspruch mit den Gemütstatsachen, die man sonst beim Manne voraussetzt."[777]

Einen Einwand gegen Friedlaenders Eros Uranios-Konzept der Wiederherstellung altgriechischer Verhältnisse bringt Blüher am Schluss, wenn er Straffreiheit für Invertierte fordert. Ohne den Bund für männliche Kultur oder die Gemeinschaft der Eigenen beim Namen zu nennen, aber dennoch gegen deren Ideologien gerichtet, behauptet er, „daß es sich niemals für die germanische Volkseigenart wird darum handeln können, die griechische Liebestechnik und Liebesluft einfach nachzumachen, wird Jedem einleuchten. Man kann wohl mit Verständnis auf die Versuche der ‚Uranier' und ‚Lesbier' sehen, sich einen hellenischen Himmel auf der germanischen Erde [zu] bauen [...] Wenn auch freilich diese Seite der Griechen-Renaissance weit griechischer ist, als der mißglückte Versuch, hellenischen Geist in der Form des sogenannten ‚Humanismus' wach zu erhalten, so würde er doch gleichfalls am Charakter der germanischen Volksseele zerschellen."[778]

Obwohl es hier um die Unvereinbarkeit einer griechischen mit einer germanischen Volksseele geht, deuten sich bereits Blühers Wahnideen vom Schaden einer „Rassenmischung" an sowie sein im ersten Band der Wandervogelgeschichte anklingender rassistischer Judenhass.[779]

---

776 Ebd., S. 71.
777 Ebd., S. 59.
778 Ebd., S. 112.
779 Im ersten Band seiner Wandervogelgeschichte hat Blüher das Gründungsmitglied des Wandervogel Karl Fischer auf bezeichnende Weise gegen den Vorwurf des Antisemitismus verteidigt: „Fischer besaß Anerkennung und Würdigung des fremden Wesens, aber er verlangte von den Juden auch, daß sie sich zu einer semitischen Kultur verstünden, wie er zu einer germanischen; dann wolle er sie achten." (Blüher 1912b, S. 102). Im Mai 1933 schrieb er im Vorwort zu seinem antisemitischen Pamphlet *Secessio Judaica*, dass das von den „Volkskräften" zum Sieg geführte „Hakenkreuz" in seiner Schrift glänzend und siegesbedeutend „aufleuchtet", obwohl er selbst kein Nationalsozialist sei (Blüher 1933, S. 7). – Kurt Hiller, den Blüher 1912 im WhK kennengelernt hatte und mit dem er daraufhin einige Jahre

Blühers Furcht vor der Schädlichkeit einer „Rassenmischung" sollte dann, ein knappes Jahr nach Beginn der Zusammenarbeit mit Hirschfeld zum Umkippen in aggressive Feindseligkeit führen. Er hatte für das *Jahrbuch* einen langen Aufsatz „Die drei Grundformen der sexuellen Inversion (Homosexualität). Eine sexuologische Studie" verfasst, und Hirschfeld brachte ihn im *Jahrbuch* von 1913. Anscheinend änderte Hirschfeld den Aufsatztitel in „Die drei Grundformen der Homosexualität" und ließ die letzten beiden Seiten einfach weg, ohne den Autor vorher zu informieren. Unvermittelt mit dem Rest des Aufsatze führt Blüher hier eine Art Völkerpsychologie ein und behauptet, dass es Völker gebe, die „Homosexualität nach Übersättigung am Weibe" praktizieren, dabei sei „schlechte Rassenmischung" eine Ursache neben anderen.[780] Als Beispiel nennt er die Zeit „des römischen Kaisertums", wo der „päderastische Einbruch" als ein „Dekadencesymptom" auftrat, was im deutschen Volk der Homosexualität in Form „der üblichen Großstadt-Dekadence" zutage trete; die deutsche Wandervogelbewegung hingegen folge altgriechischen Mustern und sei „kulturtragend und naturwüchsig".[781] Weiter vorn in seinem Aufsatz hatte Blüher seine „Dekadence"-Diagnose angedeutet. Dort ging es um die Homosexuellen, die man „mit einer verächtlichen Bezeichnung ,Tanten'"[782] nennt; ihre Weiblichkeit sei „arrangiert", bloße Pose und diene meist nur der Tarnung ihres wahren Charakters, der „mit weichlichen und dekadenten männlichen Zügen" ausgestattet sei.[783] Trotz aller Zugeständnisse an die Androgynität, Bisexualität und Doppelgeschlechtlichkeit aller Männer und Frauen scheint für ihn Hirschfelds Ansicht, effeminierte Männer, ob schwul oder nicht, seien Menschen wie du und ich, gleichwertig und gleichberechtigt, unerträglich gewesen zu sein. Der harte ideologische Kern in dieser leidenschaftlichen Abneigung liegt aber offensichtlich in Hirschfelds Behauptung, Homosexualität des Mannes sei eine weibliche Eigenschaft, weil im Alltagsverständnis nur die Frauen Männer lieben. Hirschfelds „Zwischenstufentheorie", von der Blüher weiß, dass sie keine Theorie, nur ein Einteilungsprinzip zu sein beansprucht,[784] hält er dennoch für

---

befreundet war, vermutete zu dieser Frage in seinen Lebenserinnerungen, dass Blüher deshalb nicht für die Nazis gearbeitet habe, „weil die Nazis ihn gar nicht wollten"; hätten sie ihn gewollt, dann „würde Blüher wahrscheinlich in ähnlicher Art zur ideologischen Korsettstange der Hitlerdiktatur geworden sein wie" viele andere (Hiller 1969, S. 117 f.) Etwa zur gleichen Zeit, als Blüher seine Nazi-Sympathien bekanntgab, im April 1933, trat sein väterlicher Freund Wilhelm Jansen in die NSDAP ein, wurde aber wegen eines Strafverfahrens nach § 175a aus der Partei ausgeschlossen (Eintrag in der NSDAP-Mitgliederkartei, jetzt im Bundesarchiv Berlin; vgl. auch Blüher 1953, S. 240 f.).

780 Blüher 1913, S. 78.

781 Ebd., S. 79.

782 Der Wechsel von „Tanten" zu „Tunten" im Berliner Schwulenjargon vollzog sich erst am Ende der 1920er Jahre. Die früheste Tunte in einer Druckschrift lässt sich für 1929 nachweisen; vgl. Herzer 1996b, S. 6. In der berlinischen Mundart bezeichnete man mit dem Wort „Tunte" eine verschrobene und vulgäre ältere Frau; ihr männliches Gegenstück ist der „Stiesel". Mit dieser Bedeutung verwendet Kurt Hiller die beiden Ausdrücke 1913 im ersten Band seines Werkes *Die Weisheit der Langeweile* auf der Seite 171.

783 Blüher 1913, S. 55.

784 Ebd., S. 53.

„falsch", sogar für „naturgesetzlich falsch", weil ihr nur eine „Häufigkeitsschätzung" zugrundeliege, die aber nichts beweise.[785] Dass Hirschfeld mit seiner Zwischenstufenlehre nichts beweisen will, ja, dass ihr zu einer beweisbaren oder widerlegbaren Theorie jede Kausalitätsannahme fehlt, wie Hirschfeld immer wieder betont, nimmt Blüher nicht zur Kenntnis oder hat es nicht begriffen. Hirschfelds Zuordnung der männlichen Homosexualität zur Weiblichkeit, der weiblichen zur Männlichkeit hält Blüher offensichtlich deshalb für „falsch", weil sie nicht zu seiner Vorstellung von Männerehre, Führertum, Männerheldentum und Fraueninferiorität passt. Irgendein Beweis für Falschheit und Richtigkeit der Lehre Hirschfelds, der gar nicht möglich und sinnvoll wäre – sinnvoll wäre allerdings eine Diskussion über Vor- und Nachteile einer Zuordnung von Weiblichkeit und Männerliebe, Männlichkeit und Frauenliebe – erbringt Blüher nicht, obwohl er das Gegenteil behauptet. Es zeigt sich hier eine für Blühers Prosa typische Denkschwäche, die er meist durch eine beachtliche Eleganz und Klarheit des Schreibstils kaschieren kann. Diese stilistische Könnerschaft, die Hirschfeld in seinem Wandervogel-Vorwort als „ungemein geistvolle Weise" der Darstellung lobte,[786] erklärt vielleicht den relativen publizistischen Erfolg von Blühers Jugendwerken. Mit der *Rolle der Erotik in der männlichen Gesellschaft* (1917–1919) erzielte er seinen größten buchhändlerischen Erfolg und löste eine umfangreiche öffentliche Debatte aus, was ihm in seiner weiteren Schriftstellerkarriere in diesem Ausmaß nicht mehr gelang.

In seinen „sexuologischen" Erörterungen der „Inversion" folgt Blüher hauptsächlich den einschlägigen Überlegungen Benedict Friedlaenders, seinen „Verfolgungstyp" – einen Mann, der die eigene Homosexualität unterdrückt oder wie Blüher schreibt: verdrängt, indem er die Homosexuellen in seiner Umgebung verfolgt – deutet er mithilfe der Psychoanalyse als neurotisch. Die Ideenverknüpfung Rassenmischung-Dekadenz-Großstadt-Tanten hat er sich jedoch selbst ausgedacht, sie findet sich bei Friedlaender noch nicht. In der Retourkutsche auf Hirschfelds Zensureingriff überbietet er im Vorwort zur zweiten Auflage von *Die deutsche Wandervogelbewegung als erotisches Phänomen* seinen Dekadenz-Vorwurf, indem er beim gesamten WhK-Personal eine Eigenschaft feststellt, die Psychiater im 19. Jahrhundert bei allen Homosexuellen fanden: „die Entartung"; die WhK-Mitgliedschaft bestehe „aus wirklich deformierten Männern [...], deren Rassenentartung durch eine überstarke Begabung an weiblicher Substanz gekennzeichnet ist".[787] Diese Vorwürfe, die formell wie eine altmodische psychiatrische Diagnose aussehen, sind tatsächlich politische Propaganda für sein und des verstorbenen Freundes Friedlaender kulturrevolutionäres Ziel einer Renaissance des Eros Uranios, für Blüher jedoch auf germanisch-rassiger Grundlage. Für Blüher hat „die Frage der sexuellen Beziehung zwischen Männern [...]

---

785 Ebd., S. 48.
786 Hirschfeld in: Blüher 1912a, S. 7. – Mit einem Minimum an Blüherscher Bosheit könnte man die Art seiner Argumentation und bloß rezeptiven Verwertung der Ideen Friedlaenders und der Terminologie Freuds als typisch weiblich bezeichnen.
787 Blüher 1914, S. 11.

eine weite kulturelle Bedeutung [...], und da das Komitee sich in diese Kulturfragen einmischt, so ist es gerechtfertigt, daß man die Ansprüche der Entarteten auf ihr Maß zurückzwingt"; das ganze Übel des WhK sei schließlich nur dem Einfluss der „jüdisch-liberalen Kulturanschauung" geschuldet.[788] Blühers eigene Kulturanschauung betrifft etwas ganz anderes als das liberale Ziel einer Gesellschaft ohne Geschlechterdiskriminierung und Homosexuellenverfolgung. Es geht ihm um die Utopie eines Staates, in dem homosexuell-germanische „Männerhelden" herrschen, die von ihren männlichen Untertanen aufgrund der allgemeinen Bisexualität geliebt werden und die dafür sorgen, dass die Frau, von Ausnahmen abgesehen, ihre Pflichten als gehorsame Gattin an der Seite ihres Mannes erfüllt.

In den Jahren 1917 und 1919 legt Blüher sein – wie er es selbst nennt – Hauptwerk vor, *Die Rolle der Erotik in der männlichen Gesellschaft* in zwei Bänden. Es bringt keine neuen Gedanken oder Gesichtspunkt, sondern fasst das zusammen, was man in den bis dahin verstreut erschienenen sexuologischen Schriften lesen konnte. Die Polemik gegen Hirschfeld und das WhK ist zu einer kleinen bösen Schimpfrede gegen die Uranier geschrumpft; es geht um Friedlaenders Eros Uranios: „Daß heute ein erbärmliches Pack sich ‚Uranier' nennt, bloß weil sie knabengeil sind und natürlich das bißchen ‚Seele' auch mit in Kauf nehmen, sagt nichts gegen die Erhabenheit dieser großen Konzeption der Griechen. Nur gegen unsere Zeit sagt es einiges."[789] In einer Broschüre von 1922 ist dann noch wütender von „den Schweinen der homosexuellen Bewegung" die Rede.[790] Hirschfeld taucht in Blühers Schriften nicht mehr auf, bis er ihn in seinen Memoiren von 1953 doch noch einmal als „einen infamen Betrüger" beschimpft, der an seinem *Jahrbuch*-Aufsatz absichtlich wissenschaftliche Fälschung begangen habe.[791] Zudem erinnert er sich, dass Hirschfeld – „ein Individuum mit wulstigen Lippen, listigen und matt-begehrenden Augen" – im WhK „Tante Magnesia" genannt wurde; das WhK war ein „Bordell".[792] Eine Art Höhepunkt erreicht sein Tuntenhass in einer Tötungsfantasie , die er in seinen Memoiren von 1922 einfügt; die effeminierten Schwulen, „jene Geschöpfe, die in den Großstädten, den eigentlichen Kloaken eines Landes gedeihen", werden nicht mehr als dekadent beschimpft, sind aber irgendwie todeswürdig:

> „Immerhin aber vermag die Gemeinheit und gänzliche Schamlosigkeit ihrer Naturen, ihr völliger Mangel an Ehre und Wohlgeratenheit, der durch ihre Körper repräsentiert wird, vorübergehend die Götterbilder zu entweihen, und da es in unserer durch die Humanität verblödeten Zeit leider verboten ist, solche Menschen zu töten, so kann solch eine Wirkung immerhin recht lange anhalten."[793]

---

788 Ebd., S. 12.
789 Blüher 1917, S. 66.
790 Zitiert bei Hergemöller 2000, S. 71.
791 Blüher 1953, S. 335.
792 Ebd., S. 332 f.
793 Blüher 1920, S. 51.

Im Hauptwerk (*Rolle der Erotik*) tritt auch der Verfolgungstyp aus der Wandervogel-broschüre mit seiner neurotischen Erkrankung wieder auf. Er besitzt noch alle alten Eigenschaften aber einen neuen Namen: „Typus inversus neuroticus".[794]

Die Homosexualität des Mannes und des Weibes

Als dritter Band des von Iwan Bloch herausgegebenen *Handbuch der gesamten Sexualwissenschaft in Einzeldarstellungen* erschien kurz vor Weltkriegsbeginn im Verlag von Louis Marcus in Berlin-Kreuzberg Hirschfelds *Die Homosexualität des Mannes und des Weibes*. Das tausendseitige in zwei Hauptteile und 39 Kapitel gegliederte Buch ist mehr als nur eine Darstellung des Forschungsstandes von 1913, wie er verstreut in Aufsätzen des *Jahrbuchs* und in den einschlägigen Monografien vorlag. Der erste Hauptteil betrachtet Homosexualität „als biologische Erscheinung" oder als „Einzelerscheinung" im Gegensatz zum zweiten Teil, wo sie als „Massenerscheinung" untersucht wird. Dieses Biologische wird in einen Gegensatz zum Pathologischen gestellt, und es werden darin vor allem die neuesten Therapieverfahren diskutiert, die als sichere Wege zur Heilung der Krankheit Homosexualität empfohlen wurden: Schrenck-Notzings Hypnose, Freuds Psychoanalyse und Molls Assoziationstherapie. Nach der Kritik der allen diesen Heilungsversprechungen zugrunde liegenden Bewertung der Homosexualität als Krankheit, zeigt er anhand vieler Einzelbeispiele die Unmöglichkeit, dieses Versprechen einzulösen. Folgt nun aber aus der Kritik der damals auf dem Markt befindlichen Therapieangebote für Hirschfeld die Abwesenheit jedweden Therapiebedarfs bei Schwulen und Lesben? „Mitnichten. Wie bei einer körperlichen Wunde durch Absonderung der Druck und Schmerz nachläßt, so entlastet sich eine seelische Wunde durch befreiende Aussprache. Diese lösende, oft geradezu erlösende Wirkung durch Wort und Schrift wird um so wohltätiger empfunden, je mehr Verständnis, richtige und eingehende Beurteilung der Leidende findet."[795]

Anpassungstherapie

Hirschfeld nennt das, was er im 23. Kapitel seines Homo-Handbuchs vorstellt, Adaptionsbehandlung oder Anpassungstherapie. Es handelt sich hierbei um viel mehr als nur um ein gesprächstherapeutisches Verfahren für leidende Homosexuelle, gemäß der gleich am Anfang des Kapitels zitierten Stelle aus Goethes *Torquato Tasso* („Die Krankheit des Gemütes löset sich / In Klagen und Vertraun am leichtesten auf"). Die Grundlage ist zwar das vertrauensvolle Gespräch zwischen Arzt und Patient,

---

794 Blüher 1917, S. 143 ff.
795 Hirschfeld 1914a, S. 439.

Hirschfeld geht aber weit darüber hinaus und entwirft das Konzept einer Sozialarbeit und Lebensberatung für Schwule. Offensichtlich hatte er zu wenig Erfahrungen mit lesbischen Patientinnen, um sie explizit in sein neues Therapieverfahren einzubeziehen.

Zunächst geht es um die Differentialdiagnose, ob „wirkliche, echte Homosexualität vorliegt" oder eine Form von Pseudohomosexualität, Bisexualität oder bei Jugendlichen ein entwicklungsbedingtes Schwanken zwischen den sexuellen Orientierungen. Im letzteren Fall ist es für eine Diagnose noch zu früh, dennoch sollte der Arzt alles tun, um „die heterosexuellen Neigungen zu kräftigen". Dem „echten" Homosexuellen sollte der Arzt aber alles sagen, was ihn beruhigen könnte und seine Panik, Verzweiflung und Depression dämpfen. Zum Beispiel könnte er erklären, „daß das Unglück, homosexuell zu sein, sehr oft überschätzt wird, daß es viele keineswegs als solches empfinden, und die Homosexualität an sich niemanden daran hindert, wenn auch gegenwärtig noch vielfach unter erhöhten Schwierigkeiten, ein tüchtiger Mensch, ein sozial nützliches Glied der Gesellschaft zu werden".[796]

Der nächste Therapieschritt betrifft das „Milieu", er soll die melancholische Gemütsstimmung verscheuchen, die sich nicht selten bis zu Selbstmordgedanken steigert. Das Milieu wird vom Arzt möglichst homosexuellenfreundlich umgestaltet, indem der Patient zu einem Meeting des WhK mitgenommen wird, wo er „Anschluß an geistig hochstehende Gleichempfindende" suchen kann; auch „gute Lektüre" sei nützlich.[797] Nach dem Krieg wird Hirschfeld den Anwendungsbereich seiner Therapiemethode auf nicht-schwule psychische Leiden ausdehnen. Sie erhält dann einen neuen Namen: „Psychische Milieutherapie"[798].

„Das Schwierigste, was wir mit dem Homosexuellen zu besprechen haben", betrifft seine sexuelle Praxis.[799] Nicht nur, dass sich der Arzt strafbar machen kann, wenn er seinen Patienten zu „beischlafähnlichen Handlungen" rät, die unter den Paragrafen 175 fallen. Stattdessen wird „ein offenes, ehrliches, abwägendes" Gespräch empfohlen, „das dem Patienten nicht nur die Resultate, sondern auch die Motive ärztlicher Überlegungen klarlegt".[800] Den drei großen Risiken bei schwulem Sex – Strafverfolgung, Erpressung, Geschlechtskrankheiten – werden die Vorteile gegenübergestellt, „die ein mäßig ausgeübter adäquater Verkehr für Körper und Geist mit sich bringt", und nachdem auch noch Nutzen und Nachteil sexueller Enthaltsamkeit erwogen wurden, ist der Urning befähigt selbst zu entscheiden, wie er mit seinen sexuellen Wünschen umgehen soll.

Wenn Selbstbejahung und sexuelle Praxis einigermaßen geklärt sind, müssen normalerweise noch einige „Spezialfragen" beantwortet werden, etwa: Wie sage ich es meinen Angehörigen, Eltern, Geschwistern, Freunden oder soll ich es lieber weiterhin

---

796 Ebd., S. 441 f.
797 Ebd., S. 442.
798 Hirschfeld 1928b, S. 578 ff.
799 Hirschfeld 1914a, S. 444.
800 Ebd., S. 446.

mit heterosexueller „Mimikry" versuchen? Wäre es besser in ein Land ohne Paragraf 175 auszuwandern? Wie soll ich meiner Ehefrau gegenübertreten, nachdem ich Gewissheit über meine Homosexualität erlangt habe? Ob dem Arzt und dem Patienten die Lösung solcher und ähnlicher Probleme gelingt, hängt natürlich von den Umständen des Einzelfalles ab und kann in dieser Enzyklopädie allenfalls anhand von Einzelfallstudien angedeutet werden.

In den 1980er Jahren habe ich mit zwei älteren Schwulen gesprochen, die beide in ihrer Jugend so etwas wie Patienten bei Hirschfeld waren. Der eine, der spätere Schlagertexter Bruno Balz, wurde als 17-Jähriger von einem Freund 1920 zu Hirschfeld geschickt, weil er ungewöhnlich früh ein schwules Selbstbewusstsein ausgebildet hatte. Der zweite, Hanns Grafe, ein Romanistikstudent und später Cutter bei der UFA, wurde etwa 1930 von seinem Vater für vier Wochen in Hirschfelds Institut gebracht, um Gewissheit über die sexuelle Orientierung des Sohnes zu erhalten. Balz und Grafe berichteten unabhängig von einander über die gleiche bizarre Szene in Hirschfelds Sprechzimmer. Grafe hat später über seine Zeit bei Hirschfeld ein Interview gegeben, in dem er diese Szene schildert: „Bei den Untersuchungen gab es ganz peinliche Fragen. Dann sagte er, Hänschen – so wurde ich damals genannt, weil ich wirklich der Jüngste war – jetzt sagst du mir, was du in den nächsten drei Minuten empfindest. Und da schlug er seinen sehr befleckten Samtmantel auf und entblößte da einen alten Männerkörper mit grauem Haargezottel und guckte mich erwartungsvoll an, was ich dazu sagte. Und ich, in tödlicher Verlegenheit, ich weiß gar nicht mehr, was ich gesagt habe. Ich glaube, ich habe gesagt, ich empfinde nichts, oder irgendwas."[801]

Wenn Hirschfeld betont, wie sehr ein Therapieerfolg vom guten Vertrauensverhältnis zwischen Arzt und Patient abhängt, dann geht es ihm um ein grundsätzlich anderes und neues Beziehungsmodell. Seine quasi exhibitionistische Aktion gegenüber Balz und Grafe verstehe ich weniger als unerlaubte sexuelle Übergriffe des Arztes auf seine Patienten, sondern eher als diagnostisches Verfahren, denn es ging um die Frage, was der Patient beim Anblick des nackten Alten empfindet und nicht um mehr. Hätte Hänschen geantwortet, er empfinde heftigstes Verlangen nach dem Leib des Arztes, wäre es womöglich zu einverständigem Sex gekommen oder auch nicht. Jedenfalls zeigt sich hier eine Haltung zum Patienten, die ihn als mündig und gleichrangig akzeptiert.

Besonders beeindruckend wird diese Haltung in Hirschfelds Bericht über seine Teilnahme an der Jahresversammlung deutscher Naturforscher und Ärzte 1904 in Breslau demonstriert, wo er in Begleitung von zwei sexuellen Zwischenstufen – eine als Frau lebende Person, deren Geschlechtsdrüsen Spermien produzierten und eine „vierundzwanzigjährige, sehr intellektuelle Schriftstellerin mit ungewöhnlich burschikosem Auftreten, Bartwuchs, tiefer Stimme" – einen von spöttischen Zwischenrufen gestörten Vortrag über „Geschlechtsübergänge" hielt. Anschließend ging er mit seinen beiden Begleitern zum Mittagessen in ein auch von den anderen Kongress-

---

801 Praunheim/Grafe 1991, S. 12.

teilnehmern viel besuchtes Bierlokal. Ein Mediziner, den er seit der Studienzeit in Straßburg kannte, trat an den Tisch der drei Zwischenstufen und belehrte Hirschfeld, „daß dieses Verhalten Distanz vermissen ließe, die notwendigerweise zwischen Arzt und Patienten bestehen müsse, um die Würde des ärztlichen Standes zu wahren".[802] Die Standeswürde interessierte Hirschfeld entschieden weniger als die Würde seiner Patienten, denen er umso besser helfen konnte, je mehr eine Distanzverringerung gelang. Der Soziologe Erhart Löhnberg, der ebenfalls von seinem Vater zur Behandlung zu Hirschfeld geschickt worden war, erzählte von der Therapieform, mit der ihn Hirschfeld von seinen Suizidgedanken und dem Nicht-Akzeptierenkönnen der eigenen Homosexualität heilte: Hirschfeld habe ihm auf langen Spaziergängen durch den Tiergarten, bei dem jungen Studenten eingehakt sprechend, ein neues „Lebensgefühl" vermittelt, was ihm, wie er sagte, „das Leben gerettet" habe. Löhnberg übernahm bald darauf ein Amt im Vorstand des WhK.

Die europäische Urningskolonie Konstantinopel

Eine hohe Meisterschaft erreicht Hirschfeld mit seinen Darstellungen homosexueller Lebenswelten in den großen Städten. Einen Höhepunkt seiner stadtsoziologische Beschreibungskunst muss in der kleinen Schrift *Berlins drittes Geschlecht* gesehen werden, die 1904 in der Buchreihe *Großstadtdokumente* erschien. Das dort erreichte Maß an Detailtreue und Differenziertheit beim Schildern der vielfältigen Subkulturen homosexueller Männer und Frauen, ihres Alltags, ihrer Feste, ihrer sexuellen Freuden, ihrer begründeten Angst vor Erpressern und vor der Polizei, ihrer Sprachgewohnheiten und Kleidungssitten konnte Hirschfeld in den Beschreibungen homosexuellen städtischen Lebens in *Die Homosexualität des Mannes und des Weibes* beibehalten. Um dies zu illustrieren, sei hier eine von mehreren Stadtbeschreibung vollständig wiedergegeben; im Frühjahr 1911 unternahm er eine Balkan- und Türkeireise, die ihn auch nach Konstantinopel[803] führte:

„Wer in ausländischen Verkehrszentren Studien macht, wird fast überall diese temporären und permanenten Urningstypen buntgemischt wiederfinden. Als Beispiel will ich die europäische Urningskolonie Konstantinopels schildern. Da ist ein früherer österreichischer Offizier, schon seit langem zum Islam übergetreten, mit dem Rang eines türkischen Paschas. Jedermann weiß von seiner Homosexualität, ohne daß jemand Anstoß nimmt. Er findet seine Freunde auf der großen Perastraße, in der Nähe der Kasernen, auf der Galatabrücke. Man sieht nicht selten, daß junge Leute sich ihm ziemlich öffentlich anbieten. Ein Landsmann von ihm, auch schon seit mehr als 20 Jahren dort unten, ist Stammgast der Bäder, die auf beiden Seiten des Goldenen

---

802 Hirschfeld 1986, S. 178.
803 „Herr Dr. Hirschfeld ist gegenwärtig in Konstantinopel." (Postkarte Georg Plocks an Edward Carpenter am 13.4.1911. Capenter Collection, Sheffield City Archives).

Horns, namentlich aber in Stambul, man kann fast sagen, historische Stätten homosexueller Vergnügungen sind. Seine Vorliebe für die Hammanns hat Einbuße erlitten, seit unter jungtürkischem Regime die Vorschrift ergangen ist, daß die dort bedienenden Osmans und Hassans das 20. Lebensjahr erreicht haben müssen. Diese beiden Österreicher überschritten die Grenzen des Landes, weil sie nicht seine Gesetze überschreiten wollten. Ein Dritter, Franzose von Geburt, hatte dies nicht nötig, da in seiner Heimat die gleiche Straffreiheit wie im Morgenlande herrschte; er nahm jedoch Rücksicht auf die Landessitte, die im Westen als Laster verwarf, was im Osten nur als eine, wenn auch nicht jedermann verständliche Geschmacksrichtung galt. Er war sehr aristokratisch, sehr fromm und sehr monogam, mied Straßen und Bäder und lebte seit langem in einer schönen Villa mit einem schönen Griechen, der sein Sekretär, Vertrauter und Geliebter war. Aus ähnlichen Gründen mochte auch ein Freund des vorigen, ein deutscher Schriftsteller und Forschungsreisender, sein Vaterland verlassen haben; auch er zog ein monogames Verhältnis vor, was ihm aber zu finden bisher nicht gelungen war. Ein anderer Deutscher hatte sich zum Bosporus geflüchtet, weil gegen ihn eine Anzeige erstattet war, und wieder ein anderer war ‚ausgerückt‘, nachdem er wegen ‚widernatürlicher Unzucht im Rückfall‘ zu einem Jahr Gefängnis verurteilt war. Es waren noch viele sonstige Homosexuelle aus Westeuropa da, namentlich Engländer, von denen man nicht wußte, ob sie das Weite gesucht hatten, weil sie wollten oder mußten. Hinzu kamen Urninge, die in Geschäften, namentlich als Teppichhändler, den Orient bereisten, andere, die sich als Globetrotter hier für einige Wochen oder Monate angesiedelt hatten, und schließlich solche, die auf noch kürzere Zeit zur Erholung oder zum Vergnügen in Byzanz weilten. Zwischen den einzelnen Homosexuellen bestand nur ein geringer Zusammenhang; viele, die schon seit Jahrzehnten derselben Fremdenkolonie angehörten und genau voneinander ‚Bescheid wußten‘, kannten sich kaum, ja mieden sich geflissentlich, weil sie fürchteten, sie könnten sich durcheinander kompromittieren oder ihren ‚guten Ruf‘ aufs Spiel setzen, den sie meist gar nicht mehr besaßen. Eine ganze Reihe traf sich allerdings abends zwischen 6 und 9 Uhr auf ein Viertelstündchen bei der alten ‚Baba‘ oder etwas später auf der ‚Ottomanischen Bank‘, beides homosexuelle Treffpunkte in parallelen Seitengässchen der ‚grande rue‘ von Pera. Die Baba war eine noch immer hübsche Matrone mit schlohweißem Haar, ursprünglich von deutscher Abkunft, aber längst orientalisiert. Sie hielt ein maison de passe für Homosexuelle, die sie bemutterte, und die in ihr ein Stück Heimat erblickten. ‚Es sind alles meine Kinder‘, sagte sie einmal zu mir, als gegen ein Dutzend im engen Stübchen um sie herumsaßen. Vor allem sorgte sie, daß sich die ziemlich kecken griechischen und türkischen Jungen, die um die Rendezvous-Stunde von Zeit zu Zeit im Türrahmen erschienen, um nicht selten mit einem der Gäste in einem ihrer Fremdenzimmer zu verschwinden, keine Übergriffe erlaubten. Die Ottomanische Bank war ein direktes Männerbordell, das seinen Spitznamen davon erhalten hatte, weil Prostituierte, von Homosexuellen nach ihrem Beruf gefragt, mit Vorliebe zu antworten pflegten, sie arbeiteten auf der Ottomanischen Bank, was allmählich die Bedeutung annahm, sie seien bereit, für einige Medjidies den Herrn zu begleiten."[804]

Realismus und Wahrhaftigkeit solcher Erzählungen aus der Welt der Homosexuellen fanden ihre Grenzen an den Vorstellungen von einer „unzüchtigen Schrift", die die staatlichen Zensurbehörden bei ihrer Arbeit zugrunde legten. Hirschfeld war bei seiner Schriftstellerei vorsichtig genug, um nie das Verbot einer seiner Schriften erleben zu müssen. Einen Einblick in die Vorsichtsmaßnahmen gewährt eine Notiz in den „Komitee-Mitteilungen" zur dem Kapitel „Geschlechtliches", das für eine Darstellung der männlichen Homosexualität Londons im *Jahrbuch* vorgesehen war, dann aber doch nicht erschien. Die *Jahrbuch*-Redaktion hatte den Text der Sicherheit halber einem Richter zur Begutachtung vorgelegt, der von der Veröffentlichung abriet, weil der Text „trotz seines ernsten und wissenschaftlichen Charakters möglicherweise von irgend jemand als gegen den § 184 verstoßend angesehen werden" könnte.[805]

Möglichst realitätsnahe Berichte aus der Welt der Homosexuellen wurden aber auch von diesen selbst heftig kritisiert. So brachte Adolf Brand, ein Geistesverwandter der „Herren von der männlichen Kultur", Empörung und Abscheu über Hirschfelds soeben erschienenes Buch *Berlins drittes Geschlecht* mit schrillen Worten zum Ausdruck; Brands Hass auf effeminierte Männer ist von diesen Empfindungen nicht zu trennen: „Ja, man scheute sich sogar nicht, *Berlins drittes Geschlecht* ins Volk zu schleudern – dieses Buch der tausend und abertausend Sensationen für alle jungen und alten Tanten in Berlin – und mit dieser elenden Karikatur der Freundesliebe, diesem ekelhaftesten und abstossendsten Zerrbild, das es von ihr gibt, all den alten Torheiten und Albernheiten die Krone aufzusetzen. Ja, das Buch war sensationell. Die ‚Tanten' rissen sich darum. Es war unzweifelhaft ein Geschäft damit zu machen. Und das genügte ja."[806]

Auf den ersten Blick ist nicht zu erkennen, dass der Vorwurf der Geschäftemacherei antisemitisch konnotiert ist. Das wird erst deutlich, wenn man die Briefe kennt, die Brand an seinen Mitarbeiter Fidus schrieb und in denen er Juden wegen ihrer „kaufmännischen Ueberlegenheit" als Gefahr für sein „Germanentum" bezeichnet. Schon heute würde von jüdischem Geld „die Welt regiert" und die Juden würden mit „Entartung" und „Korruption im ganzen öffentlichen Leben" das deutsche Volk bedrohen. Ein Beispiel aus dem „engeren Kreis" von Brands Bekanntschaft sei Dr. Hirschfeld, der seine „pseudowissenschaftliche Tätigkeit" nur deshalb so erfolgreich betreiben könne, weil er Jude ist.[807]

---

804 Hirschfeld 1914a, S. 448 f. – Die umfangreichsten Beschreibungen homosexueller Subkulturen findet sich im 31. Kapitel: „Gruppenleben und Sammelstätten homosexueller Männer und Frauen", S. 675 – 699.
805 Komitee-Mitteilungen 1911, S. 228.
806 Brand 1906, S. 31.
807 Alle Brand-Zitate nach Herzer 1996a.

Wertfreie Wissenschaft. Bewertung der Geschlechter

Im letzten Kapitel von *Die Homosexualität des Mannes und des Weibes* legt Hirschfeld noch einmal sein Verständnis von wissenschaftlichen Forschungsergebnissen dar, die für ihn unsinnig seien, „wenn sie nicht praktisch verwertet werden".[808] Es sei unzulässig, wissenschaftliche und aufklärende Tätigkeit miteinander zu verknüpfen, wie es im WhK geschehe, hatte unter anderm Moll immer wieder gerügt, während Molls Verbündeter, der Regierungsrat Wolf, seine diesbezügliche Kritik in der Sprache des neu entbrannten sozialwissenschaftlichen Werturteilsstreits nicht gegen das WhK, sondern gegen Iwan Bloch gerichtet hatte und die homosexuelle Frage – er umschrieb sie als „das Abnorme", das die Sexualforschung „reizte", als sie noch keine exakte Wissenschaft war[809] – konsequent beschwieg. Das Werturteil über die Homosexualität war in dem Verein von Moll und Wolf dermaßen selbstverständlich und geradezu natürlich, dass Zweifel ausgeschlossen waren: es handelt sich um eine gefährliche aber meist heilbare Krankheit mit einem hohen Ansteckungsrisiko mittels Verführung besonders für junge Männer. Man kann *Die Homosexualität des Mannes und des Weibes* auch als ein großes Plädoyer für die humanitär-wissenschaftlich angemessene Bewertung der gleichgeschlechtlichen Liebe lesen, wobei Hirschfeld zu beweisen versucht, dass es sie zu allen Zeiten und in allen Kulturen in der menschlichen Gattung genauso gab und gibt wie die anderen Arten der Liebe. Die Geschichte und Ethnologie der Homosexualität beschreibt vor allem die Vielfalt und Veränderbarkeit der Werturteile und des Wissens über sie bei allen Völkern in Geschichte und Gegenwart und relativiert damit jene mehr oder weniger homophoben Bewertungen, die damals in Medizin, Politik, Theologie und Sozialwissenschaften in Europa vorherrschend waren.

Die Frage nach der gleichen Bewertung der beiden Geschlechter wird natürlich auch in *Die Homosexualität des Mannes und des Weibes* in gewohnter Weise berührt. Das Buch enthält im soziologischen Teil zwei lange alphabetische Namenslisten berühmter Homosexueller der Weltgeschichte. In der ersten Liste zur griechischen und römischen Antike, die der *Jahrbuch*-Mitarbeiter Paul Brandt[810] angefertigt hatte, ist überhaupt kein Name einer Frau, nicht einmal Sappho, enthalten. Die zweite Liste, anscheinend von Hirschfeld selbst zusammengestellt, betrifft „weitere Persönlichkeiten", darunter nur wenige berühmte Frauen, was ihn zum Nachdenken über mögliche Ursachen für diese Ungleichheit veranlasst. Zum einen sieht er, „daß die äußeren Entwicklungsmöglichkeiten für das Weib – auch für das urnische – im allgemeinen immer viel schwierigere waren als für den Mann"; dann aber kommt die biologische Ursachenforschung für die so seltene „Kraft eines schöpferischen Genies"

---

808 Hirschfeld 1914a, S. 975.
809 Wolf 1914, S. 87.
810 Brandt (1920), S. 113: „ [...] eine auf Wunsch Hirschfelds von mir verfaßte Liste der namhaftesten Homoeroten des klassischen Altertums." – Anders als Brandt selbst nimmt Hergemöller (2009, S. 81) an, Brandt habe das gesamte Kapitel 33, in dem die Liste enthalten ist, verfasst.

der Lesben: „Das zur weiblichen Intelligenz tretende Männlichkeitsplus steht in seinem Gesamtresultat durchschnittlich dem zur männlichen Grundlage sich hinzugesellenden Weiblichkeitsplus an produktiver Gestaltungskraft nach."[811]

Was zunächst wie eines der von Hirschfeld immer wieder gern formulierten Naturgesetze aussieht, ist tatsächlich nur Ausdruck der Verwunderung darüber, dass auf seiner Liste deutlich weniger lesbische als schwule „schöpferische Genies" stehen. Zu dem hier angedeuteten, aber nicht klar ausgesprochenen Satz: „Unter den Lesben gibt es deshalb so wenige schöpferische Genies, weil ihre weibliche Intelligenz zur Genialität nicht ausreicht", mag Hirschfeld sich glücklicherweise nicht verstehen. Es bleibt bei seiner alten Einsicht, nach der Frauen anders sind als Männer, dennoch aber gleichwertig und dass sie gleichberechtigt sein sollten. Die starke „Meinung" aus den *Transvestiten*, dass „die natürliche Beschaffenheit der Frau an und für sich" ihren „Mangel an genialischen Leistungen und epochalen Schöpfungen"[812] erklären könnte, ist hier, vier Jahre später immerhin deutlich abgeschwächt.

Befreiungskampf

Um den „Befreiungskampf" der Homosexuellen geht es im Grunde genommen nicht nur im letzten Kapitel, er kommt überall in *Die Homosexualität des Mannes und des Weibes* zur Sprache, denn er ist letztlich ein Kampf um die gerechte Bewertung der Homosexualitäten in ihrer ganzen Mannigfaltigkeit, der eigentlich schon mit Platons Gastmahl und der dort enthaltenen Apologie der Männerliebe begann. Das Unrecht der strafrechtlichen Verfolgung ist nur ein Moment in dem antihomosexuellen Gesamtkomplex, den zu überwinden Hirschfeld mit seinem WhK angetreten war. Dennoch geht es im Schlusskapitel mit der Überschrift: „Die organisierte Bewegung gegen die Verfolgung der Homosexuellen. – Die geistigen Förderer des Befreiungskampfes" zunächst um die kurze Geschichte des WhK und seiner Eingaben an die gesetzgebenden Körperschaften des Deutschen Reiches gegen den Paragrafen 175. Die WhK-Petition bezeichnet Hirschfeld als „Wendepunkt in der Geschichte der homosexuellen Befreiungsbestrebungen"[813], da die Menge der wissenschaftlichen Arbeiten zur Homosexualität nach dem WhK-Gründungsjahr 1897 erheblich anwuchs, von knapp hundert davor auf über tausend Publikationen nach der Gründung. Viele dieser Texte entstanden im Umkreis des WhK und erschienen in seinem *Jahrbuch*, vieles von außerhalb reagierte ablehnend oder zustimmend auf die WhK-Publikationen und trug so gewollt oder ungewollt zur geistigen Förderung des Befreiungskampfes bei, indem sie die Zerstörung des Schweigegebotes über die namenlose Liebe beförderten.

---

811 Hirschfeld 1914a, S. 657.
812 Hirschfeld 1910b, S. 277 f.
813 Hirschfeld 1914a, S. 973.

Die Krise des Befreiungskampfes infolge der Eulenburg-Affäre zeigt sich im Strafrecht auf doppelte Weise. Zum einen legte das Reichsjustizamt 1909 seinen *Vorentwurf zu einem Deutschen Strafgesetzbuch* vor, der drastische Verschärfungen und erstmals wie schon immer in Österreich die Bestrafung der lesbischen Liebe verlangte[814]. Andererseits zeigt die Reichskriminalstatistik eine deutliche, wenn auch nicht dramatische Zunahme der Verurteilungen wegen „Unzucht mit Männern": Wurden 1902 von 1000 Strafmündigen 0,0068 wegen dieses Delikts verurteilt, so waren es 1910 schon 0,0098, also ein Anstieg um fast 40%.[815] Diesen Anstieg kommentiert Hirschfeld nicht, vielmehr nutzt er die statistischen Daten, um ein altes Argument gegen den Paragrafen 175 mit neuen Zahlen zu bekräftigen. Er errechnet, dass nur 0,0016% der strafbaren homosexuellen Handlungen tatsächlich bestraft wurden und 99,99% unentdeckt blieben, was die Unsinnigkeit der Strafbestimmungen zeigen soll.[816]

Bevor er sich zum Schluss mit den geistigen Förderern des Befreiungskampfes befasst, bringt Hirschfeld noch ein neues Argument für die Unmöglichkeit der Massenselbstdenunziation als Kampfmittel gegen die Bestrafung. Seit Ulrichs war immer wieder angeregt worden – zuletzt von Karl Kraus und von Kurt Hiller –, das öffentliche Selbstbekenntnis als „wirksames Kampfmittel" einzusetzen; „der Vorschlag übersieht aber eins: die Urningspsyche; durch sie wird der Gedanke utopistisch und illusorisch".[817] Als Beleg für die Verfasstheit der Urningspsyche zitiert er eine schöne Stelle aus den *Enterbten des Liebesglücks*: „Gesetzt der Fall, es würde zur Stunde, einem Uebereinkommen der Völker gemäß, plötzlich eine allgemeine Uraniden-Amnestie ausgerufen und jeder derselben aufgefordert, ungescheut seinen Namen in die aufliegenden Urning-Zähl-Listen einzutragen, um endlich zur Klarheit darüber zu gelangen, ob der Perzentsatz der Menschheit an Homosexualen thatsächlich eine umfassende Reform aller Lebensgesetze erheische – so würden ganz gewiß unter hundert Uraniern kaum dreie es über sich gewinnen, die mit ihrem Wesen oftmals beinahe festgewachsene Maske plötzlich fallen zu lassen."[818]

Die geistigen Förderer des Befreiungskampfes, das sind für Hirschfeld urningsfreundliche Wissenschaftler, unter denen er Haeckel, Eulenburg und Virchow besonders hervorhebt, letzteren wohl wegen seiner Mitarbeit an dem Gutachten gegen das preußische Schwulenstrafrecht von 1869. Vor allem aber sind es die Romanciers, Stückeschreiber und Poeten, die den Befreiungskampf förderten, indem sie den Uranismus zum Vorwurf ihrer Dichtungen machten.

---

814 Vgl. ebd., S. 984 ff. – Im korrigierten Vorentwurf von 1913 war die Strafbarkeit von Lesbensex nicht mehr enthalten (ebd., S. 987).

815 Ebd., S. 996.

816 Ebd., S. 998. – Ellis/Symonds 1896, S. 261: „Ein weiterer sehr erheblicher Einwand gegen die herrschende Auffassung ist, dass derartige Handlungen nur in den seltensten Fällen der Polizei bekannt werden können und dass somit das Gesetz wahrscheinlich zu einer blossen Farce wird."

817 Ebd., S. 1003.

818 Joux 1897, S. 244.

Die letzten Seiten seiner Homo-Enzyklopädie nennt Hirschfeld eine „Autorenliste, die keinen Anspruch auf Vollständigkeit erhebt"[819]. Sie enthält die Namen von mehr als hundert Dichtern und Dichterinnen sowie die Titel der Werke, mit denen sie die Befreiung geistig förderten. Zum einen ordnet er diese Namen danach, ob in ihren Werken homosexuelle Männerliebe oder Frauenliebe behandelt wird – 73 Titel betreffen Schwule, in 29 Büchern geht es um Lesben. Aus dieser Tatsache kann er aber keine Schlüsse auf die Bedeutung der Werke für den Befreiungskampf ziehen. Etwas anders sieht es aus, wenn er versucht, die Dichter in drei Gruppen einzuteilen[820], nämlich in solche, die in ihren Werken „eigenstes Empfinden" darstellen und nach einigem Sträuben sich dazu herbeilassen, „ihre Neigung zu bekennen"; prominente Beispiele wären hier Oscar Wilde und Herman Bang. Diesen stellt er eine Gruppe gegenüber, die in seiner Autorenliste nicht erscheint, weil sie, obwohl selbst homosexuell das Thema „geflissentlich mit tiefstem Schweigen übergehen, weil sonst möglicherweise jemand auf die Vermutung kommen könne, ‚sie wären auch so'". Als dritte, in den letzten Jahren immer größer werdende Gruppe sieht Hirschfeld Schriftsteller, „die als rein objektive Beobachter homosexuelle Menschen und Dinge in den Kreis ihrer Lebensschilderungen und Dichtungen einbeziehen". In diesem Fall soll „die Wissenschaft, aus dem Leben schöpfend, der Dichtkunst vorgearbeitet" haben.

Mit dem Dichter Stefan George, der wohl in die erste Gruppe einzuordnen wäre, befasst Hirschfeld sich detaillierter. Er lobt, spürbar begeistert, Georges Kunst, die sich über den „Ästhetizismus" des frühen langen Gedichts *Algabal* bis zu dem Gedichtbuch *Der Siebente Ring* entwickelt habe. In letzterem sei „der männliche Eros in einem Sinne schöpferisch geworden, der über das Geschlechtliche hinaus ganz auf das Geistige gerichtet ist".[821] Am klarsten werde dies in den „Maximin-Gedichten" des genannten Buches, in denen die Gestalt des schönen Jünglings zum Erlöser und Wegführer werde, zudem rücke hier das Ideal der Freundschaft ähnlich wie in der Platonischen Gedankenwelt in die Bedeutung eines lebendigen geistigen Prinzips.

George verwahre sich zwar im *Jahrbuch für die geistige Bewegung* gegen die homosexuelle Auslegung seiner Werke, andererseits widmet er sein wohl explizitestes Gedicht „Porta nigra" – der Monolog eines altrömischen „Lustknaben" – dem Münchener WhK-Mitglied und Unterzeichner der Petition Alfred Schuler. Hirschfeld zitiert ein Strophe aus „Porta nigra".[822]

Als Beispiel für eine Dichtung, die, anders als George, die Idee der Freundesliebe nicht aus seiner Zeit herauszuheben vermag, sondern in der Stimmung des von Zeitbedingungen zerquälten Homosexuellen verharrt, nennt Hirschfeld den pseudonymen Sagitta[823]. Hirschfeld respektiert das Pseudonym, das Sagitta nur bei seinen schwulen Sachen verwendet. Seine nicht-schwulen Romane und Gedichte erschienen

---

819 Hirschfeld 1914a, S. 1024.
820 Ebd., S. 1024 f.
821 Ebd., S. 1022.
822 Ebd.
823 Ebd.

unter seinem wirklichen Namen John Henry Mackay, mit dem er auch die WhK-Petition unterschrieben hatte.

Der französische Romanautor Emile Zola gehört offenbar zu den Dichtern, die Hirschfeld verehrte und bewunderte. Deshalb erzählt er die alte traurige Geschichte von 1895, als Zola seinem Freund, dem Arzt Georges Saint-Paul, die Autobiografie eines anonymen Homosexuellen mit der Bitte um Veröffentlichung übergab. Das Manuskript hatte Zola Jahre vorher erhalten, gelesen und, obwohl es „einen tiefen Eindruck"[824] auf ihn machte, in eine seiner Schubladen gelegt. Der Autor hatte ihn gebeten, es zur Aufklärung der Öffentlichkeit über die elende Lage der französischen Schwulen und als Aufruf zur Toleranz zu veröffentlichen, was Zola jedoch nicht wagte, weil er um seinen guten Ruf als Schriftsteller besorgt war. Diese Furchtsamkeit hing anscheinend mit Zolas zwiespältigen Empfindungen gegenüber den damals in Frankreich so genannten „inverti-né", den Urningen zusammen. In dem Brief Zolas, aus dem Hirschfeld zitiert, nennt er das Urningtum „jenes menschliche soziale Übel" und spricht von „schändlichen Liebesgelüsten" der Invertierten, andererseits hat ihn die Lektüre „tief gerührt" und „unendlich erschüttert", so dass er es für das beste hielt, wenn sich ein Arzt der Sache annimmt. Dies tat Saint-Paul im folgenden Jahr mit seinem Buch *Tares et Poisons*, wo er den „roman d'un inverti-né" und Zolas Brief als Vorwort veröffentlichte.[825] Später, in seiner eigenen Autobiografie nennt Hirschfeld Saint-Paul „unsern französischen Freund"[826], ohne jedoch sein Pseudonym „Dr. Laupts" zu entschlüsseln. Der anonyme „roman" erschien 1899 in deutscher Übersetzung als *Der Roman eines Konträrsexuellen* im WhK-Hausverlag von Max Spohr, was Eugen Wilhelm zu einer scharf ablehnenden Rezension veranlasste. Er hält das Buch für überflüssig und begründet dies, damals noch hin- und hergerissen zwischen Hirschfelds Zwischenstufenlehre und der tuntenfeindlichen Ideologie von Brand und Kupffer, indem er erklärt, es handele sich um „die Autobiographie eines typischen Effeminierten, der sicherlich nicht zu den edleren und höheren Homosexuellen gerechnet werden kann".[827]

Einmal, im Kapitel über die „Homosexualität in den romanischen Ländern und deren Kolonien" vergleicht Hirschfeld, um die miserable Lage der Homosexuellen in Frankreich zu charakterisieren, Zolas Haltung zu den französischen Invertierten mit seinem Kampf für den zu unrecht verurteilten Offizier Alfred Dreyfus.[828] Er vergisst bei diesem Vergleich aber zweierlei: dass Zolas Dreyfus-Engagement erst drei Jahre nach seinem zwar zwiespältigen, dennoch nicht unerheblichen Einsatz für die Invertierten

---

824 Ebd., S. 1016.

825 Saint Paul 1896.

826 Hirschfeld 1986, S. 98. – Das Pseudonym lüftete er allerdings bereits in: Hirschfeld 1914a, S. 561; dort lobt er ihn als einen Forscher, „der sich um die wissenschaftliche Erkenntnis dieser Materie in Frankreich große Verdienste erworben hat", es aber „noch heute", 1914, für nötig hält, seine Anschauungen pseudonym zu vertreten (vgl. ebd., S. 562).

827 Wilhelm 1900, S. 389.

828 Hirschfeld 1914a, S. 562.

stattfand und dass er aus der früheren zögerlichen Haltung zu den Invertierten gelernt haben könnte, wie man sich ernsthaft und vorbehaltlos für eine als gerecht erkannte Sache engagieren sollte. – Alles in allem ist es aber gut nachvollziehbar, wenn Hirschfeld auch Emile Zola unter die „geistigen Förderer des Befreiungskampfes" einreiht und ihn nicht nur als den Dichter rühmt, der „das titanenhafte Gemälde [...] das er in den zwanzig Bänden seiner Romanreihe *Les Rougon-Macquart* von dem Leben, Lieben und Leiden der Menschen, ja sogar auch von dem der Tiere entworfen hat".[829]

Sexualwissenschaft und Eugenik. Steinach

Hirschfeld hat sein Eugenik-Konzept erstmals 1908 in den Grundsatzartikeln zur Sexualwissenschaft erläutert und seitdem so gut wie unverändert beibehalten. „Veredelung" der menschlichen Rasse durch Verwirklichung der Naturgesetze der Liebe und das Zurückdrängen des staatlichen Zwanges – das war der substanzielle Kerngedanke dieser Konzeption.[830]

Wir wissen nicht, wie es dazu kam, dass die 1913 unter seiner maßgeblichen Beteiligung gegründete „Ärztliche Gesellschaft für Sexualwissenschaft" noch im Gründungsjahr den Namenszusatz „und Eugenik" erhielt. Die Sitzungsberichte in der Zeitschrift *Medizinische Klinik* enthalten erstmals zur Sitzung nach der Sommerpause am 19. September 1913 jenen neuen Namenszusatz. Andeutungsweise begründete das Mitglied Alfred Grotjahn auf der gleichen Sitzung die Namensänderung: „Zum Bereiche der Sexualwissenschaft, wie sie unsere Gesellschaft versteht, gehören auch Vererbungslehre, Rassenhygiene, Eugenik und medizinische Stammbaumforschung."[831] Die Mitteilung von der Gründung der Gesellschaft im *Jahrbuch*[832] nennt ebenso den Namen ohne den eugenischen Zusatz wie der Text des Vortrags, den Iwan Bloch in der ersten öffentlichen Sitzung der Gesellschaft hielt. Bloch erwähnt in seinem Vortrag die Eugenik nur einmal, um sie in seinen Begriff von Sexualwissenschaft einzugemeinden. Er meint, die Sexualwissenschaft sei „so gut ein Teil der sozialen Medizin wie die Rassenbiologie [...] Aber auch die gegenwärtig von der Rassenbiologie mit Beschlag belegte Eugenik, die Frage der Rassenveredelung oder besser Menschenveredelung durch Heiratsbeschränkungen bzw. Sterilisierung der mit erblichen Krankheiten behafteten oder antisozialen Individuen, durch Bekämpfung der Inzucht, des für die Keimdrüsen so verderblichen Alkoholismus, der venerischen Krankheiten fällt ebenso in das Forschungsgebiet der Sexualwissenschaft."[833] Nach der Eugenik-

---

829 Hirschfeld 1986, S. 98.
830 Hirschfeld 1908 f, S. 9; vgl. auch Hirschfeld 1908 g, S. 579.
831 Ärztliche Gesellschaft 1913, S. 1829. – Zwei weitere Namensänderungen folgten. 1922 wurde im Namen „Eugenik" durch das gleichbedeutende Wort „Eugenetik" ersetzt, und im folgenden Jahr trat „Konstitutionsforschung" an die Stelle von „Eugenetik"; vgl. dazu Pretzel 2004, S. 149.
832 Komiteemitteilungen 1913, S. 375 ff.
833 Bloch 1913, S. 859.

Definition, die Bloch hier andeutet, geht es bei dieser „Menschenveredelung" vor allem um Zwangsmaßnahmen gegen Personen, die von Rassenbiologen als Gefahr für die Bevölkerung bestimmt werden. In seinem Grundsatzartikel im ersten Heft der *Zeitschrift für Sexualwissenschaft* vom April 1914, als die „Gesellschaft" bereits die Eugenik im Namen trug, äußert er zwar, dass die Erbforschung mit „mathematisch-exakten Methoden" wertvolle theoretische Ergebnisse für die Sexualwissenschaft erbringen könnte, sieht aber derzeit keine Anwendungsmöglichkeiten, da „ihre praktische Verwertung in der sogen. ‚Eugenik' noch in den allerersten Anfängen steht".[834] Anders als in seinen frühen sexualwissenschaftlichen Schriften, als er über die Einrichtung von Internierungslagern („Spezialheilanstalten") für Homosexuelle nachdachte, hätte er die allerersten Anfänge der praktischen Eugenik in den USA zur Kenntnis nehmen können. Dort wurden seit 1907 in immer mehr Bundesstaaten Gesetze eingeführt worden, die eine staatliche Zwangssterilisation von unterschiedlichen Bevölkerungsgruppen, wie Epileptiker, geistig Behinderte und andere „minderwertige" Personen ermöglichte.[835]

Es sei hier nochmals betont, dass in der „Ärztlichen Gesellschaft für Sexualwissenschaft und Eugenik" zu keinem Zeitpunkt von irgendeiner Seite die Forderung nach einer Gesetzgebung erhoben wurde, die staatliche Zwangssterilisation legalisiert hätte. Dem Vorbild der USA zu folgen, blieb erst den Nationalsozialisten vorbehalten, die zum 1. Januar 1934 ein „Gesetz zur Verhütung erbkranken Nachwuchses" in Kraft setzten, das die zwangsweise Sterilisierung legalisierte.

Nicht eindeutig entscheidbar scheint die Frage, ob Hirschfeld sein Konzept einer von staatlichem Zwang freien, aufklärenden und auf Freiwilligkeit basierten Eugenik selbst entwickelt oder von seinem englischen Kollegen Henry Havelock Ellis übernommen hat. Ellis hat sich in seinem, 1912 erschienenen Werk *Rassenhygiene und Volksgesundheit* vielfach gegen jede Zwangsmaßnahme im Bereich der Eugenik ausgesprochen, beispielsweise: „Die beiden Maßregeln, welche jetzt gewöhnlich zur Erreichung eugenischer Ziele empfohlen werden – Gesundheitsatteste vor dem Eingehen einer Ehe und die Separierung oder Sterilisation der Unangepassten –, sind, wenn sie mit Einsicht angewendet werden, ausgezeichnet, aber sie werden schädlich, wenn nicht lächerlich, sobald Fanatiker sie zwangsweise anwenden wollen."[836]

Eine erste Andeutung der Eugenik-Konzeption Hirschfelds findet man in *Naturgesetze der Liebe*. Dort beklagt er, es sei „in der gegenwärtigen Kulturperiode fast etwas Alltägliches geworden", dass man nicht aus „wirklicher sexueller Attraktion" heirate, sondern um den Vermögensstand zu heben, „um des Namens willen oder um ‚versorgt' zu sein"; Reichtum und Rang als Heiratsmotive würden „im strikten Gegensatz zu dem Naturprinzip der Rassenveredelung durch die natürliche Auslese, der

---

834 Bloch 1914, S. 5.
835 Nate 2014, S. 166. – Weil genaue Zahlen fehlen, zitiert Nate eine Schätzung, nach der in den USA in den Jahrzehnten nach der Einführung eines ersten Gesetzes über Zwangssterilisation 1907 im Staat Indiana „60.000 US-Bürger von einer Sterilisation betroffen waren" (ebd.).
836 Ellis 1912, S. 39.

Eugenik. Diejenigen, die einer Entartung der Menschen […] entgegenarbeiten möchten, sollten vor allem im Auge behalten, daß ohne Liebe ‚lieben‘ und ehelichen mehr als alles andere eine Versündigung an der Natur, an den Nachkommen, an der Menschheit ist".[837] Im Zusammenhang mit seiner Kritik an der geplanten Strafbarkeit der homosexuellen Prostitution erwähnt Hirschfeld die sozialpolitischen und wirtschaftlichen Maßnahmen, die wirkungsvoller seien als jede Kriminalisierung: „Alle Bestrebungen, welche eine Besserung der nervösen und seelischen Gesundheit unserer Bevölkerung, vor allem auch im Sinne der Rassenhygiene und Eugenik dienen, ferner alle die, welche die soziale Notlage auf wirtschaftlichem und moralischem Gebiete zu beseitigen oder zu mildern geeignet sind, tragen wesentlich dazu bei, die Ursache der männlichen Prostitution und damit diese selbst zu beseitigen"; zu den Besserungsbestrebungen rechnet er allerdings auch die zwangsweise Heimunterbringung minderjähriger Prostituierter, die mit dem Gesetz über die Fürsorgeerziehung vom 2. Juli 1900 möglich geworden sei.[838]

In dem Vortrag auf der ersten öffentlichen Sitzung der „Ärztlichen Gesellschaft für Sexualwissenschaft und Eugenik" erwähnt Bloch „die interessanten Experimente des Prager Physiologen Eugen Steinach"; diese Tierversuche hätten gezeigt, wie „die Entwicklung der Männlichkeit, die ganze Wandlung, welche das unreife Tier durchläuft, um ein reifes Männchen zu werden, durch den chemischen Einfluss der inneren Hodensekrete auf das Centralnervensystem zustande" kommt.[839] Unter Berufung auf Bloch bemerkt Hirschfeld zu Steinachs Experimente, „durch welche nach Transplantation von Ovarien auf männliche Tiere weibliche Eigenschaften, durch Übertragung von testikulärem Gewebe auf Weibchen männliche Sexualcharaktere künstlich erzeugt werden konnten", diese gäben „zu denken", da sie seiner bisherigen Vermutung widersprechen, innersekretorisch produzierte „Sexualsäfte", sein Hormone Andrin und Gynäcin, würden „im wesentlichen nur dazu dienen, die präformierten Sexualcharaktere reifen zu lassen", sie aber nicht zu verursachen.[840] Denn Steinach deutet seine Transplantationen so, dass er ein männliches oder weibliches Geschlecht in einem geschlechtsneutralen Embryo erst als ausgebildet annimmt, nachdem ein geschlechtsspezifisches Hormon im Organismus wirke.

Steinach hatte 1904 an der Prager Universität mit seinen Experimenten zur Geschlechtsumwandlung zunächst von Fröschen, dann von Ratten und Meerschweinchen begonnen.[841] Neben den Berliner Sexologen Bloch und Hirschfeld wurde 1913 auch Albert Moll von der Konkurrenzgesellschaft auf Steinach aufmerksam. Moll gelang es nicht nur, Steinach als Mitarbeiter im Beisitzergremium seiner „Internationalen Gesellschaft für Sexualforschung" zu gewinnen, Steinach wollte auch auf dem „Ersten Internationalen Kongress für Sexual-Forschung" in Berlin über „Beeinfluß-

---

837 Hirschfeld 1912b, S. 131 f.
838 Hirschfeld 1914a, S. 735 f.
839 Bloch 1913, S. 588.
840 Hirschfeld 1914a, S. 377.
841 Hirschfeld 1917a, S. 3.

barkeit der Geschlechtscharaktere durch Austausch der Pubertätsdrüsen"[842] spre-chen. Der Kongress musste kriegsbedingt abgesagt werden, wurde aber 1926, ebenfalls mit Steinachs Beteiligung – er referierte über sein großes Thema: „Antagonistische Wirkungen der Keimdrüsen-Hormone"[843] –, nachgeholt. Mit der „Ärztlichen Gesell-schaft für Sexualwissenschaft" stand Steinach nie in Verbindung. Wohl aber mit Magnus Hirschfeld.

In dem Vortrag über Steinachs Forschungen, den er am 30. November 1916 im WhK hielt, erzählt Hirschfeld von seinem Besuch bei Steinach in dessen Wiener Forschungsinstitut im Januar 1914. Hirschfeld war von dessen „genialen Versu-chen"[844] tief beeindruckt und schlug ihm vor, einem kastrierten Tier Hoden und Ei-erstockgewebe gleichzeitig einzupflanzen und so eine künstliche Hermaphrodisie-rung herbeizuführen. „Damals teilte mir Steinach mit, daß er sich selbst schon mit diesem Gedanken beschäftigt hätte und ihn bald zu verwirklichen gedenke."[845] Im Mai 1916 konnte Steinach der Kaiserlichen Akademie der Wissenschaften in Wien mittei-len, dass die experimentell erzeugte Zwitterbildung beim Säugetier geglückt sei.

Die wichtigste Schlussfolgerung, die Steinach aus seinen Versuchsreihen zog, betrafen das seinerzeit sehr neue Forschungsgebiet der Endokrinologie, indem er nachwies, dass die Drüsen, die Fortpflanzungsstoffe, Spermien und Eier, produzieren, doppelt funktionieren, indem sie auch Stoffe produzieren, die die geschlechtsspezi-fische Formatierung des Körpers steuern. Diese Stoffe werden in den Hoden resp. Eierstöcken nicht von den gleichen Zellverbänden produziert, die die Fortpflan-zungsstoffe erzeugen. Steinach konnte unter dem Mikroskop diese Bereiche deutlich von dem unterscheiden, der die Fortpflanzungsstoffe produziert, und gab ihnen den Namen „Pubertätsdrüse".

Merkwürdigerweise wird weder von Hirschfeld, noch in Steinachs Forschungs-berichten erörtert, dass die „Feminierung" und „Maskulierung" seiner Meer-schweinchen nie vollständig geschah. Die künstlichen Weibchen bildeten zwar Milchdrüsen aus, mit denen sie neugeborene Tiere säugen konnten, sie wurden ferner von den Männchen als zu begattende Weibchen erkannt und gebraucht, blieben aber steril. Umgekehrt waren die künstlichen Männchen nicht zeugungsfähig. Die künst-lichen Zwitter mit ihren implantierten Hoden und Ovarien waren ebenfalls un-fruchtbar. Nichtsdestoweniger kann Hirschfeld die Steinachschen Befunde als eine Bestätigung seiner „seit 20 Jahren vertretene Auffassung der Homosexualität und verwandter Erscheinungen als konstitutionell bedingter Zustände doppelgeschlecht-lichen Charakters" bewerten.[846] Weiterer Aufklärungsbedarf bleibe aber weiterhin bestehen, da Steinachs zwittrige Meerschweinchen zwar im periodischen Wechsel heterosexuelles und homosexuelles Empfinden in ihrem Verhalten zum Ausdruck

---

842 Liste 1914, [S. 2].
843 Steinach 1927, S. 220 ff.
844 Hirschfeld 1917b, S. VI.
845 Hirschfeld 1917a, S. 13.
846 Ebd., S. 15 f.

bringen, in diesem wichtigen Punkt aber von Krafft-Ebings „psychischen Hermaphroditen" abweichen, die in den meisten Fällen, wenn auch keineswegs immer, von einem „Mischtypus (feminine Männer, virile Frauen)" sexuell angezogen werden, und zwar „nur ausnahmsweise nacheinander, sondern fast stets nebeneinander"; erst recht kann die „Hauptgruppe der echten, ausschließlichen Homosexuellen in diesen Experimenten nur teilweise" erklärt werden.[847] Steinach sah das auch so, weshalb er in seiner neuesten Veröffentlichung im *Archiv für Entwicklungsmechanik der Organismen* als Erklärung für das Auftreten urnischer Neigungen nur angeben konnte, dass die Pubertätsdrüse in diesen Fällen „aus irgendeiner Ursache" in konträrer Weise auf das zentrale Nervensystem allein konträr zur erwartbaren Richtung einwirkt.[848]

„Kurz vor Schluß der Redaktion" von Heft vier der *Vierteljahrsberichte*, im Oktober 1917, erhält Hirschfeld oder das WhK einen Brief Steinachs, aus dem Folgendes mitgeteilt wird: „Es ist mir gelungen, einen Militär (psychischen Hermaphroditen), schweren passiven Homosexuellen mit ausgesprochen weiblichen Geschlechtscharakteren (Formen, Behaarung, Busen) durch Austausch der Pubertätsdrüsen zu heilen (operiert vor ca. 1¼ Jahren durch Lichtenstern). Vollständiges Abklingen der Homosexualität bis zum Ekel beim Erinnern, Neuentstehen vom heterosexuellen Trieb, Erektion. Auftreten völliger Normalität. Der Mann hat vor kurzem geheiratet; beide Gatten glücklich und zufrieden. Objektiv: Verschwinden der ausgeprägten schönen Brüste, der Ausladung der Hüften, Auftreten feiner Behaarung am Bauch und linea alba. Implantiert wurde ein kryptorcher Testikel eines einwandfrei einsgeschlechtigen (heterosexuellen) Mannes (Publikation erfolgt nächstens)." Dann folgt eine „Bitte" Prof. Steinachs: Da er „gegenwärtig Einpflanzungsmaterial von einem Manne hat, der wegen dauernd übernormalen virilen Triebs kastriert werden soll, so bittet er um Mitteilung, ob Homosexuelle (womöglich mit somatischen weiblichen Geschlechtscharakteren) umgestimmt werden und sich zu diesem Zwecke der betr. Operation unterziehen wollen." Es folgt Steinachs Wiener Adresse.[849]

Wir wissen nicht, ob ein Urning aus dem WhK Steinachs Bitte erfüllt hat. Dass aber sein Operateur Lichtenstern und nach der Publikation seiner Erfolge in der Fachpresse mehrere andere Chirurgen in Österreich-Ungarn und Deutschland Hodentransplantationen zur Beseitigung der Homosexualität vornahmen, ist ebenfalls in den medizinischen Zeitschriften dokumentiert. Gunter Schmidt zählte 13 in der Literatur bis 1923 beschriebene Fälle solcher Heilungsversuche, und er bemerkt, dass sich spätestens 1926 die Einsicht in die langfristige Wirkungslosigkeit der Operation durchgesetzt habe.[850] Entgegen der Meinung Schmidts und anderer neuerer Autoren waren für Hirschfelds – und anderer Sexologen – Wertschätzung der Steinachschen Tierversuche, die sie als Indizien für die hormonale Beeinflussung der Triebrichtung werteten, keineswegs Steinachs seit 1917 erhobener Anspruch maßgeblich, er könne

---

847 Ebd., S. 16.
848 Ebd., S. 17.
849 Steinach 1917, S. 189 f.
850 Schmidt 1984, S. 30 und S. 25.

Homosexuelle mit einer Hodentransplantation in Heterosexuelle verwandeln. Seit 1896 vertrat Hirschfeld in der Frage, ob Homosexualität eine heilungsbedürftige Krankheit sei, den unzweideutigen Standpunkt: weder Krankheit noch Verbrechen. Etwas ganz anderes sind die psychischen Erkrankungen der Homosexuellen, die so schwer sein können, dass Hirschfelds Adaptionstherapie wirkungslos bleibt oder dass der Kranke für den Arzt gar nicht mehr erreichbar ist, weil ihn der Hass auf die eigenen Sexualität und der unerfüllte Wunsch nach Normalität so vollständig beherrschen, dass die Flucht in den Selbstmord oder in Alkoholismus als einzige Auswege erscheinen. Ächtung und Verfolgung durch Staat und Familie gehörten offensichtlich zu den Hauptursachen dieses verbreiteten psychischen Elends der Schwulen und Lesben. Es waren dies reale Leidende, denen mit den vorhandenen Therapieangeboten nicht zu helfen war und an die sich Hirschfeld, nachdem er seine Skepsis gegen alle Heilungsversprechen, auch die Steinachschen, geäußert hatte, mit der Bemerkung wandte: „Damit soll denjenigen, die seelisch besonders schwer unter ihrer homosexuellen Anlage leiden und das Verlangen haben, heterosexuell umgestimmt zu werden, nicht die Hoffnung genommen werden, daß es der sexualwissenschaftlichen Forschung im Verein mit der ärztlichen Kunst doch noch einmal möglich sein wird, das Triebleben durch Regulierung der inneren Sekretion völlig in die gewünschte Bahn zu lenken."[851]

Selbst im inneren Kreis des WhK kam es immer wieder dazu, dass Homosexuelle Selbstmord begingen, weil sie an ihrem Geschlechtsleben verzweifelten und keinen anderen Ausweg sahen. Von zwei Fällen aus der Zeit, als die Experimente Steinachs diskutiert wurden, berichtet Hirschfeld:

„Im zweiten Kriegsjahr", also etwa 1916, erschoss sich auf einer Toilette eines Restaurants in der Friedrichstraße der langjährige WhK-Obmann Rudolf von Beulwitz. Als Hirschfeld ins Leichenschauhaus gerufen wurde, um den Toten zu identifizieren, fragte ihn der Leichenwärter: „Selbstgerichtet?" „Nein, selbstbefreit!' erwiderte ich ihm, des Entseelten kalte Hand zum letzten Male fassend"[852]; und wenige Monate später, am 1. Oktober 1917 erhängte sich das WhK-Gründungsmitglied Eduard Oberg in seiner Kreuzberger Wohnung.[853] Es soll hier nicht behauptet werden, die beiden schwulen Opfer hätten sich aus Verzweiflung über die Aussichtslosigkeit einer Heterosexualisierung getötet. Der Wunsch nach Befreiung aus einem als unerträglich empfundenen homosexuellen Dasein war bei ihnen aber gewiss ähnlich drängend wie bei den Schwulen, die sich freiwillig und hoffnungsvoll einer Hodenüberpflanzung

---

851 Hirschfeld 1918a, S. 218. – Auch Schmidt (1984, S. 27 f.) bringt dieses Hirschfeld-Zitat, wagt aber einen überraschenden Vergleich mit der Ermordung der Juden in der Nazizeit unter dem Stichwort „Endlösung": Hirschfeld war nach Schmidt, genau wie der Neuroendokrinologe Günter Dörner Anhänger einer „Zwischenstufentheorie", die die Frage nach der Ätiologie der Homosexualität stellte und damit „zur hormonellen Endlösung der Homosexualität, zur Ausmerze der Artfremden" beigetragen haben soll (Schmidt 1984, S. 26).
852 Hirschfeld 1986, S. 99.
853 Hirschfeld 1930a, S. 679.

unterzogen. Dass solche Fälle auch im Berliner WhK-Umfeld vorkamen, geht aus einem Bericht des Berliner Chirurgen Richard Mühsam hervor, der über zwei solcher Operationen an Patienten berichtet, die er „der Überweisung des Herrn Magnus Hirschfeld verdanke".[854]

Hirschfeld hatte sich von Anfang an skeptisch zu Sinn und Erfolg von heterosexualisierenden Hodenverpflanzungen geäußert[855], 1930, im dritten Band der *Geschlechtskunde* zeigt er sich „enttäuscht" über die gescheiterten Versuche, „durch eingepflanzte Eierstöcke und Hoden" beim Menschen irgend einen Nutzen zu erzielen.[856] Er illustriert diese Enttäuschung mit dem Bericht eines Urnings, der sich gegen seine Homosexualität und Drogensucht doppelseitig kastrieren und ein Jahr später einen Hoden eines Heterosexuellen in die Bauchhöhle einpflanzen ließ: „Der Geschlechtstrieb wurde allmählich gleich Null; die Triebrichtung blieb weiter auf das gleiche Geschlecht gerichtet; meine Sucht, mich zu betäuben, ist verschwunden [...]. Allerdings bin ich als Mensch auch vernichtet, meine Aktivität, mein Wille ist gebrochen. Ich mache niemandem einen Vorwurf, ich habe ja die Maßnahme verlangt [...] Die Bedeutung der Steinachschen Drüsentransplantationen wurde jedoch damals auch in Ärztekreisen stark überschätzt. Es ist doch noch kein Fall von dauernder Nachwirkung der Transplantationen bei Menschen in der Fachliteratur bekannt, wie ich nachgeforscht habe."[857]

Robert Lichtenstern, Steinachs chirurgischer Mitarbeiter, zog 1924 in seinem Buch *Die Überpflanzung der männlichen Keimdrüse* eine nicht ganz so negative Bilanz seiner bis dahin acht schwulen Männer, die sich eine operative Umpolung gewünscht hatten: Bei dem ersten, dem von Steinach in Hirschfelds *Jahrbuch* beschriebenen „psychischen Hermaphroditen" und „schweren passiven Homosexuellen", sei „ein voller Erfolg erreicht worden [...], der bis heute, also länger als sieben Jahre anhält".[858] Bei den anderen sieben Operierten, „bei denen durchwegs nur einseitig kastriert und implantiert wurde", war das Resultat unterschiedlich; in drei Fällen sei „ein deutliches Zurücktreten des homosexuellen Triebes und eine Entwicklung der Heterosexualität eingetreten", zwei weitere Fälle seien „unbeeinflußt geblieben", bei den verbliebenen zwei Fällen sei eine völlige Asexualität eingetreten.[859] Auch Richard Mühsam, der Berliner Chirurg, dem Hirschfeld Schwule überwiesen hatte[860], die operativ heterosexuell werden wollten, urteilt 1923 ebenfalls zwiespältig, doch keineswegs grundsätzlich negativ. Nach seiner Feststellung, Hodenüberpflanzung bei Homosexualität sei „ganz umstritten" und in ihrer Wirkung „noch völlig ungeklärt",

---

854 Mühsam 1922, S. 133.
855 Hirschfeld 1918a, S. 218.
856 Hirschfeld 1930a, S. 25.
857 Ebd., S. 537.
858 Steinach 1917, S. 189; Lichtenstern 1924, S. 104.
859 Lichtenstern 1924, S. 105.
860 Mühsam 1921, S. 71.

kommt er auf eigene Beobachtungen, die „geteilt" seien: „Neben deutlichen Erfolgen habe ich auch völliges Versagen gesehen."[861]

Wenn Hirschfeld von solchen Ergebnissen enttäuscht ist und sich in seiner Skepsis, soweit es um die erwartete Heterosexualisierung geht, bestärkt sieht, erscheint das nachvollziehbar. Im *Handwörterbuch der Sexualwissenschaft* von 1926 erwähnt der Kopenhagener Gerichtsmediziner Knud Sand im Lemma „Keimdrüsentransplantation" Fälle, die „in einem gewissen Grade positiv gewesen" seien, so dass es derzeit nicht möglich sei, „sich mit Sicherheit über den Wert dieser Therapie und ihre Zukunft auszusprechen".[862]

Hirschfeld sieht die epochale Bedeutung der Experimente Steinachs darin, „daß der über jeden Zweifel feststehende Nachweis geführt werden konnte, daß sich bei den verschiedensten Tierarten durch Einpflanzung bestimmter Geschlechtsdrüsen der männliche, weibliche und intersexuelle Konstitutionstypus willkürlich herstellen läßt".[863] Södersten und Mitarbeiter gehen heute in der Hochschätzung der Steinachschen Grundlagenforschung noch weiter und sehen ihn als Pionier bei der Herstellung synthetischer Hormone. Denn Steinach begann 1923 für den Berliner Schering-Konzern mit der Grundlagenforschung für die Entwicklung eines hormonellen Empfängnisverhütungsmittels. Diese Forschungen wurden 1933 unterbrochen und erst in den 1950er Jahren wieder aufgenommen, weil die Nazis Geburtenkontrolle ablehnten; Steinach wurde zwischen 1920 und 1938 siebenmal für den Medizin-Nobelpreis nominiert, ohne dass er ihn je zugesprochen bekam.[864]

---

861 Mühsam 1923, S. 169.
862 Sand 1926, 3. 347.
863 Hirschfeld 1926a, S. 585.
864 Södersten u. a. 2014, S. 692f.

Teil 3 (1914 – 1918)

Politische Sittengeschichte des Weltkriegs

Als der Krieg begann, konnte Hirschfeld wegen „einer schweren fieberhaften Erkrankung", die ihn sogar „in ernstliche Lebensgefahr brachte", für zwei Monate das
Bett nicht verlassen.[1] In den Zeitungen hatte er sicherlich gelesen, dass die Reichstagsfraktion seiner SPD am 4. August 1914 geschlossen der Aufnahme von Kriegs-
krediten zugestimmt hatte, nachdem Russland (am 1. August) und Frankreich (am
3. August) von der deutschen Regierung der Krieg erklärt worden war. Am Tag der
Billigung der Kriegskredite durch den Reichstag – auch Karl Liebknecht unterwarf
sich bei dieser Abstimmung noch der Fraktionsdisziplin und stimmte erst am 2. Dezember als einziger Reichstagsabgeordneter gegen die Haushaltsvorlage zur Finanzierung des Krieges[2] – überfielen deutsche Truppen das neutrale Belgien, woraufhin
England, Serbien und das mit England verbündete Japan dem deutschen Kaiserreich
den Krieg erklärten.

Durch Wissenschaft zur Gerechtigkeit und zum deutschen Sieg

Nachdem er das Bett wieder verlassen durfte, bemühte sich Hirschfeld um die Rolle
eines vaterländischen Parteiarbeiters und Agitators für den neuen kriegerischen Kurs
der SPD. Im Oktober hielt er eine Serie von Vorträgen, von denen heute nur der Ge-
samttitel „Ernst Haeckel und der Krieg" bekannt ist. Veranstaltungsort war die „Freien
Hochschule", eine Art früher Volkshochschule, in der er „zum Besten der Kriegs-
wohlfahrtspflege" sprach.[3] Haeckel hatte im August und Oktober je einen Zeitungsartikel verfasst, in denen er die Meinung vertrat, der Weltkrieg sei Deutschland von
England und seinen Verbündeten aufgezwungen worden. Der erste Artikel, am
14. August im *Jenaer Volksblatt* erschienen und bald darauf als Propagandaschrift in
hoher Auflage landesweit verbreitet, war programmatisch überschrieben: „Englands
Blutschuld am Weltkriege".[4] Haeckels Ansicht – „wir" wurden vom kriegslüsternen
und „gewissenlosen perfiden Albion" zum Krieg gezwungen – war aber von der
Selbstrechtfertigung der SPD für ihre Unterstützung des imperialistischen Kriegs
kaum unterschieden. Manche rassistischen Zwischentöne – Deutschland und England sind „germanische Schwesternationen", denen das „Slawentum" Russlands
prinzipiell feindlich gegenübersteht – kann man hier noch überhören, nicht aber in

---

1 Kriegszeit 1915, S. 28.
2 Herbig/Otto 1970, S. 290.
3 Kriegszeit 1915, S.28.
4 Haeckels Propagandaschrift findet man mehrfach im Internet, z.B. unter: http://reader.digitale-
sammlungen.de/de/fs1/ object/display/bsb11125955_00009.html (Gesehen am 22.5.2015).

https://doi.org/10.1515/9783110548426-005

seinem zweiten, zwei Monate später, zur Zeit von Hirschfelds Haeckel-Vortragsreihe in der Zeitschrift *Nord und Süd* erschienenen Kriegsartikel „Weltkrieg und Naturgeschichte". Darin ist England nicht nur eine germanische Schwesternation, sondern die Briten sind ein „Herrenvolk", das sich schmachvoll mit den Japanern, „diese gelbe und schlitzäugige mongolische Rasse", verbündet hat.[5] Wenn Hirschfeld beklagt, dass „aus fernsten Ländern wilde und halbwilde Völkerschaften gegen uns aufgerufen werden" und uns unter Beteiligung von „exotischen Fremdrassen aller Farben" bekämpfen,[6] dann fehlt hier immerhin der aggressiv herablassende Ton Haeckels bei dessen Rede von Gelben und Schlitzäugigen und dem schnöden Albion. Es klingt eher ‚humanitär' und wohl auch larmoyant, wenn Hirschfeld alle aufzählt, die „uns", „das Vaterland" hassen und trotz allem Trennenden im Hass vereint sind; es ist die Hälfte der Menschheit:

> „Findet sich doch auch auf seiten der Deutschland feindlichen Mächte alles, was sonst Menschen t r e n n t , überbrückt: an einem, nämlich am englischen Strange ziehen der demokratischste und autokratischste Staat Europas; Germanen, Romanen und Slaven bekämpfen uns Schulter an Schulter mit exotischen Fremdrassen aller Farben; Deutschenhaß und Deutschenvernichtung wird von Atheisten und Orthodoxen, von Priestern aller Kulte und Bekenntnisse gepredigt – die Hälfte der Erdbewohner steht gegen uns."[7]

In der Abendausgabe der *National-Zeitung*, dem *8 Uhr Abendblatt*, erschien am 20. Oktober 1914 Hirschfelds Feuilleton „Krieg, Wissenschaft und Ordnungssinn", eine Vorarbeit zu seinem mehrmals in Berlin und auswärts gehaltenen und 1915 als Broschüre erschienenen Vortrag *Warum hassen uns die Völker?* Hierin geht es ihm um eine Erklärung, warum das friedliebende Kaiserreich und die noch viel friedliebendere Sozialdemokratie zu diesem Verteidigungskrieg gezwungen wurden und warum der baldige Sieg verdient ist. Merkwürdigerweise spricht der Verfasser der *Sittengeschichte des Weltkrieges* Andreas Gaspar von der „überaus lehrreichen pazifistischen Kriegsbroschüre" und erklärt die Nichterwähnung deutscher Propagandalügen zur kriegerischen Aufstachelung der Bevölkerung mit „begreiflichen Gründen", also der Militärzensur.[8]

Die deutschen Juden

Die Frankfurter Sexologin Sophinette Becker deutet Hirschfelds Kriegsschrift „auch als den verzweifelten Versuch eines assimilierten, reaktiv überidentifizierten deut-

---

5 Haeckel 1914, S. 143 und 145. – Auch dieser Artikel wurde in hoher Auflage als Propagandaschrift verteilt.

6 Hirschfeld 1915a, S. 10.

7 Ebd., S. 42.

8 Gaspar 1930d, S. 187.

schen Juden dazuzugehören".[9] Sie erklärt nicht, warum Hirschfeld 1914 verzweifelt gewesen sein soll, auch nicht ihre These, dass für einen gebildeten Deutschen, der aus jüdischem Elternhaus kommt, eine Überidentifikation erforderlich ist, um Deutschlands Krieg zu rechtfertigen und einen deutschen Sieg zu wünschen. Wenn man damals nicht gerade das Glück hatte, eine pazifistisch-internationalistische politische Bildung genossen zu haben, wie etwa der WhK-Obmann Kurt Hiller, der SPD-Reichstagsabgeordnete Karl Liebknecht oder der Romancier Heinrich Mann, sondern sich wie Hirschfeld von einem nationalliberalen Elternhaus zu einem liberalen Sozialisten emanzipieren konnte, hatte man – ob jüdisch, christlich oder heidnisch – kaum eine Chance, sich dem Einfluss der Kriegspropaganda zu entziehen, die der „Medienmonarch" Wilhelm II. seit seinem Machtantritt mit großem Geschick veranstalten ließ. War man obendrein noch wie Hirschfeld ein politisch interessierter Schriftsteller, dann lag es jedenfalls nahe, seine vermeintliche vaterländische Pflicht zu erfüllen und sein Talent in den Dienst der Kriegspropaganda zu stellen, ohne irgendeinem Zwang zur Überidentifizierung zu folgen. Die jüdische Frage bringt Hirschfeld dennoch in seinem Artikel im *8-Uhr-Abendblatt* an zwei Stellen andeutungsweise zur Sprache.

Einmal geht es um Judenpogrome, die die zaristische Regierung nach der niedergeschlagenen Revolution 1905 organisierte und die viele russische Juden ins Exil trieben. Hirschfeld nennt sie merkwürdig diskret „bestimmte Bevölkerungsschichten": „Als nach dem russisch-japanischen Kriege in Rußland eine Revolution ausbrach und die dortige Regierung nach bewährtem Rezept die Volkswut von sich auf bestimmte Bevölkerungsschichten abzulenken suchte, flüchteten sich viele russische Untertanen nach Berlin und Umgebung."[10] Weiterhin wird, ebenfalls ohne seinen jüdischen Hintergrund zu erwähnen, Karl Marx als einer der bedeutenden Soziologen genannt, von denen Deutschland so viele wie kein anderes Land hervorgebracht habe. Luther und Kant sind die beiden nichtjüdischen Namen, die Hirschfeld als Beweis für die einzigartige Fülle bedeutender Männer aus Deutschland einfallen.[11]

Es trifft zwar zu, dass Hirschfeld in seinen Schriften seine jüdische Herkunft stets unerwähnt lässt, so wie er hier die jüdische Herkunft der russischen Pogromopfer und des Soziologen Marx nicht nennt. Aber ist das schon ein Tabu? Man sollte hier genauso wenig von einem Tabu sprechen wie bei Hirschfelds Umgang mit der eigenen Homosexualität.[12]

Hirschfeld hat für das Phänomen kollektiver Kriegsbegeisterung ein eigenes, aus der Darwinschen Lehre stammendes Erklärungsmodell entwickelt, „das Gesetz der

---

9 Becker 2000, S. 32.
10 Hirschfeld 1914b.
11 Ebd.
12 In einer frühen Monografie über Hirschfeld verwendete ich den Ausdruck „Tabu", um Hirschfelds öffentliche Haltung zur eigenen jüdischen Herkunft und Homosexualität zu kennzeichnen. Nach der einleuchtenden Kritik J. Edgar Bauers am Tabu-Begriff in diesem Kontext möchte ich ihn hier korrigieren (vgl. Bauer 2004, S. 272).

Mimikry". Es soll für „fast alle" Lebewesen gelten und besagt, dass sie „das unwill-
kürliche Bestreben haben, nicht aufzufallen"; „die persönliche Note des Einzelnen"
erleidet Schaden und „zerfließt" in einer „Kollektivseele oder Massenseele".[13] Er sagt
nicht ausdrücklich, dass dieses Gesetz der Mimikry auch zur Erklärung der Kriegsbegeisterung deutscher Juden hergezogen werden muss. Warum aber sollten gerade
sie anders als die anderen auf die von oben angeordnete und erzwungene vaterländische Pflicht reagieren?

Soweit bekannt, haben Hirschfelds Feinde ihn erst zur Zeit der Eulenburg-Affäre
als jüdisch und sexual-pervers attackiert. Es wäre wohl kaum sinnvoll gewesen, wenn
er auf den Vorwurf der Homosexualität wie Reichskanzler Bülow mit einer Beleidi-
gungsklage oder auf den Vorwurf des Jüdischseins mit irgendwelchen öffentlichen
Erklärungen über den Antisemitismus als Schmach des Jahrhunderts reagiert hätte.
Was seine Homosexualität betrifft, so hat er diese nie verleugnet und sie auch nicht
tabuiert, sondern diesbezügliche Angriffe ignoriert. Ähnliches gilt für seine jüdische
Herkunft; gegen die Erfahrung der judenfeindlichen Beleidigung wurde man vom
autoritären wilhelminischen Staat nicht geschützt, erst recht dann nicht, wenn man
sich wie Hirschfeld, vom Glauben der Eltern und von der religiösen Erziehung, die
man in der Kindheit zwangsweise und alternativlos erdulden musste, weitgehend
emanzipiert hatte. Immerhin berichtet er selbst öffentlich von den Die-Juden-sind-
unser-Unglück-Flugblättern, die nach dem Bülow-Brand-Prozess vor seinem Wohn-
haus verteilt wurden, und in einer Mitschrift seiner Äußerungen zur jüdischen Identität von 1934, die bei ihm nicht vorhanden ist, erklärt er:

„Und mit mir ist geschehen, was ungefähr jedem neugeborenen Kinde in ganz
Europa geschieht: Sie werden von den Eltern in eine religiöse Zwangsjacke gesteckt,
werden getauft oder beschnitten und sollen im Glauben ihrer Erzeuger großgezogen
werden. Weil sich meine Eltern zum mosaischen Glauben bekannten, bin ich mit dem
mosaischen Stigma bedacht worden! Werden die Kinder groß und wollen nichts mehr
mit Kirchen und religiösen Dingen zu tun haben – das im Geburtsregister eingetragene
Stigma werden sie nicht mehr los – das ist nun mein Verhängnis!"[14]

Rathenau

Um Hirschfelds Sicht auf die eigene jüdische Herkunft verständlicher zu machen,
deutet Sophinette Becker einen Vergleich mit dem fast gleichaltrigen Berliner

---

13 Hirschfeld 1919e, S. 7. – Das Mimikry-Konzept entwickelt Hirschfeld erstmals 1912 in *Naturgesetze der Liebe*, S. 16 ff.
14 Das anonyme Typoskript mit der Überschrift „Zitate aus den letzten Aussprachen mit Dr. Magnus Hirschfeld" befindet sich im Nachlass Hans Blühers in der Berliner Staatsbibliothek im „Kasten 14". Inzwischen konnte ein Marcel Herckmans als Autor und als Gesprächspartner Hirschfelds identifiziert werden (vgl. Herzer 2015).

Schriftsteller und Großunternehmer Walther Rathenau an.[15] Während Rathenau immer wieder öffentlich bekennt Jude zu sein und damit seine Kritik am Lebensstil sowohl der mosaisch wie der christlich getauften Juden zu legitimieren versucht, hat Hirschfeld niemals solche öffentlichen Bekenntnisse abgelegt oder gar Kritik am deutschen jüdischen Leben geäußert. Der Umgang beider Männer mit den jeweils gegen ihre Person gerichteten antisemitischen Angriffen war indes erstaunlich ähnlich. Rathenau hat sich nie gegen publizistische Angriffe der Antisemiten auf seine Person öffentlich gewehrt oder gar die Gerichte bemüht.[16] So auch Hirschfeld. Als beispielsweise 1914 die gegen ihn gerichtete, von einem Emil Witte verfasste antisemitische Hetzschrift *Drei Siegfriedsrufe an alle Verantwortlichen in deutschen Landen* erschien, reagierte das *Jahrbuch* mit dem Hinweis, dass man gegen dieses „Sammelsurium von Anwürfen und längst widerlegten Unwahrheiten und Entstellungen" nicht gerichtlich vorgehen könne, da „nach Auskunft des Auswärtigen Amtes auf Grund des § 51 St.-G.-B. (krankhafte Störung der Geistestätigkeit)" gegen Witte juristisch nicht vorgegangen werden könne. Nur eine eher nebensächliche Unwahrheit Wittes – der einstige Kriminalinspektor von Meerscheidt-Hüllessem sei jüdisch und homosexuell gewesen – wird richtiggestellt: „Tatsächlich war aber Herr von Meerscheidt-Hüllessem weder jüdischer Abstammung noch homosexueller Veranlagung".[17]

Rathenaus und Hirschfelds strategischer Grundsatz, antisemitische Angriffe auf die eigene Person zu ignorieren, erscheint auch aus heutiger Sicht als die bessere Alternative zu Strafanzeigen und Privatklagen, die sich leicht zu ruinösen Sensationsprozessen nach dem Muster Moltke-Harden hätten auswachsen können, ohne die antisemitische Propaganda nachhaltig zum Verstummen zu bringen. Während Hirschfeld sich von jeder Religion abgewandt hatte (inwiefern seine Liebe zur Naturwissenschaft und die Mitgliedschaft im Deutschen Monistenbund religiöse Züge trägt und als Wissenschaftsreligion[18] zu deuten wäre, sei dahingestellt), legte Rathenau sich eine jüdische Privatreligion zurecht, die er in mehreren seiner Schriften begründete und mehr oder weniger aggressiv abgrenzte sowohl von der überkommenen mosaischen Religion wie vom politischen Zionismus und von allen Arten der Assimilation. Ein besonderes Ärgernis war es aus seiner Sicht, wenn einstige Juden sich „destruktiven Parteien" wie der Sozialdemokratie zuwandten.[19] Klafften demnach zwischen den religiösen und politischen Anschauungen Hirschfelds und Rathenaus unüberbrückbare Abgründe, so gibt es überraschende Gemeinsamkeiten in der Haltung zum Krieg. Rathenau hält den Weltkrieg für eine „Katastrophe"[20], konnte sich aber „der Siegeseuphorie nach den Anfangserfolgen nicht völlig entziehen"[21] und

---

15 Becker 2000, S. 32. – Zu Rathenaus Kritik am deutschen Judentum vgl. Picht 1993, S. 117 f.
16 Picht 1993, S. 126.
17 Komiteemitteilungen 1914, S. 251.
18 Vgl. Herzer 2011.
19 Picht 1993, S. 118.
20 Ebd., S. 123; Grupp 1993, S. 111.
21 Michalka 1993, S. 182.

arbeitete als einer der mächtigsten Wirtschaftsführer Deutschlands gemeinsam mit dem preußischen Kriegsminister Falkenhayn schon seit August 1914 am Umbau der Wirtschaft zur schnellen Herbeiführung des gerechten deutschen Sieges.[22] Ähnlich wie bei Hirschfeld wird auch im Fall Rathenaus ein Zusammenhang zwischen Judentum und vaterländischer Bejahung des Krieges konstruiert: Er soll „sich als Jude, wie viele seiner Glaubensgenossen, zu einer besonders patriotischen Haltung verpflichtet gefühlt" haben.[23] Als ob nicht seine Position als Aufsichtsratsvorsitzender der AEG, eines der weltweit größten Elektrokonzerne, und als intimer Freund Kaiser Wilhelms, des obersten Kriegsherrn,[24] seine Konformität mit der offiziellen Kriegspolitik hinreichend erklären könnte.

Hirschfelds propagandistische Rechtfertigung des Krieges als Abwehr eines englisch-französisch-russischen Überfalls auf das arglose und friedliebende Deutschland, aus dem Gefühl vaterländischer Pflichterfüllung heraus geschrieben, entspricht doch nicht ganz dem offiziell verordneten kriegslüsternen Hurra-Patriotismus. Es ist für ihn „ein unfaßlicher Gedanke, daß die großen Kulturvölker der Erde noch einmal alle Bande, die sie verknüpfen, zerreißen würden, um im blutigen Ringen auf Leben und Tod ihre Kräfte zu messen".[25] Ähnlich spricht er in dem WhK-Rundschreiben vom 1. Oktober 1914 von „dem furchtbaren Kriege, den die europäischen Kulturmächte gegeneinander führen"[26], und im *Vierteljahrsbericht* vom April 1915 beklagt er, dass „noch immer kein Ende dieses furchtbaren Krieges abzusehen" ist.[27] Für seine wenig kriegerische Gesinnung spricht weiterhin seine Zusammenarbeit mit dem Roten Kreuz. So hat er mindestens einmal seinen Vortrag „Warum hassen uns die Völker" zum Besten dieser internationalen Organisation gehalten, der Eintrittspreis von einer Mark wurde dem Roten Kreuz gespendet.[28] Hirschfeld stand in der gesamten Kriegszeit in einer leider nur ungenau dokumentierten Weise im Dienst des Roten Kreuzes. So gewährte er „in Verbindung mit der Flüchtlingsstelle des Roten Kreuzes den vielen aus Ostpreußen und Feindesland vertriebenen Deutschen freie Behandlung".[29] Irgendwann im Laufe des Jahres 1915 wird er gemeinsam mit seinen frauenbewegten Freundinnen Minna Cauer und Helene Stöcker Mitglied in dem bei Kriegsbeginn gegründeten pazifistischen Bund „Neues Vaterland".[30] Die Hohenzollernmonarchie hatte sich ziemlich bald in eine gewöhnliche Militärdiktatur verwandelt, die alle Gegner und Kritiker rigoros verfolgte und einsperrte. So auch den Bund „Neues Va-

---

22 Kruse 1993, S. 151 ff.
23 Michalka 1993, S. 182.
24 „Während Minister der Regierung sich beschwerten, wie schwierig es doch sei, eine Audienz beim Kaiser zu erhalten, fand Wilhelm die Zeit für lange Begegnungen mit Walther Rathenau [...]; in den letzten Jahren vor Kriegsausbruch traf er sich mindestens 20 Mal mit Rathenau" (Clark 2009, S. 327).
25 Hirschfeld 1915a, S. 5.
26 Hirschfeld 1914d, S. 1.
27 Hirschfeld 1915b, S. 3.
28 Brief Hirschfelds an Grete Meisel Hess vom 2. Dezember 1914 (Archiv der MHG).
29 Hirschfeld 1915b, S. 29.
30 Lehmann-Russbüldt 1927, S. 140 f.

terland", der es nicht etwa gewagt hatte, das Ende des Massenmordens zu fordern, auch nicht am deutschen Sieg gezweifelt, sondern nur einen Frieden ohne Annexion und Kontribution der besiegten Feinde vorgeschlagen hatte; er wurde von der Militärregierung im Herbst 1915 verboten und führende Mitglieder verhaftet.[31] Das endgültige Verbot aller Tätigkeiten des Bundes erfolgte „am 7. Februar 1916 durch das Oberkommando in den Marken".[32] Anscheinend war Hirschfeld nur passives Mitglied, irgendwelche obrigkeitskritische Äußerungen in der Kriegszeit sind von ihm genauso wenig bekannt wie von Rathenau, dem Abteilungschef der Kriegsrohstoffabteilung im preußischen Kriegsministerium.

Es gibt eine weitere Eigenschaft, die einen Vergleich Hirschfeld-Rathenau aufschlussreich erscheinen lässt: Hirschfeld war erwiesenermaßen homosexuell und bei Rathenau kann dies „zumindest vermutet werden"[33]. Rathenaus Heimlichkeit im Umgang mit dem eigenen Geschlechtsleben war so perfekt, dass seine Neider und antisemitischen Feinde nichts davon ahnten. Er hat sich nie auch nur andeutungsweise und allgemein dazu geäußert. Das ist ein deutlicher Unterschied zu Hirschfeld, der zwar ebenfalls mit Diskretion sein Geschlechtsleben lebte aber dennoch in Schmähschriften als homosexuell verhöhnt wurde. Ein Klischee, das in der Literatur über Rathenau immer wieder auftaucht und wohl auf seine Männerliebe anspielen soll, lautet, dass er „ein sehr einsamer Mensch gewesen sein muß".[34] Über Hirschfelds Gefühlsleben wissen wir hingegen so wenig, dass nicht einmal derartige Psychophrasen überliefert sind.

Wir und der Tod

„Wir und der Tod" war der Vortrag überschrieben, den Sigmund Freud am 16. Februar 1915 vor der Wiener Ortsgruppe der „österreichisch israelitischen Humanitätsvereine B'nai B'rith" hielt. Zu einem langen Aufsatz erweitert, wurde der Vortragstext im gleichen Jahr in der Zeitschrift für Anwendung der Psychoanalyse auf die Geisteswissenschaften *Imago* unter dem Titel „Zeitgemäßes über Krieg und Tod" veröffentlicht. Was bei heutiger Lektüre vor allem spürbar ist: die große analytische Kälte und Distanz, die Freud beim Betrachten der unermesslichen Zahlen von Sterbenden und Mordenden im Weltkrieg zur Schau stellt, und die hinter dieser Fassade spürbare pessimistische Verzweiflung über die verlorene Hoffnung auf zivilisatorischen Fortschritt, über die Einsicht, dass die alte Mordlust des Menschen der Urzeit in „unserem" Unbewussten fortlebt und der Krieg die hemmenden „späteren Kulturauflagerungen"

---

31 Ebd., S. 59.
32 Hirschfeld 1919d, S. 163.
33 Grupp 1993, S. 112.
34 Schoeps 1974, S. 126. – Parodistisch dazu Picht (1993, S. 118), nachdem er nachwies, dass Rathenaus Verhältnis zur Mutter alles andere als harmonisch gewesen sei: „Er war wohl noch einsamer, als man das bisher angenommen hat."

von uns abstreift; „er bezeichnet uns die Fremden als Feinde, deren Tod man herbeiführen oder herbeiwünschen soll."[35] Beim Gedanken an die Zukunft äußert er schwärzesten Fatalismus: „Der Krieg ist aber nicht abzuschaffen; solange die Existenzbedingungen der Völker so verschieden und die Abstoßungen unter ihnen so heftig sind, wird es Kriege geben müssen."[36]

Er teilt weder Hirschfelds zur Schau gestellte Siegeszuversicht – die Frage nach Sieg und Niederlage im Weltkrieg berührt er mit keinem Wort – , noch dessen Hoffnung auf einen kommenden dauerhaften Frieden in Europa, der Hirschfeld 1916 mit den Worten Romain Rollands Ausdruck gibt: „Wegen der künftigen Einheit der europäischen Gesellschaft beunruhige ich mich nicht im geringsten. Sie wird Wirklichkeit werden."[37] Freud hingegen schlug für diesen und die kommenden Kriege als Lebensmaxime die Abänderung eines alten Spruches vor: „Wenn du das Leben aushalten willst, richte dich auf den Tod ein."[38]

Der europäische Antisemitismus wird auch in Freuds Kriegsschrift andeutungsweise erwähnt, als „die technischen Fortschritte in der Beherrschung der Natur wie die künstlerischen und wissenschaftlichen Kulturwerte" beschworen werden, durch welche „den großen weltbeherrschenden Nationen weißer Rasse [...] die Führung des Menschengeschlechts zugefallen ist": „Endlich konnte man zwar die Wahrnehmung machen, daß es innerhalb dieser Kulturnationen gewisse eingesprengte Völkerreste gäbe, die ganz allgemein unliebsam wären und darum nur widerwillig, auch nicht im vollen Umfange zur Teilnahme an der gemeinsamen Kulturarbeit zugelassen würden, für die sie sich als genug geeignet erwiesen hatten."[39]

Sind es bei Hirschfeld nur die russischen Juden, die unter dem verordneten Judenhass des zaristischen Regimes leiden – Russlands Regierung habe die Volkswut auf bestimmte Bevölkerungsschichten gelenkt –, so sind es für Freud „gewisse eingesprengte Völkerreste", denen man in allen weltbeherrschenden Kulturnationen und nicht nur im Zarenreich die gleichberechtigte Teilnahme an der Kulturarbeit verweigert. Gewiss sind die russischen, von der Regierung und der Staatskirche inszenierten Pogrome gegen die jüdische Bevölkerung ein Maximum an Judenverfolgung, die mit nichts vergleichbar war, was sich jenseits der russischen Westgrenze an Antisemitismus zeigte. Hirschfelds Hinweis auf das Elend der russischen Juden wird aber durch

---

35 Freud 1915, S. 21.
36 Ebd., vgl. ebd., S. 18: „Gerade die Betonung des Gebotes: Du sollst nicht töten, macht uns sicher, daß wir von einer unendlich langen Generationsreihe von Mördern abstammen, denen die Mordlust, wie vielleicht noch uns selbst, im Blute lag." – Total schwarz und hoffnungslos ist Freuds Pessimismus jedoch nicht: „An diesen bedauerlichen Verhältnissen werden vielleicht erst späte Entwicklungen etwas ändern können. Aber etwas mehr Wahrhaftigkeit und Aufrichtigkeit allerseits, in den Beziehungen der Menschen zueinander und zwischen ihnen und den sie Regierenden, dürfte auch für diese Umwandlung den Weg ebnen." (Ebd., S. 12.)
37 Hirschfeld 1916c, S. 31.
38 Freud 1915, S. 21.
39 Ebd., S. 2.

die Indienstnahme des Hinweises zur Rechtfertigung der deutschen Kriegsführung fragwürdig.

Antisemitismus ist für Freud und Hirschfeld ein Gegenstand, den sie nur am Rande erwähnen. Bei aller Areligiosität und Ferne zu den frommen Elternhäusern ist beider Einstellung zum Judentum äußerst konträr. Hirschfeld hat ja nicht erst 1934 die jüdische Identität, die ihm seine Feinde aufzwingen wollten, als „Verhängnis" empfunden. Freud hingegen demonstriert eine trotzig zionistische Einstellung, der er am 28. August 1913 einen besonders drastischen Ausdruck in einem Brief an seine russisch-jüdische Schülerin Sabina Spielrein verleiht, nachdem er von ihrer bevorstehenden Niederkunft erfahren hatte: „Selbst bin ich, wie Sie wissen, von jedem Rest von Vorliebe fürs Ariertum genesen u will annehmen, wenn es ein Junge wird, dass er sich zum strammen Zionisten entwickeln soll [...] Wir sind u bleiben Juden. Die Anderen werden uns immer nur ausnützen und uns nie verstehen oder würdigen. Mit vielen herzlichen Grüssen Ihr Freud."[40]

Das diskriminierte Außenseitertum der Juden hielt Freud offensichtlich für ein ähnlich unabwendbares Fatum wie den ewigen Wechsel von Krieg und Frieden in der Weltgeschichte. „Betrachtungen eines Unpolitischen" hätte Freud seine zeitgemäßen Weltkriegs- und Todesgedanken angemessen betiteln können, und das mit einer weitaus größeren Berechtigung als Thomas Mann, der diesen Titel für seine dickleibige Polemik gegen alle wählte, die den Sinn des Weltkrieges bezweifelten und seine Beendigung verlangten. Hirschfelds Betrachtungen in der Kriegszeit waren ähnlich wie die von Thomas Mann alles andere als unpolitisch. Hirschfeld fand aber bereits 1915 die Kraft für eine ernsthafte Friedensarbeit nicht nur im Dienst des Roten Kreuzes, während Thomas Mann noch 1918, als sein Buch erschien, auf den wohlverdienten deutschen Sieg hoffte.

Abschaffung des Krieges (Kurt Hiller)

Von den Zeitgenossen mit ebenfalls jüdischer Herkunft war Kurt Hillers Haltung sowohl zum eigenen Judentum wie zum Weltkrieg der Hirschfeldschen am ähnlichsten. Dennoch sind die Unterschiede erheblich. Wenn Hirschfeld sein Elternhaus erwähnt, verschweigt er stets sein Judentum. Hiller geht heiter ironisch mit dieser Tatsache um, nennt seine Abstammung eine „zoologische" Tatsache[41] und erzählt in seinen Memoiren von dem Säugling Kurt, der auf Anraten des Hausarztes nicht von seiner Mutter, sondern von einer nicht-jüdischen Amme genährt wurde: „Jüdischer Abstammung, sog ich als frisches Würmchen demnach germanische Milch ein – woraus sich möglicherweise erklärt, daß ich später bei allem Internationalismus äußerst deutsch fühlte und die (von mir so genannten) umgekippten Chauvinisten, die deut-

---

40 Freud in: Spielrein 2006, S. 157.
41 Hiller 1969, S. 338.

schen Deutschenfresser [...] augenrollend fraß."[42] Man sollte hier aber den Zeitpunkt beachten, zu dem das erschienen ist: fast ein Vierteljahrhundert nach dem Sieg über die Nazis. Hätte Hirschfeld das Nazireich überlebt, wäre es ihm vielleicht auch möglich gewesen, öffentlich über seine jüdische Herkunft zu reflektieren. Hiller wagte das erst in seinen 1969er Lebenserinnerungen, nicht früher. Er hat sich zwar immer wieder kritisch mit der selbsthassenden Haltung jüdischer Schriftstellerkollegen zum eigenen Judentum und eigener Intellektualität befasst – 1913 nennt er die jüdischen Schriftsteller Lublinski und Lissauer in einem Essay „Selbsthaßhebräer"[43] –, vor 1969 aber nie „das Jüdische in sich"[44] selbst zur Sprache gebracht. Kaum zu bezweifeln scheint jedoch, dass Hiller und Hirschfeld frei waren von jenem jüdischen Selbsthass, den, wie Hiller weiß, Otto Weininger einst entdeckte und mit dem Namen „Misautie"[45] belegte. Wenn Hiller und Hirschfeld hassten, dann hassten sie diejenigen, die sie wegen ihrer jüdischen Herkunft lebensgefährlich bedrohten und aus der Heimat verjagten, die „Nazischweine".

In der Beurteilung des Weltkriegs gab es zunächst kaum Unterschiede. Hiller ließ im März 1915 die Sätze drucken: „So ward dieser Krieg zur Pflicht. Der Kaiser und die Männer seiner Regierung, unverkennbar sämtlich erfüllt von höchstem ethischen Ernst, haben im rechten Augenblick das Rechte getan."[46] Bald schon setzt ein Gesinnungswandel ein, bei Hiller früher, bei Hirschfeld etwas später. Das wird an der unterschiedlichen Reaktion der Zensurbehörde auf beider Kriegsschriften deutlich. Von Hirschfeld wissen wir, warum uns die Völker hassen und warum seine Beantwortung dieser Frage nicht verboten wurde. Die beiden Bände des Jahrbuchs *Das Ziel*, die Hiller 1916 und 1918 herausgab, wurden „nacheinander von sämtlichen Generalkommandos des Reiches wegen Zersetzung verboten".[47] In seinem Grundsatzartikel im ersten *Ziel*-Jahrbuch, einem Aufruf zur Gründung eines weltverändernden und internationalistischen Bundes der „Litteraten" oder „Geistigen", stellt Hiller wahrhaft zersetzende Forderungen auf, vor allem „Abschaffung des Krieges"; in einer Fußnote zu dieser Forderung versucht er zu erklären, dass dies keinesfalls als Kritik an der deutschen Regierung gemeint ist, macht aber mit einer Art kaisertreuem Glaubensbekenntnis alles nur noch schlimmer: „Diese grundsätzliche Stellungnahme ist von einer Bewertung historischer Ereignisse sehr verschieden. Ich glaube, dass Wilhelm II. und Bethmann Hollweg im Sommer 1914 so ethisch handelten, wie es unter den Umständen jener Tage überhaupt möglich war."[48]

Schließlich fordert Hiller noch die Abschaffung der Monarchie. „Im Gegensatz zu einem Prinzip, das der blinden Natur die Herrschaft überlässt", soll im Sinne Platons

---

42 Ebd., S. 11.
43 Hiller 1913b, S. 107.
44 Ebd., S. 106.
45 Hiller 1950, S. 291.
46 Hiller 1915, S. 650.
47 Hiller 1969, S. 102.
48 Hiller 1916, S. 214.

die Könige und Machthaber nicht länger kraft ihrer Geburt den Staat beherrschen, sondern „auf verfassungsmäßigem Wege" die „Philosophen", was für Hiller und Platon gleichbedeutend ist mit Herrschaft der „Besten" oder „Aristokrateia".[49]

Die anderen, der Zensur vermutlich nicht anstößige Forderungen Hillers umfassen auch die Ziele des WhK: „Befreiung aller Liebe [...] Beschränkung des Strafrechts auf Interessenschutz."[50]

Eine Stelle in dem Beitrag zum *Ziel*-Jahrbuch, den die Frauenrechtlerin Hedwig Dohm, eine Freundin Hillers und Hirschfelds, verfasst hatte, könnte man auch als Antwort auf Hirschfelds Frage *Warum hassen uns die Völker?* lesen, nämlich als Vorwurf, dass er sich um den Deutschenhass der Ausländer sorgt, den Ausländerhass der Deutschen aber ignoriert: „Die so inbrünstig den Hass gegen feindliche Völker lieben, warum lieben oder billigen sie nicht wenigstens den Hass der Franzosen und Engländer gegen die Deutschen! Auch er entwuchs der Vaterlandsliebe. Muss die Vaterlandsliebe zum Sarg der Menschenliebe werden!"[51]

Das W.-h. Komitee zur Kriegszeit

Im Oktober 1914 sollte eigentlich das vierte Heft des aus Geldmangel in Vierteljahresheften erscheinenden *Jahrbuchs für sexuelle Zwischenstufen* vorliegen. Stattdessen verschickte Hirschfeld ein Rundschreiben an die Abonnenten und WhK-Mitglieder, in dem er die neue Lage erklärte, die mit „dem furchtbaren Kriege, den die europäischen Kulturmächte gegeneinander führen" eingetreten ist. Als erstes werden die Homosexuellen erwähnt, die in sehr großer Anzahl „dem Vaterland gegenüber treu ihre Pflicht erfüllen; sehr viele von ihnen sind auch in der freiwilligen Krankenpflege tätig".[52] Dann werden die vielen Offiziere erwähnt, die vor dem Krieg wegen Homosexualität entlassen worden waren und jetzt als Kriegsfreiwillige wieder eingestellt werden wollten. „Eine ganze Anzahl" durften Kriegsdienst tun, andere hatte man „zu ihrem größten Schmerz zurückgewiesen".[53] Vor allem geht es in dem Rundschreiben um die Frage, wie das WhK den Krieg überleben kann, „die Bewegung über Wasser zu halten" sei, da sich doch die ohnehin miserable Finanzlage kriegsbedingt weiter verschlimmert hat; seit Kriegsbeginn sind von den Mitgliedern und von den Abonnenten der *Vierteljahrsberichte* „fast gar keine Beträge mehr eingegangen. Manche unserer Mitglieder werden auf dem Felde der Ehre bleiben, viele wegen Stellungslosigkeit oder schlechten Geschäftsgangs außerstande sein, ihre Beiträge, so gern sie möchten, einzusenden. Das wird große Ausfälle in unserm Etat geben, und wir sind deshalb in

---

49 Ebd., S. 216f.
50 Ebd., S. 215.
51 Dohm 1916, S. 168.
52 Hirschfeld 1914d, S. 1.
53 Ebd.

Sorge, ob es uns möglich sein wird, den Komitee-Betrieb aufrecht zu erhalten."[54] Ein Rettungsvorschlag kam von einem Mitglied aus Sachsen. Jeder, der es könne, sollte eine Kriegsspende von 100 Mark zur Finanzierung der Komitee-Arbeit in der Kriegszeit einzahlen. Das sächsische Mitglied geht mit gutem Beispiel voran. Zur Warnung wird an Karl Heinrich Ulrichs erinnert, dessen Befreiungskampf „durch den glorreichen Feldzug von 1870/71 fast gänzlich ins Stocken geriet". So weit werde es mit dem WhK nicht kommen, wenn jeder Empfänger des Rundschreibens nach Kräften zur Erhaltung des Komitees „als geistiger Mittelpunkt und bewährte Zufluchtstätte vieler" seinen Beitrag leistet.[55]

In einer Fußnote gibt es eine dringende Warnung an die transvestitisch veranlagten Personen: „Da es in Deutschland und Österreich wiederholt vorgekommen ist, daß Transvestiten für Spione gehalten und verhaftet wurden – einer ist sogar erschossen worden und einem andern wäre es beinahe ähnlich ergangen –, so richten wir hierdurch an dieselben in ihrem eigensten Interesse das dringende Ersuchen, sich während der Kriegszeit, um Unannehmlichkeiten und Schlimmeres zu vermeiden, nicht in den Kleidern des andern Geschlechts zu zeigen."[56] Der Fall des erschossenen Transvestiten wird später in der *Sexualpathologie* noch einmal mit mehr Einzelheiten erwähnt; demnach „wurde in Österreich ein Mann in Frauenkleidern erschossen, weil er auf Anruf eines Postens fortlief, aus Angst, es könnte sein Geschlechtsgeheimnis offenbar werden".[57]

Ein ganz anderer Aspekt von Hirschfelds Haltung zu den Transvestiten zeigt sich in einem Bericht der *Berliner Volkszeitung* vom 17. Juli 1917. Hier geht es um einen Fall von weiblicher Kriegsbegeisterung und ihrer Betätigung mit Hirschfelds Hilfe:

„In einem Vororte Berlins hatte sich zu verschiedenen Malen ein Fräulein Erna B., von Beruf Hausmädchen, bei der Militärbehörde gemeldet, mit dem dringenden Ersuchen, als Soldat in das Heer eingestellt zu werden. Zum ersten Male war dies bei Kriegsbeginn geschehen, als Erna B. 18 Jahre alt war. Sie wurde zurückgewiesen mit dem Bemerken, daß in das deutsche Heer grundsätzlich keine weiblichen Personen aufgenommen würden. Bekanntlich geht man in dieser Hinsicht bei fremden Armeen nicht so streng vor. So sind während des Weltkrieges wiederholt bei uns russische Gefangene eingeliefert worden, die sich bei genauerer Untersuchung als weiblichen Geschlechts erwiesen. Teils waren sie ihren Männern ins Feld gefolgt, zum größeren Teil aber trieb sie die eigene Kriegsbegeisterung [...] Nachdem Erna B. zu Anfang dieses Jahres mündig geworden war, hat sie ihr Ersuchen, sie nun endlich doch am Krieg teilnehmen zu lassen, nochmals schriftlich und mündlich erneuert. Da sie angab, sie hätte sich schon in ihrer Kindheit immer mehr als Knabe gefühlt, nie einen Knix machen können, sondern stets nach Jungenart genickt und sich stets nur für männliche Tätigkeit und Berufe interessieren können, tauchten dem Garnisonsarzt,

---

54 Ebd., S. 4.
55 Ebd., S. 7
56 Ebd., S. 2.
57 Hirschfeld 1918a, S. 172.

bei dem sie sich mustern lassen wollte, Bedenken auf, ob hier nicht vielleicht ein Fall von irrtümlicher Geschlechtsbestimmung vorliege, wie sie in den letzten Jahren wiederholt die Fachkreise beschäftigt haben. Sie wurde deshalb von der Garnisonsbehörde an den Sachverständigen Dr. Magnus Hirschfeld verwiesen, mit dem Ersuchen, zu ermitteln, ob etwa bei Erna B. ein solcher Fall vorliege, der eine Geschlechtsumschreibung bei dem Amtsgericht rechtfertigen würde. Tatsächlich ergab nun die Beobachtung, daß das Männlichkeitsgefühl des jungen Mädchens darauf zurückzuführen ist, daß in ihrer inneren Körperbeschaffenheit und in ihrem Seelenleben die männlichen Geschlechtscharaktere weit überwiegen, so daß eine Berichtigung im standesamtlichen Register vorgenommen werden kann. Auf Grund dieses Ergebnisses hat das bisherige Fräulein nun bei der Regierung in Potsdam den Antrag gestellt, daß ihr Vorname Erna in Ernst umgewandelt und ihr gestattet werde, männliche Kleidung anzulegen; gleichzeitig hat sie um Beschleunigung ihres Antrags ersucht, damit sobald als möglich ihre Meldung zur Heeresdienst berücksichtigt werde. Dieser Fall legt die Vermutung nahe, ob nicht bei vielen der wenig gründlich durchforschten Fälle aus früheren Zeiten, in denen Frauen sich zum Kriegsberuf drängten, in Wirklichkeit irrtümliche Geschlechtsbestimmung vorliege, die man damals noch nicht so sicher erkennen konnte wie gegenwärtig."[58]

Im zweiten Band seiner *Sexualpathologie* stellt Hirschfeld den Fall Erna B., die hier als „21jährige Karola Hefner" bezeichnet wird, aus seiner Sicht erneut dar, jedoch nicht in der Rubrik „Transvestitismus", sondern im Kapitel „Hermaphroditismus". Die Patientin wurde ihm von einem Garnisonsarzt „zwecks spezialärztlicher Beobachtung" überwiesen. Das Gutachten, das er daraufhin gemeinsam mit seinen Kollegen Hodann und Stabel erstellt, wird vollständig wiedergegeben. Es schließt mit der Empfehlung, Frau Hefner, wie sie es wünscht, zum Heeresdienst zuzulassen, wobei es als wünschenswert bezeichnet wird, „daß sie im Falle ihrer Einstellung von der gemeinschaftlichen Genitaluntersuchung befreit bliebe, damit gegenüber den Kameraden der Patientin im Hinblick auf ihre etwas abweichende Körperbeschaffenheit keine Unannehmlichkeiten entstehen".[59]

Im April 1915 erscheint wieder ein *Vierteljahrsbericht*. Er enthält die zweite Folge von Hirschfelds Situationsbeschreibung zum WhK im Krieg. Hier wie immer wieder in seinen Kriegsschriften erinnert er sich an den Schock und die Fassungslosigkeit, welche im August die entsetzliche Nachricht bei ihm ausgelöst hatte: „Als der Krieg ausbrach, stockte für einen Augenblick gleichsam der Pulsschlag der Welt; hatten es doch nur wenige für möglich gehalten, daß die alten Kulturstaaten Europas, welche wie durch tausend Fäden miteinander verbunden waren, wirklich noch einmal zum

---

58 Hirschfeld 1917d, S. 102 ff. – Auch Gaspar 1930, S. 263 f. zitiert den Zeitungsbericht und weiß ebenfalls nicht, wie die Potsdamer Regierung über Erna B. entschieden hat.
59 Hirschfeld 1918a, S. 57– 61. – „Es handelt sich um einen Fall von Hermaphroditismus, hervorgerufen durch eine hochgradige Hypospadie und beiderseitigen Kryptorchismus mit Sekundäratrophie der Geschlechtsdrüsen."

Vernichtungskampf auf Tod und Leben einander gegenübertreten könnten."[60] Was bleibt, ist die Hoffnung, dass „sich nicht noch einmal dieses fürchterliche Blutvergießen wiederholt, das jeder Zivilisation Hohn spricht".[61] Vorherrschend in allen Kriegs-Diskursen Hirschfelds ist die Betonung einer Pflicht zum Kriegsdienst oder zur vermeintlichen Landesverteidigung, die als eine zweite Natur den kaiserlichen Untertanen zwangsweise implantiert worden war. Die vielen Toten sterben den Heldentod: „Andere Homosexuelle, darunter auch mehrere Mitglieder von uns, starben den Heldentod auf dem Felde der Ehre und ruhen in Feindesland in Massengräbern."[62]

Liest man heute diese Häufung von Floskeln im vaterländischen Jargon in seinen Texten, dann wundert man sich fast, dass er nicht das kriegerische Pflichtgefühl bei den deutschen Menschen für angeboren erklärt. Andererseits erwähnt er mehrmals ein ganz anderes urnisches Motiv zur Kriegsteilnahme, den als Heldentod getarnten Selbstmord:

> „Unter den Gründen, die Homosexuelle gern in den Krieg ziehen ließen, erschütterte uns am tiefsten die von mehr als einem geäußerte Hoffnung, daß eine Kugel ihrem Leben ein Ende bereiten möchte, das sie unter den herrschenden Anschauungen als verfehlt bezeichnen müßten. So mancher urnische Offizier hat sich in dieser Erwartung dem dichtesten Granatregen ausgesetzt und an den verwegensten Sturmangriffen teilgenommen. Erst kürzlich sagte mir ein Flieger, als ich ihn zu seiner Auszeichnung beglückwünschte: ‚Ihnen darf ich es ja sagen: meine Todesverachtung war in Wirklichkeit nichts als Lebensüberdruß.'"[63]

Als eines der wichtigsten Motive in seinen insgesamt zwölf Berichten über das WhK zur Kriegszeit muss der Versuch eines Nachweises gelten, dass dieses Pflichtgefühl bei den Homosexuellen genau so stark wie bei der heterosexuellen Mehrheit vorhanden ist.[64] Es sieht jedoch manchmal so aus, als gebe es hier Einschränkungen – wegen, wie er meint, spezifisch homosexueller Gesundheitsprobleme: „Allerdings soll nicht verschwiegen werden, daß gerade unter den femininen, sensitiveren Homosexuellen sich nicht wenige befinden, deren zartes Nervensystem sich dem Ernstfall nicht völlig gewachsen zeigt. Wir haben mehr als einen gesehen, der unter den Schrecken sausender Granaten und beim Anblick der Leichenhaufen von Freund und Feind, wenn

---

60 Hirschfeld 1915b, S. 3 f.

61 Ebd., S. 26.

62 Ebd., S. 19.

63 Hirschfeld 1916a, S. 38.

64 Z. B. Hirschfeld 1917c, S. 24: „Ebenso haben unsere Mitglieder, wo das Vaterland sie brauchte, ihre volle Pflicht getan und tun sie noch, wie jeder andere auch: mit der Waffe oder der Schippe in der Hand, als Krankenpfleger oder in dem neuerdings eingerichteten vaterländischen Hilfsdienst, ein jeder bereit zu dienen, zu opfern, zu bluten und zu sterben." – Im März 1915 teilt Hirschfeld mit: „Von den Homosexuellen innerhalb des Wissenschaftlich-humanitären Komitees sind mehrere Hundert (über 50 % unserer Mitglieder) [...] ins Feld gezogen, bereit ihr Leben für das Vaterland zu opfern." (1915b, S. 4).

auch vorübergehend, so doch für geraume Zeit das seelische Gleichgewicht verlor. Wir führen als Beispiel folgenden Vorfall an, den uns ein süddeutscher Freund schildert: ‚Der arme R.N. weilt eben hier. Tragisches Geschick! Der sehr weiblich-weich-herzige Mensch kam in die Lage, einen Kosaken, den er verwundet hatte, auf höheren Befehl (da kein Pardon gegen diese Mordbrenner gegeben wurde) erschießen zu müssen. Denken Sie sich die Lage: R.N. läuft zu dem am Boden unter seinem Pferd liegenden Kosaken – der Stabsarzt [?] befiehlt vom Auto aus: „Kosak erschießen!" – R.N. legt drei Meter von dem Verwundeten auf diesen das Gewehr an – der Kosak schaut noch einmal zu ihm hinüber – R.N. drückt los – In der ersten Zeit glaubte R.N., das Schreckliche überwinden zu können; als aber etwas Ruhe im Dienst eintrat, wurde er gemütskrank. Weinkrämpfe – nachts Schreikrämpfe. Mußte in eine Lazarett-Abteilung für Nervenkranke. Er ist jetzt besser, aber zuweilen stellen sich noch nachts Schreikrämpfe ein. Es hat mir einen entsetzlichen Eindruck hinterlassen, als R.N. mir ganz leise, ganz bleich werdend, den Vorgang erzählte. Er machte sich Gewissens-bisse, obwohl er ja doch ganz unschuldig, auf Befehl gehandelt hat [...] Der Stabsarzt bezeichnet seinen jetzigen Zustand als schwere Hysterie. Seine Pupille verändert sich nicht mehr bei Lichteinfall; Fühllosigkeit des Gaumens bis tief hinab; seine eine Körperhälfte besitzt weniger Reizbarkeit als die andere usw."[65]

Man kann – und konnte wohl damals schon – diesen Bericht auch als Anklage gegen die grausamen, internationale Vereinbarungen zur Kriegsführung missach-tenden Methoden der deutschen Streitkräfte lesen, und man kann sich wundern, dass der Text die Zensur der Militärbehörde passieren durfte. Andererseits wäre zu be-denken, dass Hirschfelds immer wieder gebrauchtes martialisches Vokabular von Heldentum, Pflichterfüllung und Siegesgewissheit teilweise dem Bemühen geschuldet sein könnte, die *Vierteljahrsberichte* unverstümmelt durch die Zensur zu bringen. Hirschfelds letzter, im März 1919 erschienener Kriegsbericht, „Nachtrag zu unseren Berichten ‚Aus der Kriegszeit'", der einen „verboten gewesenen Artikel"[66], den von Hirschfeld mit Glossen versehenen Aufsatz eines Offiziers „Meine homosexuellen Erfahrungen während der Kriegszeit" enthielt, spricht für diese Vermutung. Es ist indes erstaunlich, dass gerade dieser Text verboten war, denn er mutet weit harmloser an als manche andere Kriegs-Texte in den *Vierteljahrsberichten*.

„Das Komitee muß sich während des Krieges selbstverständlich jedes öffentlichen Hervortretens enthalten, aber seine sonstige wissenschaftliche und humanitäre Arbeit in der bisherigen Weise, soweit es angeht, fortsetzen."[67] Zum Beispiel ein „Patrioti-sches Weihnachtskonzert" statt der bis dahin üblichen WhK-Weihnachtsfeier; Kon-zertsängerin Frl. Hildegard Stolle, Schauspielerin Frl. Friedel Stolle, Opernsänger Herr Alfred Tostary, ein Lektor Brandt und das langjährige WhK-Mitglied Richard Meienreis gestalteten das Programm mit Gesang und Rezitation, WhK-Sekretär Georg Plock hielt

---

65 Hirschfeld 1915d, S. 118 f.
66 Hirschfeld 1919c, S. 178.
67 Hirschfeld 1915b, S. 23.

wie in jedem Jahr eine Weihnachtsansprache. Der Abend brachte einen Ertrag von 68,40 Mark, die der „Nationalstiftung für die Hinterbliebenen der im Kriege Gefallenen" gespendet wurden.[68]

Wie soll das WhK mit seinen Mitgliedern umgehen, die feindlichen Nationalitäten angehören? Normal wäre es damals gewesen, die Namen dieser Mitglieder zu streichen. So hat es etwa Molls Internationale Gesellschaft für Sexualforschung mit „unserm alten Mitkämpfer Havelock Ellis" gemacht, der, „weil er Engländer ist", aus dem Vorstand dieser Gesellschaft entfernt wurde.[69] Das WhK hat zwar die Verbindung zu den Mitgliedern aus Feindesland unterbrochen, aber nicht ihre Zugehörigkeit zum Komitee beendet. Die Begründung für die unterbliebenen Rauswürfe klingt wie ein Versuch, die strenge Militärbehörde mit einer wohlfeilen Phrase zu besänftigen, und irgendwie schlitzohrig: „Das scheinen uns kleinliche, der Größe der Zeit und ihrer Opfer nicht entsprechende Maßnahmen."[70]

Hirschfeld korrespondierte während der Kriegszeit mit mindestens zwei schwulen Engländern, mit dem WhK-Obmann Isidore Leo Pavia und mit dem irischstämmigen Schriftsteller Gerald Hamilton. Ein Brief Pavias, in dem er überschwänglich seine Sehnsucht nach Frieden, nach Berlin und nach Deutschland ausdrückt („War nicht Deutschland meine geistige Mutter?"[71]), ist vollständig abgedruckt und ein Brief Hamiltons, der „Gerald H." genannt wird, wird erwähnt, weil der Briefschreiber darin sagt, „wie sehr er sich sehnt, wieder nach Berlin kommen zu können, das er als seine ‚geistige Heimat' (er schreibt irrtümlicherweise: ‚geistliche Heimat') betrachtet".[72]

Von Oktober 1914 bis April 1916 hielt sich der einstige englische Diplomat und, seit 1912, Unterstützer des irischen Befreiungskriegs gegen die englische Fremdherrschaft Roger Casement in Deutschland, hauptsächlich in Berlin auf. Er wollte hier die deutsche Regierung zur militärischen Unterstützung des Unabhängigkeitskampfes veranlassen, was ihm nur teilweise gelang. Casement war für Hirschfeld nicht nur „der große irische Patriot [...], der später im Tower erschossen wurde", sondern auch sein Patient; 1922 erzählt er folgende Episode aus der Kriegszeit: Casement „saß eines Nachts in harmloser Unterhaltung mit einem Soldaten auf einer Tiergartenbank, als plötzlich die elektrische Laterne eines Ärgernisnehmers über seinem Schoß aufleuchtete. Trotzdem sich nicht das geringste Verdächtige ergab, wurde sein Name festgestellt, und der überaus zart besaitete Mann trug solchen Schock davon, daß sein ohnehin stark mitgenommenes Nervensystem – die Engländer hatten bekanntlich auf seinen Kopf einen hohen Preis gesetzt – völlig zu versagen drohte."[73] Hirschfeld deutet hier nur sehr indirekt an, dass Casement schwul war und sich möglicherweise in

---

68 Ebd., S. 24.
69 Ebd., S. 27.
70 Ebd., S. 26.
71 Pavia 1915, S. 95.
72 Hirschfeld 1915b, S. 27.
73 Hirschfeld 1986, S. 70. – Hirschfeld irrt bei der Todesart. Casement starb am Galgen. Vgl. Ó Síocháin 2008, S. 475.

Berlin auf die Jagd nach schwulem Sex begeben hatte. Zwei längere Aufenthalte Casements in „Sanatorien" in Berlin-Grunewald und in München sind in seinen Tagebüchern erwähnt. Ob Casements stark mitgenommenes Nervensystem oder seine Sexualprobleme dabei eine Rolle spielten, ist nicht bekannt.[74]

Wenn Hirschfeld versucht, den typischen homosexuellen Sozialcharakter zu beschreiben, dann spricht er, wie erwähnt, stets und fast schwärmerisch von der Begabung der Urninge zum Ausgleich sozialer Spannungen, zum Versöhnen der Streitenden, zum Überwinden der Klassengegensätze und Standesunterschiede und dergleichen. Einen ähnlichen Gedanken zur Vermittlerbegabung Homosexueller wird sechzig Jahre nach Hirschfelds Tod der Dichter W.G. Sebald äußern, wenn er sich mit Roger Casements Homosexualität auseinandersetzt. Bei Sebald geht es aber nicht um Versöhnung, sondern um Erkennen von Unterdrückung: „Der einzige Schluss, der daraus gezogen werden kann, ist der, daß es möglicherweise gerade die Homosexualität Casements war, die ihn befähigte, über die Grenzen der gesellschaftlichen Klassen und der Rassen hinweg die andauernde Unterdrückung, Ausbeutung, Versklavung und Verschrottung derjenigen zu erkennen, die am weitesten entfernt waren von den Zentren der Macht."[75]

Erdballstaat

In der letzten im Krieg verfassten Folge seiner Chronik „Aus der Kriegszeit" vom Januar 1918 finden wir noch immer die merkwürdige Mischung aus kriegsverherrlichenden Schlagworte, die der Sprachregelung der Militärzensur folgen („Bewunderung" für „unsere unvergleichliche Heeresleitung", „Dankbarkeit" für „unsere tapferen, heldenmütigen Truppen") und anklagender Beschwörung von „Greuel und Verwüstung, die der Krieg gebracht", von Not und Elend, Trauer und Tränen „allerorten"[76], nicht nur im eigenen Vaterland. Diese Zwiespältigkeit ist für Hirschfelds gesamte Kriegsprosa bis zum Sturz des Hohenzollernherrschaft charakteristisch. Mit dem Zusammenbruch der alten Staatsmacht im November 1918 war alles Schwanken zwischen siegesgewisser Kaisertreue und Friedenssehnsucht verschwunden. In seiner ersten Nachkriegsveröffentlichung, der wohl auch aus einem Vortrag hervorgegangenen Broschüre *Was eint und trennt das Menschengeschlecht?*, freut er sich, „daß unsere alten pazifistischen Ideale vom Völkerschiedsgericht und Weltparlament nun in greifbare Nähe gerückt sind".[77] Die Frage, wo er denn jemals seine alten pazifistischen Ideale artikuliert habe, wird auch gleich mit der Strophe eines Gedichtes beantwortet, das einst der 20-Jährige zum hundertsten Geburtstag der Französischen Revolution, anscheinend nur für die private Schublade, verfasst hatte:

---

74 Vgl. Curry 1922, S. 189 & 220.
75 Sebald 1995, S. 168.
76 Hirschfeld 1918b, S. 3.
77 Hirschfeld 1919e, S. 12.

„Soll denn nie der Tag erscheinen,
wo die Menschheit sich erkennt,
wo die Völker sich vereinen,
und den Krieg man Morden nennt,
wo der Klassenhaß verschwindet,
scheu entweicht der Schürer Zunft,
und man fest im Bunde findet
Menschenliebe und Vernunft?"[78]

Zwar war dieser Tag auch 30 Jahre später noch nicht erschienen, doch wuchs die Hoffnung, nachdem Hirschfeld im Sommer 1918 eine siebenwöchige Reise in die Schweiz und im September eine Reise nach Holland unternommen hatte. Zweck der Reisen ins neutrale Ausland war „mit bedeutenden Pazifisten persönlich Fühlung zu nehmen [...] Diese pazifistische Tätigkeit erschien uns um so angebrachter, als uns bekannt war, daß auch die Freunde unserer Bewegung in England, wie Havelock Ellis, Edward Carpenter, Lowes Dickinson und andere in gleichem Sinne wirkten."[79] Hirschfelds von ihm selbst so genannter Pazifismus war sehr speziell und vertrug sich anscheinend gut mit Schwärmereien von „unsern ruhmvollen Erfolgen auf zahllosen Schlachtfeldern, den Heldentaten unserer Truppen und den ungeheuren Opfern an Gut und Blut, sowie [...] der Tatsache, daß wir im Westen, Osten und Süden weit im Feindesland standen", die er noch im Frühjahr 1919 im WhK *Jahrbuch* drucken ließ.[80] Das auf den ersten Blick konfus und inkommensurabel anmutende Gemisch aus Friedenssehnsucht und Kriegsheldenverehrung, das Hirschfeld damals zur Schau stellte, ist etwas besser zu verstehen, wenn man einen Blick auf die Politik der Mehrheits-SPD wirft, die ihre so genannte Burgfriedens-Politik, ihre bedingungslose Unterstützung des Hohenzollernregimes in dessen imperialistischem Eroberungskrieg von 1914, nahezu bruchlos weiterführte und in dem Sieg der Bolschewisten 1917 in Russland nur eine weitere Rechtfertigung ihres Bündnisses mit den anderen staats-tragenden Mächten und ihrer Bereitschaft zur gewaltsamen Unterdrückung aller op-positionellen Kräfte erblickte. Die Führer der Mehrheits-SPD setzten für die Zeit nach dem Krieg auf ein Bündnis mit den alten Mächten in Militär, Industrie und Verwal-tung, was in der blutigen Niederschlagung der Volksaufstände im Dezember 1918 und Januar 1919 durch von der inzwischen regierenden SPD beauftragte Freikorps eine erste Bewährungsprobe bestand. An diesen bürgerkriegsartigen Kämpfen war Hirschfeld unfreiwillig beteiligt, weil er ganz nahe an der Kampfzone wohnte. Von seinem Haus In den Zelten 19 aus konnte er den Königsplatz vor dem Reichstag sehen, „fast ununterbrochen das Geknatter der Maschinengewehre, das Krachen der Hand-granaten und [den] Donner der Kanonen" hören und musste schließlich „eine Ret-

---

78 Ebd., S. 15. – Das ganze Gedicht ist mit kleinen Textabweichungen abgedruckt in: Hirschfeld 1919d, S. 176. Dort ist es datiert: „St. Kreuz i. Oberelsaß, 31. XII. 1888"; Hirschfeld studierte damals in Straßburg Medizin.
79 Hirschfeld 1919d, S. 162f.
80 Ebd., S. 161.

tungsstation für Verwundete" in seiner Wohnung einrichten. Wer hier gegen wen kämpfte und siegte, erwähnt Hirschfeld in seinem Bericht nicht. Dass auch ihn wie seinen Parteivorsitzenden Friedrich Ebert die Angst vor einer drohenden Bolschewistenherrschaft nach russischem Muster umtreibt, wird angedeutet, wenn er das Schicksal der russischen Nationalversammlung von 1917 erwähnt, „die von den Bolschewisten auseinandergesprengt, durch die Diktatur des Proletariats abgelöst wurde".[81]

Hirschfeld, Ebert und Genossen träumen von einer sozialdemokratisch reformierten Diktatur der alten herrschenden Klassen, „wo der Klassenhaß verschwindet" und eine Volksgemeinschaft von Unternehmern, Bankiers, Kleinbürgern und Proletariern jedweden Geschlechts den gewaltsam gesicherten sozialen Frieden genießt. Dass solche Träume von der Wirklichkeit sehr weit entfernt sind, wird Hirschfeld nicht erst beim „Geknatter der Maschinengewehre" zur Niederschlagung des Spartakus-Aufstandes eingesehen haben. Von „einer durch den Weltkrieg verrohten und durch den Bürgerkrieg verhetzten Rotte" wurde er am Abend des 4. Oktober 1920 in München überfallen und bis zur Bewusstlosigkeit misshandelt.[82] Gewiss hatte er mit seiner Vermutung recht, die – übrigens nie gefassten – Täter seien durch ihre militärische Erziehung und einschlägige Kriegserfahrungen zu dem Attentat ermuntert worden. Später wird er auch „die Zunahme der Sittlichkeitsverbrechen nach dem Kriege" auf die „Verrohung und Abstumpfung" zurückführen, „die jahrelange berufsmäßige und pflichtmäßige Grausamkeiten im Menschen hervorrufen".[83]

Im Oktober 1918, nachdem der Kaiser erlaubt hatte, führende SPD-Politiker in die Reichsregierung aufzunehmen, wurde das Verbot des Bundes Neues Vaterland aufgehoben. Der Bund forderte daraufhin die Abschaffung der Militärdiktatur und eine Art parlamentarischer Monarchie, „Aufhebung des Belagerungszustandes, der Zensur und der Schutzhaft sowie Amnestie für alle politischen Vergehen [...] Darüber hinaus erklärt der Bund eine völlige Umgestaltung der deutschen Verfassung und Verwaltung im demokratischen Geiste für erforderlich, und zwar durch die Einberufung einer gesetzgebenden Nationalversammlung mit gleichem, geheimem und direktem Wahlrecht auch für Frauen und Soldaten."[84] Das gleiche Wahlrecht für alle Volljährigen wurde bei der Wahl zu einer verfassunggebenden Nationalversammlung am 19. Januar 1919 erstmals verwirklicht, und Hirschfeld versuchte gemeinsam mit seiner Schwester Franziska Mann noch im Dezember 1918 in einer Flugschrift *Was jede Frau vom Wahlrecht wissen muß!* die Erstwählerinnen auf ihr neu gewonnenes Recht vorzubereiten.

Mit der Wiederzulassung des Bundes Neues Vaterland beginnt in Hirschfelds Leben die kurze Phase, in der er allgemeinpolitisch so rege tätig ist wie nie zuvor oder nachher. Eine sexualpolitische Rückkoppelung ist aber meist vorhanden. So wird im

---

81 Hirschfeld/Mann 1918, S. 31.
82 Hirschfeld 1921, S. 32.
83 Hirschfeld 1926a, S. 322.
84 Hirschfeld 1919d, S. 164.

Rundschreiben des WhK an die Mitglieder vom Dezember 1918 mitgeteilt: „Die große Umwälzung der letzten Wochen können wir von unserm Standpunkt aus nur freudig begrüßen. Denn die neue Zeit bringt uns Freiheit in Wort und Schrift und mit der Befreiung aller bisher Unterdrückten, wie wir mit Sicherheit annehmen dürfen, auch eine gerechte Beurteilung derjenigen, denen unsere langjährige Arbeit gilt."[85]

Die neue Weimarer Republik brachte gewiss ein höheres Maß an bürgerlichen Freiheiten als ihre Vorläufer und der Anfang 1920 in Genf gegründete „Völkerbund" schien Hirschfelds Traum von einem „Erdballstaat" – so der Titel eines Aufsatzes Hirschfelds in den *Ziel*-Jahrbüchern von Kurt Hiller[86] – der Realität anzunähern, doch gilt für Weimar wie für Genf gleichermaßen, dass es sich um zarte Pflänzchen handelte, die gegen die Übermacht eines aggressiven Nationalismus, Angst vor dem zunächst in Russland siegreichen Bolschewismus und imperialistischer Eroberungssucht keine Chance haben sollten. Die Mordlust der künftigen deutschen Faschisten, im Weltkrieg antrainiert und bei der Unterdrückung der kommunistischen Aufstände erfolgreich betätigt, wies voraus auf ihren kommenden Sieg. Ihre Verbündeten in den ideologischen und exekutiven Staatsapparaten leisteten gute Arbeit im Kampf gegen alle kulturrevolutionären Strebungen wie etwa die zu einer Sexualreform auf sexualwissenschaftlicher Grundlage.

Wenn Hirschfeld dennoch nicht aufgab, sondern seine Anstrengungen trotz aller Rückschläge, die ihm die Goldenen Zwanzigerjahre bereiteten, noch erheblich steigerte, dann zeigt er sich hier als ein politischer Kämpfer von außergewöhnlichem Format. Stets eher am Rand der Gesellschaft, oder genauer: ausgesperrt von den Machtzentralen der herrschenden Klasse, Außenseiter auch in seiner politischen Heimat, der SPD, blieb es ihm bis zuletzt verwehrt, wenigstens in Deutschland seine sexualpolitischen Ziele zu verwirklichen. Gewiss waren die WhK-Gründung, die Herausgabe der *Zeitschrift für Sexualwissenschaft* und die Gründung des Instituts für Sexualwissenschaft politische und wissenschaftliche Großtaten von epochaler Bedeutung, deren segensreiche Nachwirkungen wir bis heute im Weltmaßstab nachweisen können, und gewiss war der internationalistische und kosmopolitische Zug das zukunftsträchtigste Moment in allen seinen Projekten. Im Zeithorizont seines eigenen Lebens zerbrachen aber alle seine Erwartungen an der zerstörerischen Gewalt der Nazidiktatur.

Wenn Hirschfeld in Hinblick auf Erdballstaat und Weltfrieden den französischen Dichter Lamartine mit den Worten zitiert: „Utopie ist häufig nur verfrühte Wahrheit"[87], dann trifft dies auf das eigene Lebenswerk zu. Die Idee sexueller Befreiung konnte zwar gedacht und ihre Verwirklichung versucht werden. Hirschfelds Verwirklichungsversuche scheiterten aber, weil sie in den bürgerlichen Gesellschaften am Beginn des 20. Jahrhunderts verfrüht waren.

---

85 Ebd., S. 159f.
86 Der Aufsatz ist ein Nachdruck der letzten Seiten von *Was eint und trennt das Menschengeschlecht?* (Hirschfeld 1919e, S. 12–14).
87 Hirschfeld 1919e, S. 14.

Sittengeschichten

Die „erweiterte Obmänner-Versammlung" des WhK beschloss am 23. Oktober 1914, „eine Kriegsmaterial-Sammlung" anzulegen, „in der wir alles vereinigen und aufzeichnen, was uns über die Beteiligung der Homosexuellen am gegenwärtigen Kriege bekannt wird".[88] Es sollte damit „später einmal" dargetan werden, „daß auch die Homosexuellen in dem großen Völkerringen ihre Pflicht getan haben".[89] Bei der Lektüre der Fortsetzungsserie „Aus der Kriegszeit", die seit 1915 im *Jahrbuch* erschien, wird bald deutlich, dass Hirschfeld hier größtenteils Dokumente aus dieser Sammlung zusammengestellt hat und dass er von Anfang an bemüht war, die tadellose vaterländische Gesinnung der Homosexuellen zu beweisen und daraus ein Argument für die Abschaffung des Paragrafen 175 in der Strafrechtsreform nach dem Krieg zu gewinnen. Immer wieder wird aus homosexuellen Feldpostbriefen zitiert, in denen pflichteifrige schwule Soldaten ihre strafrechtliche Ächtung durch das Vaterland beklagen und am Sinn ihrer mit Eisernen Kreuzen dekorierten Heldentaten zweifeln; „ein einfacher urnischer Soldat" schreibt an Hirschfeld: „Ich habe im Felde meine Pflicht und Schuldigkeit getan, aber dennoch kann ich mein Vaterland nicht im richtigen Sinne lieben, verdammt es doch die edelsten Gefühle in meinem Herzen."[90] Seine edelsten Gefühle gelten der kriminalisierten Männerliebe.

Nachdem spätestens im November 1918 sich alle vermeintliche Pflichterfüllung im gerechten Verteidigungskrieg als gewöhnliche, aber nie zu sühnende Gewaltverbrechen erwiesen hatten, kam die Kriegsmaterial-Sammlung ins neu eröffnete Institut für Sexualwissenschaft und wurde 1930 in dem Abschnitt „Sexuelle Zwischenstufen" der sonderbaren Materialsammlung *Sittengeschichte des Weltkrieges* wiederverwendet. Hirschfeld wird als Herausgeber auf dem Titelblatt genannt, doch dürfte der Autor der meisten Texte in dem zweibändigen Werk der österreichische Schriftsteller Andreas Gaspar gewesen sein, der es laut Titel „bearbeitet" hat. Die Beiträge von zehn weiteren namentlich genannten Autoren sind nur ausnahmsweise gekennzeichnet. In seinem „Vorwort" spielt Hirschfeld die antimilitaristische und pazifistische Tendenz der *Sittengeschichte*, die an vielen Stellen geradezu beschworen wird, herunter: „Sollte das sine ira et studio unternommene Werk gleichwohl tendenziös im kriegsgegnerischen Sinne erscheinen, so ist daran gewiß nur der Krieg schuld."[91]

Gaspar konstruiert als interessante Variante des historischen Materialismus einen Prozess der sexuellen Emanzipation, dessen markanteste Manifestation er in der Frauenemanzipation erblickt, die im 19. Jahrhundert begonnen hatte. Der Krieg habe das „Entwicklungstempo" des Feminismus beschleunigt, was Gaspar zu der These

---

88 Hirschfeld 1915b, S. 23.
89 Komiteemitteilungen 1915, S. 48. – In den „Geleitworten" zum Ergänzungsheft der *Sittengeschichte des Weltkrieges* erwähnt Hirschfeld die ins Allgemeine ausgeweitete Sammlung; sie bilde die eigene „Abteilung ‚Krieg und Sexualität'" im Institut für Sexualwissenschaft (Hirschfeld 1931a, S. 5).
90 Hirschfeld 1915c, S. 62.
91 Hirschfeld 1930c, S. V.

führt, die Frauenfrage hätte ohne den Krieg „zweifellos erst viel später die Bedeutung erlangt, die ihr heute im gesamten öffentlichen Leben zukommt und das gesteckte Ziel der völligen Gleichberechtigung der Geschlechter und zugleich einer neuen Geschlechtsmoral näher rückt".[92] Und noch einmal anders formuliert: „Was auch der Weltkrieg an menschlichen und sittlichen Werten zerstört hat, wir haben allen Grund, vertrauensvoll in die Zukunft zu sehen, die die fortschrittliche Jugend von heute, die Männer und Frauen von morgen, auf den Trümmern der alten Moral aufbauen werden."[93] Gaspars These, die für das „Massenmorden" des Weltkriegs den „Kapitalismus selbst" verantwortlich macht und in der Oktoberrevolution der Bolschewisten den größten Hoffnungsbringer sieht[94], ist mit Hirschfelds Auffassung von Krieg und Frieden kaum vereinbar. Wenn Hirschfeld sich dennoch auf dem Titel als Herausgeber bezeichnen lässt, geschieht dies eher in einem Modus der Toleranz, als dass darin Zustimmung zu einer marxistischen Kapitalismuskritik zu erkennen wäre.

Amori et dolori sacrum (Der Liebe und dem Leid geweiht)

Hirschfeld erhob mit seiner dreibändigen *Sexualpathologie, ein Lehrbuch für Ärzte und Studierende* den Anspruch, eine aktualisierte Version von Krafft-Ebings *Psychopathia sexualis* vorzulegen, da die letzte, noch von ihm selbst bearbeitete zwölfte Auflage von 1902 die neuen Fortschritte der Sexualforschung namentlich auf dem Gebiet der inneren Sekretion kaum habe berücksichtigen können. Das mehr als achthundert Seiten umfassende Werk sieht er als „Abschluß einer 24jährigen Lebensarbeit", die 1896 mit *Sappho und Sokrates* begonnen hatte. Nun will er eine systematische Gesamtdarstellung „an die Stelle lose zusammengefügter Erscheinungsbilder ein organisches Ganzes" setzen.[95] Da die Sexualwissenschaft „bisher von keiner Universität für würdig befunden wurde, in den Kreis ihrer Lehrfächer aufgenommen zu werden", betrachtet er es „als besonderen Glücksumstand, daß es uns im Jahre 1919 vergönnt war, in dem Institut für Sexualwissenschaft dem Lehrbuch für Sexualpathologie eine Lehrstätte für Ärzte und Medizinstudierende an die Seite stellen zu können".[96]

Die Systematik der *Sexualpathologie*, bei der es sich im wesentlichen um ein Handbuch der Sexualberatung, Forensik und Psychotherapie handelt, beginnt bei dem, was Hirschfeld als eine Grundlage sexueller Entwicklung des Menschen ansah, bei den Geschlechtsdrüsen (Hoden und Ovarien), ihren Störungen und Fehlfunktionen. Wer ohne oder mit ungewöhnlichen Geschlechtsdrüsen (Aplasie oder Hyposplasie) zur Welt kommt, wird häufig, vor allem wegen psychischer Probleme einen Arzt konsultieren. Viele Fälle von abnormer Geschlechtsdrüsenbildung gehen einher mit

---

92 Gaspar 1930a, S. 6.
93 Gaspar 1930b, S. 398.
94 Vgl. Gaspar 1930e, S. 309 f.
95 Hirschfeld 1920b, S. 326.
96 Ebd., S. 327.

einem Phänomen, das Hirschfeld erstmals 1913 gemeinsam mit dem Kollegen Ernst Burchard als „sexuellen Infantilismus" beschrieben hatte und das in der Variante „psychosexueller Infantilismus" häufig mit der Neigung zum Sex mit Kindern verbunden ist, „pädophile Betätigung in oft recht harmlosen Formen", die „über das Niveau kindlicher Spielereien nicht hinaus" kommt.[97] In einigen milderen Fällen mit Ansätzen normalen Geschlechtsempfindens sahen die beiden Ärzte die Möglichkeit einer erfolgreichen Therapie, von deren Ziel und Methode es nur dunkel heißt, es werde versucht, „auf suggestivem und assoziativem Wege eine feste Verknüpfung der Sexualität mit normalen Objekten und gleichzeitig eine allmähliche Loslösung von den pathologisch fixierten Komplexen zu erreichen".[98]

Schließlich aber, nachdem er zwei Fälle schwerer „Sexualneurosen" – ein Mann und eine Frau, die in der Kindheit sexuell missbraucht worden waren – referiert hat,[99] empfiehlt er als Ultima Ratio und bessere Alternative zum Zuchthaus die „Entmannung" resp. „Durchschneiden der Samenstränge".[100]

Andererseits wird mehrfach darauf hingewiesen, dass zwar der Verlust der Geschlechtsdrüsen, sei es durch Kastration, bei einem Unfall oder einer Kriegsverletzung den Geschlechtstrieb herabsetzt oder zum Verschwinden bringt, dass aber viele Ausnahmen bekannt sind, wo sowohl bei Männern wie bei Frauen nach Entfernen der Keimdrüsen das geschlechtliche Verlangen unvermindert weiterbestand.[101] Skepsis und Bedenken gegenüber den Steinachschen Operationen werden geäußert; die Einpflanzung von Drüsen mit innerer Sekretion habe im Allgemeinen nicht gehalten, was man nach tierexperimentellen Versuchen von ihnen erhofft hatte.[102] Hierzu gehört auch der Fall des schwedischen Ehepaars, das Hirschfeld 1919 behandelte. Die beiden waren seit zwei Jahren verheiratet, hatten aber nie Sex miteinander, weil der Mann, der nur freundschaftliche Gefühle für seine Gattin hegte, homosexuell war, ohne dies aber zu praktizieren. Die medizinisch gebildete und von der frustranen Eheerfahrung an schwerer Sexualneurose erkrankte Frau, hatte von der neuen Möglichkeit erfahren, Richtung und Stärke des Triebes „könnte durch Implantation normaler Keimdrüsen" geändert werden. „Bis zur Beschaffung des zur Einpflanzung geeigneten Testikels vergingen mehrere Wochen. Ich benutzte die Zeit, um auf die Frau psychisch beruhigend zu wirken, doch gelang es mir nur ganz vorübergehend. Sie sei entschlossen, ihrem Leben ein Ende zu machen, wenn die Gefühlskälte ihres Mannes nicht beseitigt werden könne"; einige Zeit später teilte der Mann Hirschfeld mit, dass er zwar durch die Operation nicht heterosexuell geworden, dass sich aber die „seelische Zuneigung zu seiner Ehefrau und (woran ihr besonders lag) die Fähigkeit, ihre

---

97 Hirschfeld/Burchard 1913, S. 4
98 Ebd., S. 46.
99 Hirschfeld 1920b, S. 288.
100 Ebd., S. 325. – Paragraf 176 des RStGB sah für „unzüchtige Handlungen" mit Personen unter 14 Jahren eine maximal zehnjährige Zuchthausstrafe vor.
101 Hirschfeld 1917b, S. 23 ff.
102 Ebd., S. 21.

Zärtlichkeit zu ertragen, so erheblich gebessert habe, daß ihre Ehe jetzt als relativ glücklich zu bezeichnen sei."[103]

Sexualpathologie und sexuelle Zwischenstufen

Nachdem Hirschfeld sich stets um den Nachweis bemüht hat, sexuelle Zwischenstufen seien an sich nichts Pathologisches, liegen vielmehr im gesunden physiologischen Bereich der Skala sexueller Möglichkeiten, erscheint es zunächst irritierend, wenn der zweite Band der *Sexualpathologie* den sexuellen Zwischenstufen, dem männlichen Weib und dem weiblichen Mann, gewidmet ist. Die Irritation löst sich auf, wenn man genauer hinschaut.

In ihrer monumentalen „Kultur- und Geistesgeschichte der Liebe" sind Annemarie und Werner Leibbrand auf Hirschfelds Hinwendung zur neuen Wissenschaft vom Einfluss der innersekretorischen Drüsen auf Leben und Gesundheit des Menschen eingegangen. Wenn sie diese Wende zur Endokrinologie jedoch als eine Rückkehr zur „Pathogenese der Sexualabweichungen" deuten, wie sie in der herkömmlichen Sexualpathologie üblich war, dann lässt sich dies mit Hirschfelds Texten nicht untermauern.[104] Es trifft zwar zu, dass Hirschfeld das Konzept der Degeneration und Entartung, das psychiatrische und sexualpathologische Paradigma des 19. Jahrhunderts, nicht vollständig negierte. Wenn er beispielsweise in der Homosexualität immer wieder ein Vorbeugungsmittel der Natur gegen Degeneration vermutet[105], dann unterscheidet er sich aber grundlegend von den Degenerations- und Entartungstheoretikern seiner Zeit. Die Vorstellung von der Homosexualität als „Degenerationsprophylaxe"[106] wirkt aus heutiger Sicht ähnlich befremdlich wie sie seinerzeit den tonangebenden Psychiatern und Sexologen abwegig erschien. Lediglich Havelock Ellis, der Urheber dieser teleologischen Spekulation, hält auch weiterhin an ihr fest. Seine Idee von 1896, nach der der gleichgeschlechtliche Sex womöglich deshalb unfruchtbar sei, weil die Natur kranke Nachkommen verhindern wolle, nimmt er wieder auf und rät: „Auch im Interesse der Nachkommenschaft sollte man die Ehe vermeiden. Manchmal wünschen die Invertierten gerade der Kinder wegen zu heiraten [...] Gewiß fallen die Kinder manchmal ganz gut aus, meistens aber lassen sie erkennen, daß sie einem neuropathischen, verfehlten Geschlecht angehören."[107]

Albert Molls Aufsatz „Bevölkerungspolitik und Homosexualität"[108] begründet recht plausibel, dass es keinerlei Beweise für eine stärkere erbliche Belastung des Nachwuchses Homosexueller gebe. Tatsächlich taugen die Einzelbeispiele von

---

103 Hirschfeld 1920b, S. 260.
104 Leibbrand 1972, S. 580.
105 Hirschfeld 1918a, S. 215 u. ö.
106 Hirschfeld 1917b, S. 202.
107 Ellis 1925, S. 395 f.
108 Moll 1919.

Hirschfeld und Ellis nicht zum Nachweis eines kausalen Zusammenhangs, weshalb die diagnostizierte erbliche Belastung oder Entartung einer Person keinerlei Voraussage über die Gesundheit der Nachkommen zulässt. Belastende Faktoren ließen sich auch bei der Mehrheit der Bevölkerung nachweisen, so dass sich eigentlich niemand mehr fortpflanzen dürfte, würde man die Sorge vor der Vererbung von Entartung ernst nehmen. Die Frage, ob Homosexualität ein „Entartungssymptom" sei, will Moll hier nicht entscheiden, attackiert aber diejenigen – offensichtlich sind Hirschfeld und Ellis gemeint –, welche die Homosexualität als nicht-pathologische Varietät ansehen. Es handele sich hier um „interessierte Personen", die sich selbst herabgesetzt sehen, wenn ihre Sexualität als entartet oder degeneriert gewertet wird. Von dieser leeren Polemik abgesehen, ist Molls Ansicht, die Nachkommen Homosexueller seien nicht kränker als andere auch, zuzustimmen. Wenn Hirschfeld häufig Gesundheitsmängel bei den Kindern Homosexueller festgestellt haben will, so können diese unsystematischen Beobachtungen nicht die Gültigkeit seiner Mutmaßungen beweisen.

Der verlorene Weltkrieg hatte Molls Sorge um den Geburtenrückgang vergrößert. Er sieht jetzt in einer sozialdarwinistisch fundierten Eugenik den Ausweg aus der Nachkriegsmisere seines Vaterlands. Die herrschende Klasse sei wegen Inzucht und daraus folgender Degeneration unfähig zum Sieg über die Kriegsgegner gewesen. Dagegen und zur Sicherung der künftigen Klassenherrschaft empfiehlt Moll neues Blut von den Beherrschten: „Die oberen Klassen, die die Führer stellten, müssen eine Blutauffrischung erhalten" und die beherrschten Klassen besäßen „die beste Erbmasse zur Regeneration der oberen Schichten".[109]

Das Autorenpaar Leibbrand bemerkt zwar zutreffend, Hirschfeld habe nie eine Fundamentalkritik des Degenerationsbegriffs vorgelegt und mit seiner Idee von der homosexuellen Entartungsverhütung den Boden der Entartungstheoretiker nicht verlassen; man könnte dies jedoch auch als einen Vermittlungsvorschlag an Kollegen wie Moll und Marcuse deuten, die ihren Patienten die Ehe als Heilmittel gegen Homosexualität empfahlen.

Hirschfeld beharrte darauf, dass manche „echte" homosexuelle Personen zwar den normalen Beischlaf vollziehen können, da sie vielfach keinen Horror, sondern nur Gleichgültigkeit gegen das andere Geschlecht empfinden. Ein Beweis für gelungene Normalisierung sei die physische Fähigkeit zum normalen Koitus jedoch nicht. Vielmehr führe bei allen Menschen eine „inadäquate Sexualbetätigung" früher oder später zu psychischen Erkrankungen, was er anhand vieler Fallgeschichten illustriert. Etwa die lesbischen Frauen: „Ich habe bei verheirateten Urninden wiederholt schwere hysterische Zustände beobachtet, namentlich Herzneurosen und hochgradige nervöse Dyspepsien, völlige Schlaflosigkeit und hochgradige Schwäche, die langen Sanatoriumskuren trotzten und erst wichen, wenn es zu einer Trennung der Eheleute, zum mindesten einer Trennung der Schlafräume kam."[110] Die Quinessenz zur Heteroehe als

---

109 Moll, Hrsg. 1926, S. 1156.
110 Hirschfeld 1918a, S. 189.

Therapie: „Der verhängnisvollste Rat, den ein Arzt einem Homosexuellen geben kann, ist jedoch die Ehe."[111]

Anders als die meisten anderen Sexologen seiner Zeit hielt Hirschfeld alle sexuellen Zwischenstufen auch weiterhin *nicht* für pathologische Phänomene, sondern für ebensolche biologische Varietäten wie den „Vollmann" und das „Vollweib". Das schloss aber nicht aus, dass eine Zwischenstufe, ein Homosexueller, Transvestit oder ein „Metatropist" – Hirschfelds neueste Wortschöpfung – im Zusammenhang mit seinem Sex krank werden kann und so in die Zuständigkeit der Sexualpathologie fällt.

Weiche Definitionen. Impotenz, Ipsation, Metatropismus

Nicht erst in der *Sexualpathologie*, hier aber besonders deutlich, fällt eine gewisse Unschärfe in der Argumentation oder eine Elastizität der Begriffe auf, die nicht nur die psychische Gesundheit der Homosexuellen betrifft. Letztlich geht es dabei um die Einzigartigkeit jedes Menschen, jeder Gesundheit, jeder Krankheit, was das wissenschaftstheoretische Problem mit sich bringt, dass Einzelnes nicht vollständig unter Allgemeines subsumiert und nie restlos in eine Typologie eingeordnet werden kann. Das gilt vor allem für die beiden binären Typologien Mann/Frau und pathologisch/physiologisch, für die wegen der großen Mannigfaltigkeit an Abschattungen, Nuancen und Zwischenstufen ein festes Entweder/Oder-Schema nicht ausreicht. Die Mann/Frau-Dichotomie wurde bereits erörtert; am Beispiel von Impotenz, Selbstbefriedigung und Metatropismus lässt sich Hirschfelds Haltung zur Frage nach Krankheit und Gesundheit verdeutlichen. Wie alle Männer und Frauen „sehr streng wissenschaftlich genommen"[112] Zwitter oder sexuelle Zwischenstufen sind, so sind alle Menschen impotent und Onanisten und empfinden sexuelle Lust am Zufügen oder Erdulden von Schmerz.

Impotenz: „Im Grunde genommen ist jeder Mensch nur relativ potent und damit zugleich auch relativ impotent, denn eine absolute Potenz allen Menschen gegenüber, ob männlich oder weiblich, alt oder jung, existiert überhaupt nicht."[113] Als therapiebedürftiges Phänomen tritt Impotenz bei Hirschfelds Patienten vor allem in der heterosexuellen Ehe auf. Von hundert Patienten und Patientinnen, die seine Praxis wegen Potenzproblemen aufsuchten, konnte Hirschfeld bei achtzig psychische Ursachen diagnostizieren, die anderen Fälle waren organisch bedingt, oder es war kein eindeutiger Grund zu ermitteln.[114] In jedem Fall von Potenzstörungen versucht es Hirschfeld mit „Psychotherapie" oder „Suggestivbehandlung", Psychoanalyse wendet Hirschfeld an, um die Potenz hemmende psychische Faktoren ins Bewusstsein zu heben und so zu beseitigen. Endgültige Heilerfolge allein durch Psychoanalyse hat er

---

111 Ebd., S. 217.
112 Hirschfeld 1905a, S. 4.
113 Hirschfeld 1920b, S. 160.
114 Ebd., S. 186.

bei keinem seiner Patienten gesehen.[115] Ein eher dunkler Hinweis gilt den „neuesten Veröffentlichungen Steinachs über ‚Verjüngung durch experimentelle Neubelebung der alternden Pubertätsdrüse'"; sie seien „von nicht zu unterschätzender Bedeutung" für die Therapie der Potenzstörungen.[116]

Selbstbefriedigung: Hirschfeld glaubt nicht wie Stekel, dass „alle Menschen onanieren", fand aber 96% Onanisten unter denen, die seinen Fragebogen ausgefüllt hatten.[117] Gesundheitsschäden könnten allenfalls zu häufige Selbstbefriedigungen verursachen, wobei die Frage nach der angemessenen Häufigkeit mit dem Hinweis relativiert wird, dass das rechte Maß bei jedem Menschen woanders liegt und dass das größte Problem bei denen auftritt, die an „Onaniehypochondrie"[118] leiden, die also von ihrem Hang zur Selbstbefriedigung geheilt werden wollen, weil sie den Warnungen und Drohungen der Schulmänner und Pastoren glauben, die Onanie für eine lebensbedrohende Krankheit halten. Die Einsicht in die Harmlosigkeit und Normalität der Selbstbefriedigung begann erst im letzten Drittel des 19. Jahrhunderts sich unter Medizinern zu verbreiten.[119] Wenn auch Selbstbefriedigung normalerweise keine Gesundheitsschäden verursacht, so hält Hirschfeld es doch für wahrscheinlich, dass neuropathisch Veranlagte nach onanistischen Exzessen an „sexueller Neurasthenie" erkranken können. Aus diesem Grund und weil ihn eine große Zahl von Patienten aufsuchten, die, der „Massensuggestion" von den schlimmen Folgen der Onanie erlagen,[120] von Hirschfeld Heilung erhofften, erörtert er Möglichkeiten und Unmöglichkeiten einer letztlich für unsinnig erachteten Therapie.

Metatropismus: Die heterosexuelle Bevölkerungsmehrheit ist auch für Hirschfeld durch das wechselseitige Begehren beider Geschlechter als Sexualobjekt charakterisiert. Zudem sieht er einen Unterschied in der „Art und Weise, wie sich Mann und Weib dem begehrten Wesen gegenüber verhalten und benehmen".[121] Anders als der „angreifende, werbende, erobernde" Durchschnittsmann ist die Frau gewöhnlich die „umworbene, gewährende, empfangende"; dem Mann kommt im Geschlechtsleben regelmäßig eine aktivere, der Frau eine passivere Rolle zu, was Hirschfeld unter anderm im Körperbau beider Geschlechter erkennen wollte und in der Gestalt der

---

115 Vgl. ebd., S. 218.
116 Ebd., S. 219.
117 Hirschfeld 1917b, S. 131 f.
118 Ebd., S. 145
119 Der englische Arzt James Paget schrieb 1875: „Nun glaube ich, dass man tatsächlich sagen kann, Masturbation schwächt nicht mehr und nicht weniger als Geschlechtsverkehr, wenn er in der gleichen Häufigkeit von vergleichbar Gesunden gleichen Alters unter gleichen Umständen vollzogen wird." (Paget 1875, S. 284, Übers. des Verf.). – Immanuel Kant hatte 1797 in seiner *Metaphysik der Sitten* behauptet, „die unnatürliche Wollust der Selbstbefleckung" sei „noch unsittlicher und empörender als der Selbstmord" (Hirschfeld 1917b, S. 152).
120 Hirschfeld 1917b, S. 148; „Mehr als einen jungen Mann habe ich gesehen, der sich die Pulsader aufschnitt, oder eine Kugel in den Körper jagte [...], weil er der Onanie nicht Herr werden konnte und ihm vor ihren Folgen graute." (Ebd.).
121 Hirschfeld 1918a, S. 224.

Keimzellen beider Geschlechter – die abgerundete Eizelle und die eigenbewegliche Samenzelle – symbolisiert fand. In den Fällen, wo Aktivismus bei Frauen und Passivismus bei Männern bis zu einem Grad gesteigert erscheint, den Krafft-Ebing Sadismus resp. Masochismus nannte, will Hirschfeld seinen neuen Ausdruck Metatropismus angewandt wissen. Das ist für ihn etwas anderes als Sadismus des Mannes und Masochismus der Frau, weshalb er dies als „Exzeß" versteht, während er den Metatropismus als „Inversion" sieht.[122] Jene Exzesse werden im dritten Band der *Sexualpathologie* als „Hypererotismus" erörtert.

Auch der Metatropismus folgt dem Muster der fließenden Übergänge und weichen Definitionen: „Wie fast überall im Liebesleben gehen auch auf dem Gebiete des Metatropismus die Grenzen des Physiologischen und Pathologischen unmerklich ineinander über."[123] Und wie fast überall erweist sich Hirschfelds Sexualwissenschaft auch hier als eine Wissenschaft der Übergänge und Verwischungen von Kategorien, die das lebendige Geschlechtsleben in seiner unendlichen Mannigfaltigkeit mit ihren unscharf bestimmten Ausdrücken nur näherungsweise und längst nicht so exakt darstellen kann wie etwa Mathematiker die Lösungen von Differentialgleichungen. Es handelt sich bei dieser Sexologie gewissermaßen um eine Dialektik der Abbildung des Konkreten mittels dynamisierter Kategorien, um das Bild einer Einheit von Zweiheit und Vielheit.

Die menschliche Spezies pflanzt sich, wie die meisten höheren Tierarten, zweigeschlechtlich fort. Das bedeutet, es gibt zwei Gruppen von Menschen, von denen die einen, die Frauen, in ihren Keimdrüsen Eizellen, die anderen, die Männer, Samenzellen oder Spermien produzieren. Ein neuer Mensch entsteht bei der Befruchtung einer Ei- durch eine Samenzelle und der folgenden Entwicklung des befruchteten Eis zu einem neuen Individuum. Auch für Hirschfelds Lehre von den sexuellen Zwischenstufen sind die „Geschlechtsgruppen der Männer und Frauen" Basis und Ausgangspunkt.[124] Sind auch alle Menschen, da aus der Vereinigung einer männlichen und einer weiblichen Keimzelle entstanden, zweigeschlechtlich, so ist doch die Gruppe der sexuellen Zwischenstufen in einem engeren Sinn von den gewöhnlichen Männern und Frauen zu unterscheiden. Der zweite Band der *Sexualpathologie*, in dem es um die sexuellen Zwischenstufen geht, präzisiert im Untertitel, worum es sich handelt: „das männliche Weib und der weibliche Mann". Fünf Haupttypen maskuliner Frauen und femininer Männer werden unterschieden, Hermaphroditen, Androgyne, Transvestiten, Homosexuelle und Metatropisten. Für jede der fünf Gruppen ist ein anderes Mischungsverhältnis männlicher und weiblicher physischer und psychischer Eigenschaften charakteristisch, die sie vom Durchschnittstyp unterscheidet. Und natürlich erweisen sich solche Typologien wie stets als eine nur sehr unzulängliche Hilfe bei Diagnostik und Therapie des einzigartigen Einzelfalls, weshalb die

---

122 Ebd., S. 232.
123 Ebd., S. 271.
124 Ebd., S. 2.

vielen beigefügten Einzelfallstudien veranschaulichen, wie viel bei der Subsumtion des konkreten Einzelfalls unter ein typologisches Schema verloren geht und ein Verstehen des Patienten und seiner Leiden erschwert wird.

Neuropathische und psychopathische Konstitution

Zwei Klassen von Homosexuellen werden zunächst unterschieden: „Die Einteilung der homosexuellen Männer und Frauen in gesunde und neuropathische, oder besser ausgedrückt, in solche mit stabilerem oder labilerem Nervensystem. Die stabilen Homosexuellen sind die geistig und körperlich Intakten, die über ein in sich gefestigtes Nervensystem verfügen. Diesen stehen die Labilen gegenüber, bei denen eine stärkere Belastung bewirkt, daß sie nicht etwa nur infolge homosexueller Konflikte hochgradig nervös und sensitiv sind.“[125]

Wird hier das Positiv „gesund und neuropathisch" relativiert und durch den Komparativ ersetzt („stabilerem oder labilerem Nervensystem"), so hat Hirschfeld einige Seiten vorher die „homosexuelle Konstitution" eingeführt und behauptet: „Diese ist fast stets mit einer neuropathischen Konstitution verknüpft.“[126] „Fast stets" heißt zwar nicht „stets", bezeichnet aber doch eine große homosexuelle Mehrheit, für die er eine neuropathische Konstitution annimmt. Die Differenz zwischen neuropathischer Konstitution und manifester neuropathischer Erkrankung wird zwar nicht erläutert und es sieht fast nach einer Korrektur der alten Bestimmung von 1914 aus („Die Homosexualität ist weder Krankheit noch Entartung, noch Laster oder Verbrechen, sondern stellt ein Stück der Naturordnung dar.“[127]), Hirschfeld scheint indes Konstitution und akute Erkrankung nicht gleichzusetzen und folglich die psychische Gesundheit der Homosexuellen mit einer neuropathischen Konstitution für vereinbar zu halten. Einmal gebraucht er in Bezug auf sexuelle Zwischenstufen die nicht ganz eindeutige Formulierung, sie seien „weniger Kranke im gewöhnlichen Sinne als vielmehr mannweibliche Spielarten".[128] Krank weniger im gewöhnlichen Sinn, irgendwie aber doch? Die neuropathische Konstitution ist zwar „fast stets" mit der Homosexualität vergesellschaftet, doch keineswegs mit ihr identisch, weshalb die Homosexualität an sich weiterhin widerspruchsfrei weder als Krankheit noch als Entartung gelten kann.

Die damals richtungweisende Untersuchung *Hermaphroditismus beim Menschen* des Warschauer Arztes und WhK-Obmanns Franz Ludwig von Neugebauer wird in der *Sexualpathologie* häufig zitiert. Neugebauer hatte die Zwischenstufenlehre zwar weitgehend rezipiert, in der entscheidenden Frage nach Krankheit/Gesundheit Hirschfeld jedoch die Ansicht untergeschoben, „von Natur krankhaft veranlagte

---

125 Ebd., S. 214; vgl. auch Hirschfeld 1914a, S. 298.
126 Ebd., S. 205.
127 Hirschfeld 1914a, S. 395.
128 Hirschfeld 1918a, S. 149.

Menschen für krankhaft anzusehen und nicht ohne Weiteres [...] das Strafrecht anzurufen".[129] Hirschfeld hat daraufhin an Neugebauer einen Brief zur Krankheitsfrage geschrieben, der in der „Schlußbemerkung" wiedergegeben ist und in dem er klarstellt: „Nun bin ich zwar der Meinung, daß der Begriff ‚krankhaft' auf den Grenzgebieten ein sehr vieldeutiger ist, andererseits habe ich aber gerade im Gegensatz zu meinen Vorgängern wiederholt den Standpunkt vertreten, daß man die sexuellen Zwischenstufen, insonderheit auch die psychischen, besser als Varietäten ansehen sollte, und Näcke, Bloch, v. Römer, de Vries usw. sind mir darin gefolgt. Auch hat diese Anschauung bei psychischen Hermaphroditen selbst, die ihre Eigenart nicht als krankhaft empfinden, viel Anklang gefunden."[130] Sexuelle Zwischenstufen, deren Zwischenstufigkeit sich vor allem im Seelenleben äußert, sind also für Hirschfeld nicht krankhaft, können aber trotzdem „fast stets" von neuropathischer Konstitution sein.

Immer wieder zählt Hirschfeld die häufigsten Beschwerden auf, über die neuropathische Homosexuellen klagen, wenn sie vom Spezialarzt für nervöse und psychische Leiden therapeutische Hilfe erbitten: „Sie leiden nicht selten an ungewöhnlich starkem Stimmungswechsel, an Überspanntheiten verschiedenster Art, an Neigung zum Alkoholismus, Morphinismus, Kokainismus, an religiösen Wahnideen oder Verfolgungswahn, besonders häufig auch an stark hysterischen und hypochondrischen Zuständen, Störungen, die sich auch vielfach in ihren Familien vorfinden und Grund genug sind, daß, wenn sie einmal als Homosexuelle aus ihrer glatten Bahn geschleudert werden, die Schwierigkeiten des Lebens für sie oft kaum überwindbar sind."[131]

Nach seiner Erfahrung gehören besonders viele Homosexuelle, die mit den Behörden in Konflikt geraten, zu der Gruppe der nervös und sensitiv Gestörten. Sie gelangen zudem oft „freiwillig und unfreiwillig zur Kenntnis der Gerichts- und Irrenärzte", was deren häufig „einseitiges Bild" von Homosexuellen, sowie die unentwegten ärztlichen Bemühungen erklären könnte, nicht nur die psychischen Störungen, sondern gleich auch die Homosexualität wegzutherapieren.[132] Eine naturphilosophische Spekulation über den Zweck der Homosexuellen, die Hirschfeld, von Havelock Ellis übernommen, bis zuletzt nicht losließ und nun auch in der *Sexualpathologie* wieder auftaucht, betrifft die heterosexuelle Ehe Homosexueller. Sie seien „stets ein sehr gewagtes Unternehmen", weil die Kinder aus solchen Ehen „vielfach den Stempel geistiger Minderwertigkeit" tragen würden; Homosexuelle hält er für eheuntüchtige Individuen, „die für das Volksganze anderweitig gut verwendbar" seien und keinen Beitrag zur Steigerung der Geburtenrate leisten sollten.[133]

---

129 Neugebauer 1908, S. 637.
130 Hirschfeld in: Neugebauer 1908, S. 748.
131 Hirschfeld 1910a, S. 214, vgl. auch Hirschfeld 1914a, S. 298 f.
132 Hirschfeld 1918a, S. 214 f.
133 Ebd., S. 217.

Die Diagnose „neuropathische Konstitution" ist grundlegend für die gesamte *Sexualpathologie*. In dem langen Kapitel zur Selbstbefriedigung wird eine Differenz zur „psychopathischen Konstitution" angedeutet, letztere sei eine „weitergehende" Störung oder geistiger Schwächezustand.[134] Im Kapitel über „Sexualkrisen" diskutiert Hirschfeld die Problematik des Begriffs. Er hält ihn für „unentbehrlich", obwohl er an Präzision zu wünschen übrig lässt: „Er ist sehr allgemein gehalten und nicht scharf abgegrenzt vom Bereich einer gesunden, normalen, physiologischen Konstitution als Gegensatz, und doch können wir ohne ihn nicht auskommen, wollen wir in der Fülle schwankender Erscheinungsformen nicht den Boden unter den Füßen verlieren."[135] Dank der fehlenden scharfen Abgrenzung passen die beiden Konstitutionsbegriffe sehr gut zur Begrifflichkeit der Hirschfeldschen Geschlechtskunde.

Sexualpathologie der Homosexualität

Das Kapitel „Homosexualität" im zweiten Band der *Sexualpathologie* ist eigentlich nur die Kurzfassung des ersten Teils von *Die Homosexualität des Mannes und des Weibes*, schließt aber mit einem bisher unveröffentlichten Brief eines schwulen Sohnes an seinen Vater, in dem die „Symptomtrias": keine Liebe zu Frauen, heftige Männerliebe, intersexuelle Konstitution besonders klar zum Ausdruck komme. Das Dritte, die Konstitution wird mit der folgenden Anekdote aus der Studentenzeit veranschaulicht:

„Auf einer Pfingstreise badeten wir Bundesbrüder einmal zusammen in einem Schwarzwaldsee. Ich hatte mich schon ausgezogen und wollte eben in das Wasser hineinlaufen, da rief einer der anderen hinter mir: ‚Seht doch bloß mal den an, der ist ja gebaut wie ein Mädchen', worauf man mich festhielt und daraufhin trotz meiner brennenden Scham begutachtete. Ein Mediziner unter ihnen hatte denn auch bald das Wesentliche herausgefunden: ‚Hüften, Becken, Schenkel wie beim Mädchen, dazu der ganze Körper glatt und haarlos, es stimmt alles usw. usw.' Ich bin nie froher gewesen, im Wasser zu sein."[136] Der Preis, den der Briefschreiber zahlen wollte, um die Anerkennung seines Vaters wiederzugewinnen, war ein Versprechen, dem Sex zu entsagen; er werde „mehr als je bisher alle Willenskräfte zusammennehmen [...], um mich nie wieder in Betätigungen meiner angeborenen Neigung einzulassen. Du wirst begreifen, daß das für mich ein Keuschheitsgelübde darstellt."[137]

Wenn Hirschfeld sich auch hier wieder mit der Frage der Heilbarkeit der Homosexualität auseinandersetzt, so geschieht das nicht allein, weil er immer wieder von Homosexuellen aufgesucht wird, die in Heterosexuelle verwandelt werden wollen, er muss sich auch mit der Mehrzahl der psychiatrischen und psychologischen Kollegen auseinandersetzen, die in ihren Publikationen die Heilbarkeit der Krankheit Homo-

---

134 Hirschfeld 1917b, S. 126.
135 Ebd., S. 93.
136 Hirschfeld 1918a, S. 222.
137 Ebd.

sexualität behaupten. So hat der damals führende Psychiater Emil Kraepelin in der *Münchener Medizinischen Wochenschrift* auch 1918 wieder die „verhältnismäßig guten Erfolge der hypnotischen Behandlung" Homosexueller behauptet.[138] Hirschfeld bemerkt zu dieser Ansicht des mächtigen und einflussreichen Münchener Professors, der schon seit vielen Jahren die Heilbarkeit des Entartungsphänomens Homosexualität propagiert, er könne sich dieser Meinung nicht anschließen, denn er habe unter den vielen homosexuellen Patienten, die sich hypnotischen Kuren unterzogen hatten, nicht einen einzigen gesehen, der dadurch geheilt wurde. Albert von Schrenck-Notzing, der Altmeister und eigentliche Erfinder der Heilung homosexueller Männer mittels Hypnose und Suggestion, spielt in der *Sexualpathologie* nur noch eine marginale Rolle – etwa mit seiner Wortneuschöpfung „Algolagnie" als Alternative zu Krafft-Ebings Sadismus/Masochismus –, da er sich inzwischen ganz der Parapsychologie ergeben hatte.

Zum Heilungsanspruch der Psychoanalyse zitiert Hirschfeld den inzwischen dissidenten frühen Freud-Mitarbeiter Wilhelm Stekel: „Ich habe noch nie eine vollständige Heilung einer Homosexualität durch Psychoanalyse gesehen."[139] Die Auseinandersetzung mit der Psychoanalyse ist einer der roten Fäden, die die *Sexualpathologie* durchziehen. So wird im Homosexualitätskapitel der grundlegende Einwand formuliert, „Freuds ‚infantile Sexualerlebnisse' können die unbeeinflußbare Zielstrebigkeit des homosexuellen Triebes, die vom ersten Erwachen der Geschlechtsneigung an [...] auf ein ganz bestimmtes Sexualziel eingestellt ist", nicht ausreichend erklären.[140] Bei der Kritik an Freuds infantilen Sexualerlebnissen zeigt Hirschfeld jedoch eine Ambivalenz, die nicht aufgelöst wird. Zum einen lehnt er es ab, die Lebensäußerungen des Neugeborenen, Nahrungsaufnahme, Defäkation als Manifestationen einer „polymorph perversen" Sexualität zu deuten, und auch die von Freud entdeckten genitalen Inzestwünsche des Kleinkindes hält er für eine abwegige Suggestion, andererseits vermutet er aber in der Elternliebe und in der Geschwisterliebe „eine leicht erotische, als solche nicht ins Bewußtsein dringende Unterströmung", die er jedoch nicht näher erklärt.[141] Hirschfelds „urnisches Kind" wird daher weiterhin als unsexuell und frei von erotischen Unterströmungen vorgestellt. Es unterscheidet sich von den gewöhnlichen Kindern durch seinen Habitus, der bei urnischen Knaben mädchenhafte und bei urnischen Mädchen knabenhafte Züge aufweist.

Der Arzt, der mit Hirschfeld in der Homosexualität keine heilungsbedürftige Krankheit sieht, wird auf den großen Beratungs- und Therapiebedarf hingewiesen, der bei Homosexuellen besteht, die mit ihrer Triebrichtung ein gutes Leben führen wollen. Ein Trostwort folgt sogleich für alle, die sich nach wie vor eine Verwandlung in Richtung normale Heterosexualität wünschen: „Damit soll denjenigen, die seelisch besonders schwer unter ihrer homosexuellen Anlage leiden und das Verlangen haben,

---

138 Ebd., S. 216 f.
139 Vgl. Hirschfeld 1910a, S. 217.
140 Ebd., S. 216.
141 Hirschfeld 1917b, S. 80.

heterosexuell umgestimmt zu werden, nicht die Hoffnung genommen werden, daß es der sexualwissenschaftlichen Forschung im Verein mit der ärztlichen Kunst doch noch einmal möglich sein wird, das Triebleben durch Regulierung der inneren Sekretion völlig in die gewünschte Bahn zu lenken."[142] Mit dieser Äußerung folgt Hirschfeld nicht nur seinem radikal liberalen Grundsatz, alle sexuellen Wünsche zu respektieren, sofern kein Dritter geschädigt wird. Und er folgt seiner alten *Sappho-und-Sokrates*-Überzeugung von der Homosexualität als einem Fluch der Natur, dem nur durch eine unmögliche Heterosexualisierung zu entkommen wäre. Den vielen, die einen Arzt aufsuchen, weil sie ein Leben unter diesem Fluch nicht ertragen können, steht die große Mehrheit gegenüber, die nur ein geringes oder gar kein Heilungsbedürfnis empfinden: „Die Homosexuellen selbst sagen oft, daß sie geheilt sein würden, wenn die anderen von der falschen Auffassung geheilt wären, mit denen sie ihnen gegenüberstehen, ihre wahren Leiden lägen nicht in, sondern außer ihnen."[143] Der auf den Homosexuellen seinerzeit lastende Druck aus gesellschaftlicher Ächtung und strafrechtlicher Bedrohung zeitigte eine Vielzahl unterschiedlicher Bewusstseinsformen zwischen den Extremen suizidale Verzweiflung und stolze Überhebung à la Adolf Brand – und mitten unter ihnen der homosexuelle Magnus Hirschfeld mit seinem offenen Geheimnis.

Zwangstrieb Transvestitismus

Die *Sexualpathologie* ist nach einem symmetrischen Bauplan konstruiert. Der Band zwischen dem ersten und dritten ist den Zwischenstufen gewidmet, das mittlere, dritte Kapitel, die Mitte der Mitte, darin dem Transvestitismus, jenem „Drang, in der äußeren Gewandung des Geschlechtes aufzutreten, der eine Person nach ihren sichtbaren Geschlechtsorganen nicht angehört"; Transvestitismus nennt er nun einen „Zwangstrieb".[144] In den *Transvestiten* von 1910 wurde noch ausführlich dargelegt, dass Krafft-Ebings Ausdruck „Zwangsvorstellung" oder eines der vielen bei Psychiatern geläufigen Komposita mit dem Wort „Zwang" auf die Transvestiten schon deshalb nicht passt, weil in jeder Liebe ein Moment des Zwangs enthalten ist. Hirschfelds Münchener Kollege Löwenfeld – einer der wenigen Psychiater, die seine Zwischenstufenlehre zustimmend rezipiert hatten – habe in seinem ausgezeichneten Werk *Die psychischen Zwangserscheinungen* darauf hingewiesen, „dass auch in der normalen oder physiologischen Liebe etwas von einem Zwangszustande stecke, dass die Kriterien der Obsession für sie in gewissem Maße ebenso zutreffen wie für die krankhafte Liebe", die Grenze könne auch hier wieder einmal nicht scharf gezogen werden.[145]

---

142 Hirschfeld 1918a, S. 218.
143 Ebd.
144 Ebd., S. 140.
145 Hirschfeld 1910b, S. 255.

Wie zwanghaft drängend der Wunsch nach einem Geschlechtswechsel auch immer sein mag, der sexualwissenschaftlich gebildete Arzt erhält von Hirschfeld die Aufgabe zugewiesen, dem transvestitischen Patienten bei der Realisierung seiner Wünsche zu helfen, etwa bei seinem Kampf gegen die Behörden um eine amtliche Erlaubnis, sich in der Öffentlichkeit in der Kleidung des anderen Geschlechts bewegen zu dürfen, oder als Gutachter vor Gericht, wenn der Transvestit ohne diese Erlaubnis wegen „Erregung öffentlichen Ärgernisses" angeklagt wird.

Dies alles ist gegenüber der Transvestitismus-Monografie von 1910 nicht neu. Seinerzeit überraschte unter den Resultaten der Untersuchung vor allem die Existenz von heterosexuellen Transvestiten beiderlei Geschlechts. Ein Mann, der nicht nur im Karneval Frauenkleider trägt, ist schwul und eine Frau in Männerkleidern ist eine Lesbe – diese bis dahin gängigen Ansichten wurde zunächst auch von Hirschfeld geteilt. Als er die ersten heterosexuellen Transvestiten sah, glaubte er zunächst an Irrtum und „Selbsttäuschungen", weil der Geschlechtstrieb bei dieser Personengruppe oft nur schwach entwickelt war.[146] Wegen der geringen Zahl von nur 17 Fällen wagte er aber keine Aussagen über Häufigkeiten. Acht Jahre später ist sein Beobachtungsmaterial genügend umfangreich, um jeweils 35 % aller Transvestiten als homo- resp. heterosexuell einzuschätzen; 15 % seien bisexuell, die verbleibenden 15 % hält er für automonosexuell oder asexuell.[147]

In einem „Lehrbuch für Ärzte und Studierende" wird schließlich auch die mögliche Therapie des Transvestitismus mit dem Ergebnis erörtert: Eine Therapie ist unmöglich und der Arzt ist „sogar verpflichtet", die Umkleidung zu gestatten, „ja anzuordnen".[148] Dennoch erwägt er die Möglichkeit, den „Vermännlichungs- und Verweiblichungsdrang" durch Medikamente zu beeinflussen, etwa die beiden von seinem Freund und Kollegen Iwan Bloch eingeführten Präparate Testogan (für Männer) und Thelygan (für Frauen). In der *Zeitschrift für Sexualwissenschaft* finden sich regelmäßig Reklameinserate, die beide Mittel gegen „sexuelle Insuffizienz" empfehlen.[149] Hirschfeld weist auf Testogan und Thelygan hin, ohne von einer positiven Wirkung gegen Transvestitismus berichten zu können. Im Gegenteil: einer seiner Patienten hat sich selbst das für Frauen bestimmte Thelygan injiziert und so die Verweiblichung seiner Brüste bewirkt und damit die Befreiung von psychischer Depression.[150] Deshalb bleibt er bei seiner Meinung, der Arzt habe dem Transvestiten zu helfen, ein ihm adäquates Leben zu führen. Insbesondere soll der Arzt „der Umgebung, vor allem der Ehefrau oder anderen Angehörigen die nötigen Erklärungen geben, damit sie dem Transvestiten Verständnis entgegenbringen oder wenigstens keine Schwierigkeiten bereiten [...]. Darüber hinaus ist eine Regelung der ganzen Lebens-

---

146 Ebd., S. 5.
147 Hirschfeld 1918a, S. 144.
148 Ebd., S. 176.
149 Z. B. auf der dritten Umschlagseite von Heft 4, Bd 3, Juli 1916.
150 Hirschfeld 1918a, S. 132.

führung, der Wahl und Ausübung des Berufs, der Erholung, unter Berücksichtigung des Transvestitismus ins Auge zu fassen.“[151]

Eine sexualwissenschaftlich angeleitete Psychotherapie im Sinne Hirschfelds umfasst demnach auch hier wieder eine Art psychosozialer Betreuung des Patienten durch den Arzt, die letztlich alle Bereiche des Alltagslebens betreffen kann. Dieses Konzept einer gleichsam lebensreformerischen Heilbehandlung verfolgte Hirschfeld von Anfang an, als er für seine Patienten eine Krankenkasse organisierte, öffentliche Lehrveranstaltung zu Fragen der Hygiene, Ernährung und „naturgemäßen Lebensweise“ abhielt sowie mit seinem anamnestischen Fragebogen die gesamte Biografie der Patienten erkundete. Es ging ihm nicht allein um die Linderung eines Leidens, die Heilung einer Krankheit. Es ging stets auch um die Verbesserung des ganzen Lebens als Bedingung für psychische und physische Gesundheit. Dieser Gedanke wurde eigentlich schon seit den Anfängen in Magdeburg-Neustadt auf das Geschlechtsleben angewendet, in Charlottenburg zu einem Gesamtkonzept der Sexualtherapie und Sexualberatung ausgebaut und in der *Sexualpathologie* für die ärztliche Weiterbildung dargestellt.

An einer Stelle im Transvestiten-Kapitel der *Sexualpathologie* erfährt man von Versuchen der Selbstorganisation; es gebe „transvestitische Vereinigungen“, die keine homosexuellen oder heterosexuellen Mitglieder dulden. Mehr wird über diese Vereinigungen erst in Hirschfelds Buch *Sexualität und Kriminalität* mitgeteilt. Dort ist die Rede von „einer kleinen Organisation, die den bezeichnenden Namen ‚Zwei Seelen‘ führte“ und sich nach Erscheinen seiner *Transvestiten* gegründet habe.[152] Erst viele Jahre später unternahm Felix Abraham, Arzt und Mitarbeiter an Hirschfelds Institut für Sexualwissenschaft, einen Versuch, die Transvestiten zu organisieren. In der ebenfalls von Hirschfeld herausgegebenen Zeitschrift *Die Aufklärung* erschien ein Aufruf Abrahams, in dem er die Transvestiten auffordert, seiner „Vereinigung ‚D’Eon‘“ beizutreten und so „ihre wirtschaftliche und gesellschaftliche Lage zu erleichtern“.[153] Ob diese Vereinigung über Abrahams Gründungsaufruf hinaus irgendwelche Aktivität entfaltet hat, war nicht zu ermitteln.

---

151 Ebd., S. 177.
152 Hirschfeld 1924b, S. 42.
153 Abraham 1930, S. 165.

Teil 4 (1919 – 1930)

Das Institut für Sexualwissenschaft

Auf der Sitzung der „Ärztlichen Gesellschaft für Sexualwissenschaft und Eugenik" vom 17. Mai 1918 hielt Iwan Bloch eine Ansprache zu Ehren Hirschfelds, der gerade seinen 50. Geburtstag gefeiert hatte. In seiner Erwiderung erwähnt Hirschfeld erstmals „die Gründung einer vom Minister des Innern genehmigten ‚Stiftung für wissenschaftliche Sexualforschung'", in die er zunächst 15.000 Mark aus eigenem Vermögen einzahlte, einen Betrag, den er auf Anforderung des Innenministeriums verdoppeln musste.[1] Es war alles ein bisschen anders als hier von Koerber protokolliert. Am 31. Januar hatte Hirschfeld dem zuständigen Berliner Polizeipräsidenten einen ersten Antrag auf Genehmigung dieser Stiftung eingereicht, die „Dr. Magnus-Hirschfeld-Stiftung" heißen sollte und die nach einigen Änderungen der Satzung vom preußischen Innenministerium im nächsten Jahr, am 21. Februar 1919 genehmigt wurde.[2] Die Akten des Genehmigungsverfahrens enthalten eine für unser Hirschfeld-Bild interessante Mitteilung der Finanzbehörde über Vermögen und Jahreseinnahmen des Stifters. Er war demnach ein ziemlich reicher Mann: „Dr. med. Magnus Hirschfeld, am 14.5.68 in Kolberg geboren, mosaisch, unverheiratet, In den Zelten 19 wohnhaft, versteuert ein Einkommen von 27.500 – 28.500 M und ein Vermögen von 360 000 – 380 000 M."[3]

Bemerkenswert an diesem Eintrag ist auch die Einordnung Hirschfelds als „mosaisch". Woher weiß die preußische Behörde, dass Hirschfeld mosaisch ist? Eigentlich hätte das nur einer Selbstauskunft in Hirschfelds Einkommensteuererklärung entnommen werden können. In den Matrikellisten seiner letzten Studienorte hatte Hirschfeld sich stets als „diss." bezeichnet, als dissident oder religionslos. Unwahrscheinlich ist eine späte Rückwendung Hirschfelds zur Religion seiner Väter. Umso rätselhafter erscheint die amtliche Bezeichnung mosaisch für den 50-jährigen Monisten und Sozialdemokraten. Erwähnenswert in diesem Zusammenhang ist Hirschfelds Erinnerung an seine Teilnahme an einer „großen zionistischen Versammlung" in Berlin. Anlass war die Ende 1917 bekannt gewordene Erklärung des englischen Außenministers Balfour gegenüber dem führenden englischen Zionisten Rothschild, dass England nach der bevorstehenden Eroberung Palästinas, das bisher Teil des Osmanischen Reiches war, den Juden dort eine „nationale Heimstätte" geben wolle. Als der Redner der Berliner Versammlung die Worte sprach: „Juden! Wir haben ein Land!", brach nach Hirschfelds Erzählung in der überfüllten Berliner Stadthalle ein tosender Jubel aus. „Nie habe ich vorher oder nachher einen solchen Freudentaumel gesehen. Man schrie, schluchzte, klatschte, sank sich in die Arme, und immer wieder

---

1 Koerber 1918, S. 146.

2 Detaillierte Darstellung der Dr. Magnus Hirschfeld-Stiftung bei Dose 2015, S. 10 – 48.

3 Herzer 1992, S. 125; Dose 2015, S. 10.

https://doi.org/10.1515/9783110548426-006

schwoll brausend die kaum abgeebbte Woge der Begeisterung an."[4] Hirschfeld erzählt leider nicht, ob er in den Freudentaumel einstimmte oder nur der staunende Beobachter blieb, so dass zumindest eine Annäherung an den mosaischen Glauben seiner Eltern in der zionistischen Version nicht auszuschließen ist. Die Erinnerung an die Berliner Zionisten-Versammlung ist in Hirschfelds Reisebericht von seinem 1932er Aufenthalt in Palästina enthalten, in dem man auch die eher dunkle Andeutung findet, dass er dem „zionistische[n] Experiment [...] unter gewissen Voraussetzungen durchaus wohlwollend gegenüberstehe".[5] Dass sich Hirschfeld nach der Balfour-Deklaration kurzfristig dem Zionismus angenähert hatte, ähnlich wie in seiner Heidelberger Studentenzeit der jüdischen „Badenia" ist jedenfalls nicht auszuschließen.

Ähnlich ungeklärt wie die religiöse Frage sind heute die Umstände, unter denen Hirschfeld den Sanitätsrats-Titel verliehen bekam. Offensichtlich gibt es einen Zusammenhang mit dem 50. Geburtstag. Ralf Dose vermutet einen weiteren Grund in der Errichtung einer Stiftung.[6] Wahrscheinlich hat sich Hirschfeld über die Ehrung gefreut, obwohl seinem Kollegen und aggressivsten Gegner Albert Moll bereits Jahre vorher der ranghöhere und noch ehrenhaftere Titel „*Geheimer* Sanitätsrat" von der preußischen Regierung verliehen worden war.

Parallel zur Gründung seiner gemeinnützigen Stiftung kaufte der frisch ernannte Sanitätsrat die prächtige Tiergartenvilla in der Beethovenstraße 3, schräg gegenüber seiner Wohnung In den Zelten 19. Das 1870/71 von dem Berliner Architekten Richard Lucae errichtete Haus erwarb Hirschfeld am 16. April 1919 für 410.000 Mark und zwei Jahre später, am 12. Februar 1921, das mit einem vierstöckigen Mietshaus bebaute Nachbargrundstück, In den Zelten 9a für 625.000 Mark. Für die Villa Joachim zahlte er 150.000 Mark, für das benachbarte Gebäude 200.000 Mark bar, zur Bezahlung des jeweiligen Restkaufgeldes wurden Hypothekenbelastungen ins Grundbuch eingetragen und bestehende Hypotheken übernommen.[7] Mit den beide Male bar gezahlten Teilen der Kaufpreise war Hirschfelds vom Finanzamt festgestelltes Privatvermögen vollständig in den beiden Immobilien angelegt. Wie er Ausstattung und Umbau der Gebäude für den Institutszweck finanzierte, ist derzeit ungeklärt, es konnte weitgehend aus seinem Jahreseinkommen von rund 28.000 Mark bezahlt werden. Hinzukamen vermutlich Spenden und Vermächtnisse von WhK-Mitgliedern. Da er jetzt zusammen mit seinem Lebenspartner Karl Giese eine Wohnung in der neu erworbenen Villa Joachim bezog, konnte er die große und luxuriöse Mietwohnung in der Nr. 19 aufgeben und die gewiss nicht niedrige Miete einsparen.

Um die beiden Häuser zu verbinden, mussten mehrere Mauerdurchbrüche vorgenommen werden. Ferner wurde die Gaststätte „Luisenzelt" im Erdgeschoss von

---

4 Hirschfeld 1933a, S. 388.
5 Ebd., S. 358.
6 Dose 2005, S. 67.
7 Die Grundbuchakten, die die Kaufverträge enthalten, sind im Grundbuchamt des Amtsgerichts Berlin-Mitte einzusehen.

Nr. 9a zu einem Vortragssaal mit etwa 200 Sitzplätzen, dem „Ernst-Haeckel-Saal", umgebaut, „angrenzende Stallungen" als Ausstellungsräume hergerichtet.[8]

In seiner Festrede zur Institutseröffnung erzählte er etwas über die Vorgeschichte, die es rechtfertige, das Institut ein „Kind der Revolution" zu nennen:

> „Dieser schöne Bau war ursprünglich Besitz des berühmten Musikprofessors und Violinvirtuosen Joseph Joachim. Er ging dann in die Hände eines Mitgliedes der Hofgesellschaft über, des Fürsten von Hatzfeld, der ihn ausbauen ließ. Im Zusammenhang mit dem geplanten Neubau des königlichen Opernhauses, das sich auf dem benachbarten Kroll'schen Grundstück erheben sollte, war unser Gebäude zum Sitz der Intendantur der königlichen Schauspiele ausersehen. Dann kamen der Krieg und die Revolution und warfen alle diese Pläne über den Haufen, so daß nun das für unsere Zwecke vortrefflich geeignete Haus zu freiem Verkauf stand."[9]

Im ersten Tätigkeitsbericht des Instituts erwähnt Hirschfeld die erworbenen technischen Einrichtungen und wissenschaftlichen Instrumentarien, wobei „trotz der herrschenden enormen Teuerung nicht gespart wurde".[10] Es folgt eine Auswahlliste von neu angeschafften modernen Geräten wie „zwei Röntgenapparate" und „einen kinematographischen Aufnahme- und Vorführungsapparat, sowie erstklassige Apparate für Photographie und Projektion von Lichtbildern".[11] Leiter der röntgenologischen und kinematografischen Abteilung war der junge Arzt für Haut- und Geschlechtskrankheiten August Bessunger. Hinzukamen der Neurologe Arthur Kronfeld, mit dem Hirschfeld bereits seit 1908 kooperiert hatte, der Dermatologe Friedrich Wertheim sowie der an der Berliner Universität lehrende Mediziner und Anthropologe Hans Friedenthal. Hirschfeld bedauert, dass er seinen Wunschmitarbeiter, den Sexualforscher Eugen Steinach, nicht für den Umzug nach Berlin gewinnen konnte, weil dieser angeblich die Tätigkeit als Hochschullehrer an der Universität in Wien nicht aufgeben wollte; die für Steinach angeschafften „Meerschweinchen und weißen Ratten" zum Studium der Ausfallerscheinungen im polyglandulären System nutzte vielleicht Professor Friedenthal für seine Forschungen über die Physiologie der Geschlechtsunterschiede, vielleicht wurden sie ungenutzt wieder abgeschafft.[12] Publikationen über Tierexperimente à la Steinach werden in Hirschfelds Bibliografie der Institutsveröffentlichungen nicht erwähnt. Ähnlich erging es wohl auch der „Zucht exotischer Seidenspinner (Attacus orizaba und Actias luna) zwecks Bastardisierung und Gewinnung intersexueller Varianten durch Kreuzung", mit denen man anscheinend an Experimente mit Schmetterlingen anknüpfen wollten, die den Berliner Zoologen Richard Goldschmidt zu einer neuen Hypothese über die Entstehung sexueller Zwischenstufen veranlasst hatten; im WhK wurden Goldschmidts Experimente mit

---

8 Hirschfeld 1924a, S. 10.
9 Aus der Bewegung 1919, S. 58.
10 Hirschfeld 1920c, S. 13.
11 Ebd., S. 8
12 Ebd., S. 8f.

großen Erwartungen rezipiert, denn es sah so aus, als ob sie den erhofften definitiven Beweis für das Angeborensein der Homosexualität erbringen könnten.[13]

Das Institut für Sexualwissenschaft war vor allem eine Aus- und Weiterbildungsstätte, zunächst für Mediziner, bald auch für Pädagogen und Juristen, so dass Hirschfeld im ersten Jahresbericht von „1100 Ärzten und Medizinstudierenden, darunter viele ausländische Kollegen" berichten konnte, die die „Vorträge, Kurse und Sammlungen des Instituts" nutzten; so war „sogar ein chinesischer Kollege Dr. Tschin von der Universität Peking [...] längere Zeit als Volontär im Institut beschäftigt".[14]

Neben Forschung und Lehre waren die Sprechstunden der Institutsärzte für hilfesuchende Patienten der dritte Tätigkeitsbereich. Im ersten Jahr zählte Hirschfeld über 18.000 Konsultationen von etwa 3.500 Patienten; ca. 30 % der Ratsuchenden und Leidenden gehörten zu den sexuellen Zwischenstufen oder, nach neuester Terminologie, zu den „intersexuellen Varianten". Ein weiteres wichtiges Detail betrifft die Honorare für die ärztliche Beratung/Behandlung. „Über die Hälfte" der 18.000 waren „unentgeltlich"[15]. Im zweiten Bericht von 1924 sagt Hirschfeld, dass in den ersten fünf Jahren seines Bestehens „Zehntausende" Männer und Frauen, „die an der Liebe leiden", die Hilfe des Instituts gesucht hätten und dass „80 %" von ihnen „unentgeltlich" oder auf Kosten einer Krankenkasse behandelt wurden.[16]

Der Neid der Kollegen, den Hirschfeld mit seiner gut gehenden Praxis als Spezialarzt, als Gerichtssachverständiger und als medizinischer Fachautor mit einem Jahreseinkommen von rund 28.000 Mark und einem relativ luxuriösen Lebensstil auf sich zog, macht sich im Verein mit dem Hass konservativer Sexologen, die ihm schon von Anfang an seine Parteinahme für die Homosexuellen verübelt hatten, auch mit Angriffen auf sein neues Institut bemerkbar. Einen extremen Ausdruck fanden solche Rankünen in dem Gutachten über das Institut für Sexualwissenschaft, das der Regierungs-Medizinalrat Schlegtendal 1920 für den Berliner Polizeipräsidenten erstellte. Das Institut nennt Schlegtendal eine bloße „Verdienstquelle", eine „Ausbeutungsanstalt" und ein „Bordell", in dem vermögende Homosexuelle mit Strichjungen verkuppelt werden. Bei Hirschfeld sieht er „Ausbeutungssucht" und „Beutelschneiderei", da vermögende Patienten „geschröpft" und für Gerichtsgutachten „hohe, ja gewissenlos geschraubte Honorare" zahlen müssten. Einmal ist auch von einer „verbrecherischen Erpressung" die Rede.[17] Im ersten Tätigkeitsbericht registrierte Hirschfeld derartige Angriffe, die vor allem in der „völkischen" und christlich-konservativen Presse zu lesen waren, kühl und gelassen: „Verunglimpfungen, wie sie jeder neuen und guten Sache beschieden sind, haben auch wir in den Kauf nehmen

---

13 Vgl. Wilhelm 1920.
14 Hirschfeld 1920c, S. 1 f.
15 Ebd., S. 2.
16 Hirschfeld 1924a, S. 8.
17 Schlegtendals Dossier findet sich vollständig bei Dose 2015, S. 15–22.

müssen; wir haben sie nicht durch Polemiken, sondern am besten durch positive Leistungen widerlegen zu können geglaubt."[18]

Schlegtendals Dossier war mehr als nur eine Verunglimpfung neben anderen, da es letztlich auf die Forderung nach Schließung des verkappten Bordells und nach einem Berufsverbot für den verbrecherischen Institutsleiter hinauslief. Im Grunde genommen war es nur Ausdruck einer Stimmung in nationalistischen Bevölkerungskreisen, die seit Ende 1920 zu den Gewaltakten gegen die Person Hirschfelds, zu seiner Vertreibung aus Deutschland und – nach dem Sieg der Faschisten – zur fast geglückten Zerstörung seines Lebenswerks führte. Mitte März 1920 beim so genannten Kapp-Putsch wurden in Berlin Flugblätter verteilt, die eine Liste derer enthielten, die nach dem erfolgreichen Putsch „unschädlich gemacht" werden müssten. Auch Hirschfelds Name stand darauf und war mit dem Zusatz versehen: „Wegen Einführung orientalischer Sitten in Deutschland".[19]

Der Kapp-Putsch scheiterte. Ein erneuter Versuch, das Todesurteil der Putschisten gegen Hirschfeld zu vollstrecken, wurde am 4. Oktober des gleichen Jahres in München unternommen. Wenn die Darstellung in der SPD-Zeitung *Münchener Post* zutrifft, dann war dieser Überfall auf Hirschfeld allein eine Aktion der gerade erst in München gegründeten Nazi-Partei, toleriert, wenn nicht gar begünstigt von der Münchener Stadtregierung, die offensichtlich mit den Faschisten sympathisierte: „Ungefähr eine Stunde vor Beginn des Vortrags ist Herr Dr. Hirschfeld vor einem Anschlag gewarnt worden, der gegen ihn vorbereitet sei, und zwar sei in einer Versammlung der national-sozialistischen Arbeiterpartei, die im Sterneckerbräu stattfand, beschlossen worden, den Vortrag zu sprengen und gegen ihn vorzugehen."[20]

Hirschfeld konnte seinen Vortrag über die Steinachsche Verjüngungstheorie, also nicht über Homosexualität, „trotz mehrfacher lärmender Unterbrechung [...] unter demonstrativem Beifall zu Ende" führen. Der von der Münchener Polizei zugesagte Polizeischutz unterblieb jedoch. Nach dem Vortrag, auf dem Weg ins Hotel wurde Hirschfeld „an der Ecke Brienner- und Türkenstraße" von den Attentätern zuerst mit Steinwürfen traktiert, die ihn am Rücken und am Kopf trafen, dann erhielt er „von hinten mit äußerster Wucht geführte Schläge auf Schädeldecke und Rücken", so dass er das Bewusstsein verlor und stürzte; im Krankenhaus stellte man „außer starken Blutergüssen am Hinterkopf und Rücken eine Gehirnerschütterung" fest; am 11. Oktober konnte er das Krankenhaus verlassen und mit der Eisenbahn nach Berlin zurückkehren.[21] Das *Jahrbuch* zitierte aus dem *Völkischen Beobachter*, der kurz zuvor zum Parteiblatt der frisch gegründeten NSDAP geworden war, eine Rechtfertigung des Attentats, die sich von dem Flugblatt der Kapp-Putschisten nur in dem hämisch-ironischen Ton unterschied: „Die wenig freundliche Behandlung Hirschfelds galt nicht

---

18 Hirschfeld 1920c, S. 20.
19 Aus der Bewegung 1920, S. 121
20 Der antisemitische Anschlag 1920, S. 1.
21 Hirschfeld 1920a, S. 124 f.

dem Juden, sondern dem fanatischen Vorkämpfer der widerlichsten Geschlechtsverirrung."[22]

Mit dem Münchener Attentat hatte der faschistische Terror gegen Hirschfeld seinen ersten Höhepunkt erreicht, war aber keineswegs vorbei. Soweit heute bekannt, kam es nur noch bei einem Vortrag Hirschfelds in Wien am 4. Februar 1923 zu einem Zwischenfall, bei dem Blut floss. Das *Jahrbuch* berichtet von „jungen Hakenkreuzlern", die den Vortrag störten: „Stinkbomben wurden geworfen, Schüsse abgegeben und zahlreiche Personen blutig geschlagen. Herr Sanitätsrat Hirschfeld selbst ist unverletzt geblieben."[23]

Dieses Zitat ist dem letzten Band des *Jahrbuchs für sexuelle Zwischenstufen* entnommen. Eine wesentlich lückenhaftere Chronik der laufenden Ereignissen brachte zwar die Berliner Schwulenzeitschrift *Die Freundschaft* und seit 1926 ein unregelmäßig erscheinendes WhK-Mitteilungsblatt. Es ist aber wahrscheinlich, dass hier nicht alle faschistischen Gewalttaten gegen Hirschfeld und das Institut für Sexualwissenschaft verzeichnet wurden. Für diese Annahme spricht Hirschfelds Bericht über die gefährliche Lage in Deutschland, der in einem Brief vom 10. November 1923 an seinen jungen Londoner Kollegen Norman Haire enthalten ist: „Die Verhältnisse in Deutschland und Berlin haben sich derart furchtbar gestaltet (unter andern auch ernstliche Progrom-Gefahr), dass es mir und meinen Freunden ratsam erschien, um mein Werk zu sichern, meine Person für einige Zeit zurückzustellen. So schreibe ich Ihnen diese Zeilen [...] aus Holland, woselbst ich mich seit einigen Tagen befinde."[24]

Das holländische Exil dauerte offensichtlich nur kurz, denn bereits am 2. Februar 1924 hielt Hirschfeld wieder in Berlin eine „Stiftungsrede" bei dem Festakt zur Übergabe des Instituts für Sexualwissenschaft an die Dr. Magnus Hirschfeld-Stiftung, die dem Institut mit der Gemeinnützigkeit vor allem steuerrechtliche Vorteile einbrachte.

In dieser Rede kommt er auch auf die personelle Situation im Institut zu sprechen. Es sei sein „unausgesetztes Bestreben gewesen, einen Mitarbeiter- und Schülerkreis heranzubilden, der die hier vertretene Forschung und Lehre in sich aufnimmt, selbständig verarbeitet und weiterträgt".[25] In der Namensliste der sieben Abteilungsleiter, die dann folgte, sind von den Männern der ersten Stunde – Frauen arbeiteten im

---

22 Aus der Bewegung 1920, S. 127. – Autor des Zitats dürfte der Tierarzt Hansjörg Maurer, im Oktober 1920 Chefredakteur des *Völkischen Beobachter*, gewesen sein. Maurers 1921 erschienener gegen Hirschfeld gerichteter Traktat *§ 175* verbindet Juden- und Homosexuellenhass auf eine neue Weise, die für die nazistische Anti-Hirschfeld-Propaganda vorbildlich wirken sollte. Die deutschvölkische Bewegung, von der die NSDAP damals nur ein kleiner Teil war, wird darin zur „Bekämpfung der homosexuellen, jüdisch geführten Schmutzflut" aufgerufen (Maurer 1921, S. 62).
23 Jahresbericht 1923, S. 218. – Der Vortrag „mit Lichtbildern und Film" im großen Konzerthaussaal trug den Titel „Pathologie der Liebe und sexuelle Verbrechen" (Wiener Allgemeine Zeitung vom 3. 2. 1923, S. 6).
24 Haire-Nachlass in der Rare Books & Special Collection Library der University of Sydney, Australien.
25 Hirschfeld 1924a, S. 9.

Institut allenfalls als Dienstpersonal[26] — Hirschfeld und Kronfeld übrig geblieben und von den neuen Mitarbeitern des Jahrs 1924 arbeiteten dort nur zwei, Hirschfelds junger Geliebter Karl Giese und der Arzt Bernhard Schapiro, bis zur Zerstörung des Instituts. Hirschfelds Hoffnung auf Schüler, die seine Sexologie fortführen und weiterentwickeln würden, erfüllte sich nicht.

Erste internationale Tagung für Sexualreform auf sexualwissenschaftlicher Grundlage

Die Idee des Internationalismus, der Gleichberechtigung aller Angehörigen der menschlichen Gattung weltweit, konnte Hirschfeld aus zwei Quellen übernehmen, aus der überstaatlichen Organisation der Naturwissenschaften und aus der Internationale der sozialistischen Arbeiterbewegung, die, wie es in ihrer Hymne heißt, weltweit das Menschenrecht erkämpfen wollte. Nach dem Krieg, als sich die einst kriegsbegeisterten deutschen Mehrheitssozialisten und Naturwissenschaftler auf ihre kosmopolitischen Ursprünge besannen (während andere nationalistische Bevölkerungsmehrheiten von einer Revanche für die Niederlage träumten), konnte auch Hirschfeld mit einigem Erfolg an seine internationalen Verbindungen der Vorkriegszeit anknüpfen; im WhK waren seit dem Jahrhundertanfang Männer aus vielen europäischen und amerikanischen Ländern organisiert, und in seiner kurzlebigen *Zeitschrift für Sexualwissenschaft* von 1908 schrieben immerhin Autoren aus Italien, Holland und dem russischen Zarenreich. Hirschfeld sprach erstmals 1920 von einer „Weltorganisation des WhK", zu der er in London, Rom, New York und Den Haag neue Ansätze zu sehen glaubte.[27] Was die Sexualwissenschaft betrifft, so freut er sich über die „sehr vielen ausländischen Kollegen", die bereits im ersten Jahr sein Institut besuchten. Er gründet einen Vorbereitungsausschuss für eine „I. Internationale Tagung für Sexualreform auf sexualwissenschaftlicher Grundlage", die im September 1921 aus Raumgründen nicht im Institut, sondern im geräumigen Langenbeck-Virchow-Haus der Charité stattfinden soll.

Das bekannteste Mitglied im Vorbereitungsgremium war der führende englische Sexologe Henry Havelock Ellis, der sich etwa seit 1914 sexualpolitisch umorientiert hatte – eine Annäherung an Hirschfelds theoretische Positionen und ein Ende der Kooperation mit Albert Moll und dessen konservativer Sicht der Sexualforschung. Ellis hatte für Molls *Handbuch der Sexualwissenschaften* von 1912 mehrere Beiträge geliefert, sich als „Beisitzer" im Vorstand von Molls „Internationaler Gesellschaft für Sexualforschung" zur Verfügung gestellt und wollte zum ersten Kongress dieser Gesellschaft im November 1914 nach Berlin reisen, um dort über „The problem of sexual

---

26 Über Adelheid Schulz, die von 1928 bis 1933 als Haushälterin bei Hirschfeld angestellt war, vgl. Ripa 2004.

27 Komiteemitteilungen 1921, S. 181.

purity" zu reden. Der Kongress wurde kriegsbedingt abgesagt und Ellis, wie allen Mitgliedern aus feindlichen Staaten, die Mitgliedschaft in Molls internationaler Gesellschaft entzogen.[28] In der 1915 in den USA erschienenen dritten Auflage von Ellis' *Sexual Inversion* wird an den Homosexualitäts-Forscher Hirschfeld der Titel „now the chief authority in this field" verliehen.[29] Die Hinwendung zu Hirschfeld bedeutete für Ellis jedoch keineswegs theoretische oder persönliche Feindschaft gegenüber Moll. Dieses Grenzgängertum zwischen den feindlichen Lagern der Sexforscher – Moll und Marcuse vs. Hirschfeld – praktizierte nicht allein Ellis. Numa Praetorius und bald auch Arthur Kronfeld gelang ein publizistischer Spagat zwischen der Hirschfeld-Schule und den zahlreichen feindlichen Lagern. Kronfeld entwickelte eine eigene eklektische Zusammenschau damals aktueller Psychotherapie-Konzepte; Numa konnte fern aller Theoriestreitigkeiten einige seiner Studien über „historische Urninge"[30] ohne Schwierigkeit in den Schriftenreihen der Mollschen internationalen Gesellschaft unterbringen.

Vermutlich hatte das Vorbereitungsgremium eine repräsentative Bedeutung und sollte Internationalismus und Weltläufigkeit dokumentieren. Die Planungs- und Organisationsarbeit leisteten allein Hirschfeld und der langjährige WhK-Aktivist und Mediziner Arthur Weil, der inzwischen auch im Institut für Sexualwissenschaft mitarbeitete.

Die internationale Tagung begann am Abend des 15. September 1921 mit einer Ansprache Hirschfelds, in der er noch einmal seine Vorstellung von Sexualwissenschaft als Naturwissenschaft erläuterte. „Die Sexologie" solle mit der Erforschung von Tatsachen, Ursachen und Gesetzmäßigkeiten die Begründung für eine Reform von Recht und Moral liefern, die den „Liebesgenuß" als „Selbstzweck" anerkennt und „das antike Tugendideal der Sophrosyne, des Strebens nach einer maßvollen und schönen Befriedigung sexueller Triebe"[31] wiederbelebt. Erstmals gebraucht er in dieser Rede den Ausdruck „das sexuelle Menschenrecht"; Mit der Behauptung, die Sexualität sei „eines der höchsten persönlichen Lebens- und Rechtsgüter", will er die Dringlichkeit von Sexualreformen betonen.[32] Dieser Gedanke ist nur eine neue Formulierung seines alten Lebensmottos, das er jedoch am Schluss seiner Rede neu übersetzt. Nicht mehr Wissenschaft soll zur Gerechtigkeit führen; das Pathos des Satzes wird gesteigert: „durch Wahrheit zur Gerechtigkeit!"[33]

---

28 Hirschfeld 1915b, S. 27.

29 Ellis 1915, S. 3. – In der deutschen Ausgabe von 1924 ist Hirschfeld an dieser Stelle die gegenwärtige Hauptautorität dieses Gebietes (vgl. Ellis 1924, S. 3). – Vermutlich begann die freundschaftliche Verbindung mit Ellis im August 1913, als Hirschfeld ihn bei Gelegenheit des Londoner Internationalen Medizinerkongresses besuchte (Hirschfeld 1986, S. 184).

30 So erschien *Das Liebesleben Ludwigs XIII. von Frankreich* von Numa Preatorius 1920 in den „Abhandlungen aus dem Gebiete der Sexualforschung", einer Schriftenreihe der Mollschen internationalen Gesellschaft.

31 Hirschfeld 1922a, S. 2f.

32 Ebd., S. 5.

33 Ebd., S. 6.

Hirschfelds Rede war die erste von 16 „Begrüßungsansprachen", die teils von prominenten ausländischen Sexologen, teils von Repräsentanten meist inländischer Sexualreformvereinigungen gehalten wurden. Die Rede des Prager Dermatologen Ferdinand Pečirka ist vermutlich nur deshalb in den Kongressbericht aufgenommen worden, weil er darin die bevorstehende Gründung „des ersten Universitäts-Institutes für Sexualwissenschaft in Prag" ankündigte. Das wäre, wenn es denn zu der für 1922 avisierten Gründung gekommen wäre, neben dem Berliner Institut und dem vermeintlich gleich nach dem Krieg eingerichteten „Lehrstuhl für Sexualwissenschaft an der Universität Königsberg" für „Professor Dr. Jeßner" die weltweit dritte Einrichtung zur Erforschung des Geschlechtslebens gewesen.[34]

Auf der Liste sexualreformerischer Organisationen, die bei der Tagung vertreten waren, findet man neben den altehrwürdigen Namen WhK, Ärztlichen Gesellschaft für Sexualwissenschaft, Bund für Mutterschutz, Institut für experimentelle Pädagogik und Psychologie und Deutsche Gesellschaft zur Bekämpfung der Geschlechtskrankheiten einige Nachkriegsgründungen, die vorher und nachher kaum öffentliche Aufmerksamkeit erlangten, wie etwa die Vereinigung für Sexualreform aus Dresden, die Gesellschaft für Geschlechtskunde, die Berliner Gesellschaft für Sexualreform.[35]

Sexualerziehung

Gemäß der Doktrin vom Vorrang der Biologie und dabei neuerdings der Endokrinologie zum Verständnis des Sexuellen begann die Tagung nach den Begrüßungsreden mit Vorträgen zur inneren Sekretion und zu den Experimenten Steinachs – Biedl und Lipschütz, die damals maßgeblichen Endokrinologen hielten die Einleitungsreferate – , dann ging es um die im Tagungsnamen genannten Reformen, erstmals auch um die Kritik des geltenden Abtreibungsstrafrechts, und schließlich am letzten Tag um Sexualpädagogik. Die Wissenschaft von der Weitergabe des anerkannten Wissens und der im Geschlechtsleben geltenden Werte an folgende Generationen hat man sich damit als eine Art Überbau über den Wissen generierenden biologischen Unterbau

---

34 Zum Prager Institut vgl. Hynie 1992, S. 113. – In den Vorlesungsverzeichnissen der Königsberger Universität gibt es *keinen* Lehrstuhl für Sexualwissenschaft. Der Sanitätsrat Samuel Jessner las seit dem Wintersemester 1921/22 wöchentlich eine Stunde über „Sexuallehre". Jessner war kein Lehrstuhlinhaber, sondern lediglich mit jener Vorlesung zur Sexuallehre beauftragter externer Arzt für Haut- und Geschlechtskrankheiten. Aus der gedruckten Vorlesung ist zu ersehen, dass Jessner Hirschfelds *Sexualpathologie* nicht vollständig folgt. So hält er Homosexualität nicht für „eine biologische, gleichberechtigte Variante", sie sei vielmehr ein „Krankheitszustand", eine „Mißbildung" (Jessner 1924, S. 118 und 113).

35 Die Vereinigung für Sexualreform scheint seit ihrer ersten Erwähnung 1905 ein Dasein im Verborgenen, eher eine Phantomexistenz geführt zu haben (vgl. Herzer 2009b, S. 728). Die *Gesellschaft* für Sexualreform hingegen war von Felix A. Theilhaber vor dem Weltkrieg in Berlin gegründet worden und arbeitete punktuell mit Hirschfelds Institut zu Fragen der Strafrechts- und Eherechtsreform zusammen (vgl. Lehfeldt 1985, S. 23).

vorgestellt. Über die Frage nach dem Ob und Wie einer sexuellen Aufklärung der Kinder und Jugendlichen war es seit der Jahrhundertwende, dem Aufkommen von Jugendbewegungen, dem beginnenden Zweifel an den Gefahren der Onanie und der Diskussion über Schulreformen zum Streit gekommen. Hirschfeld hatte sich dazu erstmals in seiner *Sexualpathologie* umfassender geäußert und für eine sexuelle Aufklärung plädiert, die einen angstfreien und verantwortungsvollen Umgang mit dem Sexus lehren sollte.[36] Auf der Tagung war es die friedensbewegte Frauenrechtlerin Auguste Kirchhoff, „Frau Senator Kirchhoff-Bremen", die mit ihrer Forderung nach „Erziehung zur sexuellen Verantwortlichkeit" den Kern des damals fortgeschrittensten Konzepts der Sexualpädagogik beim Namen nannte. Hirschfelds sexualpädagogische Ansichten traf sie so genau, dass er im ersten Band der *Geschlechtskunde* aus ihrem Referat umfangreich zitierte.

Zweimal wird von ihr „mit höchster Achtung [...] der bekannte Jugenderzieher Gustav Wyneken" erwähnt,[37] den auch Hirschfeld für einen bedeutenden Pädagogen hält, denn er hat in der 1906 gegründeten „Freien Schulgemeinde Wickersdorf", einem „Landerziehungsheim" oder nicht-staatlichen Internat neue pädagogische Methoden eingeführt, darunter Koedukation, Abschaffung der Bestrafung, vor allem der Körperstrafen. Hirschfeld hält in Wynekens sexualpädagogischem Konzept den „Geist unbedingter Kameradschaft, der unabhängig von Alter und Geschlecht in den Landerziehungsheimen gepflegt wird", für besonders bedeutsam; ein freundschaftliches Verhältnis zwischen Lehrkräften und SchülerInnen begünstige es, „alle Sexualfragen in ungezwungener natürlicher Weise zu erörtern".[38]

Sexualpädagogik war von Anfang an eines der wichtigeren Themen im Institut für Sexualwissenschaft. Bereits im Oktober 1919, als das Berliner „Zentralinstitut für Erziehung und Unterricht" eine Lehrerfortbildung zur Sexualpädagogik veranstaltete, war Hirschfelds Institut daran beteiligt.[39] Als man 1920 dort die Lehrtätigkeit aufnahm und Kurse für Ärzte, Studierende und „die Gesamtheit aller Gebildeten" anbot, referierte der Charlottenburger Arzt Bruno Saaler über „Geschlechtsleben und Erziehung".[40] Saalers Referat „Grundsätzliche Erwägungen über Sexualpädagogik auf sexualwissenschaftlicher Grundlage" bei der Ersten internationalen Tagung dürfte etwa inhaltsgleich mit seinem Vortrag im Institut gewesen sein. Dort kritisierte er seinen Kollegen Kurt Finkenrath, der in einer Publikation des eben erwähnten Zentralinstituts für eine Sexualaufklärung allein durch Geistliche der christlichen Kirchen geworben hatte. Finkenrath, der zu dem Kreis der konservativen Sexologen um Moll und Marcuse gehörte, revanchierte sich in Marcuses Zeitschrift mit einem Generalverriss der Internationalen Tagung. Der „wissenschaftliche Wert" sei kaum vorhanden, die „Anerkennung als Wissenschaft" sei für „die junge Sexualwissenschaft"

---

36 Hirschfeld 1917b, S. 163 ff.
37 Kirchhoff 1922, S. 281.
38 Hirschfeld 1926a, S. 383.
39 Vgl. Hirschfeld 1920c, S. 15.
40 Ebd., S. 17.

durch die Tagung gefährdet worden, der Vortrag von Frau Kirchhoff sei durch fehlende Klarheit und „die flachen Werturteile" nur ermüdend gewesen und den Auftritt einer Selbsthilfegruppe Hamburger Prostituierter, die ihre rechtliche Situation verbessert wissen wollten, bezeichnete er ironisch als „Überraschung", Saalers Angriff auf christliche Sexualpädagogik sei „unverständlich", wie ihm auch „die kirchlich und politisch tendenziöse Haltung einiger Redner" unangenehm auffiel.[41]

Wissenschaftlich wertlos war für die konservative Sexologenmehrheit, für die Finkenrath hier spricht, eine Sexualwissenschaft, die Begründungen für das Verlangen nach demokratischen Reformen des Rechts bereitstellt und die Gleichberechtigung der Frauen, Homosexuellen, unehelich Geborenen und Gebärenden forderte.

Der tiefgehende Dissens zwischen konservativen/faschistischen und liberalen/ sozialdemokratischen Sexualforschern zeigt sich exemplarisch im Bereich der Sexualpädagogik. Das Stichwort „Sexualpädagogik" im *Handwörterbuch der Sexualwissenschaft*, von dem strikten Hirschfeld-Opponenten Max Marcuse herausgegeben und von dem ähnlich orientierten Mathematiker und Pädagogen Timerding verfasst, gibt einen Überblick der Streitpunkte. Sexualerziehung, die in allen Schulen nicht vor Eintritt der Pubertät erforderlich sei, soll für Timerding dazu dienen, „der Entartung der Geschlechtssitten zu steuern"; „die Gefahr der Onanie [...] ist zu beseitigen. Ausartungen im Verkehr mit dem eigenen Geschlecht sind energisch zu bekämpfen" usw.[42]

Hirschfeld hat sein Konzept einer Sexualerziehung gemeinsam mit dem jungen Psychologiestudenten Ewald Bohm 1930 in einem gleichnamigen Buch dargelegt. Es läuft vor allem darauf hinaus, dass den Erziehern, also Eltern und pädagogisches Personal in den Schulen, an die das Buch adressiert war, Wege zur Überwindung der „Geschlechtsnot der Jugend" gezeigt werden.[43] „Geschlechtsnot" war ein verbreitetes Schlagwort, mit dem man am Ende der zwanziger Jahre häufig die Notwendigkeit von Sexualreformen erklärte. Hirschfeld und Bohm ging es in ihrem Buch um die Erziehung der Sexualerzieher, nicht um die zu Erziehenden. Praktische Sexualerziehung war auch ein Hauptbetätigungsfeld des langjährigen Hirschfeld-Mitarbeiters Max Hodann. Hodann war nicht nur Verfasser der Aufklärungshefte *Bringt uns wirklich der Klapperstorch?* (1928) und *Onanie weder Krankheit noch Laster* (1929), er veranstaltete auch in den Vereinigungen der sozialistischen Jugendbewegung, speziell bei den sozialdemokratischen Jugendorganisationen Vortrags- und Frageabende, die Auswege aus der Geschlechtsnot weisen wollten.

Von Hirschfeld selbst ist nur eine solche Aufklärungsveranstaltung für Jugendliche dokumentiert, und zwar auf spektakuläre Weise. Am 24. Oktober 1928 sprach er auf einer Kundgebung des Sozialistischen Schülerbundes in der Aula des Köllnischen Gymnasiums in Berlin-Mitte zum Thema „Schülerselbstmorde". Ein Studienrat P.

---

41 Finkenrath 1921, S. 267, 271 und 272.
42 Timerding 1926, S. 728 f.
43 Hirschfeld/Bohm 1930, S. 9.

Finke aus Steglitz schrieb darüber im *Reichselternblatt* einen Bericht, der „in zahlreichen Rechtsblättern" abgedruckt wurde und die Behauptung enthielt, Hirschfeld habe die Schüler und Schülerinnen zum Geschlechtsverkehr ermuntert.[44] Daraufhin entstand eine größere Pressekampagne gegen Hirschfeld, die ihren Tiefpunkt auf Seite 1 des NS-Blattes *Völkischer Beobachter* vom 31. Oktober 1928 erreichte. Unter der Schlagzeile „Homosexuelle als Vortragsredner in Knabenschulen. Magnus Hirschfeld, der ‚Vorkämpfer' für Aufhebung des § 175, darf in deutschen Gymnasien sprechen" wird Studienrat Finkes Tagungsbericht referiert und vor dem „System der Volksverseuchung" gewarnt, das die „Verkopplung zwischen Marxismus, Päderastentum und systematischer Jugendvergiftung" bedeute.[45]

Hirschfelds Darstellung der Ereignisse im Köllnischen Gymnasium findet sich unter anderm in der *Sexualerziehung*. Dort berichtet er von seiner Privatklage gegen Finke „wegen verleumderischer Beleidigung" und vom Ende des Prozesses, weil Hirschfeld sich mit der Erklärung Finkes zufriedengab, er habe in seinem Bericht die Ereignisse womöglich „mißverständlich wiedergegeben".[46] Die Verhütung der sehr häufig vorkommenden Schülerselbstmorde durch Sexualerziehung und Aufklärung, das Thema von Hirschfelds Vortrag, bleibt in der rechten Pressekampagne unerwähnt. In der *Sexualerziehung* werden die Motive und Anlässe für einen Selbstmord im Pubertäts- und Nachpubertätsalter breit erörtert. Hodanns Aufklärungsbroschüre *Onanie weder Krankheit noch Laster* bezeichnet negativ ein damals besonders häufiges Selbstmordmotiv, den Konflikt zwischen dem verinnerlichten Glauben an Onanie als Sünde, Gesundheitsgefährdung, Immoralität sowie der orgastischen Lust, die die verbotene Handlung bereitet. Selbstanschuldigungen und Versündigungsideen steigerten sich oft bis zum Suizid. Der Tod der jungen „Ipsanten" – die Ausdrücke Onanie und Selbstbefriedigung werden vermieden – ist für Hirschfeld und Bohm „fast immer von den Eltern oder von Erziehern verschuldet. Diese aber wissen um ihre Schuld so wenig, daß sie noch nicht einmal ahnen, welche Ursachen der Selbstmord ihres Kindes oder Zöglings hatte."[47] Um die Aufklärung der Eltern und Erzieher geht es demnach vor allem; eine Stelle aus Karl Marx' dritter These ad Feuerbach wird paraphrasiert: „Der Sexualerzieher muß selbst erzogen [...] werden."[48] Die beiden sozialdemokratischen Sexualerzieher der Erzieher gehen aber nicht so weit wie Karl Marx oder der 1930 noch kommunistische Kollege Wilhelm Reich: Ihre aufklärerische Praxis sehen sie nicht als revolutionäre Praxis.

---

44 Ebd., S. 227 f., vgl. Finke 1928.
45 Herbert Lewandowski erzählt in seinen Erinnerungen an Hirschfeld, dass dieser infolge der Pressekampagne „bei einem Spaziergang von einem unbekannten Sittlichkeitsapostel niedergeschlagen wurde." (Lewandowski 1958, S. 36). Da diese Quelle sich an vielen Stellen als unzuverlässig erwiesen hat, muss auch diese Nachricht mit großer Skepsis beurteilt werden.
46 Ebd., S. 228.
47 Ebd., S. 144.
48 Ebd., S. 61.

Der Wiener Arzt Wilhelm Reich war maßgeblich an der Gründung einer „Sozialistischen Gesellschaft für Sexualberatung und Sexualforschung" beteiligt, die in der Stadt Anfang 1929 mehrere Beratungsstellen eröffnete. Sie wurde vor allem von jungen Frauen mit ungewollter Schwangerschaft und von jungen Leuten konsultiert, die sich über Methoden der Schwangerschaftsverhütung informieren wollten.[49] Schwangerschaftsverhütung und Kampf gegen das bestehende Abtreibungsstrafrecht waren zwar auch für Hirschfeld und Bohm zentrale Themen der Sexualerziehung und auch die Anerkennung des Rechts auf ein adäquates Geschlechtsleben, sofern es die Rechte Dritter nicht schädigt, waren für beide selbstverständlich. Reichs revolutionäre Praxis ging aber einen Schritt weiter. Er rief die Jugendlichen in Broschüren und Vorträgen dazu auf, selbst den Kampf gegen ihre Geschlechtsnot zu führen, was sie am besten in der Kommunistischen Partei tun könnten. Die Ansicht, dass Sexualerziehung nur gelingen kann, wenn die Jugendlichen mit Wohnung, Kleidung und Nahrung ausreichend versehen sind, teilten die Sozialdemokraten gewiss mit dem Kommunisten. Anders als Reich sahen Hirschfeld und Bohm die Lösung der sexuellen Frage nicht mit der sozialen Revolution verknüpft; sozialdemokratische Sozialpolitik könnte ihrer Ansicht nach ganz ohne Revolution das soziale Elend der Masse der Jugendlichen beseitigen. Die Gefahr der Machtübernahme durch die Faschisten haben aber beide, Hirschfeld wie Reich, unterschätzt.

In der Frage der Homosexualität folgte Reich strikt der Linie Molls und forderte strafrechtlichen Schutz Jugendlicher vor Verführung. Als Anhänger der Psychoanalyse behauptete er, dass durch sie Homosexuelle „prinzipiell zu heilen" wären, da Homosexualität in den meisten Fällen eine erworbene, nicht angeborene Krankheit sei.[50] Anders als Moll und dessen konservative Kollegen sieht Reich nicht in Onanie und Verführung die Homosexualitätsursachen. Er glaubt vielmehr, dass „der Kapitalismus durch seine Einrichtungen, durch Kirche, Trennung der Geschlechter, unterdrückende Sexualerziehung in Massen" die Homosexualität „erzeugt".[51]

Als Seitenthema zur Theorie der Sexualerziehung ist Hirschfelds gutachterliche Beteiligung an dem in der Presse als „Steglitzer Schülertragödie" bezeichneten Vorfall, der im Februar 1928 zu einem Strafprozess gegen den 19-jährigen Gymnasiasten Paul Krantz führte. Vier Teenager, drei Männer und eine Frau, hatten in der elterlichen Wohnung des einen Mannes in Berlin-Steglitz mit viel Alkohol und ein wenig Sex eine Party gefeiert. Am Ende waren zwei der männlichen Partygäste tot. Wie sich später herausstellte, hatte einer den anderen und dann sich selbst mit einer Pistole, die Paul Krantz gehörte, erschossen. Krantz wurde daraufhin angeklagt, Beihilfe zum Mord oder Totschlag geleistet zu haben. Mehrere Gutachter, unter ihnen Hirschfeld, begründeten, warum sie Krantz für unschuldig an Mord und Selbstmord halten, woraufhin ihn das Gericht nur zu drei Wochen Haft wegen unerlaubten Waffenbesitzes

49 Laska 1981, S. 68.
50 Reich 1932, S. 73 ff.
51 Ebd., S. 77.

verurteilte. Hirschfelds Gutachten ist vor allem eine eindrückliche Illustration der damaligen Geschlechtsnot der Jugend und bietet zugleich eine Lektion über die Folgen fehlender Sexualerziehung. Wohl aus diesem Grund wurde es auszugsweise in der Berliner Unterhaltungszeitschrift *Der Querschnitt* abgedruckt und vollständig in *Die medizinische Welt*.[52]

Im Institut für Sexualwissenschaft betrieb man vor allem Sexualerziehung der Erwachsenen. So gab es regelmäßig „öffentliche Frageabende" im Ernst-Haeckel-Saal, zu denen jederman und jede Frau gratis Zutritt hatte und schriftlich und anonym oder mündlich Belehrung zu Problemen des Geschlechtslebens erbitten konnte. Anfangs nur an jedem ersten Montag im Monat, wurden die Frageabende wegen der großen Beliebtheit seit 1929 monatlich zweimal von Hirschfeld oder anderen Institutsmitgliedern durchgeführt.[53] Ferner wissen wir von mindestens einer „Sexualwissenschaftlichen Woche für Lehrer und Erzieher", die das Institut für Sexualwissenschaft vom 1. bis 6. Oktober 1928 veranstaltete. „Vorträge mit Aussprachen und Fragebeantwortung" war auch hier die Methode, mit der man die Erzieher erziehen wollte.

Arthur Kronfeld und Oswald Schwarz kritisieren die „Zwischenstufentheorie"

In den zwanziger Jahren entstanden zwei Gegenentwürfe zu Hirschfelds Homosexualitätstheorie, die sich beide vor allem auf die damals modernste bürgerliche Philosophie, die von Max Scheler formulierte Variante der Phänomenologie, beriefen. Beide Scheler-Adepten waren zeitweise Mitarbeiter Hirschfelds. Der Psychiater und Sexologe Arthur Kronfeld, der gewissermaßen eine sozialdemokratische Version der Phänomenologie vertrat, hatte bereits vor dem Weltkrieg mit Hirschfeld zusammengearbeitet und gehörte 1919 zum Ärztetrio der Institutsgründer. Der sexualwissenschaftlich orientierte Urologe Oswald Schwarz hatte lediglich 1921 auf Hirschfelds Sexualreformkongress ein Referat über „Das psychophysische Problem in der Sexualpathologie" gehalten und später Hirschfelds Auffassung der Homosexualität vom Standpunkt einer katholisch-konservativen Phänomenologie aus kritisierte, die er „medizinische Anthropologie" nannte.

Kronfelds Sexualpsychopathologie

Den neuen Ausdruck „Sexualpsychopathologie" hat Kronfeld anscheinend von dem Kölner Psychiater Kurt Schneider übernommen, der ihn 1921 in einem Aufsatz zur „phänomenologischen Psychologie der invertierten Sexualität" verwendete. Schnei-

---

52 Hirschfeld 1928c.
53 Hirschfeld 1930d.

ders Text hat Kronfeld nicht nur deshalb beeindruckt, weil darin eine Alternative zu Hirschfelds Einteilung der sexuellen Zwischenstufen vorgeschlagen wird, zudem entwickelt Schneider dort eine nicht-pathologische Unterscheidung zwischen den Sexualitäten von Mann und Frau, die Kronfeld übernimmt. „Sexualität oder erotische Liebe" gesunder Männer ist immer „unterwerfend-hinabblickend", während gesunde Frauen stets „hingebend-hinaufblickend" lieben.[54] Dieser phänomenologischen Befestigung des Herrschaftsverhältnisses zwischen Mann und Frau im Geschlechtsverkehr stimmt Kronfeld ziemlich naiv zu. Anders als er meldet Schwarz später Unbehagen an Schneiders Naturalisierung der Männerherrschaft an. Er kritisiert Schneiders Vorstellung von Über- und Unterordnung bei normaler Heterosexualität: „Denn die Liebesbeziehung liegt ja ihrem Wesen nach in einer Sphäre, in der all diese räumlich-sachlichen Bezüge nicht mehr gelten, in der es kein Oben und kein Unten, also auch kein Hinauf und kein Hinunter gibt."[55]

Kronfeld bezeichnet, ohne Namen zu nennen, Hirschfelds Sicht des Verhältnisses von individueller Geschlechtsliebe und Sexualität nicht ganz korrekt mit dem Etikett „biologistisch": „Die Liebesphänomene gehen nach biologistischer Ansicht aus dem Geschlechtstriebe irgendwie als dessen Komplizierungen hervor."[56] Indem er sich auf Scheler und Georg Simmel beruft, grenzt er sich ab vom angeblichen Biologismus und behauptet „eine phänomenologische Wesensverschiedenheit unüberbrückbarer Art" zwischen Sex und Liebe; gleich im nächsten Satz gibt es aber doch wieder eine Art Brücke zwischen beiden „Reihen seelischer Phänomene". Es geht um „Werte", die zur Verwirklichung eines Liebesaktes und eines sexuellen Begehrens mit ein und derselben Person, dem „erstrebten sexuellen Partner", irgendwie realisiert werden müssen.[57] Mit seiner Argumentation will er die gegensätzlichen Auffassungen der biologistischen Sexualwissenschaftler und der phänomenologischen Psychiater überbrücken. Er will also das, was er an Hirschfelds Sexologie für richtig hält, in die vorherrschende Psychiatrielehre einbauen. Dafür setzt er sich mit Hirschfelds Konzept der sexuellen Zwischenstufen auseinander, die er insofern korrekt als „Zwischenstufentheorie" bezeichnet, als er die enge Verbindung zwischen der Hypothese von Angeborensein und Gesundheit der menschlichen Zwischenstufigkeit mit dem „systematischen Einteilungsprinzip", das die Zwischenstufenlehre für sich betrachtet ist, zusammendenkt.[58] Anders als Kronfeld glaubt, dient das „Einteilungsprinzip" natürlich nicht „zur Erklärung der Homosexualität", allenfalls könnte man Hirschfelds These vom Angeborensein und Nicht-Pathologischsein der Sexualitäten, die er zwischen den normalsexuellen Männer- und Frauensex einordnet, als Erklärung dieser Phänomene verstehen.

---

54 Schneider 1921, S. 348. – Vgl. auch Kronfeld 1923, S. 13.
55 Schwarz 1931, S. 44.
56 Kronfeld 1923, S. 14.
57 Ebd.
58 Ebd., S. 21.

Kronfeld hält die von ihm so genannte Zwischenstufentheorie für einen „klaren und schwer anfechtbaren konstitutionsbiologischen Grundgedanken", für eine „Hypothese, die zunächst rein deduktiv zustande kommt".[59] Auch sei an dem realen Vorkommen solcher intersexueller Konstitutionstypen nach der Fülle des von Hirschfeld vorgelegten klinischen Materials nicht mehr zu zweifeln. Für zweifelhaft und sogar für unwahrscheinlich hält Kronfeld die Möglichkeit, „alle hierher gehörigen Fälle" mit Hirschfelds Hypothese zu erklären. Welche Fälle er nicht auf diese Weise erklären kann, sagt er zunächst nicht.

Ähnlich geht er vor bei der Erklärung der Homosexualität. Auch hier ist er darauf bedacht, „die einander widersprechenden biologischen und psychologischen Erklärungen der Homosexualität auszugleichen und zu vereinigen".[60] Zunächst ist er sich sicher, dass „eine Anzahl von Homosexuellen beiderlei Geschlechts [...] völlig frei von jeder Abartigkeit des psychischen Verhaltens sind", Homosexualität sei keinesfalls „eine Krankheit sui generis".[61] Eine andere Anzahl, nämlich „etwa die Hälfte" aller männlichen Homosexuellen, klassifiziert Kronfeld wegen „mangelnder Ausdifferenzierung des psychosexuellen Verhaltens, einer infantilistischen Komponente konstitutioneller Art" als irgendwie pathologisch.[62] Freud und Kraepelin werden hingegen kritisiert, weil sie die Homosexualität generell mit der Entwicklungsstörung Infantilismus erklären. Indem er versucht, Hirschfelds und Kraepelins Positionen einander anzunähern, räumt er die Möglichkeit ein, in einer unbekannten Zahl von Fällen durch „Verführungen die Triebrichtung des betreffenden Individuum in homosexuellem Sinne umzustimmen, respektive zu fixieren". Keineswegs seien aber solche dauerhaft gelungenen Verführungen, wie Kraepelin glaubt, „Symptom psychopathischer Degeneration"; eine Erklärung durch das „vage Degenerationsprinzip" sei überholt von unserem „gesicherten und spezialisierten konstitutionsbiologischen Wissen".[63]

Seine generelle Skepsis gegenüber Hirschfelds Sexologie fasst Kronfeld in der *Sexualpsychopathologie* so zusammen: „Diese Zwischenstufentheorie ist, für einen Teil derselben [d.i. der Hirschfeldschen Zwischenstufen], unwiderlegbar, anderseits aber eine reine Theorie ohne genügende experimentelle und empirische Stützen. Über ihr Schicksal kann erst die Zukunft entscheiden."[64]

Damit ist Kronfelds Überbrückungsversuch zwischen Hirschfelds Außenseiterposition und dem psychiatrischen Mainstream an der für Hirschfeld zentralen Homosexuellenfrage gescheitert. Wenn er etwa die Hälfte der Homosexuellen für krank erklärt und Verführung als Möglichkeit sieht, jemanden dauerhaft homosexuell zu machen, dann ist dies eine Preisgabe grundlegender Einsichten Hirschfeldscher Sexualforschung. Was die Anerkennung der Existenz gesunder Homosexueller betrifft,

---

59 Ebd.
60 Ebd., S. 64.
61 Ebd., S. 56.
62 Ebd., S. 59.
63 Ebd., S. 64.
64 Ebd., S. 62. – Wörtliche Wiederholung dieser Kritik in: Kronfeld 1926, S. 280.

so zieht sich Kronfeld hierbei gewissermaßen auf die Position des Freud-Schülers Ferenczi zurück, der schon in seinem Referat auf dem „Internationalen Psychoanalytischen Kongress" 1911 in Weimar zwei Typen von „Homoërotikern" unterschieden hatte: der weiblich identifizierte schwule Mann „ist eine wahre ‚Sexuelle Zwischenstufe' im Sinne von Magnus Hirschfeld", die anderen männlich Identifizierten sind an einer „Zwangsneurose" erkrankt.[65]

Den wissenschaftlichen Bruch mit Hirschfelds Version einer Geschlechtskunde hat Kronfeld demnach spätestens 1923 in seiner *Sexualpsychopathologie* vollzogen. In dem 1924 von Hirschfeld verfassten Bericht über das Institut für Sexualwissenschaft wird Kronfeld noch als Leiter der „Abteilung für seelische Sexualleiden, Potenz- und Triebstörungen, allgemeine Nerven- und Gemütsleiden; Psychotherapie" mit täglichen Sprechzeiten vormittags von 11 bis 2 und nachmittags von 4 bis halb 6 Uhr erwähnt.[66] Doch schon im Juli 1924 berichtet Kronfeld einem Freund brieflich von der Trennung – „Dem edlen Magnus habe ich am 1.7. gekündigt. Vom 1. Oktober ab bin ich mein eigener Herr."[67] Im März 1926 gibt er öffentlich bekannt, dass er „von jetzt ab" am südlichen Rand des Tiergartens in seiner „Privatwohnung: Berlin W 10. Hohenzollernstr. 3pt." eine Facharztpraxis für „Nervenkrankheiten und Psychiatrie" betreibe.[68]

Kronfelds Abwendung von Hirschfeld folgte bald eine Verlagerung des Forschungsinteresses weg von der Sexologie und hin zu Fragen der allgemeinen Psychopathologie; 1927 habilitierte er sich an der Berliner Universität mit einer Arbeit über *Die Psychologie in der Psychiatrie*. Im gleichen Jahr nahmen Kronfeld und Hirschfeld in Bad Nauheim an einem Ärztekongress für Psychotherapie teil. Wenn die beiden einander Entfremdeten miteinander gesprochen haben, dann wird es kaum mehr als eine frostig höfliche Begrüßung gewesen sein. Hirschfeld sprach in Bad Nauheim über die von ihm bereits 1914 zur psychotherapeutischen Behandlung Homosexueller entwickelte „Psychische Milieutherapie", deren Anwendung auf andere Patienten, die unter der Reaktion der Umgebung auf ihre Normabweichung leiden, er hier und im zweiten Band der *Geschlechtskunde* darstellt.

Bis zu seinem von den Nazis erzwungenen Exil in der Sowjetunion publizierte Kronfeld über sexualwissenschaftliche Themen, erwähnte aber dabei Hirschfeld nicht mehr. Hirschfeld gab dennoch nicht auf und lud ihn zur Teilnahme am dritten Kongress der Weltliga für Sexualreform 1929 in London ein. „Äussere Umstände", antwortete Kronfeld, würden ihn hindern, nach London zu kommen. Nichtsdestoweniger enthielt diese Ablehnung einige enthusiastisch warme Sätze, die einer eher nicht geheuchelten Heroisierung Hirschfelds gleichkamen:

---

65 Ferenczi 1914, S. 134. – Diese Zweiteilung der Homosexuellen in gesunde Hirschfeldsche Zwischenstufen und kranke Zwangsneurotiker gehörte bis in die 1930er Jahre hinein zum theoretischen Grundrepertoire der Freudschen Schule; vgl. etwa Reich 1932, S. 73 f.
66 Hirschfeld 1924c, S. 19.
67 Zitiert bei Kittel 1989, S. 44.
68 Zitiert bei Kittel 1988, S. 51.

„Was Ulrich von Hutten gegen die geistige, ein Voltaire und Rousseau gegen die rechtliche Ver-
sklavung der Menschheit durch unbeglaubigte, blinde Autorität des Überlieferten geleistet haben
eben dies gegen die Versklavung der lebendigen Triebe und Gefühle zu leisten, ist die heroische
Aufgabe Ihres Lebenswerkes, hochverehrter Herr Kollege, und der von Ihnen ins Leben gerufenen
Weltliga [...] Auf Grund unserer persönlichen früheren langjährigen Gemeinschaftsarbeit wissen
Sie, hochverehrter Herr Kollege, dass wir beide in sachlicher Hinsicht völlig übereinstimmen."[69]

Im Fachorgan der inzwischen so genannten Ärztlichen Gesellschaft für Sexualwissenschaft und Konstitutionsforschung, dem *Archiv für Frauenkunde*, bestimmte er
Ende 1932 seinen inzwischen erreichten theoretischen Standpunkt als den „eines
durch psychoanalytische Tiefenschau fundierten praktischen, ,psychologischen' Aktivismus, wie ihn jetzt nicht mehr nur I. H. Schultz und Referent [also Kronfeld] vertreten, sondern bereits fast alle führenden Psychotherapeuten".[70] Für Hirschfelds
Sexologie und Aktivismus gab es am Vorabend der NS-Machtergreifung im vorherrschenden Wissenschaftsbetrieb keinen Platz mehr, für Kronfelds Psychotherapie-
konzept bald schon ebenfalls nicht.

Oswald Schwarz über Homosexualität

„Aber wie beim Kinde nach langer stiller
Ernährung der erste Atemzug jene Allmählichkeit
des nur vermehrenden Fortgangs abbricht – ein
qualitativer Sprung – und jetzt das Kind geboren
ist, so reift der sich bildende Geist langsam und
stille der neuen Gestalt entgegen, löst ein Teilchen
des Baues seiner vorhergehenden *Welt* nach dem
anderen auf, ihr Wanken wird nur durch einzelne
Symptome angedeutet; der Leichtsinn wie die
Langeweile, die im Bestehenden einreißen, die
unbestimmte Ahnung eines Unbekannten sind
Vorboten, daß etwas anderes im Anzuge ist."
Georg Wilhelm Friedrich Hegel[71]

„Natura facit nil nisi saltus", die Natur macht nichts als Sprünge. Diesen lateinischen
Spruch unbekannter Herkunft stellt der Wiener Sexologe Oswald Schwarz seinem
Buch *Über Homosexualität* als Motto voran.[72] Der offensichtliche Sinn dieser Wahl ist
eine ironische Kampfansage an Hirschfelds Lehre von den sexuellen Zwischenstufen,
deren Darstellungen Hirschfeld gern mit dem Spruch „natura non facit saltum (Die

---

69 Kronfeld 1930, S. XXXV. – In einem Tagebucheintrag vom 1. August 1929 spielt Hirschfeld etwas
undeutlich auf die negativen Erfahrungen mit Kronfeld an, indem er schreibt, die Erinnerung an
Kronfeld würden ihn „schrecken", wenn er bei dem jungen Arzt Felix Abraham, Kronfelds Nachfolger
im Institut, Charakterzüge entdeckt, die einst Kronfeld ausgezeichnet hatten (Hirschfeld 2013, S. 38).
70 Kronfeld 1932, S. 301.
71 Hegel 1970, S. 18.
72 Schwarz 1931, S. 5.

Natur macht keinen Sprung)" schmückte, den er in dem 1751 erschienenen Buch von Karl von Linné *Philosophia botanica* gefunden hatte.[73] Hirschfeld hält diesen naturphilosophischen Spruch für ein „große[s] Naturgesetz" oder für ein „Axiom". Er sieht nicht – und darauf beruht der Witz in dem Motto von Schwarz –, dass sein Axiom genau so einseitig „wahr" ist wie das Gegenteil. Schwarz will seinen Spruch natürlich nicht bloß als Witz verstanden wissen, vielmehr soll in seinem Buch bewiesen werden, dass in ihm die einzig wahre Sichtweise zum Ausdruck kommt. Dem für die Homosexualitätsforschung charakteristischen Schwanken zwischen zwei „Fundamentaltheorien", „einem materialistischen Positivismus und einem psychologistischen Reaktivismus" soll mit der vorliegenden Untersuchung ein Ende bereitet werden.[74]

Am Beispiel der Homosexuellen zeigt Schwarz, dass es weder zwischen ihnen und den Heterosexuellen, noch zwischen Frauen und Männern und erst recht nicht zwischen Kranken und Gesunden Übergänge gibt. Immer nur gibt es einen Sprung, niemals fließende Übergänge. Das einzige Argument, das Schwarz für die Homosexualität als Krankheit unermüdlich wiederholt: die „prinzipielle Unfruchtbarkeit" homosexueller Beziehungen bildet „Wesen", „Essenz", „psychologische Substanz" dieser Krankheit.[75] Unfruchtbarkeit in heterosexuellen Beziehungen ist nur „empirisch zufällig" und nicht „wesenhaft" begründet. Koitus und Kind sind der „Sinn" heterosexueller Gesundheit.[76] Der „Sinngehalt einer homosexuellen Existenz", heißt es ganz im Jargon der neuesten, katholisch geprägten Existentialphilosophie, ist „ihre Sinnlosigkeit. Unter Sinn verstehen wir ja das Wesen, die Essenz, den Seinsgrund einer Existenz."[77] Ähnlich wie für Hirschfeld die Vorstellung von der Natur, die keine Sprünge macht, ein Axiom ist, ist es für Schwarz unzweifelhaft und sozusagen axiomatisch wahr, dass Sexualität nur dann nicht sinnlos ist, wenn sie die Möglichkeit der Erzeugung von Nachkommen einschließt. Er sieht eine „Absolutheit der Aufgabe zur Fortpflanzung", was den „transzendentalen Gesundheitsbegriff" erfüllen soll, den er in seiner medizinischen Anthropologie begründet hat. Schwarz gibt niemals zu, dass diese Begründung allein durch „phänomenologische Betrachtung" zu haben ist; doch bei etwas mehr intellektueller Redlichkeit müsste er bekennen: durch Offenbarung der heiligen Texte seiner Christlichkeit (Und Gott segnete sie und sprach zu ihnen: Seid fruchtbar und mehret euch und füllet die Erde, 1. Mose 1,28).

---

73 Hirschfeld 1926a, S. 545. – Den gleichen Gedanken, anders formuliert, fand er im Werk des Pädagogen Comenius (1638) und bei dem Philosophen Leibniz (1704).
74 Schwarz 1931, S. 5. – Ohne die Frontstellung gegen Hirschfeld und mit deutlicher Parteinahme für die Homosexualitätstheorie Alfred Adlers hat Schwarz seine Auffassung im Kern unverändert bereits 1921 in seinem Referat auf der „Ersten internationalen Tagung für Sexualreform" vertreten. Was 1931 für Schwarz „Krankheit" ist, nennt er zehn Jahre vorher wertneutral „Sexualanomalie" (Schwarz 1922, S. 140).
75 Ebd., S. 54 ff.
76 Ebd., S. 57.
77 Ebd., S. 121.

Für Hirschfeld hält Schwarz das etwas vergiftete Kompliment bereit, seine „Zwischenstufentheorie" zeige zwar „in vielem die Mängel der Zeit", in der sie entstanden ist, es müsse jedoch „unumwunden zugegeben werden, daß sie im wesentlichen das Richtige trifft". Das wesentlich Richtige ist hier aber die Annahme einer konstitutionellen und endogenen Grundlage der Homosexualität, keinesfalls ihre Bewertung als nicht pathologisch. Dann die korrekte und unvergiftete Einschränkung: „Allerdings handelt es sich weniger um eine systematische Theorie, als um eine systematische Ordnung der beobachteten Tatsachen, was übrigens auch Hirschfeld immer selbst betont."[78] Schwarz steht nicht nur in der Frage der pathologischen Wertung konträr zu Hirschfelds Homosexualitätsforschung, er rechtfertigt auch die Kriminalisierung. Er fragt, worum der Homosexuelle eigentlich kämpft: „Um seine bürgerliche Gleichberechtigung, um Wahrung seiner Minderheitsrechte, um Straffreiheit, um die Erlaubnis, in öffentlichen Lokalen tanzen zu dürfen?" Einige „konkrete Lebensschwierigkeiten" wären dann für die Mehrzahl behoben. Sie bleiben aber dennoch ausgeschlossen aus aller menschlichen Gesellschaft und Gemeinschaft, weil ihnen „eine Grundfunktion der Menschhaftigkeit versagt" bleibt. Es hieße, diesen „Unglücklichen" einen schlechten Dienst zu erweisen, wenn man ihnen zu „Menschenrechten" verhelfen wollte, „indem man sie der Menschenpflichten ledig spricht".[79] Was Schwarz für einen guten Dienst an den Homosexuellen hält, verrät er den Lesern nicht.

Hirschfeld unterschied, wie gezeigt, in seiner Zwischenstufenlehre vier in Skalen darstellbare Merkmalsgruppen des Menschen – Geschlechtsorgane, sonstige Körpereigenschaften, Geschlechtstrieb, sonstige seelische Eigenschaften; er erklärte jeden Menschen, weil er in diesem Vier-Gruppen-Modell eine je einzigartige Position einnimmt, zur individuellen unwiederholbaren sexuellen Zwischenstufe. Schwarz unterteilt in seiner „medizinischen Anthropologie" den Menschen in vier „Schichten": „das Unorganische, das Organische, das Seelische und das Geistige". Zwischen den Schichten gibt es keine Sprünge, sondern „eine gegenseitige Durchdringung", dennoch werden Leistungen der Oberschicht (Geist) von den unteren nur „begleitet; mehr als dieses Miteinandergehen läßt sich aber nicht aussagen und keinerlei Art engerer Verknüpfung kann behauptet werden".[80] Homosexualität gehört für Schwarz zum „Seelisch-Geistigen" und ist nur begleitungsweise – aber eigentlich überhaupt nicht – mit den unteren Schichten verbunden. Diese Tatsache wird vom „Biologismus" (gemeint ist hier Hirschfeld) verkannt. Der biologistische Mensch-Tier-Vergleich, der den Experimenten von Steinach und Goldschmidt zugrundeliegt, ist ein bloßer Analogieschluss, der über „dem Prinzip der Einheitlichkeit alles Seins die unvergleichliche Besonderheit des Seelisch-Geistigen vergißt" und deshalb keinerlei Beweiskraft hat.[81] Diese Kritik an Hirschfelds Hoffnung, mit Steinachs Meerschweinchen und Goldschmidts Schmetterlingen könne das Angeborensein der Homosexualität be-

---

78 Ebd., S. 21.
79 Ebd., S. 119.
80 Ebd., S. 19.
81 Ebd.

wiesen werden, ist gewiss berechtigt; es handelte sich in beiden Fällen um Analogien ohne empirische Fundierung. Wenn Schwarz jedoch aus seiner Mensch-Tier-Meta-physik schließt, dass im Bewusstsein der Tiere gar nichts dem menschlichen Seelisch-Geistigen Entsprechendes existiert, dann ist das ähnlich doktrinär wie seine Über-zeugung von der Pathologie aller nicht prokreativen Sexualität. Der Mensch als Krone der Schöpfung ist in seiner christlichen Existenzialphilosophie heterosexuell und zeugt gern Nachkommen.

Liebesmittel

Seit dem ersten Heft, April 1914, bis zum letzten, März 1932, wurde die *Zeitschrift für Sexualwissenschaft* durch die Einnahmen aus Reklameinseraten für Mittel gegen Im-potenz beider Geschlechter mitfinanziert. Meist versahen die Hersteller ihre Inserate mit dem Namen eines bekannten Arztes, der das Präparat in seiner Praxis erfolgreich angewendet hatte. Zuerst war es der Münchener Nervenarzt Paul Lissmann, mit dessen Namen und Berufsbezeichnung für „Yohimbin-Präparate" gegen Impotenz geworben wurde. Seit 1916 findet sich auf der dritten Umschlagseite der Zeitschrift Werbung für „Testogan" und „Thelygan", zwei „Specifica auf organ-chemotherapeu-tischer Grundlage nach Dr. Iwan Bloch-Berlin", die gegen „sexuelle Insuffizienz" des Mannes resp. der Frau helfen sollen. Bloch hatte aus den Forschungen Steinachs eine neue Sicht auf das Leiden Impotenz abgeleitet und dafür sowie für die Anwendung der neuen, von der Berliner chemischen Fabrik Hennig hergestellten Medikamente mit Fachaufsätzen in medizinischen Zeitschriften geworben, nach der „die Vorstellung einer rein nervösen Impotenz gegenüber derjenigen einer endokrin bedingten Impo-tenz oder besser sexuellen Insuffizienz in den Hintergrund tritt"; in seinen neuen Mitteln kombiniert er das bis dahin üblichen, aber in der Wirkung sehr unzuverläs-sigen Yohimbin „mit specifischen opotherapeutischen Substanzen der innersekreto-rischen und generativen Organe der Keimdrüsen (im weitesten Sinne)", das heißt, Extrakte tierischer Keimdrüsen werden mit Yohimbin gemischt und in Tablettenform und als Injektionen vom Arzt verordnet.[82] Nie werden die Tierarten genannt, aus deren Geschlechtsorganen man den Grundstoff für die „Organpräparate" extrahierte. 1921, im dritten Band seiner *Sexualpathologie*, „Störungen im Sexualstoffwechsel mit be-sonderer Berücksichtigung der Impotenz" wollte Hirschfeld die Impotenz nur „lar-viert" mit Medikamenten heilen. Das heißt, die Organpräparate, die eigentlich wir-kungslos sind, sollten die suggestive Überwindung der Impotenz befördern:

> „Ich bin also in jedem Falle von funktioneller Impotenz oder Potenzstörung für eine aktive Therapie. Diese hat in erster Linie Psychotherapie zu sein. Sie muß sich aber sowohl der physi-kalischen wie der medikamentösen Verfahren zur *larvierten* Erreichung ihrer Zwecke bedienen, Mit anderen Worten, es ist also in jedem Falle von funktioneller Potenzstörung notwendig, eine

---

82 Bloch 1916, S. 73.

> Kur, ein Regime aufzustellen, welches der psychischen Eigenart des Kranken und der Erkrankung entspricht, seine allgemeine Lebensweise und sein geschlechtliches Verhalten regelt und die gestörte Funktion spezifischen Behandlungsweisen unterwirft."[83]

Gewiss gab es Fortschritte bei der Entwicklung der Organpräparate, so dass vermutlich Arthur Kronfelds Einstieg in den aufblühenden Markt der potenzsteigernden Mittel oder Aphrodisiaka im Jahr 1922 mit einem verbesserten und wirksameren Mittel erfolgte. In medizinischen Fachzeitschriften stellte er seine neuen Organpräparate „Euandryl" für Männer und „Eufemyl" für Frauen vor, indem er von 57 Männern und 26 Frauen berichtete, die im Institut für Sexualwissenschaft mit Euandryl respektive Eufemyl meist erfolgreich behandelt worden seien; schädliche Nebenwirkungen hatte er nicht beobachtet.[84] Hirschfeld äußert sich noch 1920 im dritten Band seiner *Sexualpathologie* skeptisch zur Nachhaltigkeit der „Organtherapie" bei Impotenz, sie könne nur „vorübergehenden" Erfolg haben.[85] Wie vorübergehend der Erfolg der Tabletten Kronfelds bei der Erprobung gewesen ist, erfährt der Leser nicht.

Fünf Jahre nach Kronfeld brachte auch Hirschfeld in Zusammenarbeit mit dem seit 1924 am Institut tätigen Arzt Bernhard Schapiro und der chemischen Fabrik Promonta in Hamburg sein organtherapeutisches Aphrodisiakum für Männer „Testifortan" auf den Markt. Hirschfeld berichtete der Berliner urologischen Gesellschaft in ihrer Sitzung am 24. Mai 1927, dass in den vergangenen zweieinhalb Jahren in seinem Institut 200 Männer mit Testifortan behandelt und 156 von ihnen geheilt oder gebessert wurden. Er schränkt ein, Heilung bedeute nicht „Dauerwirkung", sondern Herstellung der Potenz für bestenfalls zwölf Monate. Danach müsse die Kur, die vier bis acht Wochen dauere, wiederholt werden.[86]

Die Hamburger Firma Promonta brachte ein weiteres, von Hirschfeld und Schapiro entwickeltes Medikament auf den Markt, „Präjaculin", das in manchen Fällen von Ejaculatio praecox (vorzeitiger Samenerguss) helfen sollte und keine Organpräparate enthielt, sondern das Tollkirschengift Belladonna sowie Kalzium, Lezithin und Sedativa (Beruhigungsmittel).[87]

Im Dezemberheft 1929 der von Hirschfeld und Maria Krische redaktionell verantworteten Zeitschrift *Die Aufklärung* erschien zum ersten Mal ein Werbeinserat für ein weiteres Aphrodisiakum, „Titus-Perlen", das nicht vom Arzt verordnet wird, sondern von jedermann bei der Friedrich-Wilhelmstädtischen Apotheke in Berlin NW 166 postalisch bestellt und per Nachnahme gekauft werden konnte.[88] Im Band 3 der *Geschlechtskunde* begründet Hirschfeld, warum Titus-Perlen über den Versandhandel verkauft werden: Die Erfahrung habe gezeigt, „daß namentlich außerhalb Deutsch-

---

83 Hirschfeld 1920b, S. 217; Hervorhebungen von mir, MH.
84 Kronfeld/Prißmann 1923, S. 361 ff.
85 Hirschfeld 1920b, S. 168.
86 Hirschfeld 1927a, S. 681.
87 Hirschfeld/Schapiro 1927, S. 1346.
88 Die Überwindung der Nervenschwäche, in: *Die Aufklärung*, Heft 11/12 Dezember 1929, 3. Umschlagseite.

lands viele Personen sich scheuen, sich wegen Nachlassens ihrer ‚besten Kräfte' an Ärzte zu wenden, und sich deshalb direkt aus den Apotheken ebenso teure wie minderwertige ‚Präparate' und ‚Patentmedizinen' holen".[89] Wie in der *Geschlechtskunde* wird auch in den Werbeinseraten Schapiro nicht mehr erwähnt. Die Rede ist allein von „dem berühmten Sexualwissenschaftler San.-Rat Dr. Magnus Hirschfeld", dem es „in jahrzehntelanger Forschung gelungen" sei, „das erste wissenschaftliche Präparat mit garantiertem und standardisiertem Hormongehalt zur Wiedererlangung der sexuellen Energie" zu entwickeln.[90] Anders als Testifortan wurden Titus-Perlen von einer Unternehmensgruppe Leo Max Baginski in Berlin-Pankow hergestellt. Offenbar war aber die Rezeptur beider Produkte identisch.[91] Anders als Testifortan wurden die Titus-Perlen nicht als Injektionsflüssigkeit in Ampullen angeboten, sondern allein in Tablettenform. Bald gab es jedoch auch Titus-Perlen für Damen, „frei von Zucker" für Diabetiker, einen Titus-Likör in Flaschen mit 200 Gramm Inhalt und Titus-Kerne gegen vorzeitigen Samenerguss.[92]

Die Zusammensetzung der potenzsteigernden Mittel Hirschfelds unterscheidet sich von Kronfelds Euandryl vor allem in dem Zusatz Prähypophysenextrakt. Während Kronfelds Tabletten „400 Teile Trockensubstanz von Testes, 100 Teile Trockensubstanz von Suprarenes [Nebennieren] und 6 Teile Yohimbin" enthalten, als zu injizierende Flüssigkeit wird noch Strychnin hinzugefügt[93], sind in Hirschfelds Testifortan/Titus-Perlen gemäß dem Werbeprospekt außer Testisextrakten zusammengemischt: Auszüge der Nebennieren, Yohimbin, Strychnin sowie Zubereitungen anderer innersekretorischer Drüsen (Prähypophyse, Schilddrüse, Nebenhoden, Prostata), ferner das südamerikanische pflanzliche Aphrodisiakum Muira-Puama, „u. a."[94] Die Prähypophyse, eine wenige Millimeter große Drüse im Gehirn der Säugetiere, wird auch Hypophysenvorderlappen genannt. Endokrinologische Forschungen der späten zwanziger Jahre haben die große Bedeutung dieser Drüse für die Entwicklung und Reifung des jugendlichen Geschlechtsapparates gezeigt. „Auch die schon alternde Geschlechtsdrüse wird durch Zufuhr von Hypophysenvorderlappenhormon zu neuer Tätigkeit entfacht, so daß ihm eine verjüngende Kraft zukommt."[95]

Während Kronfeld seine sexstimulierenden Medikamente immer nur als Teil einer Psychotherapie anzuwenden empfahl, wird in der Werbung für Testifortan erklärt,

---

89 Hirschfeld 1930a, S. 748.
90 Ralf Dose fand in mehreren Publikums- und Fachzeitschriften Werbeinserate für Titus-Perlen, aber keine für Testifortan (Dose 2016, S. 6 f.) – Den hier folgenden Ausführungen liegt dieses unveröffentlichte Manuskript zugrunde, in dem Dose die Resultate seiner Auswertung der Firmenarchive der Hersteller beider Präparate im Landesarchiv Berlin und im Hamburger Staatsarchiv darstellt. Für die Erlaubnis zur Einsicht in diesen Text sei ihm herzlichst gedankt.
91 Dose 2016, S. 7.
92 Titusperlen um 1930, S. 35.
93 Kronfeld/Prißmann 1923, S. 361 f. – Das Mittel für die Dame, Eufemyl, enthielt statt Testes- Ovarium-Extrakt.
94 Testifortan 1928, S. 15 f.
95 Hirschfeld 1930a, S. 748.

psychotherapeutische Verfahren seien „zeitraubend, kostspielig und nicht immer erfolgreich", weshalb es besser und einfacher sei, die Impotenz pharmakotherapeutisch zu behandeln.[96]

Wenn vorhin vom aufblühenden Aphrodisiaka-Markt in der Zwischenkriegszeit gesprochen wurde, dann haben dies auch die Erfinder solcher Präparate gespürt. So erzählt Kronfeld, dass derartige Organpräparate für Damen und Herren „in steigendem Maße vom Publikum selber verlangt" würden und mit Euandryl und Eufemyl einem „Wunsch des Publikums" entsprochen werde.[97]

Es ist daher nicht erstaunlich, wenn in dem Vertrag, den Hirschfeld und Schapiro 1926 mit dem Testifortan-Hersteller schlossen, 100.000 Reichsmark als Ausgaben „für Propagandazwecke" bis 1928 vereinbart wurde; ab 1929 sollte 15 % des Umsatzes für den gleichen Zweck ausgegeben werden. An Schapiro und an Hirschfeld, der diese Einnahmen vor allem zur Finanzierung seines Instituts verwendete, sollte die Firma Promonta 75 Pfennige für jede verkaufte Packung mit hundert Tabletten zahlen. Im Vertrag mit dem Titus-Perlen-Hersteller waren 50 Pfennige für je hundert verkaufte Perlen vereinbart. Nach Ralf Doses Schätzungen nahmen Hirschfeld und Schapiro von 1926 bis zur Errichtung der Hitler-Diktatur mindestens 190.000 Reichsmark als Lizenzgebühren ein. Hinzukommt ein nicht schätzbarer Betrag aus dem Verkauf der Präparate im Ausland. Über die Einnahmen aus dem Verkauf von Präjaculin ist nichts bekannt.

Später, beim Rückblick auf seine Amerika-Reise 1931, wird Hirschfeld die Einnahmen aus dem internationalen Testifortan-Verkauf als „das wirtschaftliche Rückgrat unseres Instituts" bezeichnen; die „Weltpopularität" seines Namens werde sich „auch hier nützlich erweisen".[98]

Seit 1933 wurden die Einnahmen vom NS-Staat kassiert. In der Werbung durfte der Name Hirschfelds und sein Institut nicht mehr erwähnt werden. Die chemische Fabrik Promonta brachte Testifortan noch bis 1989 in den Handel, ohne dass man die Erfinder oder ihre Erben an den Gewinnen beteiligte. Nach einem Vermerk im Hamburger Staatsarchiv soll Bernhard Schapiro von Promonta mit einer Einmalzahlung in unbekannter Höhe abgefunden worden sein.

WLSR

Der einberufende Ausschuss der Berliner Sexualreformtagung von 1921 beschloss auf seiner „Schlußsitzung" im Institut für Sexualwissenschaft, einen zweiten derartigen Kongress im folgenden Jahr zu veranstalten. Das italienische Ausschussmitglied Aldo Mieli wollte ihn in Rom organisieren[99], was aus heute nicht bekannter Ursache –

---

96 Ebd., S. 14.
97 Kronfeld/Prißmann 1923, S. 361.
98 Hirschfeld 2013, S. 212.
99 Weil 1922, S. 16.

vielleicht wegen der Machtübernahme durch die italienischen Faschisten – unterblieb. Erst sieben Jahre später, im Juli 1928 wurde in Kopenhagen jener zweite Kongress einberufen, auf dem der formale Veranstalter, die Weltliga für Sexualreform (WLSR) gegründet wurde. Tatsächlich aber waren Magnus Hirschfeld und sein Berliner Institut Initiator und Motor des ganzen Projekts. Im Kopenhagener Kongressbericht werden drei „Honorary Presidents" als Leiter der neuen Organisation genannt, August Forel, Havelock Ellis und Magnus Hirschfeld.[100] Forel und Ellis haben offensichtlich nur ihre berühmten Namen zur Verfügung gestellt. Sie waren auf keinem der fünf Kongresse anwesend und haben sich nicht an der Kongressarbeit beteiligt. Die Vorbereitung und Organisation des Gründungskongresses in Kopenhagen lag in den Händen eines „Arbeitsausschusses", dem das Ehepaar Paul und Maria Krische aus Berlin, das Ehepaar Walter und Hertha Riese aus Frankfurt am Main und der dänische Sexologe Jonathan Høegh Leunbach angehörten. Vor Ort in Kopenhagen hatte wohl vor allem Leunbach die Vorarbeiten geleistet, was ihm die Bezeichnung „General secretary of the congress" eintrug.[101]

Kopenhagen 1928. In seinem Kopenhagener Einleitungsreferat „Sexualreform im Sinne der Sexualwissenschaft" setzt Hirschfeld einen neuen Akzent zur Frage nach dem „Ursprung" der gegenwärtig in den meisten „Kulturstaaten" bestehenden, doch auch „stark erschütterte[n] Geschlechtsordnung". Dass diese Ordnung mit dem Christentum ursächlich zusammenhängt, hat Hirschfeld mit Bezug auf die Urningsverfolgung immer wieder behauptet. Jetzt spitzt er diese These zu auf den unüberbrückbaren Gegensatz zweier Sexualmoralen oder -anschauungen. „Wir müssen uns klar sein, dass die Liebe im Kampfe zweier Weltanschauungen steht."[102] Die eine, die „theologische", herrsche gegenwärtig, „wenn auch stark erschüttert", in den „meisten Kulturstaaten", die entgegengesetzte, die aus der Reform der theologischen hervorgehen soll und für die die Weltliga kämpft, nennt er die „biologische". Man könnte sie als biologistisch bezeichnen, weil in Hirschfelds Sicht „sowohl die Psychologie als die Soziologie (Seelen- und Gesellschaftskunde) zur Lebenskunde, als Zweige der Sexualbiologie" aufzufassen sind.[103]

---

100 Proceedings 1929, S. 9. – Ralf Dose fand in den Memoiren der englischen Frauenrechtlerin Dora Russell einen Hinweis darauf, dass die Idee zur Gründung der Weltliga bereits 1926 bei einem Treffen Hirschfelds mit Dora Russell und dem Sexologen Norman Haire im Institut für Sexualwissenschaft entstanden sein könnte (Dose 1993, S. 35). Im gleichen Aufsatz bildet Dose jedoch ein Brief-Faksimile der Weltliga vom 1. April 1928 ab, in dem die Mitglieder des Gründungsausschusses der Weltliga genannt werden. Dora Russell ist nicht darunter, wohl aber Norman Haire (ebd., S. 23). Das Treffen im Institut, das Russell erwähnt, war ein Empfang für die ausländischen Teilnehmer an dem von Albert Moll im Langenbeck-Virchow-Haus veranstalteten „Ersten internationalen Kongress für Sexualforschung". Der Empfang fand statt am 16. Oktober, am Tag nach dem Ende der Mollschen Tagung. Russell und Haire war neben vielen anderen unter den Gästen (Empfang 1926, S. 18).
101 Proceedings 1929, S. 15.
102 Hirschfeld 1929a, S. 36.
103 Ebd., S. 27.

Geht es ihm hier vor allem um die Entwicklung einer Gegenposition und Alternative zu der in Politik und Wissenschaft herrschenden theologischen Sicht auf die Sexualität, so hat er doch die angedeutete strikte Unterordnung gesellschaftlicher Fragen und Probleme unter die Biologie später kaum relativiert, in seiner psychotherapeutischen und politischen Praxis jedoch oft genug mehr oder weniger unbewusst konterkariert.

Wenn er in seinem Einleitungsreferat auf das Thema Eugenik eingeht, dann wird hier fast so etwas wie eine Dialektik der Aufklärung sichtbar, denn Humanität und Vernunftglaube sind auf diesem Kampffeld nicht mehr eindeutig bei den Bio-Sexualreformern auszumachen, der „Theologie" kann nicht mehr so eindeutig wie in den andern Bereichen das Gegenteil von Humanität und Aufklärung vorgeworfen werden. Die Sterilisierung unmündiger Geisteskranker, ihre körperliche Unversehrtheit wird von den Moraltheologen, im Gegensatz zu Hirschfelds Ansicht, abgelehnt, was für sie wiederum mit der Billigung von Krieg und Todesstrafe vereinbar war.

Das „eugenische Problem" ist für Hirschfeld „von äusserster Bedeutung für die Höherentwicklung des Menschengeschlechts", man dürfe es allerdings „nicht überschätzen"; „daher sind wir der Meinung, dass Sterilisierungen und namentlich Zwangssterilisierungen, wie sie Amerika und in Deutschland Boeters in Zwickau vorsieht und fordert, über das Ziel hinausgehen, trotzdem sie theoretisch und in einigen Ausnahmefällen auch praktisch einer gewissen Berechtigung nicht entbehren (wie beispielsweise bei einer schwachsinnigen Frau mit 6 unehelichen Kindern)."[104]

Hirschfelds Bejahung der Zwangssterilisierung in Ausnahmefällen traf in der WLSR-Gemeinde offensichtlich nicht auf Widerspruch, sondern wurde von manchen Kollegen sogar noch überboten. So berichtet Leunbach auf dem Londoner WLSR-Kongress über ein neues Gesetz in Dänemark, wonach Sterilisationen „nur in besonderen Anstalten (für Geisteskranke, Geistesschwache, Epileptiker o.ä.) vorgenommen werden, und das Justizministerium muss in jedem einzelnen Falle ausdrücklich die Erlaubnis erteilen".[105] Offensichtlich geht es hierbei um zwangsweise, das heißt ohne Einverständnis der Betroffenen durchgeführte Eingriffe. Die Mehrzahl der dänischen Ärzte und Gesetzgeber würden das Gesetz als einen großartigen Fortschritt begrüßen, sagte Leunbach und kritisierte seinerseits die im Gesetz vorgesehene Staatsaufsicht. Er forderte Entscheidungsfreiheit für die Ärzte, ob sie sterilisieren

---

104 Ebd., S. 32f. – Vgl. dazu auch Hirschfeld 1930a, S. 47. – Sigusch (2008, S. 380) irrt, wenn er meint: „Boeters ging für Hirschfeld beispielhaft voran", denn Hirschfeld hat nicht nur auf die Undurchführbarkeit von Boeters' Plan hingewiesen, sondern seine Ablehnung auch mit dem damals unentwickelten Stand der genetischen Forschung, der fehlenden Kenntnis vom „Lauf der Keimbahn", begründet. Dies mache es unmöglich, die Vererbung von Charaktereigenschaften zu verstehen (Hirschfeld 1930a, S. 47). Völlig abwegig erscheint es, wenn Sigusch seine alte Argumentation wiederholt und Hirschfeld erst mit Boeters gleichsetzt, um ihn dann mit den Großverbrechen der Nazis in Verbindung bringt, die nur die Realisierung der Programme solcher konformer Sexualforscher wie Boeters und Hirschfeld gewesen sein sollen (vgl. Sigusch 2008, S. 381).
105 Leunbach 1930, S. 45.

wollen oder nicht, und wenn ja, so viel Zwang dabei anzuwenden, wie sie für erforderlich halten.[106] Der französische Sexologe Pierre Vachet wollte auf dem WLSR-Kongress in Wien „die unbegrenzte Vermehrung von Schwachsinnigen, von Minderwertigen und Entarteten" mittels einer nicht näher bestimmten „Sexualpolitik" begrenzen.[107] Mehrfach wurde der Verdacht geäußert, Hirschfeld und mit ihm die Weltliga, hätten sich mit ihren Vorstellungen zu Sterilisation und Kastration, – wozu Hirschfeld auch noch das fragwürdige Bild von der „Ausjätung schlechter Menschenkeime" einfiel,[108] – in die ideologische Nähe von NS-Rassismus und NS-Rassenhygiene begeben. Dabei wird nicht bedacht, dass eine heute in den Industrieländern übliche Abtreibung aufgrund ‚medizinischer Indikation' auch nichts anderes ist als die Tötung eines für lebensunwert eingeschätzten menschlichen Lebens. Und die heutige Pränataldiagnostik mit ihrer Selektion vom Menschenkeimen, befruchteten Eizellen, nach lebenswert und lebensunwert entspricht in ethischer Hinsicht durchaus dem Konzept der Weltliga und widerspricht theologischen Ethiken.[109] Hirschfelds im Kopenhagener Einleitungsreferat erneuertes Bekenntnis zum Primat der Biologie vor den Gesellschaftswissenschaften hat schon deshalb nichts mit der NS-Ideologie gemein, weil diese mit Wissenschaft nichts gemein hat. Auf Hirschfelds Sicht auf die grundlegende Staatsdoktrin der Hitler-Diktatur, der Rassenforschung, wird noch zurückzukommen sein.

Das Kopenhagener Einleitungsreferat enthält Ausführungen zum Stand der Frauenemanzipation, die wegen ihrer verdichteten Klarheit und einiger neuer Akzente hier extensiv zitiert wird:

> „Die biologische Auffassung des Weibes ist bis in unsere Zeit hinein umstritten und auch dies teilweise unter dem unbewussten Einfluss der asketischen Anschauungen. Bis in die moderne Zeit betonen Forscher und Denker wie Möbius, Weininger und Nemiloff die ‚biologische Tragödie' der Frau. Dagegen tritt die Mehrzahl der Forscher für die Auffassung ein, dass die Frau dem Manne geistig gleichbedeutend, gleichwertig (ich sage nicht gleichartig) an die Seite zu stellen ist. Vor allem aber hat die Frau selbst den Beweis soziologisch erbracht, selbst im Sport und dort selbst auf Gebieten, die nur dem Manne möglich erschienen, wie es die kühnen Pilotinnen und Schwimmerinnen bewiesen. Der Eintritt der Frau in das Wirtschaftsleben stellt eine ganz gewaltige Umwälzung dar. Man kann den gegenwärtigen Zustand am besten so kennzeichnen: Die Leibeigenschaft ist gewichen, aber die Vormundschaft des Mannes ist geblieben. Immerhin ist viel in verhältnismässig kurzer Zeit erreicht, was noch vor 30 Jahren als Utopie erschien. So sind die Forderungen der ‚Emanzipierten', der Suffragetten (hier seien Namen wie Miss Pankhurst, Anita

---

106 Ebd.
107 Vachet 1931, S. 522. – Ein profilierter Gegner Hirschfelds, der Berliner Sexologe Max Marcuse, hatte sich bereits 1926 in seinem sexualwissenschaftlichen Handwörterbuch in ähnlicher Weise wie Hirschfeld für ausnahmsweise Zwangskastration ausgesprochen: „Dies alles [der dürftige Stand der Vererbungsforschung] schließt jedoch nicht aus, daß für besonders antisoziale und dysgenische Einzelfälle die gesetzliche Ermöglichung ihrer Unschädlichmachung durch zwangsweise Kastration (bzw. Sterilisation) diskutabel wäre." (Marcuse 1926, S. 333).
108 Hirschfeld 1930a, S. 47.
109 Genetische Diagnostik 2013, S. 182f.

Augspurg genannt) inzwischen Wirklichkeit geworden, wie z. B. das Frauenstimmrecht und die Änderung der Eheformel. Auch der Titel Frau für nicht Verheiratete ist in einigen Ländern zugebilligt worden.

Aber vieles ist auch auf diesem Gebiete noch erforderlich. So hat Frankreich noch immer kein Frauenstimmrecht und fast überall fehlt noch die völlige Gleichstellung im Eherecht, überall treten uns noch Reste der doppelten Moral entgegen, für deren Beseitigung wir eintreten müssen."[110]

Die umkämpften Themenbereiche, in denen sich die Weltliga für eine bio- und gegen die theologisch-asketische Geschlechtsordnung engagierte, waren neben dem eher diffusen Konzept eugenischer Höherentwicklung: das bestehende Ehe- und Familienrecht mit seiner ungerechten Benachteilung der ledigen Mütter und ihrer Kinder; die Geburtenregelung; die Sexualpädagogik; das Sexualstrafrecht. Die Mehrzahl der Kongressvorträge – von den 40 Texten im Berichtsband waren nur neun von Frauen verfasst – kamen aus Deutschland und handelten von deutschen Zuständen. Die damals zentralen Fragen der Frauenemanzipation, das Recht auf Empfängnisverhütung und die Entkriminalisierung des Schwangerschaftsabbruchs, waren in allen entwickelten kapitalistischen Staaten heftig umstritten und damit ein Hauptthema der Weltliga.

Wichtige Ziele der Weltliga im Sexualstrafrecht und Eherecht waren allein in der Sowjetunion konsequent verwirklicht, worüber auf den drei Kongressen in Kopenhagen, London und Wien sowjetische Sexologen berichteten. Die zivilrechtliche Gleichstellung der Frau, die Legalisierung professionell durchgeführter Abtreibungen und Straffreiheit für Homosexuelle wurde gleich nach Etablierung des neuen Staates im sowjetrussischen Strafgesetzbuch geregelt – aber schon 1934, in der ersten Phase der Terrorherrschaft Stalins, wieder kassiert.

London 1929. Ein Jahr nach dem Kopenhagener fand in London ein weiterer Weltliga-Kongress statt. Norman Haire, der in der Stadt praktizierende Frauenarzt und Betreiber einer „Birth Control Clinic", hat gemeinsam mit der feministischen Politikerin Dora Russell den Kongress organisiert. Haire war auch Herausgeber des Kongressberichtes. Etwa 200 Personen nahmen teil[111], und Hirschfeld freute sich rückblickend über die öffentliche Beachtung der Weltliga in der „Weltpresse"; „sogar die ehrsame *Times* trat aus ihrer Reserve heraus".[112]

Neben den üblichen Themen Geburtenkontrolle, Eherecht, Sexualpädagogik und sexuelle Minderheitenrechte besprachen mehrere, meist englische Teilnehmer die staatliche Zensur, die vermeintlich sittengefährdende und obszöne Literatur, Theaterstücke und neuerdings auch Filme verbot. Der letzte aufsehenerregende Fall betraf das Verbot des Romans *The Well of Loneliness*, in dem die Dichterin Radclyffe Hall die Lebensgeschichte einer lesbischen Engländerin erzählt. „In literarisch und wissen-

---

110 Hirschfeld 1929a, S. 30.
111 Steiner 1931, S. XV.
112 Hirschfeld 1929b, S. 286.

schaftlich einwandfreier und selbstverständlich auch unanstößiger Form", befand Hirschfeld, als die deutsche Übersetzung im folgenden Jahr unzensiert unter dem Titel *Quell der Einsamkeit* erschien.[113]

Ohne das Zensurregime der Regierung direkt zu erwähnen, sprach Dora Russell in ihrer Begrüßungsrede von England als dem vielleicht reaktionärsten Land überhaupt, soweit es sexuelle Angelegenheiten betrifft.[114] Dagegen erinnerte Hirschfeld als höflicher Ausländer in seiner „presidental address" an den Londoner Medizinerkongress von 1913, auf dem er mit einer Präsentation seiner Lehre von den sexuellen Zwischenstufen aufgetreten war. Die feierliche Eröffnung in der Royal Albert Hall wurde damals von einer Gruppe der „famous ‚suffragettes'" mit dem Ruf gestört: „Votes for Women". Polizisten gingen sofort gegen die Frauen vor und beendeten gewaltsam die Demonstration für das Frauenstimmrecht. Hirschfeld erzählte dieses Erlebnis, um die Berechtigung seines Fortschrittsglaubens zu demonstrieren. Denn die Forderung der Suffragetten, die ihm 1913 noch exzentrisch und utopisch vorgekommen war, wurde im Jahr vor dem Kongress erfüllt: Seit 1928 galt das passive und aktive Wahlrecht in Großbritannien auch für Frauen. Den Hauptgrund dafür, dass es so kommen *musste*, sieht Hirschfeld wiederum in der Natur. Das Frauenwahlrecht musste kommen, weil die beiden Hälften der menschlichen Gattung, die Männer und die Frauen, gleichermaßen an der Produktion der nächsten Generation beteiligt sind und folglich auch an den Aktivitäten zum Wohle der Gattung gleichberechtigt Anteil haben müssen. Dies habe schon der Kopenhagener Kongress erkannt, als er die politische, wirtschaftliche und sexuelle Gleichberechtigung der Frau an die erste Stelle seines Forderungskatalogs setzte.[115] Diese Argumentation ist ein schönes Anwendungsbeispiel der politischen Naturphilosophie Hirschfelds: Sozialer Fortschritt ist nur in dem Maße möglich, in dem die Gesetze der menschlichen Natur erkannt und in politisches Handeln umgesetzt werden. Für die Weltliga und ihren Präsidenten betraf dies vor allem die Sexualreform auf sexualwissenschaftlicher Grundlage.

Um politisch zu wirken, mussten die natur- und sexualwissenschaftlichen Erkenntnisse den politischen Entscheidern, also den Wahlberechtigten und den Politikern zugänglich sein. In dieser Arbeit sah die Weltliga ihre eigentliche Aufgabe und in ihren Kongressen und gedruckten Kongressberichten ein wichtiges Arbeitsinstrument. Bereits in Kopenhagen war man sich einig, dass ein „International Journal of Sexual Reform" zu schaffen sei, um für die Ziele der Weltliga zu werben.[116] Das Zeitschriftenprojekt blieb jedoch bis zuletzt das Sorgenkind der Weltliga. Beim Londoner Kongress musste Leunbach berichten, dass der in Kopenhagen gefasste Entschluss, „in Paris" diese Zeitschrift herauszugeben, gescheitert war, „had broken down".[117]

---

113 Hirschfeld 1930a, S. 545.
114 „England is perhaps, in some respects, the most reactionary country on sex questions" (Russell 1930, S. 20).
115 Vgl. Hirschfeld 1930e, S. XI f.
116 Proceedings 1929, S. 11.
117 Proceedings 1930, S. 582.

Haire wies darauf hin, dass die Hauptschwierigkeit für die Zeitschrift in den teils extremen staatlichen Zensurbestimmungen liege. Beispielsweise würde die von Hirschfeld in Berlin herausgegebene Zeitschrift *Die Aufklärung* wegen mancher darin enthaltenen Abbildung in England von der Zensur verboten werden. Helene Stöckers Vorschlag, ihre eigene Zeitschrift *Neue Generation* zusammen mit der englischen *New Generation* zum künftigen Weltliga-Organ zu vereinigen, wurde im Protokoll vermerkt, ohne einen Beschluss zu dieser Frage zu fassen.[118]

Erst auf dem Wiener Kongress kam ein konkretes Ergebnis zustande, als ein „Zeitungsausschuss" mit dem Auftrag gebildet wurde, einen Verlag für die kommende Weltliga-Zeitschrift zu suchen.[119] Und mit dem Datum „April 1931" lag die Nr. 1 von *Sexus. Internationale Monatsschrift für Sexualwissenschaft u. Sexualreform* vor, erschienen im Verlag für Sexualwissenschaft Schneider & Co., Wien und Leipzig. Hirschfeld firmierte als Herausgeber, und der junge Wiener Sexologe Ludwig Chiavacci leistete die redaktionelle Arbeit. *Sexus* war zwar international, da sie Beiträge in deutscher und englischer Sprache enthielt, sie wurde aber keine „Monatsschrift", und überhaupt erschien nach dem April-Heft keine weitere Ausgabe. Die Gründe dafür kennen wir genauso wenig wie die für den zweiten Anlauf, der Anfang 1933 im Berliner Institut für Sexualwissenschaft mit einer neuen Nr. 1 von *Sexus*, jetzt mit dem Untertitel: *Internationale Vierteljahreszeitschrift für die gesamte Sexualwissenschaft und Sexualreform*, genommen wurde. Hirschfeld erscheint hier als Chefredakteur / Chief Editor / Rédacteur en chef der dreisprachigen Zeitschrift. Als Verlag wird der im Institut frisch gegründete „Wilhelm Kauffmann Verlag" genannt. In seinem langen Leitartikel „Was will die Zeitschrift ‚Sexus'?" geht Hirschfeld mit keinem Wort auf das offensichtlich gescheiterte Vorgängerprojekt vom April 1931 ein; der sich abzeichnende Sieg des Hitler-Faschismus in Deutschland und die Wirtschaftskrise werden mit der Wendung angedeutet, dass es „in diesen schwierigen Zeitläuften" ein „kühnes Unterfangen" sei, mit einer neuen Vierteljahrsschrift an die Öffentlichkeit zu treten.[120] Auf uns Heutige wirkt es wie der Mut des Verzweifelten, wenn Hirschfeld am Schluss seines Einleitungsartikels am Beginn des Jahres 1933 erklärt, „unsere neue Zeitschrift ‚SEXUS'" setze ein Zeichen dafür, „daß die Sexualwissenschaft allen Wirtschaftskrisen und allen Gegnern zum Trotz einfach nicht mehr umzubringen ist".[121] Letztlich hat er mit dieser Behauptung recht behalten: Die gesellschaftliche Reaktion, sei sie christlich, faschistisch oder beides, hat es, wie wir heute wissen, nicht vermocht, die Sexualwissenschaft und eine von ihr angeleitete Sexualreform „umzubringen".

Wien 1930. Der Wiener Weltliga-Kongress war der Höhepunkt in der Entwicklung dieser Organisation. Nach Wien ging es bis zur Auflösung bald nach Hirschfelds Tod abwärts. Zunächst aber fand die glanzvolle Eröffnung im „Mittleren Konzerthaussaal" vor „mehr als tausend Personen" statt, wie die Wiener *Neue Freie Presse* vermerkte.

---

118 Vgl. ebd.
119 Proceedings 1931, S. XXVI.
120 Hirschfeld 1933c, S. 1.
121 Ebd., S. 6.

Die Zeitung erinnerte auch an „Vorgänge, die sich vor einigen Jahren bei einem Vortrag des gegenwärtigen Präsidenten des Kongresses, Sanitätsrat Dr. Magnus Hirschfeld, in Wien abgespielt haben". Wie erwähnt, war Hirschfelds Wiener Vortrag über „sexuelle Verbrechen" am 4. Februar 1923 von österreichischen Nazis („junge Hakenkreuzler") mit Stinkbomben, Schüssen und blutigen Körperverletzungen an „zahlreichen Personen" gestört worden.[122] Um eine Wiederholung zu vermeiden, „war heute das ganze Konzerthausgebäude von Polizeimannschaft besetzt, um einer möglichen Störung wirksam entgegentreten zu können. Indessen spielte sich alles ohne Zwischenfall ab", berichtete die Zeitung.[123]

Anders als die anderen hatte der Wiener Kongress und der dazugehörige Kongressbericht eine Gesamtüberschrift – „Sexualnot und Sexualreform" –, die aber ebenso gut die vorangegangenen Veranstaltungen bezeichnen könnte. Neu war und wohl eigens auf den Veranstaltungsort Wien zugeschnitten eine Reihe von Vorträgen zum Thema „Wohnungsnot und Sexualreform". Der für den Sozialen Wohnungsbau in Wien zuständige Stadtrat Julius Tandler referierte in einem etwas weitschweifigen Beitrag die Erfolge der sozialdemokratischen Wohnungsbaupolitik im Nachkriegs-Wien, die damals weltweit als vorbildlich galt: 45.000 neue Wohnungen mit subventionierten Mieten für die Armen. Tandlers Vorstellungen zur Sexualreform waren im Gegensatz zu seiner Wohnungsbaupolitik überaus fragwürdig. So behauptet er, das Wohnungselend sei Ursache für den „Verfall der ehelichen und familiären Moral"; die „normalen Grenzen geschlechtlichen Verkehrs" seien „nahezu aufgehoben" und „der gleichgeschlechtliche Verkehr" sei „nicht mehr so verpönt" wie bei Leuten in besseren Wohnverhältnissen. Oberster Wert seiner „generativen Ethik" ist das heterosexuelle Ehepaar, das wegen „selektionistischer" Partnerwahl möglichst viele erbgesunde Kinder produziert; bei Abweichung von dieser Norm droht „die Gefahr der Entartung, die Gefahr des schließlichen Untergangs", wogegen der Wiener Wohnungsbau mit niedrigen Mieten ein wirksames Mittel ist.[124]

Rudolf Dreikurs, ein Anhänger der Individualpsychologie Alfred Adlers, widerspricht in seinem Diskussionsbeitrag der Auffassung Tandlers, Sexualität sei nur durch die Produktion von Nachwuchs ethisch gerechtfertigt: „Das ist eigentlich der Standpunkt, den wir verlassen haben und der uns auch von unseren Gegnern trennt, daß wir nämlich die menschliche Sexualität nicht mehr bloß als im Dienste der Fortpflanzung stehend ansehen, vielmehr darüber hinaus ihre besondere Bedeutung im Leben der Menschen erkennen."[125]

Tandler war nicht der einzige Kongress-Redner, dessen Ideen von der menschlichen Sexualität nicht konform mit Hirschfelds Auffassung ging. Etwa die Schriftstellerin Johanna Elberskirchen, Rednerin auf allen Weltliga-Kongressen und Obmännin im WhK von 1914, die in ihrem Referat „Die Überbewertung des Sexualen in

---

122 Jahresbericht 1923, S. 218.
123 Eröffnung 1930.
124 Tandler 1931, S. 11 ff.
125 Dreikurs 1931, S. 39 f.

der Kultur und die Sexualnot" eine „ungeheuerliche Zügellosigkeit der Libido sexualis" als Ursache der aktuellen Sexualnot identifizierte.[126] Was sie genau unter
Zügellosigkeit versteht, deutet sie nur an, wenn sie Reinheit und Keuschheit als die vor
biologischer Entartung zu rettenden Ideale benennt. Die Weltliga sei im Irrtum, wenn
sie die theologische Sexualmoral zur Wurzel des Übels erklärt; tatsächlich sei dies nur
die falsche Waffe gegen Zügellosigkeit. Nicht christlich, sondern neuheidnisch und
altgermanisch soll eine reine und keusche Jugend die Libido sexualis zügeln lernen:

> „Wir müssen dem jungen Geschlecht die Reinheit der altgermanischen Jungfrauen und Jung-
> männer wiedergeben, die noch nackt zusammen baden konnten, die naturhafte Keuschheit, in
> der Mädchen und Knaben einander erblicken können, ohne an eine Sexualnot erinnert zu wer-
> den, die sie zu einer verfrühten Sexualbefriedigung peitscht, die ihre leibliche und seelische
> Gesundheit zerrüttet."[127]

Da Elberskirchen mit ihrer germanischen Keuschheitspropaganda nur ganz allgemein
blieb und zu den großen Themen Entkriminalisierung der Abtreibung, Empfängnisverhütung und Wohnungsnot nichts sagte, scheint man ihre Rede allgemein ignoriert
zu haben. Keiner der Diskussionsredner ist auf ihre Warnung vor sexueller Zügellosigkeit eingegangen.

Elberskirchen sprach gleich nach dem damals noch kommunistischen Psychoanalytiker Wilhelm Reich. In seinem Vortrag über die „Sexualnot der Werktätigen und
die Schwierigkeit sexueller Beratung" äußerte er zwar Zustimmung zu allen zehn
Forderungen der Weltliga,[128] hält es aber im Gegensatz zur liberalen Mehrheit in der
Weltliga für illusionär, eine Verwirklichung dieser Forderungen ohne vorherige „Abschaffung des Privateigentums an Produktionsmitteln, also die soziale Revolution" zu
erwarten.[129] „Die bisherigen Reformen in Sowjetrußland" auf den Gebieten des Ehe-,
Abtreibungs- und Sexualstrafrechts hätten Fortschritte gebracht, die in kapitalistischen Staaten nicht möglich sind.[130] Die Frage nach der Möglichkeit oder Unmöglichkeit einer kapitalismusimmanenten Sexualreform wird später, nach Hirschfelds
Tod, bei der Auflösung der Weltliga eine wichtige Rolle spielen.

Neben der Legalisierung der Abtreibung, die damals allein in der Sowjetunion
verwirklicht war, diskutierte der Wiener Kongress die Sterilisierung ganzer Bevölkerungsgruppen ausführlich. Einen nicht zuletzt wegen seiner ungewöhnlich brutalen

---

126 Elberskirchen 1931, S. 88.
127 Ebd., S. 91.
128 1. Gleichberechtigung der Frau 2. Ehe- und Scheidungsrecht ohne kirchliche und staatliche Be-
vormundung 3. Geburtenregelung 4. Eugenische Beeinflussung der Nachkommenschaft 5. Schutz
unehelicher Mütter und Kinder 6. Richtige Beurteilung Inter- und Homosexueller 7. Gegen Prostitution
und Geschlechtskrankheiten 8. Sexuelle Triebstörungen sind krankhaft und nicht sündig oder lasterhaft 9. Sexualstrafrecht nur gegen Gewalt und Nötigung 10. Sexualerziehung und Aufklärung; vgl.
Proceedings (1931), S. XIX.
129 Reich 1931, S. 84.
130 Ebd., S. 86.

Sprache extremen Beitrag leistete der Prager Arzt Otto Lampl, der „die Unfruchtbarmachung der Entarteten" und „Zeugungsverhütung unwerten und unglücklichen Lebens" fordert und sich dabei auf vermeintlich positive Erfahrungen in den USA und in der Schweiz beruft.[131] Lampl will keine „Zwangssterilisierung", alles soll nur mit Zustimmung des zu Kastrierenden geschehen, der entweder zu den „kriminell Entarteten" oder zu den „psychisch" Entarteten gehören soll; psychisch und kriminell entartet sind „die Sexualdeliquenten", die mit ihrer Tat „in die Freiheit des Wollens und des Handelns anderer eingreifen".[132] Das Argument, das auch Hirschfeld gegen die Kastration zur Verhinderung krimineller und psychisch kranker Nachkommen verwandte – es gibt keine wissenschaftliche Erkenntnis über die Vererbbarkeit psychischer Krankheiten und der Neigung zu Straftaten – beeindruckt Lampl nicht. Er hält es vielmehr für eine „Erfahrungstatsache, daß Entartete sehr häufig wieder von Entarteten stammen".[133] Diese vermeintliche Evidenz und die Überzeugung, künftige Forschung werde dies bestätigen, soll für die Rechtfertigung von Kastrationen im großen Stil ausreichen. Ein seit 1929 in Dänemark geltendes Gesetz, das die Sterilisierung von „psychisch abnormen Personen in Anstaltsverwahrung" vorsieht, um „im Interesse der Gesellschaft [...] ihre Nachkommenschaft unmöglich" zu machen, sieht Lampl als „bedeutenden Fortschritt für unsere Bestrebungen".[134] Albert Moll wird von Lampl heftig angegriffen, weil er sich mehrfach entschieden gegen Kastration als Mittel zur Verbrechensbekämpfung und zur Verbesserung der Volksgesundheit ausgesprochen hat. Moll argumentiert in dieser Frage wie Hirschfeld, dass die Erbgänge von vererbbaren Krankheiten völlig unerforscht sind und erst recht die behauptete Erblichkeit einer Neigung zu Straftaten.[135] In der anschließenden Diskussion hat niemand, soweit das im Kongressbericht dokumentiert ist, Lampls Ansichten widersprochen.

Lampls Spitze gegen Moll war das einzige Mal, dass der alte Hirschfeld-Widersacher in der Weltliga erwähnt wurde. Die *Internationale Gesellschaft für Sexualforschung* war ja kurz vor dem Weltkrieg von Moll und seinen Freunden als konservative Konkurrenz zu Hirschfelds *Ärztlicher Gesellschaft für Sexualwissenschaft* gegründet worden und hatte sich nicht ohne Polemik darum bemüht, ihre reine Wissenschaft gegen Hirschfelds Vermengung von Wissenschaft und Politik abzugrenzen. Inzwischen war nun aber offensichtlich eine Art friedlicher Koexistenz an die Stelle des Verdrängungswettbewerbes getreten. Wie sehr die Gegnerschaft zwischen Internationaler Gesellschaft und Weltliga aufgeweicht war, lässt sich an den teils recht prominenten Wissenschaftlern ablesen, die in beiden Vereinen Mitglied waren und so-

---

131 Lampl 1931, S. 561 & 562.
132 Ebd., S. 563 & 566.
133 Ebd., S. 562.
134 Ebd., S. 567.
135 Vgl. Moll 1929. – Moll wendet sich besonders gegen den auch von Lampl favorisierten Vorschlag, die Einwilligung zur Kastration bei Strafgefangenen herbeizuführen, indem man ihnen Strafverkürzung nach dem Eingriff verspricht (S. 126).

wohl auf den Kongressen der Weltliga wie auch auf denen der Internationalen Gesellschaft auftraten. Am meisten überrascht der Gründungspräsident der Mollschen Gesellschaft, Julius Wolf, der einst Sexualwissenschaft und Sexualpolitik streng voneinander trennen wollte[136] und nun in Wien leidenschaftlich für die Legalisierung der Schwangerschaftsunterbrechung eintrat, um „das Abendland von dem Alpdruck des Abtreibungsparagraphen zu befreien".[137]

Von der anderen Seite nahmen Norman Haire, Alexander Lipschütz und Harry Benjamin, drei Mitarbeiter und Freunde Hirschfelds, Haire und Benjamin auch Redner auf dem Wiener Kongress, an den von Moll organisierten Tagungen in Berlin (1926) und in London (1930) teil und sprachen dort über Techniken der Empfängnisverhütung resp. über neue Ergebnisse der Hormonforschung.[138] Komplizierter liegt der Fall bei Arthur Kronfeld, dem Mitbegründer des Instituts für Sexualwissenschaft, der spätestens 1927 in Molls Vereinigung eingetreten war, dort Funktionärsaufgaben erfüllte[139], jedoch an keinem der Kongresse Hirschfelds oder Molls als Redner teilnahm. Über die Details und die Gründe, die Kronfeld veranlassten, sich von Hirschfeld zu distanzieren und sich zu den gegnerischen Sexologen Albert Moll und Max Marcuse zu gesellen, ist heute nichts bekannt.

Ein gewisser Dr. Ch. Barer-Wien, zu dessen Vita ich nichts ermitteln konnte, war der einzige Redner auf einem Weltliga-Kongress, der Sexualreform und eine gewisse positive Eugenik vom Standpunkt der jüdischen Religion, betrachtete. „Darf ein gesetzestreuer Jude Geburten-Schutz anwenden?", fragt Barer in seinem Referat und antwortet, dass der „arme gesetzestreue Jude, [der] seine zahlreichen Kinder nicht ernähren kann", sogar zur Geburtenregelung verpflichtet sei.[140] Die Begründung ist sonderbar: Wegen ihrer Armut seien die Söhne armer Juden gezwungen, am Sabbat zu arbeiten, was der erste Schritt zur Entweihung der Gesetze und zur Assimilation des Judentums sei. „Ich bin kein Rassenschützler, der das Blut seiner Nation für das heiligste hält; diese Auffassung ist unsinnig und eines Kulturmenschen unwürdig. Aber ich will nicht, daß sich mein Volk assimiliere."[141]

Diese Ansicht gesetzestreuer Juden ist in der Umgebung des nach Assimilation strebenden Juden Magnus Hirschfeld nicht neu. Der zionistisch orientierte Sexologe Felix A. Theilhaber hatte bereits 1914 in seiner Arbeit *Die Schädigung der Rasse durch sociales und wirtschaftliches Aufsteigen, bewiesen an den Berliner Juden* vor dem Ende des Judentums durch Assimilation, so genannte Mischehen mit Nichtjuden und Geburtenrückgang, gewarnt und die Gründung eines Judenstaates in Palästina als Ge-

---

136 Wolf 1914, S. 85.
137 Wolf 1931, S. 414.
138 Außerdem sprachen folgende Weltliga-Mitglieder auf Molls Kongressen: Peter Schmidt, Dora Russell, Hertha Riese, Paul Krische.
139 Kronfeld war Mitglied des „Ausschusses" der deutschen Landesgruppe der Mollschen Gesellschaft (vgl. Gründung 1927, S. 314).
140 Barer 1931, S. 580 f.
141 Ebd., S. 581.

genmittel empfohlen. Theilhaber hatte ein Jahr zuvor in Berlin eine „Gesellschaft für Sexualreform" gegründet, die man für die dritte Konkurrentin neben Hirschfelds ärztlicher und Molls internationaler Gesellschaft halten könnte, wenn ihre Aktivitäten irgendwelche Spuren hinterlassen hätte. Anfang 1915 erscheint Theilhaber auf der Liste der Mitarbeiter am „offiziellen Organ der Ärztlichen Gesellschaft", der *Zeitschrift für Sexualwissenschaft*. Erst 1927 taucht seine „Gesellschaft" wie aus dem Nichts als Mitglied des „Kartells für Reform des Sexualstrafrechts" auf, das unter dem Titel *Sittlichkeit und Strafrecht* einen Gegenentwurf zum neuen amtlichen Strafgesetzentwurf veröffentlichte. Theilhaber gehörte neben Hirschfeld, Hiller, Kronfeld und anderen zur Redaktions-Kommission des Gegenentwurfs.[142] Die im Gegenentwurf geforderte Legalisierung der Abtreibung und der Verbreitung von Verhütungswissen und Verhütungsmitteln war, wie Barer auf dem Wiener Kongress ausführte, mit gesetzestreuem und zionistischem Judentum vereinbar.

Im Protokoll der „Generalversammlung" des Wiener Kongresses werden Zeit und Ort der nächsten Kongresse genannt: Juni 1932 in Moskau, September 1933 in Paris. In einem Rundschreiben an die Mitglieder der Weltliga, von Hirschfeld mit dem Weltliga-Sekretär Wilhelm Kauffmann verfasst, erklären die beiden, der Präsident und der Sekretär, warum beide Kongresse ausfallen: Der „Moskauer Vertrauensmann" der Weltliga habe vom „Volkskommissar Wladimirsky" erfahren, dass der geplante Kongress nicht zum geplanten Termin, sondern irgendwann in der Zukunft stattfinden darf; was Paris betrifft, so seien Hirschfeld und Kauffmann von „unseren französischen Gesinnungsfreunden" über nicht näher bezeichnete „Schwierigkeiten" informiert worden, die einer Weltliga-Tagung in Paris entgegenstünden.[143] Im nächsten Rundschreiben, vom 1. August 1932, werden die französischen Schwierigkeiten etwas genauer benannt. Die Verhandlungen seien gescheitert, „weil die Einstellung massgebender französischer Kreise zu den Sexualfragen, insbesondere zu der Frage der Geburtenregelung, der Abhaltung eines Kongresses der WLSR in Frankreich gegenwärtig nicht günstig ist".[144]

Pierre Vachet hatte auf dem Wiener Kongress als die Wurzel allen Übels in Frankreich ein Gesetz von 1920 bezeichnet, das den bloßen Versuch der Abtreibung sowie jede Verbreitung, Ankündigung, ja selbst ärztliche Schilderung von empfängnisverhütenden Methoden und Mitteln mit Gefängnishaft bestraft.[145]

Brünn/Brno 1932. Dem Rundschreiben vom 1. August 1932 war aber auch die gute Nachricht vom nur ein paar Wochen später angesetzten Weltliga-Kongress im tschechoslowakischen Brünn zu entnehmen. Tatsächlich fand die fünfte und letzte Tagung der Weltliga vom 21. bis 25. September im anatomischen Hörsaal der medizinischen

---

142 Gegenentwurf 1927, S. 6. – Im Bilderteil von Hirschfelds *Geschlechtskunde* wird unter einem Foto Theilhabers erwähnt, er sei auch „Vorsitzender der Arbeitsgemeinschaft der Verbände für Sexualhygiene und Geburtenregelung (1930: 40 000 Mitglieder)", (Hirschfeld 1930b, S. 888).
143 Hirschfeld & Kauffmann 1932a, Blatt 2.
144 Hirschfeld & Kauffmann 1932b.
145 Vgl. Vachet 1931, S. 520 f.

Fakultät der Masarykuniversität in Brünn statt. Leunbach hatte vor Hirschfelds relativ einsamer Entscheidung für Brünn vorgeschlagen, den Kongress in Madrid zu veranstalten, jedoch ohne eine konkrete Planung zu beginnen. Offenbar war es vor allem dem Engagement des Brünner Arztes Josef Weisskopf zu verdanken, der inzwischen als „Generalsekretär" der Weltliga tätig war, dass der Kongress überhaupt stattfand. Auf Weisskopf und seinen Landsmann Otto Lampl, der bereits auf dem Kongress in Wien die extremste Position zur Eugenik vertreten hatte, geht es möglicherweise zurück, dass die Eugenik in der Brünner Tagesordnung an die erste Stelle trat.[146] Diese Vermutung liegt nahe, wenn man Folgendes in Weisskopfs Bericht über den Kongress liest: „Trotz alledem dürfen wir aber nicht ruhig mit ansehen, wie die geistig Minderwertigen sich zahl- und wahllos vermehren und müssen ganz besonders hier alles in Bewegung setzen, um die Vermehrung dieser Minusqualitäten der Menschheit zu verhindern."[147]

Ungeachtet der Bedenken von Moll, Hirschfeld und anderen, nach denen die Regeln der Vererbung von geistiger Behinderung noch unbekannt seien und folglich die Sterilisierung von Menschen mit diesen Eigenschaften sinnlos, hatte auch schon Leunbach auf dem Wiener Kongress gefordert, alle in Anstalten untergebrachten „zeugungsfähigen Geistesschwachen zu sterilisieren"; auch in Bezug auf Geisteskranke „sollte der eugenische Gedanke bestimmend sein und Sterilisierung in größtmöglicher Ausdehnung angewandt werden".[148] Wie erwähnt, gab es in Dänemark ein neues Gesetz, das Leunbachs Forderung weitgehend erfüllte. In der Schweiz und in Deutschland war die Unfruchtbarmachung von Einwilligenden nicht strafbar und wurde von zahlreichen Ärzten praktiziert.

Der angekündigte Kongressbericht ist nie erschienen, so dass von den Vorträgen nur die Überschriften aus dem Programmheft bekannt sind. Weisskopf berichtet, es seien „85 Vortragende" gewesen; im Programmheft sind nur 77 aufgeführt.[149] Weisskopf berichtet auch vom erstmaligen Gebrauch der Neuen Medien durch die Weltliga:

> „Zum erstenmal in der Geschichte der Sexualreformbestrebungen unserer Liga wurde von dem technischen Wunder des Rundfunks Gebrauch gemacht, und Vertreter von England, Deutschland, Frankreich, Polen, Dänemark, China und der Tschechoslowakei konnten in ihrer Muttersprache, ja sogar in der internationalen Esperantosprache der ganzen Welt die Ziele und Bestrebungen unserer Liga klarlegen."[150]

Die „Einleitungsworte in Esperanto", die Leunbach, als einer der drei Präsidenten, zur Eröffnung sprach, scheint der einzige Brünner Vortragstext in dieser Kunstsprache gewesen zu sein.[151] Leunbach hatte bereits in seiner „Introductory Speech" auf dem

---

146 Mezinárodní 1932, [S. 4].
147 Weisskopf 1933, S. 30.
148 Leunbach 1931, S. 61f.
149 Weisskopf 1933, S. 28.
150 Ebd., S. 29.
151 Mezinárodní 1932, [S. 3].

Kopenhagener Gründungskongress gesagt, dass Esperanto als eine der vier zu verwendenden Sprachen zugelassen sei, dass es aber aus Mangel an Sprechern bei Deutsch, Englisch und Französisch bleibe.[152]

Am letzten Kongresstag, einem Sonntag, wurde als „gesellschaftlicher Teil" für 21 Uhr angeboten: „Besuch des Tonkinos ‚Kapitol': Kürtenfilm von Fritz Lange: Mörder unter uns!"[153] Gemeint ist anscheinend der erste Tonfilm des österreichischen Regisseurs Fritz Lang, der 1931 in Berlin uraufgeführt worden war und später unter dem Titel „M – Eine Stadt sucht einen Mörder" weltberühmt wurde. In der Filmhandlung wird der Fall des Düsseldorfer Serienmörders Peter Kürten verarbeitet, den man im selben Jahr wegen seiner Taten zum Tode verurteilt und hingerichtet hatte.

Der Brünner Kongress war der letzte. Er endete, wie Weisskopf angibt, mit einem finanziellen Verlust und war neben dem Ende 1932 vorliegenden neuen Heft der Zeitschrift *Sexus* das letzte internationale Projekt der Liga. Es folgte im November 1933 eine hauptsächlich von dem Pariser Weltliga-Mitglied Berty Albrecht betreute Zeitschrift *Le Problème Sexuel*, in deren erstem Heft „Prof. Magnus Hirschfeld, Président de la L.M.R.S." neben dem Co-Président Norman Haire als Mitglied des „Comité de Rédaction" erscheint. Nach dem Konflikt mit Frau Albrecht ist Hirschfeld nicht mehr in der Redaktion und hat sich, anders als Haire und Hodann, offensichtlich nie redaktionell oder als Autor an Albrechts „Revue trimestrielle" beteiligt.[154]

Hirschfeld hatte andere Pläne für die Zukunft der Weltliga. So fragte er seinen New Yorker Freund Harry Benjamin, ob er nicht ein Weltliga-Kongress in Amerika organisieren könne: „Mein lieber Freund [...] Sehr sympathisiere ich dagegen mit einem Internationalen Sexualkongreß in Chicago anläßlich der dortigen Weltausstellung 1933. Wenn Sie da etwas zu Wege bringen könnten, ev. in Verbindung mit der ‚birth control' Bewegung oder der für ‚social hygiene' etc. wäre dies für unseren internationalen Kampf u. speziell für Amerika von größter Wichtigkeit u. würde ich dann, wenn ich lebe u. gesund bleibe, bestimmt zu diesem Kongreß herüberkommen."[155]

Hirschfelds Idee wurde nicht realisiert. Benjamins Antwort ist nicht überliefert. Am 20. Oktober 1933 erinnert Hirschfeld in einem Brief aus seinem Pariser Exil Haire und Leunbach an einen Beschluss des Brünner Kongresses, als nächstes in Amsterdam zu tagen. Leunbachs Gegenvorschlag Stockholm lehnt er ab, weil die Reise nach Stockholm, besonders für die Teilnehmer aus Übersee, zu beschwerlich sei. Beide Pläne scheiterten, der Amsterdam-Plan, weil der dortige Organisator Bernard Prem-

---

152 Leunbach 1929, S. 15.

153 Mezinárodní 1932, [S. 15].

154 Im letzten der sechs Hefte von Albrechts Zeitschrift, im Juni 1935, erschien dann auch zu Hirschfelds Tod der kühlste und kürzeste Nachruf überhaupt: „Magnus Hirschfeld, décédé. Au moment de mettre sous presse, nous apprenons la mort subite à Nice du Professeur Magnus Hirschfeld. Nous donnerons und biographie de ce savant dans notre prochain numéro." Le Problème Sexuel, Nr. 6, Juni 1935

155 Hirschfeld an Benjamin am 15.8.1932 (Haeberle-Hirschfeld-Archiv für Sexualwissenschaft, Berlin).

sela „offenbar Angst [hatte], wegen nationalsozialistischer Strömungen in Holland etwas zu unternehmen. Er will auf eine ‚stabilisiertere' Zeit warten".[156] Bis zur Auflösung der Weltliga gleich nach Hirschfelds Tod sind keine nennenswerten internationalen Weltliga-Aktivitäten zu verzeichnen.

Mit Ausnahme der deutschen Sektion und der Berliner Weltliga-Zentrale, die 1933 ausgelöscht wurden, arbeiteten die anderen Sektionen weitgehend isoliert voneinander und mehr oder weniger intensiv an ihren nationalen Projekten.[157]

Hirschfeld gab noch nicht auf. Bereits im Spätsommer 1933 hatte er in Paris „eine möblierte Privatwohnung 24 Aven. Charles Floquet am Champ de Mars" gemietet und plante dort gemeinsam mit dem Pariser Arzt Edmond Zammert, einem alten Freund aus Straßburger Studienjahren, und Karl Giese „ein neues Institut für Sexualwissenschaft in kleinerem Rahmen zu errichten". Das schrieb er an seinen New Yorker Freund Victor Robinson am 26. März 1934; am 24. April konnte er an Robinson ein gedrucktes Blatt schicken, auf dem die Gründung des Instituts „sous la Direction du Professeur Magnus Hirschfeld" und die gleichzeitige Eröffnung des Weltliga-Büros im neuen Institut bekannt gegeben wird.[158] Auf späteren Briefköpfen der „Ligue Mondiale pour la Réforme Sexuelle sur une base scientifique" wird Karl Giese als „Secretaire Géneral" genannt.

Kurz nachdem Hirschfeld gestorben war, verkündeten die beiden Präsidenten Haire und Leunbach in Wilhelm Reichs Kopenhagener *Zeitschrift für politische Psychologie und Sexualökonomie* die Auflösung der Weltliga. Zur Begründung schildern sie deren desolaten Zustand, der nicht nur verhinderte, einen neuen Weltliga-Kongress abzuhalten, sondern die Weiterexistenz überhaupt obsolet erscheinen ließ. Die Sektionen der Liga seien mit Ausnahme der englischen aufgelöst oder hätten wie die niederländische die Zusammenarbeit eingestellt.[159]

Rückblickend bemerkt Max Hodann, Mitglied des „Internationalen Ausschusses", dass nicht nur die Berliner Zentrale vom Hitler-Faschismus, sondern auch die rührige österreichische Sektion von dem dort wenig später herrschenden Dollfuß-Faschismus im gleichen Jahr 1933 zerstört worden war; Einzelheiten teilt Hodann nicht mit.[160] Wohl aber gibt er einen schönen Überblick über die beiden politischen Lager, ein kommunistisches und ein liberales, die unter der auf Ausgleich und Versöhnung bedachten Leitung Hirschfelds in sozusagen friedlicher Koexistenz zusammengearbeitet haben, sogar noch bei der einvernehmlich beschlossenen Auflösung. Leunbach und Haire repräsentierten die beiden gegensätzlichen Flügel.

Nachdem der Kommunist und Redner auf den Weltliga-Kongressen in Wien und Brünn Wilhelm Reich, der in Berlin eine eigene kommunistische Psychoanalyse, die

---

156 Hirschfeld an Haire am 16.11.1933 (Haire-Nachlass, University of Sydney, Australien).
157 Vgl. Dose 2003a, S. 11 ff.
158 Die Briefe an Robinson befinden sich heute in der Bibliothek der New York Academy of Medicine.
159 Haire/Leunbach 1935, S. 98.
160 „The Fascist victories in Germany and Austria completely hamstrung the movements in those countries." (Hodann 1937, S. 308).

„Sexualökonomie", entwickelt hatte, nach Dänemark emigriert war, wurde Leunbach zum Reichianer. Er verkündete jetzt, der Kampf für Sexualreform sei vergeblich, wenn er nicht zusammen mit dem Kampf der Arbeiterklasse gegen das kapitalistische System geführt werde. Haire hingegen verteidigte seine Überzeugung vom Sinn eines Kampfes um Reformen unter anderm mit dem Hinweis auf völlig unterschiedliches Homosexuellenstrafrecht in verschiedenen kapitalistischen Ländern. „Ich glaube nicht, dass die Haltung einer Gesellschaft zu sexuellen Perversionen primär davon abhängt, ob sie kapitalistisch oder sozialistisch ist, faschistisch oder Nazi. Sie hängt vielmehr ab von religiösen und moralischen Traditionen, und diese müssen sich nicht unbedingt mit der ökonomischen Struktur ändern". Schließlich sei die Sowjetunion, in der Homosexualität seit 1934 wieder als Verbrechen gelte, ein Beleg für die Gültigkeit seiner Ansicht.[161]

Mit der englischen Sektion der Weltliga, die nun „Sex Education Society" hieß, konnte Haire bis zum Weltkriegsbeginn für die alten Ziele weiterarbeiten. Dann kehrte er zurück in seine Heimat Sydney, Australien und betätigte sich dort – und nach dem Krieg auch wieder in England – als sexualreformerischer Einzelkämpfer. Von 1948 bis zu seinem Tod 1952 gab er in der reaktivierten Sex Education Society in London ein *Journal of Sex Education* heraus.[162]

Leunbach, der andere Weltligapräsident, versuchte mit mäßigem Erfolg die Theorie der Sexualökonomie Wilhelm Reichs in die dänische kommunistische Partei einzubringen. Bei den Wahlen zum dänischen Reichstag gelang es Leunbach immerhin auf der Liste der Kommunisten einen Parlamentssitz zu erobern und von dort aus die Sexualökonomie zu propagieren. Leunbachs Karriere endete 1936, als er wegen Beteiligung an einer Abtreibung, die zum Tod der Patientin führte, zu einer mehrmonatigen Gefängnisstrafe verurteilt wurde.[163]

Eroberung des Kinos. Scheitern der Eroberung

Zuweilen ging Hirschfeld ins Kino. In seinen späten im Exil verfassten Schriften kommt er wiederholt auf Spielfilme zurück, die er im Kino gesehen hatte. So erzählt er in seinem Weltreisebuch von 1933 von einer Straßenszene, die er in Shanghai beobachtete – ein „fremdländischer Polizist" misshandelt einen „Rickschahkuli" mit einen Gummiknüppel, wegen Verstoß gegen eine Verkehrsregel – und die ihn als Sinnbild für die Unterdrückung Chinas durch ausländische Kolonialmächte an den Stummfilm des sowjetischen Regisseurs Pudowkin *Sturm über Asien* erinnert.[164] Als er im selben Buch von seinen sexualethnologischen Studien in Indien berichtet, äußert er die Ansicht, dass die „ziemlich abenteuerliche[n] Vorstellungen", die über das indische

---

161 Haire 1935a, S. 83.
162 Vgl. Herzer 2009c, S. 252f.
163 Vgl. Rothländer 2009, S. 414ff.
164 Hirschfeld 1933a, S. 61.

Liebesleben in Amerika und Europa vorherrschen, vor allem von dem „vielgespielten Film *Die Lieblingsfrau des Maharadscha*" geprägt seien; die sexuellen Sitten in Indien und speziell das Verhalten der dortigen von der englischen Kolonialmacht geschützten lokalen Herrscher nennt er „eine weitgehende sexuelle Tyrannei".[165] Die dritte von ihm selbst erwähnte Kinoerfahrung erlebt er im Pariser Exil, als er Ende Mai 1933 in der Wochenschau politischer Ereignisse, die vor dem Hauptfilm gezeigt wurde, Bilder von der Bücherverbrennung sah, die die neue Nazi-Regierung in Berlin veranstaltet hatte und dabei auch Bücher aus dem vorher geplünderten Institut für Sexualwissenschaft verbrannte. Der lapidare Stil seines posthum erschienen Berichts vermittelt umso eindringlicher Tragik und Erschütterung des Ereignisses. Er spricht von sich in der dritten Person: „Einige Tage nach der Zerstörung seines Instituts war Hirschfeld in Paris; bei einem Kinobesuch sah er mit eigenen Augen auf der Leinwand, wie seine Bibliothek verbrannte."[166] Im Tagebuch *Testament Heft II* erwähnt er diesen Kinobesuch etwas anders: „Ich sah diese Vorgänge hier im Aktualitäten-Kino unter tiefster seelischer Erschütterung."[167]

Der Regisseur Richard Oswald produzierte Ende 1916 einen Spielfilm mit dem Titel *Es werde Licht!*, der über die Möglichkeiten der Verhütung und Heilung von Geschlechtskrankheiten, speziell der Syphilis, aufklären sollte.[168] Beraten wurde Oswald dabei von dem Sexualforscher und Mitbegründer der „Deutschen Gesellschaft zur Bekämpfung der Geschlechtskrankheiten" Alfred Blaschko. Zu diesem Zeitpunkt war Blaschko bereits Mitglied in der „Ärztlichen Gesellschaft für Sexualwissenschaft und Eugenik", die in der Person Iwan Blochs die sexualwissenschaftliche Beratung für die Teile 2 und 3 des ersten so genannten Aufklärungsfilms übernahm. Beim vierten Teil, in dem unter dem Titel *Sündige Mütter* die Praktiken der illegalen Abtreibung angeprangert werden, erscheint in der Filmreklame erstmals Magnus Hirschfeld als wissenschaftlicher Berater. Damit war auf dem Wege über die Zwischenstufen Blaschko und Bloch eine Arbeitsgemeinschaft zwischen Hirschfeld und Oswald hergestellt. Einzelheiten zu dieser Arbeitsgemeinschaft sind nicht bekannt, sie war aber kurz – von Mitte 1918 bis Anfang 1919 – und intensiv und erbrachte drei Spielfilme von jeweils zwei Stunden Dauer.

Auf *Sündige Mütter* (Uraufführung am 22. November 1918) folgte, uraufgeführt am 1. Mai 1919, *Prostitution/Das gelbe Haus* und als dritte Oswald-Hirschfeld-Produktion *Anders als die Andern*, Premiere als „Pressevorstellung" am 24. Mai 1919 im Apollo-Theater in der Berliner Friedrichstraße. Die Produktion der beiden am heftigsten angefeindeten und schließlich verbotenen Filme, bei denen Hirschfeld als wissenschaftlicher Berater tätig war, *Das gelbe Haus* und *Anders als die Andern*, fiel in die

165 Ebd., S. 267. – Der dänische Stummfilm *Die Lieblingsfrau des Maharadscha* war 1917 ein so großer internationaler Erfolg, dass zwei nicht minder erfolgreiche Fortsetzungen produziert wurden.
166 " A few days after the destruction of his Institute, Hirschfeld was in Paris; visiting a cinema, he saw with his own eyes, on the screen before him, the burning of his library." (Hirschfeld 1936, S. 321).
167 Hirschfeld 2013, S. 170.
168 Steakley 1996, S. 22.

kurze Zeitspanne zwischen dem Zusammenbruch des Kaiserreichs im November 1918 und dem Erlass eines Filmzensurgesetzes durch den neuen Reichstag im April 1920 – „der Periode der Zensurlosigkeit"[169]. Vor dieser Zeit und danach galt für alle Spielfilme die Vorzensur, sie mussten vor ihrer öffentlichen Aufführung von einer Zensurbehörde genehmigt werden.

Anders als die Andern war unter den drei Oswald-Hirschfeld-Filmen gewiss der bemerkenswerteste, und Hirschfeld selbst hat ihn wohl als den wichtigsten empfunden. *Anders als die Andern* ist nicht nur der einzige Film, in dem Hirschfeld auftritt, als „Ein Arzt", der im letzten Akt des Films einen Vortrag hält, der über die Homosexualität aufklären soll, er hat auch Herstellung, Inhalt und Rezeption des „sozialhygienischen Filmwerks" erfreulich umfangreich in seinem *Jahrbuch für sexuelle Zwischenstufen* dokumentiert und kommentiert. So beginnt er dort seinen Bericht über den Film mit den Worten:

> „Auch der Wegfall der Zensur und die größere Rede- und Preßfreiheit sind für unsere Sache von Wichtigkeit, da sie uns größere Aufklärungsfreiheit geben. In diesem Sinne trat der bekannte Leiter der Oswald-Film-Gesellschaft, Herr Richard Oswald, mit dem Plan an uns heran, einen homosexuellen Aufklärungsfilm aufzuführen. Da der Film heutzutage eines der wirksamsten Mittel für Massenaufklärung geworden ist, und es vor allen Dingen darauf ankommt, dem Stück die nötigen wissenschaftlichen Grundlagen und die richtige Tendenz zu geben, so sagten wir unsere Mitwirkung zu. Zunächst aber setzten wir eine Komitee-Versammlung auf Montag, den 10. Februar 1919 an, um eine Aussprache über den beabsichtigten Aufklärungsfilm herbeizuführen. Den zahlreich Erschienenen wurden zunächst zwei bei uns eingegangene Film-Entwürfe vorgelesen, woran sich dann eine Diskussion anschloß. Einige der Redner waren gegen jede Verbreitung des homosexuellen Problems durch den Film, die andern betonten mit Recht, daß ein derartiger Film nicht nur dezent und unanstößig sein, sondern auch die biologische und psychologische Entwicklung der Homosexuellen zeigen müsse, so daß der Zuschauer den Eindruck gewinnt, daß die Homosexualität angeboren und unabänderlich ist. Leider war Herr Oswald selbst verhindert, der Versammlung beizuwohnen, doch nahmen wir wiederholt Gelegenheit, ihm bei uns Homosexuelle vorzustellen, ihn mit diesbezüglicher Literatur zu versehen und sonst in geeigneter Weise zu informieren. Demnächst werden die Filmaufnahmen vor sich gehen, und wir hoffen, daß ein Film entsteht, der bezüglich der Homosexualität in weitesten Kreisen Aufklärung verbreitet und uns in unserem Kampf um die Abschaffung des § 175 wirkungsvoll unterstützt."[170]

Dieser Text ist in mehrfacher Hinsicht von Interesse. Demnach war es also Oswald und nicht Hirschfeld, der die Idee zu einem Schwulenfilm hatte, und vor Drehbeginn war im WhK kontrovers diskutiert worden. Dass die Homosexualität grundsätzlich ungeeignet für das Medium Film sei, war schließlich auch ein Hauptargument der rechtsradikalen und christlichen Gegner des Films, und die Bedenken von WhK-Mitgliedern entsprangen vermutlich der alten Angst vor einem öffentlichen Bekenntnis zur Befreiung der Homosexuellen. Am 10. Februar hatten die Dreharbeiten noch nicht begonnen, und es lag noch kein fertiges Drehbuch vor, doch bereits am 24. Mai war die

---

169 Ebd., S. 24.
170 Hirschfeld 1919d, S. 171f.

Uraufführung. Nur ein gutes Vierteljahr brauchte man also für die Fertigstellung des Films.

Im Oktober 1919 waren im neuen Heft des *Jahrbuchs* eine Nacherzählung der Filmhandlung, eine Wiedergabe der Rede Hirschfelds zur Premiere sowie ein Bericht über die gemischten Reaktionen des Kinopublikums und der Presse zu lesen. Nach der Pressevorführung im Apollo-Theater, das kein Kino war, sondern eine Varieté-Bühne, kam der Film „einige Wochen lang" ins „Prinzeß-Theater", einem Kino am östlichen Ende der Charlottenburger Kantstraße. Anschließend wurde er „in vielen andern Lichtspiel-Theatern Berlins und in zahlreichen Städten Deutschlands" gezeigt.[171] Über die Rezeption im Ausland ist wenig bekannt. Das WhK berichtet über Vorführungen in den beiden frisch gegründeten demokratischen Republiken Österreich und Tschechoslowakei.[172] James Steakley hat für die Niederlande Aufführungen in Rotterdam, Den Haag und Amsterdam ermittelt, ferner ein Verbot des Films durch die Bürgermeister von Den Haag und Amsterdam auf Druck christlicher Sittlichkeitsvereine und ihrer Presse.[173] Es war ein Glücksfall für die Filmforschung, als in einem Moskauer Archiv ein Fragment von *Anders als die Andern* mit Zwischentiteln in ukrainischer Sprache aufgefunden und im Jahr 1971 an das Filmarchiv Österreichs ausgeliehen wurde, das es, erstmals im Westen, in einer Ausstellung zum Werk Richard Oswalds vorführte.[174]

Die kontroverse Aufnahme des Films in Deutschland ist ziemlich gut im *Jahrbuch* dokumentiert. Die liberale und sozialistische Presse kommentierte ihn fast ausnahmslos[175] positiv und sachgerecht. In den Presseorganen der „deutsch-völkischen

---

171 Aus der Bewegung 1919, S. 3.
172 Aus der Bewegung 1920, S. 112 f.
173 Steakley 2007, S. 79.
174 Steakley 1996, S. 32. – Steakley weist darauf hin, dass diese ukrainischen Zwischentitel von den deutschsprachigen abweichen, da sie eine homophobe Tendenz aufweisen, die Hirschfelds Intention widerspricht. Dies ist offensichtlich das Werk der sowjetischen Filmzensur (vgl. ebd., S. 31).
175 Kurt Tucholsky polemisiert in einer Glosse zum Münchener Attentat in der USPD-Zeitung *Freiheit* heftig gegen Hirschfelds Rolle als Aufklärer: „Die Persönlichkeit des Doktor Hirschfeld ist vielen von uns nicht allzu angenehm. Sein allzu hitziges und nicht immer geschmackvolles Eintreten für die Homosexuellen hat es jahrelang fast unmöglich gemacht, die Aufhebung des § 175 zu betreiben, weil sich die Materie unter seinen Händen langsam in ein Moorbad verwandelt hatte. Eine ziemlich üble Mischung von kitschiger Sentimentalität, falscher Romantik und einer Schein-Wissenschaftlichkeit, die mancher männlichen alten Jungfer einen Ersatz für das Leben bot, zeichneten Werke und Wirken des Mannes aus. Seine Aufklärungsfilme waren entsprechend. Es liegt uns ganz fern, aus dem Mann einen Märtyrer zu machen." (Tucholsky 1920). Als Hirschfeld Tucholskys Angriffe gelesen hatte, bat er ihn in einem Brief um ein Gespräch, über dessen Zustandekommen und Verlauf nichts bekannt ist: „Sehr geehrter Herr! [...] Ich habe tief bedauert, dass Sie sich bei diesem Anlass in so abfälliger Weise mit meinem „Werke u. Wirken" beschäftigen. Wie nahe liegt es (u. es ist auch tatsächlich geschehen), dass deutsch-völkische Hakenkreuzler ihre Untaten damit entschuldigen u. weiter propagieren, indem sie sagen: so wird dieser Mann selbst in Kreisen seiner eigenen Parteigenossen (der Sozialisten u. Pazifisten) beurteilt [...]" (Brief vom 26.10.1920; Deutsches Literaturarchiv Marbach). Möglicherweise spielten bei Tucholskys Tiraden auch die Gegnerschaft zu Hirschfeld als Wahlkampfredner für die

Hakenkreuzler" und der christlichen Sittlichkeitsvereine wurde in einer für diese Medien durchaus neuen aggressiven Gossensprache gegen „dieses Schweinestück" (*Deutschvölkische Blätter*, 22.8.1919) oder „derartige Sauereien" (*Christliche Volkswacht*, Oktober 1919) polemisiert. Beide sexualpolitischen Lager stimmten in der Überzeugung überein, es handele sich bei *Anders als die Andern* um „eine spezifisch jüdische Erscheinung", um eine „planmäßige Vergiftung, Zersetzung und Verjudung unsres Volkes"; der „Assimilationsjude" Hirschfeld habe „unserem deutschen Volk in dieser entsetzlich schweren Zeit [...] einen denkbar schlechten Dienst erwiesen".[176]

Einigkeit bestand ferner in der Frage, wie dem Übel zu begegnen sei: mit Zensur und Verboten. Obwohl erst im Sommer 1920 ein Reichsgesetz in Kraft trat, das die Vorzensur von Spielfilmen und das Verfahren für Teil- oder Totalverbote regelte und die Grundlage für ein reichsweites Verbot von *Anders als die Andern* am 16. Oktober schuf, sind für die „zensurfreie" Zeit mehrere Verbote auf kommunaler und regionaler Ebene dokumentiert.[177] So wurde der Film schon im Sommer 1919 in ganz Bayern verboten, in Württemberg Anfang 1920. Zudem kam es in mehreren Kinos zu krawallartigen Zuschauerprotesten, die manchmal den Abbruch der Vorstellung erzwangen. Die *Vossische Zeitung* von Freitagabend, 11. Juli 1919 berichtet:

„Eine Kundgebung gegen die Aufklärungsfilms. In einem Lichtspielhaus in der Potsdamer Straße kam es gestern, wie uns berichtet wird, bei der Vorführung des Films ‚Anders als die andern' zu Lärmszenen. Etwa in der Mitte des Stückes setzte ein Tumult ein, der den Anschein einer Kundgebung erweckte. Man hörte Rufe wie: ‚So etwas wagt man uns zu bieten.' – ‚Wir lassen uns unsere Jugend nicht versauen.' Schutzleute hielten die Ordnung aufrecht, während der größte Teil der Besucher den Saal verließ."

Das *Jahrbuch* vom Februar 1921 enthielt die Nachricht, die „Anfeindungen bestimmter Sittlichkeitsfanatiker" und ihre „Wühlarbeit" hätten bewirkt, „daß die Filmzensur die öffentliche Aufführung des Films verbot"[178], und zwar reichsweit. An gleicher Stelle im *Jahrbuch* werden die „Entscheidungsgründe" der obersten Zensurbehörde, der „Oberprüfstelle", zitiert. Man habe, heißt es in den Entscheidungsgründen, „eine größere Zahl namhafter Gelehrter als Sachverständige vernommen" und sich der Meinung der Gutachtermehrheit angeschlossen, wonach der Film für die öffentliche Ordnung schädlich sei, weil „ein geschlechtlich noch nicht reifer Mensch in das immer größer werdende Lager der Homosexuellen hinübergezogen werden könne", wenn er *Anders als die Andern* sieht; mit einer solchen „Beeinflussung zu gleichgeschlechtlichen Neigungen" sei die öffentliche Ordnung gefährdet; das Verbot ergehe „aus Gründen der Volkserhaltung". Zudem werde im Film der falsche Eindruck erweckt, als würde man schon wegen gleichgeschlechtlicher Neigungen und nicht

---

Mehrheits-SPD eine Rolle. Immerhin klingt Tucholskys Beitrag zur Hirschfeld-Festschrift aus Anlass seines 60. Geburtstags deutlich versöhnlicher (vgl. Tucholsky 1928, S. 20).

176 Kramer 1919, [o.1]; Ude 1919, S. 13.

177 Hierzu und zum Folgenden vgl. Steakley 2007, S. 95 ff.

178 Aus der Bewegung 1921a, S. 115 f. – Das Verbot erging am 16. Oktober 1920 (Steakley 2007, S. 106).

wegen widernatürlicher Unzucht nach Paragraph 175 mit Gefängnis bestraft, was „das Ansehen des Staates" schädige.[179] Dieses letzte Argument ist allein schon deshalb besonders perfide, weil es damals fast zwangsläufig zu einem Verbot geführt hätte, wenn in einem Film widernatürliche Unzuchtshandlungen, schwuler Sex, offen gezeigt und nicht, wie in *Anders als die Andern*, nur dezent angedeutet worden wäre. Die Oberprüfstelle übernahm hier den Gedanken ihres wohl einflussreichsten Sachverständigen Albert Moll, der sich hinterher in mehreren Schriften für seinen Beitrag zum Filmverbot und damit zur Rettung der jungen Männer vor homosexueller Verführung selber lobt. So führt er 1921 aus, was in *Anders als die Andern* das Ansehen des Staates geschädigt habe:

Es werde in dem Film „gezeigt, wie ein homosexueller Musiker einen jungen Mann unterrichtet, ihn zum Künstler ausbildet. Es wird aber nicht geschildert, was die beiden in den Pausen machen und in der Zeit, wo sie zusammen sind, ohne daß musiziert wird. Die gegenseitige Onanie, den Coitus inter femora, die so häufige Einführung des Gliedes in den Mund, das zeigt uns weder der Film, noch zeigen es die Verfechter der idealen Homosexualität."[180]

Nach dem Verbot durfte der Film nur noch „vor Ärzten und Medizinbeflissenen in Lehranstalten und wissenschaftlichen Instituten" gezeigt werden.[181] Der Kommentar des *Jahrbuchs* zu dieser Niederlage, die Hirschfelds Feinde ihm mithilfe der neuen Zensurbehörde bereitet hatten, demonstriert kraftvollen Optimismus und Kampfesmut: „All diese Anfeindungen haben uns aber von dem Wege zu unserem Ziele nicht abbringen können; in beharrlicher Kleinarbeit wurde weiter wissenschaftliche Forschung und tätige Aufklärung geleistet. Eine gute Gelegenheit hierzu boten die Vorträge, zu denen Dr. Hirschfeld im Anschluß an die aufsehenerregenden Veröffentlichungen Steinachs über die von ihm mit Erfolg an Menschen und Tieren angestellten Verjüngungsversuche von zahlreichen Stellen des In- und Auslandes aufgefordert wurde."[182]

Wenige Seiten nach diesem selbst ermutigenden Satz folgt im gleichen Bericht „Aus der Bewegung" die detaillierte Schilderung des Münchener Faschisten-Überfalls auf Hirschfeld am 4. Oktober 1920. Demnach hat Hirschfeld auf die falsche Zeitungsmeldung, er sei bei dem Attentat getötet worden, mit einer ebenfalls optimistischen, doch ungewöhnlich schwarzhumorigen Erklärung reagiert: „Durch die Presse geht die Nachricht, daß ich den bei dem Münchener Überfall erlittenen Verletzungen

---

179 Aus der Bewegung 1921a, S. 118 f.
180 Moll 1921, S. 66. – Neuerdings wertet der Historiker Treiblmayr die Abwesenheit von schwulem Sex in *Anders als die Andern* als Versuch, die Schwulen in zwei Gruppen aufzuspalten, in gute und reine einerseits und in schlechte und lusthafte andererseits. Die Guten mit idealisiertem platonischen Eros würden von dem Geigenvirtuosen Körner, die Schlechten von dem Erpresser Bollek repräsentiert. Zwischen Guten und Schlechten gibt es zudem noch Klassenkampf, denn Bollek ist in der „ArbeiterInnenklasse" situiert, Körner bei den Ausbeutern (Treiblmayr 2015, S. 192 und 195).
181 Aus der Bewegung 1921a, S. 119.
182 Ebd.

erlegen sei. Dem muß ich entschieden widersprechen. Noch habe ich meinen Gegnern diesen Gefallen nicht getan und hoffe, es auch nicht eher zu tun, bis ich sie von der Richtigkeit meiner Anschauung und der Notwendigkeit meiner Lebensarbeit überzeugt habe, was wohl noch eine geraume Zeit in Anspruch nehmen wird."[183]

Selbstermutigung und Zuversicht, „durch Kampf zum Sieg!"[184] zu gelangen, zumindest bei der Strafrechtsreform, waren nach dem Sturz der diktatorischen Monarchie und der Etablierung halbwegs parlamentarisch-demokratischer Zustände, sowie dem dramatischen Aufschwung der Sexualwissenschaft und der Schwulenbewegung sehr verständlich. Rückschläge wie die neuerliche staatliche Zensur, die zunehmend mörderische Gewalttätigkeit der neuen Faschistenbewegung und die unverminderten Angriffe auf Hirschfelds Sexologie aus dem christlich-konservativen Lager waren nicht geeignet, den Glauben an einen aufklärerischen Fortschritt zu erschüttern. Eigentlich ging es ihm so bis an sein Lebensende, trotz alledem.

In seinem großen Aufsatz über *Anders als die Andern* äußert James Steakley die Ansicht, an der Reaktion des schwulen Kinopublikums auf den Film zeige sich ein neuer Wertekanon oder Habitus der „Nachkriegsgeneration", die angstfreier und selbstbewusster ihr So-Sein präsentierten und damit die Missbilligung älterer Schwuler provozierten. Er illustriert dies mit einem Bericht eines anscheinend Älteren in der neuen Berliner Schwulenwochenschrift *Die Freundschaft*:

> „Berlin hat sich nun wohl schon in allen Stadtteilen den von Richard Oswald und Dr. Magnus Hirschfeld verfaßten Aufklärungsfilm *Anders als die Andern* angesehen. Der rege Besuch, den die Kinos überall aufzuweisen hatten, zeigt, welches Interesse die Berliner Bevölkerung der Aufführung entgegenbrachte [...] Um so bedauerlicher ist es, daß sich bei einer Vorführung des Films im Norden der Stadt einige mir als homosexuell bekannte junge Leute dazu hinreißen ließen, die Vorstellung durch fortwährende Zwischenrufe wie ‚Huch nein', ‚Aber Schwestern' usw. zu stören. Trotzdem sich viele Besucher unwillig nach den Störenfrieden umwandten, setzten diese ihr schamloses Verhalten fort. Nach Schluß der Vorstellung stellte ich die betreffenden jungen Leute zur Rede und hielt ihnen vor, wie schädigend sie durch ihr Benehmen das Urteil der Zuschauer beeinflußten. Als Antwort bekam ich nur unflätige Redensarten zu hören. Ist es nicht im höchsten Grade, gelinde gesagt, verwerflich, sich bei der Vorführung dieses für die breite Masse bestimmten Aufklärungsfilms so flegelhaft und ‚tantisch' zu betragen?"[185]

Ähnlich wie in der Selbstermutigungsrhetorik des Nachkriegs-WhK ein neuer rebellischer Unterton zu vernehmen ist, obwohl es nur die alte Vorkriegspolitik wieder aufnimmt, so könnte der Zeitgeist der Novemberrevolution auch die jungen Tunten in jenem Nordberliner Kino zu ihrem provozierenden Gehabe inspiriert haben. Insofern ist Steakleys Annahme eines Wertewandels bei jungen Schwulen nach dem Krieg zuzustimmen. Was aber wissen wir über die jungen Schwulen aus der Nordberliner

---

183 Ebd., S. 126.
184 So der Slogan im *Jahrbuch* von 1922, gleich nach Erwähnung von drei Vorführungen des verbotenen Films *Anders als die Andern* „vor einem kleinen Kreise in- und ausländischer Wissenschaftler" (Aus der Bewegung 1922, S. 80 f.)
185 Nach Steakley 1996, S. 16.

Unterschicht, die ihre wilden Jahre mit den Tuntenbällen und Sexabenteuern in nächtlichen Stadtparks und öffentlichen Pissoirs noch zur Kaiserzeit erlebt hatten? Haben sie womöglich auch die ältere Generation, zumal die Gebildeteren und Bessergestellten unter ihnen, mit ihrem weibischen Benehmen ähnlich wütend gemacht wie die Jungen jetzt den schwulen Artikelschreiber in der *Freundschaft* von 1919? Zweifellos neu war nach dem Krieg jedenfalls die Erfahrung, dass man melodramatische Schwulengeschichten nicht mehr nur als einsamer Leser von Romanen aus dem Spohr-Verlag konsumieren konnte, sondern nun auch in der Freundesclique als kinematografisches Lichtspiel genoss. Dass man sich in der neuen schwulen Massenpresse à la *Freundschaft* über den missratenen schwulen Nachwuchs entrüsten konnte war ebenfalls neu. Die „Kinematographentheater" hatten die Schwulen aber bereits vor dem Krieg entdeckt und, wie Hirschfeld berichtet, nicht nur zum Zweck gemeinsamer Unterhaltung besucht, „sondern auch um im Dunkeln wechselseitige Kontakte vorzunehmen".[186] Diese Art der Eroberung des Kinos, die Nutzung des verdunkelten Zuschauerraums für schwulen anonymen Sex, konnte genauso beibehalten werden wie die altbewährten öffentlichen Pissoirs, nächtlichen Parkanlagen und Badeanstalten. Wenn im Kino homosexuelle Melodramen wie *Anders als die Andern* gegeben wurden, dann war das vermutlich ein Grund, sie zu meiden und erst wieder bei der *Lieblingsfrau des Maharadschas, Teil 4* schwule Sexabenteuer zu suchen.

Im ersten Tätigkeitsbericht über das Institut für Sexualwissenschaft erwähnt Hirschfeld eine „Abteilung für wissenschaftliche Photographie und Kinematographie", die unter der Leitung des bekannten Röntgenologen Dr. med. A. Bessunger einige Wochen nach Institutsgründung eingerichtet wurde. Zu den Aktivitäten der Kinematographie schreibt Hirschfeld: „Filmaufnahmen konnten aus technischen und finanziellen Gründen bisher nur in geringem Maßstab hergestellt werden; sie beschränken sich auf Darstellungen femininer Gestik und Mimik bei intersexuellen Varianten, einen Fall von Narcissmus und einen Fall von schwerer Rentenhysterie (zusammen mit der Kulturabteilung der Ufa)."[187]

Im zweiten Tätigkeitsbericht von 1924 wird das Thema Film nur noch bei der Beschreibung des Ernst-Haeckel-Saals erwähnt. Dort gibt es „Vorrichtungen für Lichtbildprojektion und Kinematographie" sowie den zuständigen „Licht- und Laufbildoperateur: Herr Anton Sablewski"[188]. Welche Filme Herr Sablewski vorführte, wissen wir nicht. Nur einmal, 1927, wurde aus Anlass des 30-jährigen Gründungsjubiläums des WhK in den WhK-*Mitteilungen* die „Vorführung sexualwissenschaftlicher Filme" immer „an Sonntag-Vormittagen" angekündigt, und *Anders als die Andern* sollte als erster Film der Reihe im Institut für Sexualwissenschaft gezeigt werden; wegen der noch immer geltenden Zensurentscheidung durfte der Film „nur vor Me-

---

186 Hirschfeld 1914a, S. 689.
187 Hirschfeld 1920c, S. 8 und 14.
188 Hirschfeld 1924a, S. 21.

dizinbeflissenen" gezeigt werden, und die WhK-Mitglieder mit gültigem Mitgliedsausweis galten als hinreichend beflissen.[189]

Wir kennen keine Details zur Kooperation der UFA mit Hirschfelds Institut, wissen aber, dass auf der „Hundertjahrfeier deutscher Naturforscher und Aerzte" im September 1922 in Leipzig „zum ersten Mal der Oeffentlichkeit ein neuer sexualwissenschaftlicher Film vorgeführt [wurde], den die UFA mit Unterstützung des Instituts für Sexualwissenschaft unter großen Kosten hergestellt hat. Dr. Kronfeld erklärte den Film, der sich fast ausschließlich und äußerst anschaulich mit den sexuellen Zwischenstufen beschäftigt, in meisterhafter Weise."[190] Zwei Monate später, am 23. November 1922, kam es auf einer WhK-Versammlung im Institut für Sexualwissenschaft zur zweiten Aufführung des Films, der jetzt erstmals mit einem Titel genannt wird: *Mann oder Weib?*; auch diesmal hielt Arthur Kronfeld einen erläuternden Vortrag zur Filmvorführung, vermutlich eine Wiederholung seines Leipziger Vortrags. Als in der nachfolgenden Diskussion der Film dafür kritisiert wurde, dass „die Wesensart der virilen männlichen und femininen weiblichen Homosexuellen" gar nicht vorkam und der Film so den falschen Eindruck erwecke, als ob es virile schwule Männer und feminine lesbische Frauen gar nicht geben würde, „versprach" Kronfeld, „daß diesem Mangel abgeholfen werden solle".[191]

Anscheinend war es allein Arthur Kronfeld, der als Instituts-Angehöriger mit der UFA bei dem Filmprojekt zusammenarbeitete. Ob er sein Versprechen wahr machte, und ob es zu weiteren Aufführungen von *Mann oder Weib?* kam, ist heute nicht mehr zu ermitteln. Außer den zitierten Erwähnungen im *Jahrbuch* gibt es heute überhaupt keine Quellen zu Produktion und Rezeption von *Mann oder Weib?* Eine Filmkopie existiert ebenfalls nicht mehr. Folgende Spekulation scheint jedoch recht plausibel:

Am 8. Januar 1923 fand im Berliner „Ufa-Palast am Zoo" die Uraufführung eines von der „Kulturabteilung der Universum-Film A.G." produzierten Films, *Der Steinach-Film*, statt. In einer undatierten Mitteilung der UFA über die soeben erfolgte Fertigstellung des *Steinach-Films* (aus dem Nachlass von Harry Benjamin) wird auf der Liste der wissenschaftlichen Institute, die für den Film „Aufnahmematerial und Patienten zur Verfügung" stellten, auch das Institut für Sexualwissenschaft aufgeführt.[192] Der im September 1922 in Leipzig gezeigte Film, der bei seiner erneuten Aufführung zwei Monate später im WhK den Titel *Mann oder Weib?* erhielt, wurde danach, obwohl er der UFA große Kosten verursacht hatte, anscheinend nie wieder aufgeführt. Im *Steinach-Film* geht es neben den Experimenten zur Verjüngung auch um die damals noch vermutete Möglichkeit einer Geschlechtsumwandlung bei Mensch und Tier durch operativen Austausch der Keimdrüsen. Somit könnten die Aufnahmen femininer Männer und viriler Frauen aus *Mann oder Weib?* von der UFA sehr wohl im

---

189 Vorführung 1927, S. 32.
190 Jahresbericht 1923, S. 220.
191 Jahresbericht 1923, S. 206 ff.
192 Die Ufa-Mitteilung ist reproduziert in: Haeberle 1983, S. 37. – Im Film selbst werden weder Hirschfelds Institut noch sein Name genannt.

Steinach-Film verwendet und womöglich nur für dieses Projekt hergestellt worden sein.

Am 16. November 1927 fand in dem kurz zuvor fertiggestellten Wilmersdorfer Großkino „Beba-Palast Atrium" (über 2000 Sitzplätze) die Premiere des Films *Gesetze der Liebe. Aus der Mappe eines Sexualforschers* statt. Dieser Premiere war ein heftiger Kampf der Produktionsfirma Humboldt-Film A.G. mit der Zensurbehörde vorausgegangen, der mit einem Verbot des letzten Viertels des Films endete.[193] Dieses letzte Viertel war es, worauf es Hirschfeld, dem „Sexualforscher" des Filmtitels vor allem ankam. Es war ein neuer, wiederum scheiternder Versuch, *Anders als die Andern*, jetzt in stark gekürzter und umgeschnittener Fassung, doch noch ins Kino zu bringen. Das letzte Viertel, das im Film die Überschrift „Schuldlos geächtet! Tragödie eines Homosexuellen" trug, wurde verboten und in Deutschland nie aufgeführt. Ob das in Österreich, wo der Film unter dem Titel *Sexualkatastrophen* gezeigt wurde, anders war, ist nicht mehr feststellbar. Dass wir über den Filminhalt so gut informiert sind, verdanken wir einer illustrierten Broschüre, die an die Zuschauer verteilt wurde und den Inhalt des gesamten Films beschreibt.[194] Als Verfasser werden Hirschfeld und ein nicht näher identifizierbarer „Dr. H. Beck" genannt. Das Vorwort enthält eine späte Mitteilung zu der anfangs so genannten Abteilung für Kinematographie im Institut für Sexualwissenschaft:

„Das gesamte sexualwissenschaftliche Material des Films entstammte entweder dem im Laufe des letzten Jahrzehnts entstandenen Filmarchiv des Instituts für Sexualwissenschaft oder ist mit dessen Forschungsmaterial von der Humboldt-Film-Gesellschaft neu aufgenommen."[195]

Aus dieser Broschüre geht hervor, dass es sich bei „Schuldlos geächtet!" um eine stark gekürzte und teilweise umgearbeitete Fassung von *Anders als die Andern* handelt. Als die beiden Hauptdarsteller werden auch hier Conrad Veidt und Reinhold Schünzel genannt, und eines der beiden Standfotos im illustrierten Teil der Broschüre zeigt Veidt und Schünzel mit der Bildunterschrift: „Körner macht die Bekanntschaft Bolleks."[196]

Nach dem Totalverbot von „Schuldlos geächtet!" wandte sich Hirschfeld endgültig vom Homosexuellenfilm ab und arbeitete vor seiner Emigration an zwei durch und durch heterosexuellen Stummfilmen als wissenschaftlicher Berater mit: dem am

---

193 Die Entscheidungen der Filmprüfstelle und Oberprüfstelle vom 6.10.1927 bis zum 12.8.1932 sind als pdf-Dateien einzusehen unter: http://www.difarchiv.deutsches-filminstitut.de/filme/f018269.htm (gesehen am 9.7.2016). Eine detaillierte Darstellung des Vorgangs bietet Steakley 2007, S. 114 ff.

194 Hirschfeld/Beck 1927, S. 7 – 37.

195 Ebd., S. 5.

196 Ebd., S. 65. – Veidt spielt in *Anders als die Andern* den berühmten Konzertgeiger Paul Körner, der eine Liebesbeziehung zu seinem Schüler Kurt Sivers aufnimmt und deshalb von Franz Bollek erpresst wird; Körner begeht daraufhin Selbstmord, Bollek wird mit Gefängnis bestraft, und Hirschfeld bewahrt Sivers davor, dass auch er sich umbringt. Stattdessen will er mit Hirschfeld für die Beseitigung des Paragrafen 175 kämpfen.

3. Mai 1929 in Berlin uraufgeführten Spielfilm *Vererbte Triebe (Der Kampf ums neue Geschlecht)* und dem am 17. Januar 1930 ebenda uraufgeführten Spielfilm *Das Recht auf Liebe.*[197] Beide Filme passierten die Zensur unbeanstandet. *Vererbte Triebe* erhielt sogar von der Zensurbehörde das „Prädikat: künstlerisch wertvoll" und wurde nach Frankreich (unter dem Titel *Instinct héréditaire*, Premiere am 18. Januar 1930 in Paris), nach den USA (*Inherited Passions*, Premiere: 18. April 1933) und nach Italien (unter dem Titel *La voce del sangue*) exportiert. *Das Recht auf Liebe* scheint hingegen außerhalb Deutschlands nur in Österreich unter dem Titel *Sexualnot* und in Frankreich als *Le droit à l'amour* aufgeführt worden zu sein.

Die Frage nach der Höhe der Gagen, die Hirschfeld für seine Mitwirkung an all diesen Stummfilmen erhielt, ist heute nicht mehr beantwortbar. Ein Hinweis des Journalisten Egon Jacobsohn 1919 in seiner Besprechung von *Prostitution II*, ist eigentlich keiner, sondern nur die Ankündigung der Widerlegung eines Gerüchts:

> „Bei dieser Gelegenheit will ich auch noch auf die verschiedenen ungerechten Angriffe zu sprechen kommen, denen Richard Oswald wegen seiner überaus dezenten und ernst zu nehmenden Arbeiten sowohl von der Außenwelt wie von führenden Leuten der Branche [...] ausgesetzt ist. Vor allem werde ich mich über die Lügennachricht, daß Sanitätsrat Dr. Magnus Hirschfeld für die Mitarbeit an dem homosexuellen Aufklärungsfilm Oswalds ein Honorar – viele sprechen sogar von 60000 Mk. – erhalten hat, äußern."[198]

Die angekündigte Richtigstellung der „Lügennachricht" ist vielleicht deshalb nie erschienen, weil es nichts richtigzustellen gab. Das 60.000 Mark-Gerücht könnte der Realität entsprechen, wenn man bedenkt, dass der amerikanische Filmproduzenten Samuel Goldwyn im Jahr 1925 Sigmund Freud für die Mitwirkung an einem Film über die Psychoanalyse eine Gage von 100.000 US-Dollar anbot. Freud lehnte das Angebot wie auch das relativ neue Medium Film grundsätzlich ab.[199]

Das neue Russland

Der erste nachweisbare Kontakt Hirschfelds mit der im Dezember 1922 gegründeten Sowjetunion war der Besuch des Volkskommissars für das Gesundheitswesen der russischen Sowjetrepublik Nikolai Semaschko im Institut für Sexualwissenschaft. Begleitet von einer Gruppe russischer Ärzte nahm Semaschko am 21. Januar 1923 an einer Führung durch das Institut und an einer Aufführung des im Vorjahr verbotenen Schwulenfilms *Anders als die Andern* teil. Nach der Vorstellung zeigten sich die russischen Ärzte verwundert, „daß ein Film mit so ernsthaftem und dezentem Inhalt irgendein Aergernis verursachen und verboten werden konnte. Der Herr Gesundheits-

---

197 Lamprecht 1967, S. 614 und 653.
198 Jacobsohn 1919.
199 Vgl. Herzer 2001a, S. 196 f.

Minister sprach zum Schluß seine Freude darüber aus, daß im neuen Rußland die frühere Strafbestimmung gegen die Homosexuellen völlig in Wegfall gekommen sei, und erklärte, daß sich weder irgendwelche unliebsamen Folgen aus der Abschaffung des betreffenden Paragraphen ergeben haben, noch von irgendwelcher Seite der Wunsch nach Wiedereinführung der fraglichen Strafbestimmung erhoben sei."[200]

Wir wissen nicht, wie sich Hirschfelds Verbindung zu Sowjetrussland nach dem Besuch der russischen Ärztegruppe gestaltete. Ende Juni 1926 reiste er jedenfalls als Gast der Regierung nach Moskau und Leningrad und folgte damit womöglich der Gegeneinladung des sowjetrussischen Gesundheitsministers Semaschko.

Den ersten Bericht von seiner Russlandreise gab Hirschfeld am 4. November 1926 auf einer Veranstaltung der „Gesellschaft der Freunde des neuen Rußland" im Berliner Hotel „Russischer Hof". Hirschfelds Korreferent zum Thema „Sexualreform im neuen Rußland" war der russische Strafrechtslehrer Professor Nikolaj Pasche-Oserski von der Universität Kiew, der Hirschfeld vermutlich auf seiner Reise begleitet hatte. Hirschfeld referierte und lobte hier wie auch in mehreren folgenden Aufsätzen und im dritten Band der *Geschlechtskunde*, dass „Sowjetrußland seit der Umwälzung Gigantisches geleistet" habe. „Der Abbau des alten Systems und der Aufbau einer neuen Gesellschaftsordnung, eines neuen Verhältnisses von Geschlecht und Gesellschaft bedeutet eine epochemachende Leistung".[201] Auf der Ebene der Gesetzgebung ist dort im Ehe- und Familienrecht, im Strafrecht und Strafvollzugsrecht alles verwirklicht, was Hirschfeld in Deutschland vergeblich gefordert hatte. Die Umsetzung der neuen Moral- und Rechtsnormen ins Alltagsleben sei in den sieben Jahren seit dem Sieg der Bolschewisten enorm vorangekommen. Es sei jedoch künftig noch viel zu tun. So ist etwa das Homosexuellenstrafrecht vorbildlich, indem es nur noch die Verführung Geschlechtsunreifer, die Anwendung von Gewalt und die Ausnutzung des hilflosen Zustands einer Person bestraft. Das gesellschaftspolitische Defizit sieht Hirschfeld darin, dass Homosexualität als „unproletarisch" gilt: „Merkwürdig erscheint es, daß die Einschätzung der Homosexualität in Rußland ganz der bei uns weit verbreiteten Ansicht entspricht: der Homosexuelle gilt in Rußland für entartet, für unproletarisch".[202]

Er berichtet zwar voller Bewunderung von der vorbildlichen Versorgung der Mütter und Kinder, ob ehelich oder unehelich geboren, von der Ermöglichung heterosexuellen Geschlechtsverkehrs in den Gefängnissen, dem Verbot der Prügelstrafe, den Fortschritten bei der Bekämpfung der Geschlechtskrankheiten und bei der Resozialisierung der Prostituierten; das reale Leben der sowjetrussischen Schwulen und Lesben erwähnt er nicht. Gewiss hat Hirschfeld wie auf allen seinen Auslandsreisen die Begegnung und das Gespräch mit den einheimischen Schwulen und Lesben gesucht, ihre Lebensweisen und Subkulturen studiert, aber kein Wort darüber ist in

---

200 Jahresbericht 1923, S. 211 f.
201 Hirschfeld 1926b, S. 40. – Vgl. auch Hirschfeld 1930a, S. 616 ff.
202 Hirschfeld 1926b, S. 40.

seinen Schriften zu finden. Immerhin erfahren wir etwas über ein offiziell organisiertes Treffen mit dem damals weltberühmten (und schwulen) Dichter Michail Kusmin in Leningrad. Kusmin notierte in seinem nach dem Ende der Sowjetunion aufgetauchen Tagebuch über diese Begegnung nur, dass sie „tödlich langweilig" verlaufen sei. Hirschfeld war ihm unsympathisch, er erschien ihm „selbstgefällig und naiv", sehe „alles nur naturwissenschaftlich"; Kusmin rügte den „Optimismus" des „Apologeten und Stützpfeiler der Homosexualität". Worüber die beiden gesprochen haben, ist nicht überliefert; Hirschfeld kannte jedenfalls ins Deutsche übersetzte Geschichten Kusmins und soll, wie es im Tagebuch stehen soll, „darauf gebrannt haben, Kusmins Bekanntschaft zu machen".[203]

Einmal heißt es von der Sowjetrepublik Aserbeidschan, dort würden, anders als im Rest der Sowjetunion, homosexuelle Männer bestraft „nur in bezug auf die eigentliche Päderastie (Analverkehr), die angeblich dort eine besonders große Verbreitung haben soll".[204]

Die Erfahrung der Homosexuellen in Frankreich, wo nach der siegreichen Revolution von 1789 die Strafbarkeit der Homosexualität beseitigt wurde und der traditionelle, vor allem von der nach wie vor mächtigen katholischen Kirche geschürte Homosexuellenhass in der Bevölkerung fortbestand, wiederholte sich wenig modifiziert in der Sowjetunion. Konservative Ärzte, die der Aufklärung fernstanden, boten wie überall auf der Welt verzweifelten Homosexuellen Kuren an und versprachen, sie in glückliche Heterosexuelle zu verwandeln. Das WhK hatte 1928 Hinweise gefunden, „wonach Homosexuelle in der Sowjet-Union mit Irrenhaus bestraft würden"; in einem Reisebericht von Alfons Goldschmidt mit einer Gefängnisbesichtigung war zu lesen: „Ich fragte den Direktor des Gefängnisses weiter nach der Behandlung von Päderasten. Man trennt sie und bringt sie in ärztliche Behandlung."[205]

Das WhK schrieb daraufhin an die russische Botschaft in Berlin und erhielt eine ausweichende Antwort, die auf mögliche ärztliche Behandlung von Päderasten gar nicht einging, doch immerhin einräumte, dass nicht nur in Aserbeidschan, sondern in mehreren anderen Sowjetrepubliken Homosexuelle strafrechtlich verfolgt werden. Der Volkskommissar für die Justiz der Union der Sozialistischen Sowjetrepubliken Rußlands schrieb dem WhK nicht bloß ausweichend, sondern bedrohlich dunkel: „In den einzelnen Republiken, wo die Päderastie besonders verbreitet ist, kommen spezielle Bestimmungen zur Anwendung"; der Volkskommissar erwähnt als Beispiel für spezielle Bestimmungen gegen Schwule „das Strafgesetzbuch der Turkmenischen SSR".[206]

Bei aller Anerkennung der großen sexualpolitischen Fortschritte im neuen Rußland, die Hirschfeld immer wieder zum Ausdruck brachte, bewahrte er doch stets ein deutliches Maß an Skepsis und Distanz, nicht nur in seiner erwähnten Mitteilung,

---

203 Malmstad/Bogomolov 1999, S. 345.
204 Hirschfeld 1929, S. 225.
205 Zur Bestrafung 1928, S. 146.
206 Ebd., S. 147.

Homosexualität gelte dort als unproletarisch und entartet. Auch der Hinweis, dass noch eine „gedeihliche Weiterentwicklung" für den Abbau alter starrer Dogmen und Doktrinen und den Aufbau einer neuen Geschlechtsordnung erforderlich sei, wirft ein Licht auf Hirschfelds gedämpften Optimismus in Bezug auf die künftige Entwicklung und drückt die Sorge über die Gefährdung dieser erhofften Zukunft aus.[207]

Noch zu Hirschfelds Lebzeiten begann in der Sowjetunion die weitgehende Rücknahme der von ihm als vorbildlich empfundenen Sexualpolitik: 1934 wurde männliche Homosexualität wieder strafbar, 1936 die Abtreibung in allen Fällen, in denen das Leben der Mutter durch die Schwangerschaft nicht gefährdet war; Ehescheidungen wurden erschwert. Was blieb, war die Gleichberechtigung der Frau im ökonomischen und sozialen Bereich. Die Betreuung der Kinder in Krippen und Kindergärten wurde, ermöglicht durch den wirtschaftlichen Aufschwung der Sowjetunion in den dreißiger Jahren, weiter ausgebaut und verbessert. Von einer umfassenden Sexualpolitik im Sinne Hirschfelds konnte aber seitdem nicht mehr die Rede sein.

Es sei noch zweier sowjetischer Politiker und Schriftsteller gedacht, die offensichtlich eine Art Freundschaftsbeziehung zu Hirschfeld unterhielten: Anatol Lunatscharski, Volkskommissar für das Bildungswesen, und Alexandra Kollontai, Sowjetbotschafterin in Schweden. Es ist zu vermuten, aber nicht zu belegen, dass Hirschfeld die beiden 1926 während seiner Rußlandreise traf. Gesichert ist, dass Lunatscharski irgendwann 1927 das Institut für Sexualwissenschaft besuchte und darüber in der Leningrader Tageszeitung *Krasnaja gazeta* mit Begeisterung berichtete. Er wies darauf hin, dass es sich um eine Art Gegenbesuch handelte und dass das Lernen wechselseitig sein müsse: „Doch der Besuch von Prof. Hirschfeld und seine Freundschaft zum Roten Russland sind erforderlich, nicht nur weil *er* bei uns die Verwirklichung seiner Ideen finden kann, sondern auch weil *wir* von ihm viel lernen können. Die staatliche Gesetzgebung bedeutet natürlich an sich noch nicht die Heilung aller klaffenden Wunden unseres individuellen und gesellschaftlichen Sexuallebens, und auch bei uns ist noch die groß angelegte, aufmerksame, allseitige und vermutlich organisatorisch zusammengefasste wissenschaftliche Erforschung dieser Probleme notwendig ebenso wie der Apparat zu ihrer zweckmäßigen praktischen Lösung."[208]

Forderungen nach einem sowjetischen Institut für Sexualwissenschaft und einem sexualwissenschaftlichen Lehrstuhl an einer sowjetischen Universität, die Lunatscharski hier andeutet, wurden nie erfüllt. Für die Festschrift zu Hirschfelds sechzigstem Geburtstag lieferte Lunatschaski einen kurzen Beitrag. Darin ging es nicht mehr um gegenseitiges Lernen, da „die Ideen Dr. Magnus Hirschfelds [...] in unserer Sowjetunion" bereits „verwirklicht" seien.[209]

Von ganz anderer Art war Hirschfelds Beziehung zu der sowjetischen Politikerin Alexandra Kollontai. Möglicherweise sind sie sich nie begegnet. Hirschfeld schätzte

---

207 Hirschfeld 1927b, S. 65.
208 Lunatscharski 1928a, S. 4. Übersetzung von Siegfried Tornow.
209 Lunatscharski 1928b, S. 4.

sie vor allem als „bewundernswürdige Dichterin", nachdem er 1925 *Wege der Liebe* gelesen hatte, die deutsche Ausgabe ihrer Novellensammlung, in der sie die „Kameradschaftsehe" schildert, eine neue heterosexuelle Beziehungsform des siegreichen russischen Proletariats. Sie ist nicht mehr auf Lebenslänglichkeit angelegt, nicht mehr von ökonomischen Interessen geleitet und gründet allein auf Liebe und Gegenliebe.[210] Nach der Rückkehr von seiner Russlandreise berichtet Hirschfeld über eine literarische Kontroverse zu Kollontais Tendenzdichtung, ungefähr das Gegenteil der Thesen in der Abhandlung des russischen Mediziners Nemilow *Die biologische Tragödie der Frau.*

Nemilow glaubte, eine Gleichberechtigung von Frau und Mann könne es tragischerweise niemals geben, weil die biologische Tatsachen Menstruation, Schwangerschaft und Geburt eine gleichberechtigte Partizipation der Frau am öffentlichen und privaten Leben verhindern. Hirschfeld fühlt sich dabei an die Religion der Juden erinnert und äußert sich aus diesem Anlass zu Details des Glaubens seiner Väter, was er nur äußerst selten tat:

> „Hierher gehört auch die oft angeführte Verschiedenheit jener Stelle in dem alten Morgengebet der Juden, an der die Frauen Gott danken, daß er sie nach seinem Willen geschaffen habe, während der Mann betet: ‚Gott, ich danke dir, daß ich nicht als Weib geboren bin' (welcher Zwiespalt für solche Männer, die zugleich fromm und weiblich empfindend sind!). Gelehrte des Judentums versichern mir allerdings, daß man hier nicht, wie häufig angenommen wird, an eine mindere oder höhere Einstellung des einen oder anderen Geschlechtes denken dürfe, sondern an jene geschlechtliche Belastung des Weibes (durch die Beschwerden der Menstruation, Schwangerschaft, Geburt), die der Professor an der Universität Leningrad A. W. Nemilow [...] ‚die biologische Tragödie der Frau' genannt hat."[211]

Für Kollontai, Hirschfeld und die sowjetische Geschlechterpolitik bestand kein Zweifel, dass diese geschlechtliche Belastung des Weibes durch eine angemessene medizinische Versorgung und eine medizinische und pädagogische Betreuung des Nachwuchses vollständig kompensiert werden kann. Von Tragik kann keine Rede sein.

Alexandra Kollontai hat zwar, anders als einige sowjetische Wissenschaftler, nie an den Kongressen der Weltliga für Sexualreform teilgenommen, wird aber schon im Bericht über den Kopenhagener Gründungskongress neben dem Mediziner Batkis und dem Juristen Pasche-Oserski als Repräsentantin Russlands im „International Committee" geführt. Bis zuletzt findet sich ihr Name in der Liste der Komitee-Mitglieder.

Im Bilderteil seiner *Geschlechtskunde* stellt Hirschfeld ein Foto Alexandra Kollontais neben das von Helene Stöcker. Auf Kollontais Bild erkennt man die Signatur „A. Kollontay. Oslo 1929.", die doch besagt, dass es nicht bei einer persönlichen Begegnung, sondern nach schriftlicher Anfrage in Hirschfelds Archiv gelangt war. Die

---

210 Hirschfeld 1930a, S. 252.
211 Hirschfeld 1928b, S. 306.

Unterschrift des Porträtfotos lautet: „Frau Alexandra Kollontay, neurussische Botschafterin und Schriftstellerin, Verfasserin u. a. von ‚Wege der Liebe'".[212]

Ob Kollontai an den schließlich gescheiterten Planungen zu einem Weltligakongress in Moskau mitgewirkt hat, ist nicht bekannt.

Das Sexualstrafrecht. Das WhK als Kampforganisation

Ausgangspunkt und Zentrum der Hirschfeldschen Sexologie und Sexualreform war der Kampf zur Befreiung der Homosexuellen. „Unser Hauptziel muss es bleiben, dass der verhängnisvolle § 175 nicht wieder in das Strafgesetzbuch aufgenommen wird, dessen Revision für die nächsten Jahre in sicherer Aussicht steht", schrieb er im zweiten Jahrgang des *Jahrbuchs*.[213] Dieses Hauptziel blieb bis zuletzt unerreicht, obwohl man nach Kriegsende den Eindruck gewinnen konnte, als ob es so nah wie nie zuvor sei. Doch es begann mit Misserfolgen, unter denen das Verbot des Schwulenfilms *Anders als die Andern* nicht der geringste war.

Nachdem im Januar 1919 eine neue Regierung und ein Reichspräsident gewählt worden waren, sandte das WhK allen an der Spitze der deutschen Republik stehenden Persönlichkeiten Glückwunschschreiben, in denen zugleich Wünsche zum kommenden Strafrecht geäußert wurden. Die Antworten von Reichspräsident Ebert und Reichsjustizminister Landsberg sind im *Jahrbuch* wiedergegeben. Beide, Ebert und Landsberg, beteuern, dass auch sie „eine moderne Reform unsers Strafrechts", „eine zeitgemäße Neuregelung des Strafrechts" für notwendig halten. Für die WhK-Forderung nach einem „Notstandsgesetz", das den Paragrafen 175 sofort abschafft, hatte die neue Regierung kein Verständnis.[214]

Dennoch bewirkte die allgemeine Aufbruchstimmung nach dem Sturz des Hohenzollern-Regimes und der Etablierung eines einigermaßen demokratischen Parlamentarismus auch bei vielen Schwulen einen zukunftsorientierten Optimismus; im WhK äußert sich eine neue kämpferische Gesinnung, wenn zuweilen die Selbstbezeichnung „Kampforganisation" verwendet wird.[215] Hirschfeld paraphrasiert in seiner üblichen moderaten Ausdrucksweise eine alte Einsicht der revolutionären Arbeiterbewegung, wenn er in der Festschrift zum 25. Geburtstag des WhK schreibt: „So wertvoll die Förderung dieser Bewegung durch objektive Forscher und Führer ist, so kann letzten Endes die Befreiung der Homosexuellen von unverdienter Verfolgung doch nur durch sie selbst bewirkt werden."[216]

Zugleich macht er sich Gedanken über das WhK in der Zeit nach der Abschaffung des Paragrafen 175. Da Positives an die Stelle des Negativen, der „gesetzlichen und

---

212 Hirschfeld 1930b, S. 887.
213 Hirschfeld 1900b, S. 480.
214 Situationsbericht 1919, S. 175 f.
215 Aus der Bewegung 1920, S. 131.
216 Hirschfeld 1922b, S. 10.

gesellschaftlichen Ächtung der Homosexuellen", treten soll, gelte es zu bedenken, „daß unser Komitee sich nach Beseitigung des § 175 R.Str.G.B. nicht ‚auf seinen Lorbeeren ausruhen' oder auflösen darf. Das Arbeitsfeld, dem es sich dann widmen sollte, kann noch Generationen beschäftigen."[217]

Zunächst aber gab es äußere und mehr formale Änderungen im Alltagsleben des WhK. Der traditionelle Versammlungsort, das Hotel „Altstädter Hof", musste schließen, weil der Inhaber gestorben war. Über einige Zwischenstationen bezog das WhK schließlich eigene Räume im Institut für Sexualwissenschaft „unter Beibehaltung seines völlig selbständigen Charakters"[218]. Diese Selbständigkeit wurde noch mehr betont, als das WhK im Juni 1921 ins Vereinsregister des Amtsgerichts Berlin-Mitte eingetragen wurde.[219] Von nun an war das Komitee eine juristische Person und konnte, anders als bisher, erben, also testamentarisch zum Empfänger von letztwilligen Zuwendungen gemacht werden. Ob die Eintragung als Verein die permanente Finanzmisere wirklich verbesserte, ist nicht bekannt.

Dass kurz nach dem Krieg die WhK-Selbstbezeichnung „Kampforganisation" aufkam, hat neben der Betonung des bald erwarteten Sieges noch einen zweiten Grund. Ähnlich wie die Unterhaltungsfilmindustrie nach dem Krieg einen wirtschaftlichen Aufschwung erlebte, kam es in vielen deutschen Großstädten zum Aufblühen einer homosexuellen Subkultur und zu einer bisher nicht dagewesenen Vielfalt von neu gegründeten schwulen und lesbischen Geselligkeitsvereinen. Sie entstanden oft aus der Stammkundschaft einschlägiger Lokale, deren Inhaber bei der Organisation von Tanzvergnügen und Kostümfesten halfen. Die neuen Gruppierungen hießen zum Beispiel in Berlin „Vereinigung der Freunde und Freundinnen", in Weimar „Freundschaftsbund Grossthüringen", in Chemnitz „Gesellschaft ‚Wir'" oder in Düsseldorf „Freundschaftsbund ‚Klub Edle Geselligkeit'". Die Abgrenzung von den neuen Geselligkeitsvereinen geschah womöglich aus der Sorge heraus, die WhK-Mitglieder würden aus Freude über die neue aber dürftige Freiheit den Befreiungskampf vergessen. Allerdings war die Behauptung, das WhK würde, anders als die neuen Geselligkeitsvereine, „keinerlei Geselligkeitsbestrebungen pflegen", nur in Bezug auf Bälle und Tanzparties zutreffend, wie sie eindrücklich in *Anders als die Andern* gezeigt und vom WhK tatsächlich niemals veranstaltet wurden. Die Behauptung stimmt aber nicht, wenn man bedenkt, dass kein Jahr seit Gründung des WhK verging, ohne dass nicht im „Altstädter Hof" eine „stimmungsvolle" Weihnachtsfeier mit Gesang, Rezitation und besinnlichen Ansprachen zelebriert worden wäre. Das *Jahrbuch* berichtete stets ausführlich darüber.

Neben der neuen Selbstbezeichnung als Kampforganisation taucht im *Jahrbuch* ein weiteres Zukunftsprojekt auf: „die Weltorganisation des W.-h. Komitees"[220]. Hirschfeld referierte zu diesem Thema auf der ersten WhK-Generalversammlung nach

---

217 Ebd., S. 9.
218 Hirschfeld 1920c, S. 19.
219 Eingetragener Verein 1921, S. 182.
220 Komiteemitteilungen 1921, S. 181.

dem Krieg, die vom 28. bis zum 30. August 1920 im Institut für Sexualwissenschaft mit Gästen zusammengetreten war. Was damit gemeint war, kann man nur vermuten, denn es wurde lediglich das Thema, nicht aber der Inhalt des Referats mitgeteilt. Das WhK hatte zwar von Anfang an zahlreiche Ausländer unter seinen Obmännern und finanziellen Unterstützern. Erst kurz vor dem Weltkrieg gelang es jedoch in Den Haag (1911), London (1913) und Wien (1914) Schwesternorganisationen zu initiieren. Der Gedanke dahinter war offenbar vom Internationalismus der Arbeiterbewegung beeinflusst. Zu einer Weltorganisation der Homosexuellen kam es jedoch auch nach dem Krieg nicht, obwohl nun immerhin ein Name für das Projekt gefunden war. Das Thema kam noch einmal auf der WhK-Generalversammlung zur Sprache. Jetzt referierte nicht Hirschfeld, sondern der Italiener Aldo Mieli und der niederländische Arzt Hendrik Cornelis Rogge, der schon seit 1903 zu den WhK-Fondszahlern gehörte. Mieli berichtete, dass neuerdings in Italien, anscheinend nach englischem Vorbild, eine „Gesellschaft für sexuelle Psychologie gegründet sei, die auch die homosexuelle Frage mitbehandle".[221] Diese italienische Gesellschaft wurde danach im WhK-Kontext nicht mehr erwähnt, obwohl sie noch bis mindestens 1928 unter dem Mussolini-Faschismus existiert haben soll.[222]

Als eine internationalistische Geste muss man es verstehen, wenn auf der WhK-Generalversammlung am 15. Mai 1922, am Tag nach dem 25. Jubiläum des WhK, neben anderen auch vier Ausländer – „die Herren Dr. Havelock Ellis, London; Dr. Edward Carpenter, London; Dr. med. Nyström, Stockholm; Jonkheer Dr. J. A. Schorer, Haag" – zu Ehrenmitgliedern ernannt wurden.[223]

Diese erste Nachkriegs-Generalversammlung brachte vor allem eine deutliche Entspannung in das Verhältnis des WhK zu den Geselligkeitsvereinen. Ja, man kann diese Versammlung als eine politische Wende für das Komitee und die gesamte Schwulenbewegung bezeichnen: Es gelang der „Zusammenschluss der im [kurz zuvor gegründeten] Deutschen Freundschaftsverbande vereinigten Freundschaftsbünde und der Gemeinschaft der Eigenen mit dem Wissenschaftlich-humanitären Komitee zum gemeinsamen Kampfe um die gesetzliche und gesellschaftliche Anerkennung der Homosexuellen mit dem nächsten Ziele der Aufhebung des § 175. Aus den Leitern der verschiedenen Vereinigungen wurde ein Aktions-Ausschuß gewählt, bestehend aus den Herren Sanitätsrat Dr. Hirschfeld, Rechtsanwalt Dr. Niemann und Dr. Kurt Hiller vom W.-h. K., Adolf Brand und Professor Jordan von der Gemeinschaft der Eigenen und Albert Eggert und Hans Janus vom Deutschen Freundschaftsverbande."[224]

Der Aktionsausschuss gab sich am Tag seiner Konstitution ein Aktionsprogramm, das drei Punkte enthielt: Einwerben von Spenden, redaktionelle Überarbeitung der alten WhK-Petition und Einwerben von neuen Unterschriften, Aufklärung der Reichstagsabgeordneten und der Presse.

---

221 Komiteemitteilungen 1922, S. 99.
222 Frevert 2009, S. 500.
223 Jahresbericht 1923, S. 195.
224 Aus der Bewegung 1921, S. 107.

Die revidierte Fassung der Petition unterschied sich in der argumentativen Substanz nicht von der 1898er Urversion. Ein Zitat Krafft-Ebings entfiel ebenso wie eines aus dem Kommentar zum französischen Code pénal, ferner der ganze Anhang „Christentum und Homosexualität", der sich mit der Rede des Reichstagsabgeordneten Pastor Schall von 1898 auseinandersetzte. Ein wichtiges Detail war neu. Die Schlussformel, nach der die Petenten Männer waren, „deren Namen für den Ernst und die Lauterkeit ihrer Absicht bürgen", sind es jetzt, entsprechend den neuen politischen Gleichberechtigung der Geschlechter, „Männer und Frauen", die in ernster und lauterer Absicht den Fall des Paragrafen 175 fordern. An gleicher Stelle des *Jahrbuchs* findet man eine Liste der prominentesten Erstunterzeichner der neuen Petition. Neben Albert Einstein, Stefan Zweig, Martin Buber und anderen Männern finden sich auch sechs Frauen: Lou Andreas-Salomé, Luise Dumont, Gertrud Eysoldt, Käthe Kollwitz, Grete Meisel-Heß, Adele Schreiber und Helene Stöcker.[225]

Inzwischen hatte das Reichsjustizministerium einen neuen, von hohen Regierungsbeamten und Juristen verfassten Strafgesetzbuchentwurf veröffentlicht. Der Schwulenparagraf hatte darin die Nummer 325 und sah erstmals für männliche Prostitution sowie „Verführung eines Jugendlichen" eine Zuchthausstrafe von „bis zu fünf Jahren" vor.[226]

Das Gespräch, das Hirschfeld und Rechtsanwalt Niemann als Vertreter des Aktionsausschusses mit dem kurz vorher zum Reichsjustizminister ernannten Jura-Professor Gustav Radbruch im Dezember 1921 führen konnten, erfüllte die Schwulenpolitiker mit neuer Hoffnung. Radbruch hatte, kurz bevor er das Ministeramt antrat, die Petition unterschrieben und bezeichnete den gerade veröffentlichten Strafrechtsentwurf als „eine private Arbeit, welcher die Regierung ihrerseits einen offiziellen Entwurf entgegensetzen werde, der dann im Reichstag zur Beratung und Entscheidung kommen würde. Dieser Regierungsentwurf solle bis Herbst 1922 fertig vorliegen."[227] Das war eine Fehleinschätzung. Erst 1925, als Radbruch längst nicht mehr im Amt war, erschien der *Amtliche Entwurf eines Allgemeinen Deutschen Strafgesetzbuches*, der unter der neuen Nummer 267 weiterhin die „Unzucht zwischen Männern" mit Gefängnis bestraft, Verführung Jugendlicher und Prostitution nur „in besonders schweren Fällen" mit fünf Jahren Zuchthaus, sonst mit „Gefängnis nicht unter sechs Monaten".[228]

Radbruch hatte darauf hingewiesen, dass die Entscheidungen zur Strafrechtsreform von den Reichstagsabgeordneten als gesetzgebender Instanz getroffen werde und nicht von der Exekutive. Hirschfeld ging, diesem Hinweis folgend, zum sozialdemokratischen Reichstagspräsidenten Loebe und bat um die Erlaubnis, im Reichstag vor Abgeordneten aller Parteien einen Vortrag über „Die wissenschaftlichen Grundlagen für die Beseitigung des § 175 R.-St.-G.-B. (Die homosexuelle Frage)" halten zu

---

225 Ebd., S. 114 f.
226 Strafrechtsreform 1921, S. 144.
227 Aus der Bewegung 1922, S. 60.
228 Vgl. Gegenentwurf 1927, S. 38.

dürfen. Tatsächlich sprach Hirschfeld am 15. März 1922 vor etwa fünfzig Abgeordneten „aller Parteien" –, es ist zu bezweifeln, dass auch konservative und rechtsradikale Abgeordnete anwesend waren – zu seinem Thema.[229] Einige der Zuhörer gaben Hirschfeld den Rat, die neue Petition „bereits jetzt" dem Reichstag einzureichen, woraufhin der WhK-Sekretär Plock drei Tage später die Petition dem Reichstagspräsidenten übergab.[230] Im Dezember 1922 teilte die Reichstagsverwaltung Hirschfeld schriftlich mit, dass der Reichstag beschlossen habe, die Petition „der Reichsregierung als Material zu überweisen".[231] In den folgenden Auseinandersetzungen um die Strafrechtsreform spielte die Petition keine nachweisbare Rolle, sie verschwand in irgendeiner Schublade und konnte allenfalls noch in der Propagandaarbeit für die Bevölkerung verwendet werden.

Als der *Amtliche Entwurf* erschien, hatte der Aktions-Ausschuss, der einst angetreten war, das Schwulenstrafrecht abzuschaffen, sich selbst abgeschafft. Adolf Brand besann sich auf seine alte Feindschaft gegen Hirschfeld, und der neue Chef des Deutschen Freundschaftsverbandes Friedrich Radszuweit fand auch, dass Hirschfeld kein Bündnispartner, sondern ein Feind sei. Das WhK hatte ohnehin seine Politik weitergeführt, und die Kritiker Brand und Radszuweit waren nicht imstande, eine Alternative zur WhK-Strategie zu entwickeln. Das Experiment „Aktions-Ausschuss" war im Wesentlichen ein Projekt Kurt Hillers[232], der nach diesem Fiasko und dem Erscheinen des reaktionären *Amtlichen Entwurfs* neue Verbündete jenseits der Schwulenbewegung fand, mit denen er noch 1925 ein „Kartell für Reform des Sexualstrafrechts" bildete und 1927 als „verantwortlicher Endredactor" den *Gegen-Entwurf* zum Entwurf der Regierung herausgab.

Hirschfeld organisierte in Kooperation mit Hiller im Institut für Sexualwissenschaft einen „Vortragszyklus" zur Kritik des *Amtlichen Entwurfs*. In seinem Beitrag zum Zyklus, „Die Bestrafung sexueller Triebabweichungen", schildert Hirschfeld den Schock, den ihm die Lektüre bereitet hatte: „Als ich seinerzeit den amtlichen Entwurf las, war ich wirklich betroffen. Ich konnte es nach dieser umfangreichen intensiven wissenschaftlichen Arbeit nicht fassen, daß den Forderungen einer so bekannten Petition wie der auf Aufhebung des § 175 so wenig Rechnung getragen war."[233] Als Hirschfeld dies schrieb, war der alte Kampfesmut längst wieder zurückgekehrt, und die Buchausgabe des Vortragszyklus war nur eine von vielen Aktivitäten des WhK und des Instituts für Sexualwissenschaft. Auch eine neue Fassung der Petition war dabei, und das Einwerben von Unterschriften betrieb man mit dem alten Elan. Die Petition wurde Anfang 1926 den gesetzgebenden Körperschaften Reichstag und Reichsrat

---

229 Aus der Bewegung 1922, S. 61 ff.
230 Vgl. ebd., S. 78.
231 Jahresbericht 1923, S. 225.
232 „Herr Dr. Kurt Hiller beantragte mit beredten Worten die Bildung eines aus 7 Mitgliedern bestehenden Aktions-Ausschusses, der freie Hand hat, alle Schritte zu unternehmen, die geeignet sind, die Streichung des § 175 im neuen Strafgesetzbuch herbeizuführen." (Komiteemitteilungen 1921, S. 171 f.).
233 Hirschfeld 1926c, S. 163.

überreicht. Reaktionen dieser Körperschaften scheint es nicht gegeben zu haben. Es sei denn, man bringt die Verschärfung, die das Schwulenstrafrecht bei den Beratungen im Reichsrat erfuhr, mit der Petition in Verbindung, als eine Art Trotzreaktion auf die Forderung nach Liberalisierung. Diese Verschärfung ist in der Version enthalten, die im Mai 1927 dem Reichstag vorgelegt wurde. Mit den erneut veränderten Nummern 296 und 297 werden die gleichen Tatbestände bezeichnet, die vorher die Nummer 267 trugen, und der Paragraf 297 („Schwere Unzucht zwischen Männern") erhält den Zusatz: „In besonders schweren Fällen ist die Strafe Zuchthaus bis zu zehn Jahren."[234] Damit wurde das Schwulenstrafrecht vorweggenommen, das die Nazis in ihrer Strafrechtsreform von 1935 kaum verändert in positives Recht verwandelten.

Als der neue Amtliche Entwurf vorlag, bildete der Reichstag einen Strafrechtsausschuss, der die Entscheidung des Reichstagsplenums vorzubereiten hatte. Seine Arbeit sollte in der Beratung der Paragrafen und in einer Abstimmung über jeden einzelnen bestehen und so dem Plenum eine Vorlage erarbeiten, die mit einer Gesamtabstimmung geltendes Recht werden sollte. Am 16. Oktober 1929 war es so weit, dass der Ausschuss über den Paragrafen 296 („Unzucht zwischen Männern") beriet und mit 15 gegen 13 Stimmen dessen ersatzlose Streichung beschloss. Am folgenden Tag beriet der Ausschuss über Paragraf 297 des Entwurfs und entschied mit 20 gegen 3 Stimmen (der kommunistischen Ausschussmitglieder) für seinen Erhalt, allerdings sollte die zehnjährige Zuchthausstrafe auf fünf Jahre reduziert werden. Wären die Pläne des Ausschusses Wirklichkeit geworden, dann hätten Männer, die älter als 21 Jahre sind, ungestraft miteinander Sex machen können. Andererseits wären Stricher erstmals kriminalisiert worden, und die absurd hohe Schutzaltersgrenze hätte ebenfalls zu einer Verschlechterung der Lage geführt. Es sollte aber noch schlimmer kommen.

Im März 1930 beschloss ein „Interparlamentarischer Ausschuss für die Rechtsangleichung des Strafrechts zwischen Deutschland und Österreich" in Wien mit 23 zu 21 Stimmen, die durch Streichung des Paragrafen 296 aufgehobene Bestrafung des mannmännlichen Geschlechtsverkehrs wiederherzustellen. Im Dezember desselben Jahres wurde ein neuer Strafrechtsentwurf eingebracht, der immerhin die Streichung des Paragrafen 296 beibehielt aber den Paragrafen über „Schwere Unzucht zwischen Männern" mit seiner fünfjährigen Zuchthausstrafe ebenfalls. Die in jenen Jahren häufigen Reichstagswahlen, die zu einer immer stärker werdenden NSDAP-Fraktion führten, brachten den Abbruch der Strafrechtsreform.[235]

Etwas verspätet, am 2. August 1930, reagierte das NS-Zentralorgan *Völkischer Beobachter* auf die Entscheidungen im Strafrechtsausschuss mit einem Angriff auf Hirschfeld und den Ausschussvorsitzenden Wilhelm Kahl, dessen Stimme für die Streichung des Paragrafen entscheidend gewesen war. Unter dem Titel „Die Koalition zum Schutz der Päderastie" schrieb das Blatt auf Seite 1 ironisch und aggressiv in der

---

234 Gegenentwurf 1927, S. 95.
235 Vgl. dazu Mende 1983, S. 102 f.

Gewissheit, die Sieger von morgen zu repräsentieren: „Wir gratulieren zu diesem Erfolg, Herr Kahl und Herr Hirschfeld! Aber glauben Sie ja nicht, daß wir Deutschen solche Gesetze auch nur einen Tag gelten lassen, wenn wir zur Macht gelangt sein werden. Deshalb hat auch die Weiterbearbeitung des neuen Strafgesetzbuches durch Sie, Herr Kahl, gar keinen Zweck. Wir werden in ganz kurzer Zeit alle die Zugeständnisse, die Sie an die Widernatürlichkeit verweichlichter und entnervter ‚deutscher‘ Demokraten und rassebewußter jüdischer Demokraten gemacht haben, aus dem Gesetz entfernen und dem deutschen Volk ein urkräftiges deutsches Strafgesetzbuch geben.“ Schließlich wurde noch den „Päderasten“ im kommenden Dritten Reich die Todesstrafe angekündigt.[236]

Die WhK-Parole von 1922 „Durch Kampf zum Sieg!“[237] beschrieb nach wie vor und bis zuletzt nicht die Realität, diente aber immerhin zur Ermutigung und als Aufruf, trotz alledem nicht zu resignieren.

Abschied vom Wissenschaftlich-humanitären Komitee

1929 sollte für Hirschfeld ein Ausnahmejahr werden in Bezug auf Dramatik und „Erschütterungen u. Enttäuschungen“[238], die das WhK betrafen. Wie zum Ausgleich gab es in den anderen Tätigkeitsbereichen einige schöne Erfolge: Das Institut für Sexualwissenschaft hatte sich anscheinend in einer Finanzkrise befunden, die in der ersten Jahreshälfte bewältigt werden konnte: „Finanzielle Sanierung inzwischen nach mancherlei Schwierigkeiten gelungen“, notiert er am 1. August 1929 in seinem tagebuchartigen *Testament. Heft II*[239].

Seit Februar gibt er gemeinsam mit Maria Krische die vielversprechende Monatsschrift *Die Aufklärung* heraus. Sein Opus magnum, die *Geschlechtskunde*, „ist bis auf die letzten Correcturen u. das Register fertig“[240]; 1930 wird das fünfbändige Werk komplett vorliegen. Zum Londoner Weltliga-Kongress vom September 1929 schreibt er: „ein großer Erfolg“.[241]

Soweit die positive Seite der Bilanz. Die Ereignisse im Strafrechtsausschuss vom Oktober: „ein Teilerfolg“[242]. „Ist das Ziel unserer Arbeit nun am 16. Oktober dieses Jahres erreicht worden? Noch nicht [...] Immerhin würde es für 50 Prozent der Ho-

---

236 Koalition 1930, S. 1. – Kurt Hiller vermutete den damaligen Chefredakteur des NS-Zentralorgans Alfred Rosenberg als Autor des Artikels (Hiller 1932, S. 348).
237 Aus der Bewegung 1922, S. 81.
238 Hirschfeld 2013, S. 56. – Genau genommen ist *Testament Heft II* kein Tagebuch, da zwischen den Einträgen manchmal mehr als ein Jahr liegt. Es geht mehr um Reflexion über das Erlebte als um eine Chronik der Ereignisse und Empfindungen.
239 Ebd., S. 30 ff.
240 Ebd., S. 54.
241 Ebd.
242 Ebd.

mosexuellen bereits die Erlösung von unendlicher Qual darstellen", sollte die Streichung des Paragrafen 296 vom Reichstagsplenum bestätigt werden.[243]

Doch dann beginnt im WhK „das Kesseltreiben" gegen Hirschfeld, das ihn schließlich veranlasste, vom Amt des ersten WhK-Vorsitzenden zurückzutreten. Im Tagebuch beschreibt er seine Sicht der Ereignisse:

> „Dem Entschluss, meinen Vorsitz im Komitee nach 32½-jähriger Amtszeit niederzulegen u. seiner Ausführung in der denkwürdigen Obmännersitzung am 24. Nov. v. J.[244] waren harte innere Kämpfe vorausgegangen u. ausserdem ein höchst unwürdiges Intrigenspiel, an dem in erster Reihe Linsert, ausser ihm der ihm hörige Hiller, sowie aus (bewusstem oder unbewusstem) Concurrenzneid Flatow u. Stabel beteiligt waren. Das Kesseltreiben, das von diesen Personen in den Wochen zwischen den Beratungen im Strafrechtsausschuss u. meiner Abdankung gegen mich veranstaltet wurde gab nichts dem nach, was schon früher von Homosexuellen und ihren Wortführern (Ad. Brandt, Radzuweit, Moll, Placzek, Friedländer, Gehlsen etc. etc.) an mir verbrochen war. Immerhin soll anerkannt werden, dass ich in der entscheidenden Sitzung vom 24/XI über eine Mehrheit verfügte, sodass ich meine Wiederwahl hätte durchsetzen können (als mein Nachfolger wurde mit meiner Zustimmung S.R. Dr. Juliusburger gewählt) u. treuer Kreis alter u. neuer Freunde (Prof. Knack, Dietzel, Eickhoff, Metelmann, Weber, Wiehr, Löhnberg, Karl [Giese], Hauptstein, Wilh. Kaufmann – den ich vorläufig für die Abteilung für Sexualreform u. die Weltliga angestellt habe –) hinter mir stand."[245]

Hirschfeld nennt hier nur die Namen der Feinde und Freunde, zunächst aber kein Wort zu den Inhalten „dieser Intriguen, die schliesslich zu einem wahren Verläumdungsfeldzug ausarteten"[246]. Erst der nächste Eintrag im „Tagebuch" vom 4. April 1930 geht nur andeutungsweise auf die Vorwürfe ein, die den Inhalt der Kampagne bildeten. Inzwischen war ihm die „Schmähschrift" bekannt geworden, die Linsert mit Unterstützung Hodanns verfasst und an eine unbekannte Zahl von Mitgliedern der Weltliga versandt hatte. Ziel dieser Aktion war offensichtlich, Hirschfeld aus der Weltliga herauszudrängen, so wie es im WhK gelungen war. Das Exemplar der Schmähschrift, das Linsert und Hodann an das Schweizer Weltliga-Mitglied Fritz Brupbacher Ende Februar 1930 geschickt hatten, ist heute im Schweizerischen Sozialarchiv in Zürich im Brupbacher-Nachlass zugänglich. Man gewinnt den Eindruck einer etwas wirren und wenig durchdachten Anklageschrift, die sich kaum durch argumentative Logik auszeichnet, vielmehr von einer aggressiven Entschlossenheit gezeichnet ist, das Opfer Hirschfeld zur Strecke zu bringen, was jedoch misslang.

Hirschfeld notiert hierzu am 18. Juli 1930, er habe eine „Erwiderung auf die Linsert-Hodannsche Schmähschrift" verfasst, was ihn „mit tiefem Schmerz" erfüllte, andererseits auch nötig gewesen sei, „weil es mir die Gelegenheit zu eingehender

---

243 Hirschfeld 1929d, S. 291.
244 Hirschfeld schrieb diesen Bericht in der Silvesternacht 1929/30.
245 Hirschfeld 2013, S. 56 ff. – Die vielen falsch geschriebenen Namen, vor allem seiner Gegner (Brandt statt Brand, Radzuweit statt Radszuweit usw.), sind vielleicht Ausdruck der „schweren Erschütterungen" und der aggressiven Empfindungen, die diese Namen in ihm wachrufen.
246 Ebd., S. 74.

Selbstprüfung gab u. für die Geschichte meines Schaffens u. Wirkens ein Dokument von dauerndem Wert darstellt".[247] Dieser Text gilt heute als verschollen und hat somit zwar keinen dauernden Wert, konnte aber Linserts Angriff vollständig abwehren. Ebenfalls im Züricher Nachlass von Fritz Brupbacher befindet sich ein Brief Hodanns und anderer Berliner Weltliga-Mitglieder an Brupbacher vom 10. August 1930, in dem Hodann seine Linsert-Gefolgschaft aufkündigt und die Anschuldigungen gegen Hirschfeld widerruft:

> „Sehr geehrter Herr Kollege, wir sind heute zu einer Besprechung der Angelegenheit Hirschfeld/ Linsert zusammengetreten. Hodann, der die Anklageschrift mit unterzeichnet hat, konnte sich davon überzeugen, daß die Vorwürfe teilweise auf Grund falscher Informationen seiner Person beruhen, teilweise nicht von dem Gewicht zu sein scheinen, das er ihnen ursprünglich beige- messen hat. Im übrigen ist eine endgültige Klärung in Bälde zu erwarten. Hodann, gez. Julius- burger, Klauber, Simmel, Levy-Lenz."[248]

Linsert hatte mit seiner Verleumdungskampagne immerhin einen Teilsieg errungen. Er hatte Hirschfeld aus dem WhK gedrängt und den Umzug des Komitees in ein eigens gemietetes Büro im Kreuzberger Teil der Zimmerstraße durchgesetzt. Etwa ein Jahr später legte der Hirschfeld-Freund Juliusburger unter nicht bekannten Umständen den WhK-Vorsitz nieder. Ihm folgte der Arzt Heinrich Stabel nach, der Linsert treu ergeben war. Linsert selbst stieg zum zweiten Vorsitzenden auf, musste aber seine Sekretärstätigkeit für den Verein von seiner Charlottenburger Privatwohnung aus leisten. Aus Geldmangel wurde das Büro in der Zimmerstraße aufgegeben.[249]

In diesem Drama des Niedergangs fällt die Zurückhaltung und Passivität Kurt Hillers auf. Hirschfeld hatte gewiss zutreffend beobachtet, dass Hiller sich auf die Seite Linserts schlug, weil er diesem hörig gewesen sei. Wenn man liest, wie schwär- merisch und hymnisch Hiller sich noch Jahrzehnte nach Linserts Tod über ihn äußert – im Kapitel „Richard Linsert" des zweiten Bandes seiner Memoiren –, dann erscheint Hirschfelds Diagnose einer Hörigkeit, mindestens in erotischer und intellektueller Hinsicht, nicht unbegründet. Hillers Passivität im Kampf Linsert gegen Hirschfeld erklärt sich vielleicht aus dem Loyalitätskonflikt, in dem er sich damals sah: auf der einen Seite seine stark erotisch gefärbte Linsert-Gefolgschaft, andererseits die über zwanzigjährige fast krisenfreie schwulenpolitische Zusammenarbeit mit Hirschfeld. In seinem Erinnerungsbuch bringt er es fertig, die Geschichte vom Strafrechtsaus- schuss und dem WhK als Heldensage der drei Gerechten Linsert, Hirschfeld und Hiller zu erzählen. Demnach hat Linsert die drei Ausschussmitglieder von der KPD auf den WhK-Kurs eingeschworen; Hirschfeld hat in Zweiergesprächen den Vorsitzenden Kahl und führende Sozialdemokraten zu ihrem Abstimmungsverhalten am 16. Oktober veranlasst; Hiller selbst hat schließlich mit seinem *Gegen-Entwurf* von 1927 die öf-

---

247 Ebd., S. 84.
248 Der maschinenschriftliche Brief mit Hodanns Adressstempel als Briefkopf ist nur von Hodann unterschrieben. Die anderen Namen sind ebenfalls maschinenschriftlich angefügt.
249 Reorganisation 1931, S. 291.

fentliche Meinung und damit auch den Ausschuss im Sinne des WhK beeinflusst. „Der Abstimmungssieg wurde in Magnus Hirschfeld's weitestem Kreise mit Recht gefeiert."[250] Hirschfelds Sturz und die Trennung des WhK vom Institut für Sexualwissenschaft unter Führung Linserts erwähnt Hiller in seinen einschlägigen Schriften niemals.

Dem stets starken Versöhnungswillen Hirschfelds ist es wohl zu verdanken, dass ihm auch eine Wiederannäherung an Linsert gelang. Man könnte dies aus dem Umstand schließen, dass Linsert im Prospekt des Brünner Weltliga-Kongresses als Redner aufgeführt ist. Auch Hodann wurde als Redner angekündigt, Hiller aber fehlte.

---

250 Hiller 1973, S. 100.

Teil 5 (1931 – 1935)

Amerika II

Linsert wollte in seiner Schmähschrift die wahren Gründe für Hirschfelds Rücktritt enthüllen und wies die in den *Mitteilungen* des WhK genannte Begründung „Arbeitsüberlastung und Krankheit"[1] als vorgeschoben zurück. Er traf damit allenfalls die halbe Wahrheit. Denn aus *Testament. Heft II* erfahren wir viel über Hirschfelds prekären Gesundheitszustand im Jahr 1929. Am 1. August 1929 findet sich ein erster Eintrag zur Gesundheit: „War auch seit letzter Niederschrift wieder vielfach leidend u. a. Lungenentzündung (bin für ihre Heilung Prof. v. Bergmann äusserst zu Dank verpflichtet), Gallengeschichten, Erschöpfungszustände, Zahnschwierigkeiten etc."[2]

Zum Jahreswechsel 1929/30 hielt er sich in dem luxuriösen österreichischen „Kurhaus Semmering" auf und beschrieb im Tagebuch seinen verschlimmerten Zustand, den Grund für den Kurhaus-Aufenthalt: „Seit 4 ½ Monaten leide ich an schwerer Neuritis, äusserst schmerzhaft, im linken Arm, und etwas im Bein u. Gesicht links, ob auf gichtischer oder diabetischer Grundlage ist ungewiss, da beides vorhanden. Dazu nachhaltige Erschöpfungszustände."[3] Es folgt eine der anrührendsten Stellen, in der sich Hirschfeld, nicht ohne Selbstironie, zum Rätsel wird und es sich erweist, dass Linserts Behauptung, Hirschfelds Krankheit sei vorgeschoben, um von den wahren Gründen abzulenken, nicht nur verleumderisch ist, sondern auch ein Wahrheitsmoment enthält: „Dass ich dabei noch so viel leiste, ist mir selbst ein Rätsel; doch bin ich oft sehr bange, dass ich es nicht mehr lange mache. Jedenfalls ist meine Hauptaufgabe für das nächste Jahr – 1930 – gesund zu werden."[4]

Mit zwei weiteren Kuraufenthalten – im April im mondänen Kurhaus Cademario bei Lugano, im Juli im nicht minder mondänen Hotel Imperial in Karlsbad – hatte Hirschfeld im Lauf des Jahres 1930 seine Gesundheit so weit verbessert, dass er es schließlich riskieren konnte, eine Weltreise anzutreten. Sie begann am 15. November, als er von Bremerhaven aus mit dem Schiff „Columbus" nach New York fuhr, wo er eine Woche später eintraf. Als er Anfang März 1931 die USA auf einem Dampfschiff in Richtung Japan verlässt, notiert er im Tagebuch den Rat verschiedener Ärzte in Chicago, auf keinen Fall nach Asien zu reisen, weil dies für einen Diabetiker wie ihn lebensgefährlich sei. Er kommt aber zu dem Schluss:

---

1 „Aber leider sind es auch negative Umstände, die Hirschfelds Entschluß reifen ließen: Er ist seit einiger Zeit recht leidend und bedarf dringend der Entlastung. Sein arbeitsreiches, mühevolles Leben ist an sich schon durch die ununterbrochenen Anstrengungen nicht gerade gesundheitsfördernd. Und als ein Mensch von äußerster Sensibilität wird er um so mehr getroffen und verwundet von den zahlreichen Mißverständnissen und Verfolgungen, die seine Tätigkeit ihm einbringt." (Besser 1929, S. 200).
2 Hirschfeld 2013, S. 32.
3 Ebd., S. 66.
4 Ebd.

https://doi.org/10.1515/9783110548426-007

„Wenn ich gleichwohl nicht umgekehrt bin, sondern meine sexualwissenschaftliche Vortragsreise um die Welt fortsetzen u. nach Möglichkeit beenden will, so hat dies wesentlich 2 Gründe: I. Ich fühle mich subjectiv auf der Reise sehr wohl, wenigstens wohler, als ich mich die letzten Jahren in Europa fühlte. Die sehr schmerzhafte u. hinderliche Nervenentzündung im linken Arm ist völlig behoben. Auch die Zahnschmerzen, die mir so viel zu schaffen machten, scheinen verschwunden. Die Erschöpfungszustände empfinde ich in natürlichem Verhältnis zu der das gewöhnliche Mass u. mein Alter übersteigenden Aktivität (zum Teil beruhend auf innerer Ruhelosigkeit).“[5]

Seinen zweiten Grund findet er in der Möglichkeit, irgendwo „fern von meiner deutschen Heimat" zu sterben. Diese Vorstellung des Endes erfüllt ihn mit einem Gefühl der Zufriedenheit, weil ihn der Tod nach „einem schweren, aber unendlich reichen Leben" und bei seiner augenblicklichen euphorischen Stimmung nicht mehr erschreckt oder ängstigt.

Während 15 Wochen durchquerte Hirschfeld die USA. Sein Freund George Sylvester Viereck, mit dem er schon 1912 im WhK zusammengearbeitet hatte, war wesentlich an der Reiseorganisation und Öffentlichkeitsarbeit beteiligt („36 Vorträge, davon c. 12 englisch, über 40 mal interviewt, über 100 mal photographiert"[6]) und dafür den Slogan erfunden, Hirschfeld sei der „Einstein of sex". Die deutsche Version „Hirschfeld: der Einstein des Geschlechts" hat Viereck als Überschrift über ein langes Interview gesetzt, das offensichtlich noch in Berlin vor Beginn der Weltreise stattgefunden hatte.[7] Es gelingt Hirschfeld, diesem, auf den ersten Blick albernen und übertriebenen Reklameschlagwort die schlüssige Erklärung abzugewinnen, dass man seine Lehre von den sexuellen Zwischenstufen eigentlich auch als sexuelle Relativitätstheorie bezeichnen könne, nach der es nicht absolute, sondern nur relative Männer und Frauen gebe, „jeder Mensch also Mann und Weib zugleich sei, nur in einem bestimmten Verhältnis (Relation) beider Geschlechtskomponenten".[8] Es ist nicht überliefert, ob er mit Einstein über diese Deutung der Zwischenstufenlehre gesprochen hat, als er ihn in seinem Exil in der kalifornischen Stadt Pasadena besuchte.

---

5 Ebd., S. 112 ff. – Ein Typoskript Hirschfelds aus dem Nachlass Norman Haires „Zwischen San Francisco und Honolulu auf dem pazifischen Ozean" (erstmals abgedruckt in: Hirschfeld 2013, S. 207–212) enthält zahlreiche Details zu seinem Gesundheitsstatus, so auch über die Zahnschmerzen und ihre Beseitigung: „Nur machten mir meine Zähne viel zu schaffen, so dass ich mich in San Francisco genötigt sah, bei einem dortigen ausgezeichneten Zahnarzt die letzten ziehen zu lassen, was mit erstaunlicher Schnelligkeit und Schmerzlosigkeit erfolgte." (Hirschfeld 2013, S. 211).
6 Ebd., S. 90.
7 Viereck 1930, S. 127. – Vierecks Buch enthält nicht nur Interviews mit Hirschfeld, Einstein und Freud, sondern auch eines mit dem italienischen Diktator Mussolini. Als Viereck sich 1933 zum Hitler-Faschismus bekennt, bewahrt ihm Hirschfeld dennoch die Freundschaft und schreibt ihm am 30. Oktober 1933: „Ich selbst werde mich nicht von dir abwenden, da ich deine Mentalität zu genau kenne und deshalb voraussah, dass Du der Hitlersuggestion nicht würdest widerstehen können." Er drückt im gleichen Brief die Hoffnung aus, dass sein kommendes Buch über „Racismus", das er Viereck gleich nach Erscheinen zu schicken ankündigt, diesen zur Abwendung vom Nazismus veranlasst. Der Brief, der sich in der Viereck-Sammlung der Stadt- und Landesbibliothek Dortmund befindet, ist abgedruckt in: Hirschfeld 2013, S. 223.
8 Vgl. Hirschfeld 1931b, S. 11.

In New York, der ersten Station seiner USA-Reise, blieb Hirschfeld sechs Wochen und hielt dort „die meisten Vorträge", und zwar in „ärztlichen Gesellschaften", in „Arbeiterorganisationen (Krankenkassen, Naturfreunde, Arbeiterbildungsvereinen etc.)" und in „Clubs (Womens-Club, Commonwealth-Club, Breakfast-Club etc. etc.)"; außerdem sprach er in New York, Los Angeles und San Francisco „im Radio".[9]

Anders als in Deutschland blieb Hirschfeld in Amerika von Angriffen der antisemitischen und rechtsradikalen Presse anscheinend verschont. Nur in Chicago gab es ein kleines Attentat: „Allerdings nicht gegen mich persönlich, sondern gegen das mir zur Verfügung gestellte sehr schöne Auto. Während ich im überfüllten Saale sprach, schlitzten junge Leute (höchstwahrscheinlich Ku-Klux-Klan Leute oder deutsche Hitlerianer, die auch in Amerika bereits in kleinen Gruppen auftreten), die Gummireifen unseres Autos auf, so dass der Wagen vorläufig unbenutzbar war."[10]

Die insgesamt positiven Erfahrungen in den USA und die immer mehr zur Gewissheit werdende Ahnung, dass diese Reise eine Flucht vor dem zunehmenden NS-Terror in der Heimat und eine Suche nach dem schutzbietenden Exil sei, veranlasst ihn dazu, den „tiefsten Eindruck" zu nennen, den er in den Vereinigten Staaten empfangen hatte: Mehr noch als die Ford-Werke in Detroit, die Schlachthäuser von Chicago, die weite Prärie mit den Indianer-Settlements und die Filmstudios von Hollywood hat ihn beeindruckt, „in wie grandioser Weise dieses Amerika Millionen und Abermillionen von Menschen zur zweiten Heimat geworden ist, die sich in Europa nicht mehr behaglich fühlten, die Schiffbruch erlitten hatten oder zu erleiden fürchteten".[11] Unter Hirschfelds Verwandten und Bekannten gab es einige Auswanderer in die USA. Sein älterer Bruder Imanuel hatte sich bereits in den 1890er Jahren in Amerika niedergelassen, war aber immer wieder nach Europa zurückgekommen und ist 1925 in der Schweiz gestorben. Der Bruder Eduard entschloss sich 1904 als 40-Jähriger zur Übersiedlung in die USA, starb dort aber schon sechs Jahre später aus heute nicht mehr feststellbarer Ursache; Eduards Sohn Hermann folgte dem Vater 1907, kehrte aber bald nach Berlin zurück, um in den 1950er Jahren erneut in die USA auszuwandern[12]. Ähnlich prekär war die Amerika-Beziehung des Schulfreundes Johannes Gaulke. Er hatte dort „annähernd drei Jahre" gelebt, als Hirschfeld ihn besuchte und die beiden, wie erwähnt, die Chicagoer Weltausstellung besuchten. Wie er selbst schreibt, ist er wegen vieler, nicht näher benannter „persönlichen Misserfolge" nach Berlin zurückgekehrt.[13] Hier lebte er als freier Schriftsteller und Oscar Wilde-Übersetzer, wurde 1907 zum WhK-Obmann gewählt und war schließlich Mitarbeiter bei Hirschfelds Zeitschrift *Die Aufklärung*. Auf Hirschfelds Erwägung eines Exils in Amerika wird noch zurückzukommen sein.

---

9 Hirschfeld 2013, S. 207 f.
10 Ebd., S. 208. – Eine Suche nach Anti-Hirschfeld-Angriffen in der damaligen rechtsradikalen US-Presse ist bisher unterblieben.
11 Hirschfeld 1933a, S. 15.
12 Zu den USA-Beziehungen der Mitglieder der Familie Hirschfeld vgl. Dose 2004, S. 47 ff.
13 Gaulke 1928, S. 3.

„Deutsche Hitlerianer" hat er in Amerika zwar wahrgenommen, ohne aber einen Antisemitismus, womöglich seine eigene Person betreffend, zu bemerken. Nicht zu übersehen war hingegen der fast allgegenwärtige gegen die Schwarzen gerichtete Rassismus. Hirschfeld stellt zwar fest, dass allein in New York 300.000 Afroamerikaner leben; dass sie aber nicht zu den freiwillig Eingewanderten gehören, sondern einst gewaltsam als Sklaven in die USA verschleppt worden sind und ihnen seither grundlegende Bürgerrechte verwehrt werden, erwähnt er zunächst nicht. Dieses weitgehende, von Andeutungen[14] abgesehene Schweigen über den staatlich gewollten und von der Bevölkerungsmehrheit bejahten Rassismus ist ziemlich rätselhaft, bedeutet aber nicht eine Billigung der elenden Lage der amerikanischen Schwarzen. Das wird deutlich, als er am 18. April 1933, lange nach der Rückkehr nach Europa in *Testament. Heft II* die beginnende Judenverfolgung in Deutschland mit der Unterdrückung der Schwarzen in den USA vergleicht; in Deutschland sei es „fast schon" schlimmer als in den USA: „Seither [seit dem so genannten Judenboykott in Nazi-Deutschland am 1. April 1933] macht die Erniedrigung u. Entwürdigung der Juden von Tag zu Tag größere Fortschritte u. ist heute fast schon stärker wie die der Neger in Amerika."[15]

Zum New Yorker Stadtteil Harlem notiert er, er habe dort das „Studium der schwarzen Rasse" betrieben und sei bei einer Teegesellschaft gewesen, auf der er mit den beiden „Negerdichtern" James Weldon Johnson und Langston Hughes gesprochen habe.[16] Vermutlich wurde beim Tee auch über die Unterdrückung der Schwarzen in den USA gesprochen, denn Hirschfeld hatte seinen klaren antirassistischen Impetus spätestens 1928 im zweiten Band der *Geschlechtskunde* zum Ausdruck gebracht, wo er extreme, doch nicht untypische Beispiele von Willkürjustiz gegen Afroamerikaner zitiert. Ferner prangert er in diesem Buch an die rassistischen, vor allem gegen Ostasiaten gerichteten Einwanderungsverbote und die „in über zwanzig der Vereinigten Staaten von Amerika" geltenden Verbote der Eheschließung „Verschiedenfarbiger".[17] Wenn er sich rückblickend die Frage stellt, was ihm an Amerika am wenigsten gefallen hat, fällt ihm nicht der Rassismus ein, sondern die Prohibition. Sie habe sich „zu einem Krebsschaden für Amerika ausgewachsen", weil sie Hunderttausende von Menschen zu Verbrechern stemple, die Alkohol produziert oder konsumiert haben. Diese Menschen würden so den wirklichen Verbrechern ausgeliefert, „die sie erpressen, ausbeuten und in ständiger Angst halten". Die Prohibition richte auch auf einem anderen Gebiet schweres Unheil an, indem sie „sogar der Versand von Schriften über Geburtenregelung" verbietet.[18]

Im Vorwort zum Weltreisebuch erinnert sich Hirschfeld, dass er auf Einladung eines Vereins der deutsch-amerikanischen Ärzteschaft nach New York gereist sei, sich

---

14 Hirschfeld 1933a, S. 66.
15 Hirschfeld 2013, S. 168.
16 Ebd., S. 104.
17 Hirschfeld 1928b, S. 628 und 629.
18 Hirschfeld 1933a, S. 16.

aber erst in San Francisco entschlossen habe, auf dem Umweg über Asien und Afrika nach Europa zurückzukehren.[19] Scheinbar zeigt sich hier ein Widerspruch zu einem Tagebucheintrag Paul Krisches vom 12. Oktober 1930, demzufolge Hirschfeld schon in Berlin geplant hatte, „nach Amerika & Shanghai zu Vorträgen" zu fahren.[20] Unter dem Datum „Heiligabend (24. XII) 30" notiert er im Hotel Ritz-Carlton in Atlantic City bei New York, dass er „wahrscheinlich" von Amerika aus „nach Tokio u. Shanghai fahren will, wohin Vortragseinladungen in Aussicht stehen bzw. vorliegen".[21] Tatsächlich musste sich Hirschfeld an der US-Westküste erneut entscheiden, trotz der Warnung seiner Ärzte in Chicago und gegen ihren Rat als schwerer Diabetiker das asiatische Abenteuer zu wagen. Ärzte in Los Angeles und San Francisco erklärten ihn wiederum für „reisefähig", „bewaffneten mich aber sicherheitshalber mit einigen Fläschchen Insulin".[22] Da er sich selbst durchaus reisefähig fühlte, hinderte ihn nichts an der Weiterreise über die Hawaii-Inseln nach Japan.

Tour du monde sans retour. Japan

Nach der Ankunft in der Hafenstadt Yokohama verbrachte Hirschfeld etwa sechs Wochen in Japan, die meiste Zeit in Tokio. Dort und in den Großstädten Kobe, Osaka und Nagasaki hielt er mehrere Vorträge zu sexualwissenschaftlichen Themen auf Deutsch oder Englisch, mit oder ohne Lichtbilder. Er traf so viele japanische Ärzte, die er von ihren Besuchen im Berliner Institut für Sexualwissenschaft kannte, dass er seinen Japanaufenthalt humoristisch als „Gegenbesuch" ansah.[23]

Eine freudige Überraschung war es, als Hirschfeld auf einem ihm zu Ehren veranstalteten Festmahl in Tokio seinen „alten Freund Iwaya, mit dem ich 32 Jahre vorher in Berlin oft zusammen war", wiedertraf.[24] Der japanische Schriftsteller Suyewo Iwaya[25] hatte sich seit November 1900 fast zwei Jahre lang in Berlin aufgehalten, an der Berliner Universität als Japanisch-Lektor gearbeitet und zum Jahrgang 1902 des *Jahrbuchs für sexuelle Zwischenstufen* einen Aufsatz über „Die Päderastie in Japan" beigetragen. Diesen kurzen Aufsatz illustrierten unter anderm vier Porträtfotos von zeitgenössischen japanischen Schauspielern, die nur in Frauenrollen auftreten. Hirschfeld, der Erfinder und Erforscher der Transvestiten, kam in seinen Schriften immer wieder auf diesen Text seines alten Freundes zurück, und so war es nur natürlich, dass die beiden mehrere Kabuki-Theater in Tokio besuchten.

---

19 Ebd, S. V.
20 Krisches Tagebuch wird im Archiv der Magnus-Hirschfeld-Gesellschaft aufbewahrt.
21 Hirschfeld 2013, S. 88.
22 Ebd., S. 211.
23 Hirschfeld 1933a, S. 21.
24 Ebd., S. 25.
25 Iwayas Biograf Setsuko Kuwabara nennt andere Namensformen: Iwaya Sazanami, Sueo Gi und Sazanami Sanjin (2013, S. 17).

Für Hirschfeld war die Weltreise vor allem eine sexualethnologische Forschungsreise. Dies macht er deutlich, indem er sein Weltreisebuch mit einer Einleitung „Sexuelle Völkerkunde" versieht, die seine Sicht auf Geschichte und Problematik der Sexualethnologie darlegt. Die männlichen Frauendarsteller auf der japanischen Schaubühne, die ihm nicht nur aus Iwayas *Jahrbuch*-Aufsatz, sondern aus vielen anderen bildlichen Darstellungen vertraut waren, konnte er jetzt, meist in Begleitung des alten Freundes, an der Quelle studieren. Eine Stelle in seinem Bericht könnte man auch als Ausdruck des erotischen Interesses an transvestitischen Männern verstehen: Zu seiner eigenen Überraschung, schreibt er, vermochte er den zahlreichen Aufführungen, die er in Tokio sah, meist volle sechs Stunden aufmerksam zu folgen, ohne eine Erschöpfung oder ein Nachlassen der Spannung zu verspüren. „Nicht einmal die gekünstelt hohen Falsetstimmen der Frauendarsteller empfand ich als abstoßend."[26] Im „Meiji", einem berühmten Tokioter Kabuki-Theater, in dem ein Sohn Iwayas als Inspizient arbeitete, lernte Hirschfeld einige der bedeutendsten Gestalter der Frauenrollen kennen. „Bei einer Tasse Tee auf schön gestickten Kissen hockend, beobachteten wir nun die Verwandlung des männlichen Schauspielers in die vollendete Weiblichkeit, vom ersten Ansetzen des Schminkstiftes bis zum Aufsetzen der komplizierten Frisur. ‚Finden Sie, daß ich nun wirklich ganz wie eine Frau aussehe?' ließ mich mit anmutiger Eitelkeit der junge Schauspieler Ishikawa Shoen durch Iwaya fragen und verbeugte sich tief mit weiblicher Grazie, als ich ihm dies aufrichtig bejahte."[27]

Nachdem er „fast alle großen, sich allgemeiner Gunst erfreuenden Frauendarsteller" Tokios kennengelernt hatte, wagt er ein Resümee in Bezug auf deren Geschlechtsleben: Jeder dritte ist „normal geartet und liebend". Es handelt sich um eine „von den Vorvätern ererbte, von klein auf durch Übung vertiefte, im wesentlichen also gezüchtete Kunst". Ein weiteres Drittel sind Transvestiten, „die aus der weiblichen Umkleidung selbst hohen Genuß schöpfen, sich aber geschlechtlich ganz zum Weibe hingezogen fühlen". Das dritte Drittel ist homosexuell. Sie fühlen sich auf der Bühne wie im Leben nur dann in ihrem Element, „wenn sie sich (auch in der Liebe) ganz als Frau geben". Zwischen den drei Gruppen kommen „alle Übergangsformen vor".[28]

Frauendarsteller im Kabuki-Theater, Homosexualität, heterosexuelle Prostitution in den ausgedehnten Vergnügungsvierteln von Tokio — „Gay-quarters (Freudenquartiere)" —, archaische Fruchtbarkeitskulte der Landbevölkerung mit steinernen Phallus-Skulpturen sowie die japanische Frauenbewegung hatte der Sexualethnologe erkundet. „Sehr viel schwieriger" war es aber, das gewöhnliche japanische Ehe- und Familienleben kennenzulernen. Es gelang ihm „durch gute Verbindungen mit vorurteilslosen japanischen Kollegen" in Erfahrung zu bringen, dass sich nach dem Krieg an der elenden Lage der Japanerinnen wenig geändert hat; nach wie vor werden sie

---

26 Hirschfeld 1933a, S. 45.
27 Ebd.
28 Ebd., S. 46.

normalerweise von den Eltern zwangsverheiratet oder gar in die Prostitution verkauft, sie sind nicht erbberechtigt und besitzen kein politisches Wahlrecht. Wenn eine verheiratete Japanerin ihrem Gatten keinen männlichen Nachwuchs gebiert, kann er sie zu ihren Eltern „entlassen".[29]

Ein ganzes Kapitel im Weltreisebuch erzählt vom Abschied von Japan („Banzai Nippon"). Neben einer überschwänglichen Schwärmerei von den wunderbaren Menschen, Landschaften und Kulturgütern, die er in Japan habe erleben dürfen, übt er auch zweierlei Kritik an den politischen Verhältnissen. „Vor allem" nennt er die Rechtlosigkeit der japanischen Frauen eine „klaffende Wunde", ferner hält er das „übersteigerte Nationalgefühl" vieler Japaner für „besonders bedrohlich", weil es mit einem Stolz auf den ungewöhnlich hohen Geburtenüberschuss verbunden ist. Nur sehr indirekt spielt er auf ähnliche deutsche Zustände und Stimmungen in der „Vorkriegszeit" an, als ihm selbst die Billigung einer kriegerischen „Ausdehnung der Grenzen" nicht ganz fremd war und er für kurze Zeit der „Massensuggestion" erlegen war, sein deutsches Vaterland führe einen gerechten Verteidigungskrieg gegen eine Welt von neidischen und beutegierigen Nachbarstaaten.

Tour du monde sans retour. China

An einer Stelle im Bericht über seinen zehnwöchigen China-Aufenthalt erwähnt Hirschfeld einen japanischen Bombenangriff auf Woosung, das Universitätsviertel von Shanghai: „Mit Entsetzen las ich einige Monate später, daß japanische Militärflieger unter anderen Gewalttaten auch Woosung, den friedlichen Sitz der deutschen Lehr- und Wohnstätten, mit Bomben, die schweren Schaden anrichteten, beworfen hatten."[30] Zu dieser Zeit nahm nicht nur die militärische Aggression Japans gegen China zu, um immer größere Teile des chinesischen Staatsgebietes zu annektieren, auch Großbritannien war mit seiner kolonialistischen Politik erfolgreich, China wirtschaftlich und militärisch zu unterwerfen. Zudem organisierten in einigen Regionen lokale Militärführer eine Art Bürgerkrieg gegen die Zentralregierung des Generals Tschiang Kai-Schek, der zudem damit beschäftigt war, mehrere kommunistische Bauernaufstände niederzuschlagen. Tschiang Kai-Schek führe „ein rein diktatorisches Regiment" und habe die formal noch regierende sozialdemokratische Partei Kuo-Min-Tang des 1926 gestorbenen Gründers der Republik Sun Yat Sen „völlig kalt gestellt".[31] Die in der chinesischen Bevölkerung verbreitete Drogensucht, vor allem das offiziell verbotene Opium, hält Hirschfeld für ein weiteres Grundübel der chinesischen Gesellschaft, das der „amerikanischen Alkoholkorruption" an Verheerung nicht nachstehe.[32] Die wichtigste Ursache für die Zerrüttung Chinas sieht er in der brutalen

---

29 Vgl. ebd., S. 29 ff.
30 Ebd., S. 74.
31 Ebd., S. 87.
32 Ebd., S. 116.

Doppelstrategie der „Fremden (Europäer, Amerikaner, Japaner)", die militärische Aggression mit einer Diplomatie verbindet, die China „ungerechte Verträge" allein zum Vorteil der ausländischen Kolonialmächte aufzwingt. Zweimal wird ein Satz aus dem „Testament" Sun Yat Sens zitiert, der dies als vordringlich bezeichnet: „Nichts aber soll so sehr beschleunigt werden wie die Abschaffung der ungerechten Verträge mit den fremden Mächten." Das sei „jedem Chinesen ein heiliges Vermächtnis".[33]

Hirschfeld schildert relativ breit die entsetzlichen Leiden des chinesischen Volkes unter Krieg und Kolonialismus und endet seinen China-Reisebericht mit einer Liebeserklärung: „Amerika und Japan muß man bewundern, China muß man lieben. Aber diese Liebe zu China strömt nicht allein aus der Seele dieses Landes, die so viel Güte, Schönheit und Weisheit umschließt, sondern sie entstammt ebensosehr dem Mitgefühl mit einem Volke, das um seiner Langmut und Demut willen so unendlich viel gelitten hat."[34]

Ein dritter Anlass für Hirschfelds Liebe zu China könnte die Begegnung mit dem 23-jährigen Studenten der Philosophie und Medizin Tao Li in Shanghai gewesen sein. Es sieht aus wie ein spätes Liebesglück, und wir wissen nicht, ob es eine Männerliebe im gewöhnlichen Sinn war oder, in Hirschfelds Worten, ein ideales Schüler-Lehrer-Verhältnis. Im Weltreisebuch ist Tao Li die am häufigsten erwähnte Person und im Tagebucheintrag „Patna (zwischen Calcutta u. Benares) 11/X 31." heißt es: „Einer der grössten Gewinne meiner Reise war Tao Li, ein junger Chinese aus vornehmen Hause, der mich seit 5 Monaten begleitet. Sein nobler Charakter, seine Intelligenz, seine unerschütterliche Treue u. Anhänglichkeit erleichtern mir die Reise ausserordentlich. Auf seinen u. seines Vaters Wunsch soll er in Deutschland Medizin u. Sexualwissenschaft studieren. Ich glaube, dass ich in ihm den lange gesuchten Schüler gefunden habe, den ich nach meinem Ebenbilde formen kann."[35] Im Tagebucheintrag vom 9. Dezember 1934 nennt er ihn seinen „chinesischen Schüler u. Freund T.L.".[36]

Was die unerschütterliche Treue und Anhänglichkeit betrifft, hat Hirschfeld den Charakter des jungen Chinesen richtig eingeschätzt. Tao Li blieb ihm tatsächlich getreu bis in den Tod. Den lange gesuchten Schüler aber hat er in Tao Li nicht gefunden. Wir wissen heute nicht, welche charakterlichen und intellektuellen Beeinträchtigungen Tao Li hinderten, jemals in seinem langen Leben eine Wissenschaftlerkarriere zu beginnen oder wenigstens ein Hochschulstudium abzuschließen. Lediglich auf dem Brünner Weltliga-Kongress scheint es unter Hirschfelds Anleitung zwei Auftritte als Wissenschaftler gegeben zu haben, als er unter dem Namen Li-Schiu-Tong über „Chinese philosophy and sexual morality (Chinesische Weltanschauung und Sexualität)" referierte und sich auf einer „Volksversammlung" zum Thema „Warum Sexu-

---

33 Ebd., S. 86 und S. 120.
34 Ebd., S. 119.
35 Hirschfeld 2013, S. 126.
36 Ebd., S. 194.

alreform?" äußerte.[37] Anscheinend hat er darüberhinaus nichts publiziert. Nach Ralf Doses Recherchen war er 1974 wie viele Angehörige seiner Familie nach Kanada emigriert und lebte dort das Leben eines wohlhabenden Sonderlings, der seine Rolle als ewiger Schüler der Sexualwissenschaft nicht aufgeben konnte: „Der Familie galt er als Sonderling, der kaum Freunde hatte und immer über seinen Büchern und Manuskripten saß – von sportlichen Aktivitäten (Tennis) abgesehen."[38]

Hirschfeld und Tao Li hatten sich in Shanghai kennengelernt, als Tao Li sich nach dem ersten Vortrag in China Hirschfeld vorstellte und sich ihm als Reisebegleiter und vor allem als Übersetzer anbot – der eine konnte kein Chinesisch, der andere kein Deutsch, Englisch war beider Lingua franca. Den kulturellen Hintergrund für Tao Lis Angebot sieht Hirschfeld in der 5000-jährigen chinesischen Tradition, den Gelehrten, Philosophen und Lehrern den höchsten gesellschaftlichen Rang zuzuschreiben. Wenn Tao Lis Vater dem deutschen Gelehrten seinen Sohn anvertraut, um ihn in Europa zum Mediziner und Sexologen auszubilden, standen Vater und Sohn noch ganz in dieser Tradition, die zwar „in den letzten Jahrzehnten vielfach durchbrochen" wurde, „doch im Bewußtsein des Volkes, vor allem der chinesischen Jugend", fortlebt.[39]

Während der zweieinhalb Monate in China hielt Hirschfeld 35 Vorträge in sieben Städten. Manche der Vorträge waren fünfteilige „Lehrkurse", von denen er erstmals einen in englischer Sprache hielt. An der von deutschen Ärzten und Ingenieuren gegründeten Tungchi-Universität hielt er seinen Lehrkurs und einige Lichtbildervorträge stets in deutscher Sprache.[40] Englisch sprach er über die „Introduction in Sexology, a new and important science" an der von US-amerikanischen Missionaren gegründeten St. John's University in Shanghai, an der auch Tao Li studierte, bis Hirschfeld in sein Leben trat.

Tour du monde sans retour. Indonesien

Am 4. Juli 1931 verließ das ideale Schüler-Lehrer-Paar in Hongkong das chinesische Festland und fuhr auf dem amerikanischen Schiff „President Cleveland" nach Manila, der größten Hafenstadt der USA-Kolonie Philippinen. Zunächst wollte man Tao Li die Einreise verweigern, obwohl er, weil in Hongkong geboren, einen britischen Pass

---

37 Mezinárodní 1932, [S. 7]. – Neben „Tao Li", der Namensform aus dem Weltreisebuch, und „Li Schiu Tong" im Brünner Kongress-Programm, gebraucht Hirschfeld in seinem letzten Testamentsentwurf den Namen „Li Shiu Tong". Auf Tao Lis Grabstein in Vancouver, den Ralf Dose fotografiert hat (Dose 2003b, S. 23), sieht man die Version „Shiu Tong Li". Der Hirschfeld-Forscher Dieter Berner hat ermittelt, dass „Tao Li" eine Art Kosename ist, der mit dem Wort „Lieblingsschüler" übersetzt werden kann. Bei der Namensform im Testamentsentwurf dürfte es sich um Tao Lis korrekten bürgerlichen Namen handeln (vgl. Berner 1989, S. 7).
38 Dose 2003b, S. 23.
39 Vgl. Hirschfeld 1933a, S. 68 f.
40 Ebd., S. 59 und S. 73. – In moderner Umschrift heißt sie Tongji-Universität und ist heute ein Beispiel für deutsch-chinesische Wissenschaftskooperation.

besaß: „Für die gelbe Rasse ist das amerikanische Gebiet gesperrt."[41] Erst nach In-
tervention des chinesischen Konsuls durfte Tao Li das Festland betreten.

Der viertägige Aufenthalt in Manila mit drei sexologischen Vorträgen, je einen im
„Deutschen Klub", im Rotary-Klub und in der Staatsuniversität, endete mit einem
Morgenspaziergang durch einen malerischen, von den Spaniern, als sie noch Herren
der Philippinen waren, angelegten Teil der Stadt. Der namenlose Student an seiner
Seite belehrte Hirschfeld über den Stand des philippinischen „Freiheitskampfes"
gegen die amerikanischen Okkupatoren; er lässt ihn sagen: „Gewiß, wir erkennen an,
daß Amerika sehr viel für die Philippinen getan hat, wir haben den Sinn der Worte
erfaßt: Die Spanier bauten Kirchen, die Amerikaner bauen Schulen. Wir sehen die
prächtigen Gebäude und Straßen und die vielen hygienischen Verbesserungen. Und
dennoch, für ‚Indepency' und ‚Selfgovernment' würden wir gern auf alle diese
Wohltaten verzichten."[42] Wie in Manila wird Hirschfeld auf allen Stationen seiner
Reise neben der Befreiung der Frauen und der Beendigung von Minderheitenunter-
drückung stets den politischen „Freiheitskampf" gegen Kolonialherrschaft und andere Formen der Despotie zur Sprache bringen und Partei ergreifen für die Frei-
heitskämpfer und für die Entrechteten. Immer wieder im Weltreisebuch erklärt er, er
sei ein „grundsätzlicher Anhänger der Unabhängigkeitsbewegungen aller Völker"[43].
Angesichts der militärischen Gewalt, die die Kolonialmächte zur Sicherung ihrer
Herrschaft aufwenden, differenziert sich damit auch Hirschfelds Auffassung vom
Krieg, was er besonders prägnant angesichts der Situation in China formulierte: „Der
Nie-wieder-Krieg-Gedanke erleidet auf einer Weltreise schwere Einbuße."[44] In allen
Ländern, die er besucht, beobachtet er einen wachsenden Widerstand gegen die
Kolonialherren, seien es die USA auf den Philippinen, die Niederlande in Indonesien
oder Großbritannien in Indien, Ägypten und Palästina. Überall „brodeln unter
scheinbar geglätteter Oberfläche gewaltige Explosivstoffe, deren elementare Ausbrü-
che [...] viele Menschenopfer fordern werden", falls nicht das Unwahrscheinliche eines friedlichen Rückzugs der fremden Herrscher eintritt.[45]

Hirschfelds nächste Weltreisestation liegt im niederländischen Kolonialreich
Südostasiens auf den Inseln Bali und Java. Auf Java hält er sich sechs Wochen auf und
leitet seine Kritik an dem Herrschaftsregime der Holländer mit dem Hinweis ein, dass
er seit mehr als vierzig Jahre „Freund der Niederlande und der Niederländer" sei; er
erinnert sich an den Roman *Max Havelaar*, der zu den Lieblingsbüchern seiner Jugend
gehört und in dem der niederländische Autor Douwes Dekker unter dem Pseudonym
„Multatuli" seinen Landsleuten viele bittere Wahrheiten über ihre brutale javanische
Machtpolitik gesagt habe.[46] Den auf der ebenfalls zum holländischen Kolonialreich

---

41 Ebd., S. 134.
42 Ebd., S. 141 f.
43 Ebd., S. 345.
44 Ebd., S. 62.
45 Ebd., S. 350. – Ein Beispiel von vielen.
46 Vgl. ebd., S. 158 ff.

gehörenden Nachbarinsel Sumatra „seit 50 Jahren immer wieder aufflackernden Guerillakrieg, an dem sich auch die Frauen mit Kühnheit und Schlauheit beteiligen", erwähnt Hirschfeld eher beiläufig, als er nach Mitteilungen seines österreichischen Kollegen Richard Sparmann über „mystische Sexualsitten" der indonesischen Bevölkerung berichtet.[47]

Das Wiedersehen mit Lucien von Römer, seinem alten Freund aus der Anfangszeit des WhK, der bereits seit zwanzig Jahren auf Java lebte und als Arzt praktizierte, war gewiss ein Glanzpunkt des Java-Aufenthaltes. Hirschfeld und Tao Li lebten für mehrere Tage als Gäste im Haus der Familie von Römer. Rückblickend schwärmt er von der köstlichen panhumanistischen Stimmung bei dem Freund und Gastgeber. Von dem schönen Klavierspiel der französischen Ehefrau beflügelt, fühlte sich Hirschfeld „von wundersamem Zauber erfüllt", den die gemeinsamen Mahlzeiten in der asiatisch-europäisch bunt gemischten Tischgesellschaft in ihm evozierte.[48]

Von Batavia, der Hauptstadt von Niederländisch-Indien, ging die Weltreise mit dem Flugzeug weiter nach der britischen Kolonie Singapore. In den wenigen Tagen, die Hirschfeld sich in der Hafenstadt aufhielt, trieb er sexualethnologische Studien zur heterosexuellen Prostitution in dem Viertel um die Malay-Street, das „zu den bekanntesten Liebesmärkten der Welt gerechnet wurde", aber, wie man ihm vorher in Hongkong und Batavia erzählte, durch den erfolgreichen Kampf der englischen Abolitionisten nicht mehr existieren sollte.[49] Tatsächlich schien ihm „alles beim alten geblieben zu sein", was ihn in seiner alten Überzeugung bestärkte, dass die Prostitution keinesfalls mit Verboten und zwangsweiser Schließung der öffentlichen Häuser bekämpft werden kann. Vielmehr müssten die Ursachen beseitigt werden, „die dazu führen, daß Mädchen sich der Prostitution ergeben und Männer mit ihr vorliebnehmen".[50] Aus der Zeitung hatte er erfahren, dass sich Alma Sundquist, eine schwedische Fachärztin für Geschlechtskrankheiten und das berühmteste und beredteste Mitglied der Völkerbundkommission zur Bekämpfung des Mädchenhandels, ebenfalls in Singapore aufhielt, um hier „einen ihrer verdienstvollen Kampfvorträge gegen Prostitution und Mädchenhandel" zu halten. Hirschfeld besuchte sie in ihrem Hotel, um ihr seine Ansicht über die „kausale Therapie" der Prostitution, statt Verbote Ursachenbekämpfung, darzulegen. Er sagt nicht direkt, dass sie seiner Auffassung widersprochen habe, erwähnt aber bloß seinen Eindruck „einer sehr distinguierten, gütigen Dame, die erfüllt ist von ihrer hohen moralischen Mission".[51]

---

47 Ebd., S. 184.
48 Vgl. ebd., S. 161.
49 Ebd., S. 194.
50 Ebd.
51 Vgl. ebd., S. 194 f.

Tour du monde sans retour. Indien

Die Reise nach Indien sollte ursprünglich mit einem englischen Küstendampfer über die Städte Penang und Rangoon nach Kalkutta gehen. Als Hirschfeld aber am Tag vor der Abreise den Dampfer besichtigte und ihn völlig ungeeignet für sich empfand („ein altertümlicher Kasten"), setzte er „alle Hebel in Bewegung, um meine Schiffskarten umzutauschen". So konnte er „auf einem musterhaft eingerichteten, ganz modernen großen Schiff" unter niederländischer Flagge in fünf Tagen nach Kolombo auf der Insel Ceylon reisen und auf dem Schiff am 8. September 1931 „den hundertsten Vortrag meiner Weltreise" halten.[52] In Kolombo blieb er anscheinend nur wenige Tage, hielt aber einen Lichtbildervortrag vor der „Ceylon-Branch der British Medical Association": „Es war ein schöner, erfolgreicher Abend." Dann ging es mit der Eisenbahn über Madras weiter nach Kalkutta.[53]

Zwölf Stunden Zwischenaufenthalt in Madras will er eigentlich nutzen, um am „Stammsitz der Theosophen" Annie Besant zu besuchen. Sie war die Nachfolgerin von Helena Blavatzky, die 1875 in New York als neue Weltreligion eine „Theosophische Gesellschaft" gegründet und für einige Jahre einen Vorort von Madras zu ihrem Stammsitz gewählt hatte. Hirschfeld war spätestens seit 1906 mit Blavatzkys Theosophie vertraut, als der damalige WhK-Sekretär Hans Freimark über die Theosophin, ein weiblicher Ahasver, „mehr ein[] Mann als eine Frau", ein Lebensbild für das *Jahrbuch* verfasst hatte.[54] Der Besuch bei Annie Besant fiel aus, weil die mehr als 80 Jahre alte Dame „erkrankt und nicht empfangsfähig" war. Stattdessen nahm Hirschfeld „ein erfrischendes Wellenbad im Indischen Ozean" und meditierte ein wenig über eine Eigentümlichkeit von Madras, die ihn veranlasste, über ein Grundthema seiner sexualethnologischen Reise nachzudenken, über die Beziehung zwischen Sex und Religion: „Denn nirgends auf der Welt ist die Religionsphilosophie so zu Hause wie hier, nirgends aber haben sich neben immer wieder neu aufkommenden Sekten uralte religiöse Mysterien durch die Jahrtausende so lebendig erhalten wie hier. Nur so ist es verständlich, daß hier in Südindien eine Einrichtung fortbestehen konnte, die sonst kaum irgendwo auf der Erde noch vorhanden ist: die ‚sakrale' Prostitution."[55] Eltern geben ihre Töchter schon als kleine Kinder in einen Hindutempel, wo sie von „Tempelfrauen" zu „Tanzmädchen" ausgebildet werden, um „schon jung" von den Priestern geschlechtlich „gebraucht, richtiger mißbraucht" zu werden.[56]

Die in der Hindu-Religion noch bis 1906 legal praktizierte Witwenverbrennung, die in Indien übliche Zwangsverheiratung geschlechtsunreifer Mädchen, das dort kaum erschütterte Kastenwesen („tiefbeschämend"), die im Islam wie im Judentum selbstverständliche Beschneidung männlicher Kinder („überflüssig"), die in Ägypten

---

52 Ebd., S. 196.
53 Ebd., S. 201.
54 Freimark 1906, S. 531.
55 Hirschfeld 1933a, S. 204.
56 Ebd.

verbreitete Klitorisbeschneidung bei kleinen Mädchen („eine ebenso sinn- wie herzlose Grausamkeit") und die in allen Ländern, die Hirschfeld besuchte, religiös gerechtfertigte Frauenunterdrückung – all diese von Hirschfelds wissenschaftlich-humanitärem Standpunkt aus nicht akzeptablen Sexualsitten kritisiert er in der gleichen moderaten Art wie in Europa. Sexualreform auf sexualwissenschaftlicher Grundlage ist weltweit ein Erfordernis.

Besonders behutsam kritisiert er das Abschneiden der Penisvorhaut – aus quantitativen Gründen: „Es liegt mir fern, hier gegen einen Ritus wie die Beschneidung, die noch heute für mindestens 200 Millionen Menschen einen religiös-dogmatischen Charakter trägt, zu polemisieren, nur gegen ihre behauptete sexualhygienische Notwendigkeit und Nützlichkeit muß ich als objektiver Sexualforscher meine Stimme erheben."[57]

Mindestens ebenso wichtig wie die Kritik an den inhumanen Gebräuchen und Normen der indigenen Bevölkerung (polemisch ist er dabei eigentlich nie) sind ihm die Hinweise auf die verfehlte Politik der örtlichen Kolonialherren. Die Deutschen kommen wohl nicht nur deshalb verhältnismäßig gut davon, weil sie seit dem „Versailler Diktat"[58] keine Kolonien mehr besitzen, hier dürfte auch Hirschfelds nach wie vor lebendiger Nationalstolz eine Rolle gespielt haben, sah er sich doch als „Vertreter der deutschen Wissenschaft", die auf sexologischem Gebiet „neben England eine führende Stellung einnimmt".[59]

In Sarnath, der „Geburtsstätte des Buddhismus", sprach er mit zwei Professoren der Hindu-Universität im benachbarten Benares über Buddha als dem „Begründer der asketischen Weltanschauung auf dem Sexualgebiet"; er wurde belehrt, dass Buddha den Verzicht auf Fleisch und fleischliche Genüsse nur von seinen eigentlichen Jüngern, den Yogis, gefordert hatte, ähnlich wie in der katholischen Kirche allein die Priestern zu Zölibat und Keuschheit verpflichtet werden. Andererseits war es Paulus, der an eine „sündige Fleischeslust" aller Männer und Frauen glaubte und sich damit von Buddha und seiner Lehre unterschied.[60]

Drei Stunden von Benares entfernt liegt Allahabad, wo Hirschfeld den indischen Politiker Jawaharlal Nehru besuchte. Er kannte ihn nicht nur seit ihrer ersten Begegnung in Berlin, er glaubte und hoffte auch, dass Nehru „der erste Präsident der indischen Republik sein wird. Denn während Gandhi mit dem Ehrennamen Mahatma, was große Seele bedeutet, trotz seiner hohen Verdienste und starken Impulse im letzten Grunde doch ein weltfremder Sonderling ist, vielleicht sogar eine verkrampfte Yoginatur, steht der junge J. Nehru als urgesunder Freiheitskämpfer mit beiden Beinen in voller Lebenswirklichkeit."[61] Zudem habe Gandhis „Theorie des ‚No Violence'", die er von Leo Tolstoi übernommen hat, kaum Anhänger unter Indern. Keiner von denen,

---

57 Ebd., S. 294.
58 Ebd., S. 62.
59 Ebd., S. VI.
60 Vgl ebd., S. 246 f.
61 Ebd., S. 250.

die Hirschfeld sprach, glaubten, dass die Engländer mit „den friedlichen Mitteln des passiven Widerstands" dazu zu bewegen wären, Indien aufzugeben.[62]

In der nordindischen Stadt Agra war er nicht nur tief beeindruckt von dem muslimischen Mausoleum Taj Mahal („das herrlichste und edelste Monument der Liebe [...] zweifellos das erhabenste Kunstwerk, das je von Menschenhand geschaffen wurde"[63]), er vermutet auch, dass in Agra seine Malaria-Erkrankung begann. Eine Woche später stieg seine „Körpertemperatur plötzlich bis auf über 40 Grad", und in Bombay musste ein indischer Arzt Malaria tertiana feststellen.[64]

„Ende Oktober und in der ersten Novemberhälfte 1931 waren meine Fieberanfälle so hochgradig und die Verbindung von Malaria und Diabetes mit einer tiefen Wunde am rechten Fußknöchel, die sich trotz sorgsamster Behandlung nicht schließen wollte, so beängstigend, daß meine Hoffnung, Deutschland jemals wiederzusehen, sich dem Nullpunkt näherte. Von meinem Krankenlager in dem schön gelegenen Taj-Mahal-Hotel auf die herrliche weite Bucht von Bombay blickend, sagte ich damals zu meinem Begleiter und Pfleger Tao Li: ‚Am Meer trat ich ins Leben und werde es wohl auch am Meer wieder verlassen.'"[65] Diese Todesahnung war verfrüht, was zu einem guten Teil der „Chinin-, Insulin- und Wundbehandlung" des Arztes Dr. H. S. Pawri zu verdanken ist. Hirschfeld kann ihn dafür nicht genug loben, er war „einer der besorgtesten und feinfühlendsten Ärzte, die ich je kennenlernte".[66] Dr. Pawri gelang es, Hirschfeld so weit wiederherzustellen, dass er in Bombay sechs große Vorträge halten und Beobachtungen über religiöse Minderheiten in der Stadt, über Parsen, Jains und Juden, anstellen konnte.

Die Parsen, die treuen Anhänger Zarathustras (Zoroasters) vergleicht er mit den Hugenotten, weil sie von Mohammedanern wegen ihrer Religion verfolgt vor über tausend Jahren aus Persien nach Indien geflohen sind und dort bis zur Gegenwart unbehelligt leben und ihre Bräuche pflegen. Jains sind Mitglieder einer dem Buddhismus verwandten Sekte mit damals mehr als einer Million Anhänger. Nach der Volkszählung von 1921 lebten in Indien 21.778 Juden. Für Jains und Juden fand Hirschfeld: „Trotz ihrer Minderzahl und besonderen Lebensformen sind die Angehörigen beider Gruppen nicht nur als vollberechtigte Mitbürger anerkannt, sondern stehen in hohem Ansehen."[67] Ist diese Feststellung, die zweifellos zutrifft, auch als Mahnwort an die Antisemiten in Mitteleuropa zu verstehen? In Bombay war Hirschfeld Gast bei dem wohlhabenden Bankier Sir David Ezra und feierte mit dessen Familie das Laubhüttenfest. Wenn er schreibt, er habe an diesem Abend „eine uralte jüdische Sitte in höchster Vollendung kennen[gelernt]: ein Gastmahl in einer Laubhütte", dann klingt das nicht eindeutig. Will er sagen, er habe noch nie, auch nicht in seinem

---

62 Ebd., S. 251.
63 Ebd., S. 253.
64 Vgl. ebd., S. 260.
65 Ebd., S. 268.
66 Ebd., S. 260.
67 Ebd., S. 277.

frommen Elternhaus, das Laubhüttenfest gefeiert, oder fehlte den bisherigen Festen die höchste Vollendung, die er in Bombay erlebte?[68] Auch hier wieder ein seltsames Camouflagespiel um seine jüdische Herkunft, dessen Motive rätselhaft bleiben, will man nicht annehmen, dass es ihm nur um ästhetischen Genuss und interesseloses Wohlgefallen gegangen sei.

Tour du monde sans retour. Ägypten

Am 15. November 1931 begann in Bombay die Schiffsreise, die Hirschfeld und Tao Li ins ägyptische Port Said brachte.[69] Hirschfeld hatte gehört, dass die Hafenstadt am nördlichen Ende des Suezkanals als besonders unsittlich galt. Wie oft, wenn er sexualethnologische Betrachtungen anstellt, hebt er auch bei seinen Beobachtungen in Port Said hervor, was ihm das Gemeinsame der Hafenstädte zu sein scheint, die er kennt. Es ist hier „das gleiche sexuelle Schauspiel wie in Amsterdam, Hamburg, Marseille, Hongkong, Yokohama und San Francisco […] Die geschlechtlich ausgehungerte Meute jugendlich ausgelassener Seefahrer stürzt sich, ebenso wie eine Schar abenteuersüchtiger Passagiere auf die ihrer harrenden Mädchen, die über Ankunft und Abfahrt der Schiffe genau unterrichtet sind."[70] Eine Lösung dieser Sexualprobleme ist nicht in Sicht, nur eine Ähnlichkeit im Geschlechtsleben der Matrosen und der Gefangenen fällt ihm auf.

Weil das Klima in Kairo für seine prekäre Gesundheit günstiger ist, wendet Hirschfeld sich zunächst dorthin und nicht nach Jerusalem. Er wird mehr als drei Monate in Ägypten bleiben und trotz mehrerer „Rückfälle meiner indischen Malaria" zahlreiche deutsch- und englischsprachige sexologische Vorträge halten, die in verschiedenen ägyptischen Fachzeitschriften, in der Tageszeitung *Egyptian Gazette* und in einer arabischen Zeitung „fast im Wortlaut" gedruckt wurden.[71]

Einer der roten Fäden in der Textur des Weltreisebuches betrifft den Zusammenhang von Sex und Tanz, der „unter den erotisch-exhibitionistischen Schaustellungen der Menschen die älteste und verbreitetste Form sein" dürfte.[72] Wenn im Tanz auch noch transvestitische Elemente vorkamen, war das für ihn besonders mitteilenswert. So etwa im Bericht von seiner Teilnahme an einer muslimischen Hochzeit reicher Leute in Kairo, wo als Hauptspaßmacher „ein Neger aus dem Sudan, ein Bediensteter des Hauses" zunächst drollige Bemerkungen machte, die die männlichen Hochzeitsgäste (die Frauen feierten in separaten Räumen) mit Lachsalven aufnahmen. Dann wurde getanzt: „Er führte einen Bauchtanz vor mit weibischer Gestik und Mimik

---

68 Ebd.
69 Ebd., S. 280. – In Hirschfelds Reisepass ist als Ausreisedatum der 12. November eingestempelt (Hirschfeld 2013, S. 132).
70 Ebd., S. 287.
71 Ebd., S. 315.
72 Ebd., S. 8.

und teilweise auch Kleidung – ebenso grotesk wie graziös, wie man dies bei den Schwarzen so häufig findet. Die Tanzekstase erreichte schließlich einen Höhepunkt, indem die vornehmen jungen Herren einer nach dem andern die rhythmischen Bewegungen des Sudanesen mitmachten, begleitet von dem schallenden Gelächter und den Zurufen der übrigen Gäste."[73]

Das Weltreisebuch berichtet nicht von systematischer sexualethnologischer Feldforschung. Es ist ein Reisebericht, in dem unter anderm von Beobachtungen und Erlebnissen – wie etwa die Hochzeit in Kairo – in unterhaltsam-epischen Ton erzählt wird. Fast stets ist in den Erzählungen die Absicht des Autors unübersehbar, seine Leserschaft sexualpolitisch zu bilden und aufzuklären, sie gewissermaßen zu einer milden und toleranten Sicht auf Sexualsitten zu veranlassen, die von den eigenen abweichen. Zugleich werden diese Sitten in den Fällen einer Kritik unterzogen, wo sie mit der Idee der sexuellen Menschenrechte nicht zu vereinbaren sind, und solche Menschenrechtswidrigkeiten findet Hirschfeld eigentlich in allen bereisten Ländern. Meist geht es dabei um die Unterdrückung der Frauen und Mädchen, aber auch um die Anfänge einer Frauenbewegung, die für die völlige Gleichberechtigung beider Geschlechter kämpft. Die mehrdeutige Rolle Europas nicht bloß als kolonialer Aggressor, sondern zugleich als Vorbild für Emanzipation von tradierter Unterdrückung wird dabei immer wieder mit Beispielen illustriert: „Das Vorbild der europäischen und amerikanischen Frau hat es der Mohammedanerin angetan, namentlich seit der kühne und energische Kemal Pascha in der Türkei Eheschranken niedergerissen hat, die für die Ewigkeit errichtet schienen."[74] Der Export der neuen europäischen Sexologie nach Afrika, Asien und Nordamerika in Wort und Schrift (und in Form von Titus-Perlen[75]) gehört natürlich eindeutig auf die positive emanzipatorische Seite der kolonialistischen Bilanz. Auf der anderen Seite kritisiert er das englische Kolonialregime im Sudan, wo den Einwohnern, die gewohnheitsgemäß wegen dem heißen Klima nackt herumliefen, eine puritanische Kleiderordnung aufgezwungen wurde. Das hatte eine Zunahme von sexuellen Gewaltdelikten geführt, wie Hirschfeld von einem englischen Kolonialbeamten während einer Bahnfahrt von Assuan nach Kairo erfuhr.

---

73 Ebd., S. 296. – Die Kulturwissenschaftlerin Veronika Fuechtner will an diesem Bericht Hirschfelds und an seiner Mitteilung, der erste Anblick von schwarzhäutigen Juden in Südindien hätten auf ihn „einen besonders merkwürdigen Eindruck" gemacht, seine spezielle Variante von Rassismus nachweisen, seine heimliche Überzeugung von einer rassischen Minderwertigkeit von Menschen mit schwarzer Hautfarbe („racial inferiority in regard to blackness", Fuechtner 2013, S. 111). Dieser Nachweis scheint mir schon deshalb misslungen, weil die Tatsache unberücksichtigt bleibt, dass Hirschfeld an beiden Stellen redlicherweise seinen spontanen subjektiven Eindruck wiedergibt, den er *gerade nicht* theoretisch verallgemeinert.

74 Ebd., S. 300.

75 Auf einer Postkarte aus Kalkutta an den Chef der Titus-Perlen-Fabrik in Berlin-Pankow schrieb Hirschfeld: „Hier ist für T-P. [Titus-Perlen] ein Riesenfeld. OK. [Okasa, das ebenfalls deutsche Konkurrenzprodukt] hat täglich in den indischen Zeitungen inseriert [?] u. liegt überall aus." Ich danke Ralf Dose für die Überlassung einer Kopie der Postkarte aus dem Landesarchiv Berlin (A Rep. 250 – 02 – 00 Nr. 84).

Die normale europäische Rückständigkeit in Sachen Homosexualität erlebte Hirschfeld im Gespräch mit dem ägyptischen Gesundheitsminister Shabin Pascha, zugleich Leibarzt des Königs. Der Minister war der Ansicht, Homosexualität sei eine Krankheit, deren Betätigung deshalb straffrei bleiben solle, von den Ärzten zu behandeln und möglichst zu verhüten sei. Dies entsprach ziemlich genau dem offiziellen Standpunkt von Hirschfelds SPD. Zwei weitere Gesprächsthemen waren die Mittel für Geburtenregelung und gegen Abnahme der Potenz. Ergebnisse teilte Hirschfeld nicht mit, zur vermeintlichen Abnahme der ägyptischen Potenz dürfte er aber auf die segensreiche Wirkung seiner Titus-Perlen hingewiesen haben.[76]

Anlässlich seiner Besuche bei den Beduinen in der Nähe von Assuan werden im Weltreisebuch zwei Fragen gestellt, die die Menschheit, die Juden und nur sehr indirekt Hirschfeld selbst betreffen. Zum einen fragt er, ob nicht die nomadische Lebensform, die in vorgeschichtlicher Zeit allen Menschen eigen war, „der atavistische Urgrund ist, als dessen Folge der Drang nach Freiheit, verbunden mit einer gewissen Unruhe, noch jetzt so tief in allen Menschen wurzelt, dieser Zug ins Weite, der sich so schwer auf die Dauer eindämmen läßt?"[77] Auf der gleichen Buchseite wendet er diesen Gedanken auf die Juden an: „Ob nicht die ahasverische Unruhe der Juden auch noch ein Erbstück aus ihrer nomadischen Urzeit ist?"[78] Er will seine eigene Unruhe als eine Quelle seiner Reiselust nicht ahasverische, sondern fast schon psychopathologisch erklären, wenn er in seinem tagebuchartigen *Testament. Heft II* die „Erschöpfungszustände", unter denen er manchmal leidet, mit den für sein Alter ungewöhnlich vielen „Aktivitäten" erklärt, die wiederum zum Teil „auf innerer Unruhe" zurückzuführen seien.[79]

Am Heiligen Abend 1931 wohnt er in Alexandria im Luxushotel „Cecil" und notiert: „Um einen Weihnachtsbaum zu sehen, will ich jetzt mit Tao Li in die – Bayrische Bierhalle in Alexandrien gehen."[80] Der Weihnachtsbaum als Symbol für die Heimat, nach der sich Hirschfeld schon in Indien gesehnt hatte: „Ich habe auf m[einer] sexualwissenschaftlichen Vortrags- und Forschungsreise um die Welt ausserordentlich viel Menschen gesehen, doch jetzt sehne ich mich doch schon recht nach Haus", hatte er zwei Monate zuvor an Kommerzienrat Baginski, geschrieben, seinem Berliner Geschäftspartner in Sachen Titus-Perlen.[81]

---

76 „Bei aller Verbindlichkeit ließ sich eine völlige Übereinstimmung unserer Meinungen nicht erzielen." So fasst Hirschfeld das Gespräch mit dem Minister zusammen (Hirschfeld 1933a, S. 307).
77 Ebd., S. 329.
78 Ebd.
79 Hirschfeld 2013, S. 112.
80 Ebd., S. 134.
81 Postkarte, Landesarchiv Berlin (A Rep. 250–02–00 Nr. 84).

Tour du monde sans retour. Palästina

Palästina, die letzte Station der Weltreise, erreichte Hirschfeld, aus Ägypten kommend, mit der Eisenbahn. Er blieb dort fünf Wochen und schrieb darüber mit gleich zwei Superlativen; von keinem der bereisten Länder sei ihm der Abschied so schwer gefallen wie von Palästina, und von keiner Stadt habe er sich so schwer losreißen können wie von Jerusalem. Er begründet diese Schwierigkeiten sozusagen mit der Aura des Ortes, „den siebenhundert Millionen Menschen, Juden, Christen und Mohammedaner, das ‚Heilige Land' nennen.“[82] Die Reihenfolge „Juden, Christen und Mohammedaner" entspricht offensichtlich der Chronologie und nicht, wie man zunächst vermuten könnte, einer Präferenz des Judentums, die seinem „tiefen, aber zumeist unausgesprochen gebliebenen jüdischen Selbstverständnis entspringt“.[83]

Von den drei palästinensischen Reisezielen – Tel Aviv, Jerusalem und die „vielfach als kommunistische Siedlungen" bezeichneten „Kwuzoth" im Emektal bei Haifa – gehörten die Tage am Fluss Emek „zu den denkwürdigsten und erhebendsten meines Aufenthaltes in Palästina“.[84] Hirschfeld war fasziniert von der Organisation des Siedleralltags, das einem Grundsatz folgte, den seine alte schwedische Freundin Ellen Key bereits am Ende des 19. Jahrhunderts aufgestellt hatte: „Kinder sind Sache der Gemeinschaft, Ehe ist Privatangelegenheit.“[85] Er hatte die erfolgreiche Anwendung dieses Grundsatzes im großen Maßstab 1926 in Moskau und Leningrad studiert und fand sie wieder en miniature in den jüdischen Siedlungen realisiert. Diese hauptsächlich von Ackerbau und Viehzucht lebenden Siedlungen sind für ihn „ein Experiment von hohem Werte", wohl auch weil es keine Verbindung zu dem sowjetrussischen Vorbild gibt. Im Gegenteil fürchten die Siedler, dass die Finanzierung durch „Unterstützungsfonds" in Amerika und Europa gekürzt werden könnten, wenn das Kommunistische zu sehr betont würde.[86]

„Die klaffende Wunde des Zionismus, die schmerzhafte Stelle des jüdisch-arabischen Gegensatzes" steht neben der Bewunderung für die urkommunistischen Lebensformen in den Kwuzoth im Zentrum von Hirschfelds Palästina-Reisebericht.[87] Ausführlich referiert er die Sichtweise der Araber, die einen ähnlichen Anspruch wie die Juden erheben und Palästina zum Teil eines großen arabischen Königreiches

---

82 Hirschfeld 1933a, S. 350.
83 Bauer 2004, S. 273. – Wenn man überhaupt von Hirschfelds jüdischem Selbstverständnis reden kann, dann allenfalls von einem ihm von antisemitischem Terror und faschistischer Propaganda oktroyierten Minderheitenstatus. Seine „Kindheitsträume", die in Palästina Leben und Gestalt gewinnen, betreffen eher die Schönheit des Kolberger Meeresstrandes, den Glanz der Weihnachtsfeste und die in der Familie genossene Eltern- und Geschwisterliebe. Der Blick aus dem Fenster des King David Hotels in Jerusalem erinnert ihn an „ein Märchen aus ‚Tausend und eine Nacht'", die Lektüre aus der Kindheit (Hirschfeld 1933a, S. 380).
84 Ebd., S. 374.
85 Ebd.
86 Vgl. ebd., S. 370.
87 Vgl. ebd., S. 381 ff.

machen wollen, in dem Juden, Christen und Muslime so friedlich zusammenleben können, wie das vor der zionistischen Einwanderung der Fall war. Hirschfeld rügt, trotz aller Sympathie für das Siedlungsexperiment im Emektal, die Politik der Zionisten, die mit ihrem Vorgehen das Judentum in eine „außerordentlich schwierige Situation" gebracht haben.[88] Herzls Judenstaat und Balfours nationale Heimstätte für das jüdische Volk in Palästina bleiben, solange kein friedlicher Interessenausgleich zwischen Juden und Muslimen erzielt wird, ein „Wunschtraum", den Hirschfeld offensichtlich nie mitgeträumt hat.[89] Stattdessen wiederholt er am Ende des Reiseberichts sein altes von Forel inspiriertes Glaubensbekenntnis zu „Panhumanismus" und den „Vereinigten Staaten der Erde", die von „Menschenliebe" friedlich zusammengehalten werden.

In Europa. Karl Giese

In Indien hatte Hirschfeld Post von Freunden aus Deutschland erhalten, die ihn vor einer Rückkehr nach Berlin warnten. Das mächtige Anschwellen der Hitlerbewegung, von dem „Zentrumsdiktator Brüning" nur mühsam noch in Schach gehalten, „Sozialdemokratie praktisch fast ausgeschieden im Zerfall", „tätliche Angriffe auf Juden am jüdischen Neujahrstag" – Nachrichten dieser Art ließen ihn den Ausruf notieren: „Armes, deutsches Vaterland! Schöne, geliebte Heimat, ob ich Dich wohl noch einmal wiedersehe!"[90] Folglich betrieb er auf dem Schiff, das ihn und Tao Li von Asien nach Europa, vom libanesischen Beirut nach Athen, bringen sollte, die Pläne zur nächsten Amerikareise. Sein New Yorker Freund Harry Benjamin, der gemeinsam mit George Sylvester Viereck Organisator der letzten Vortragsreise durch die USA gewesen war, hatte Hirschfeld in einem Telegramm („Radiogram") nach Jerusalem gefragt, ob er von Oktober bis Dezember 1932 die Amerika-Tour wiederholen wolle. Hirschfeld stimmte zu und kündigte an, spätestens Anfang September in New York sein zu wollen. Im gleichen Brief deutet er an, dass er nicht in seine Heimat zurück wolle, wo „jeder dritte Wähler seine Stimme für einen Hitler als Reichspräsidenten abgegeben hat" und dass ihm Amerika als das geeignetste Exilland erscheint: „Gewiss hat auch die hohe alte Kultur Asiens (namentlich Chinas u. Indiens) ihre Reize u. die Schönheit u. Geistigkeit Europas nicht minder, aber am meisten liebe ich doch das jugendfrische, zukunftsfreudige Tempo Amerikas. Für wissenschaftliche Arbeit bietet jedenfalls Amerika zur Zeit die relativ besten Chancen u. Perspectiven."[91] Doch bereits drei Wochen später erhält er ein „Absage-Telegramm" des Agenten, der die Tour veranstalten wollte. Enttäuscht schrieb er an Benjamin, dass er „unter diesen Umständen keine rechte Lust

---

88 Ebd., S. 384.
89 Ebd., S. 388.
90 Vgl. Hirschfeld 2013, S. 130.
91 Brief an Harry Benjamin vom 16. 3. 1932. Aus dem Benjamin-Nachlass im Haeberle-Hirschfeld-Archiv für Sexualwissenschaft, Berlin.

habe sozusagen auf Gut-Glück im Herbst nach Amerika zu reisen"; dennoch hofft er auf eine Vortragsreise im Frühjahr 1933 zur Weltausstellung von Chicago. Im August fragt er Benjamin abermals, ob er nicht zu dieser Weltausstellung einen „Internationalen Sexualcongress" organisieren könne.[92]

Als Hirschfeld am 17. März 1932 im griechischen Hafen Piräus europäischen Boden betrat, stand der Entschluss zum wenigstens vorläufigen Leben im Exil fest – wenn nicht in Amerika, dann doch zunächst in Österreich und der Schweiz. Während der beiden Wochen in Athen hielt er drei sexologische Vorträge vor griechischen Medizinern, musste sich aber gleich wieder gegen eine Kampagne in der konservativen Athener Tagespresse wehren, die, wie er wohl zurecht vermutete, mit „Zeitungslügen, aus Deutschland importiert", arbeitete und in dem Satz gipfelte, Hirschfelds Wissenschaft sei gar keine, sondern bloße „jüdische Propaganda zur Zerrüttung der Grundlage christlicher Moral".[93]

Das Wiedersehen mit seinem Lebenspartner Karl Giese war für Hirschfeld gewiss das wichtigste und schönste Ereignis in Griechenland. Giese und Hirschfeld hatten sich wahrscheinlich schon 1914 kennengelernt.[94] Seit Eröffnung des Instituts für Sexualwissenschaft wohnten sie dort zusammen, und ihr Liebesverhältnis entwickelte sich zu einer Arbeitsgemeinschaft. Es fing damit an, dass Giese in dem Schwulenfilm *Anders als die Andern* eine Nebenrolle übernahm und, wie der ebenfalls auftretende Hirschfeld, im Verzeichnis der Darsteller ungenannt blieb.[95] Als sozusagen lesender und schreibender Arbeiter publizierte er in der Schwulenpresse der Nachkriegszeit kleinere Beiträge und in Hirschfelds *Jahrbuch* die Besprechung eines Romans. Seit 1924 arbeitete er als „Archivleiter" im „Sexualwissenschaftlichen Archiv", und schon in den Jahren davor veranstaltete er „regelmäßige Führungen mit erläuterndem Vortrag sonnabends 5 ½ Uhr" durch das Institut für Sexualwissenschaft.[96] Bei den „volkstümlichen Kursen" zur Geschlechtskunde, die das Institut etwa seit 1928 im Ernst-Haeckel-Saal veranstaltete, hielt Giese zwei (von zwölf) Vorträge „mit Lichtbil-

---

92 Brief aus Wien an Harry Benjamin vom 11.4.1932. Aus dem Benjamin-Nachlass im Haeberle-Hirschfeld-Archiv für Sexualwissenschaft, Berlin.

93 Vgl. ebd., S. 136 und Vyras 1997, S. 24.

94 Vgl. Hirschfeld 2013, S. 186. – Gieses dänische Freundin Ellen Bækgaard erzählte dem Verfasser am 29.12.1986 in ihrer Kopenhagener Wohnung, Giese soll als 15-jähriger ungelernter Arbeiter einen Vortrag Hirschfelds über Homosexualität gehört, ihn danach aufgesucht und ihm gestanden haben: „Ich bin ja auch so." Günter Maeder, ein Freund Gieses und, vermittelt durch ihn, in den letzten Jahren vor der Plünderung im Institut angestellt, glaubte zu wissen, dass Gieses Beziehung zu Hirschfeld sadomasochistisch gewesen sei; Hirschfeld habe angeblich den Sado- und Giese den Maso-Part gespielt. Zu diesem sexuellen Rollenspiel passt es, dass Giese im Alltag wie in privaten Briefen Hirschfeld „Papa" nannte.

95 Vgl. Steakley 2007, S. 55.

96 Hirschfeld 1924a, S. 19. – Vgl. auch: Jahresbericht 1923, S. 211.

dern": „Ueber sexuelle Zwischenstufen" und „Fetischismus, Sadismus und andere Triebabweichungen".[97]

Warum Hirschfeld die Weltreise im November 1930 ohne seinen Karl antrat, wissen wir nicht. Man könnte sich vorstellen, dass das Wiedersehen in Athen durch die Anwesenheit des neuen idealen Schülers Tao Li etwas verkompliziert wurde und Hirschfeld viel Zartgefühl abverlangte, waren ihm die beiden jungen Männer doch gleichermaßen lieb und teuer. Die Situation in Athen war womöglich etwas abgemildert, weil Giese aus Berlin seinen Freund und Institutsmitarbeiter Francis Turville-Petre mitbrachte.[98]

Turville-Petre, ein damals bekannter Archäologe, war vermutlich 1928 nach Berlin gekommen, um seine Syphilis von Hirschfeld behandeln zu lassen.[99] Bald schon trat er im Institut als Fachmann für Sexualethnologie hervor, und Giese schlug vor, er solle als Nachfolger des gerade verstorbenen Ferdinand von Reitzenstein die sexualethnologische Abteilung des Instituts übernehmen. In seinem Tagebuch verwarf Hirschfeld diesen Vorschlag; Turville-Petre sei zwar fachlich sehr geeignet, „seine eigenartige Sexualität" würde aber „Skandalgefahr" mit sich bringen.[100] Was an seinem Sex eigenartig schien, wird in dem Bericht über einen Besuch Turville-Petres in Paris etwas deutlicher, der in einem Brief Gieses an Norman Haire enthalten ist: „Inzwischen war Francis hier und hat leider wieder ziemlich unangenehme Affären mit Strangulation und gestohlenem Passe etc. gehabt. Gestern ist er glücklich von Marseille wieder nach Griechenland gefahren ... ohne mich."[101] In den wenigen Schriften, die von Gieses Hand erhalten sind, fällt an mehreren Stellen auf, wie stark er von gewaltförmiger Sexualität und Autoerotik fasziniert war. So hat er seinem Freund Haire nicht bloß von Turville-Petres Strangulations-Sex erzählt, sondern ihm lange vorher, im Frühjahr 1931, einen Artikel über Todesfälle infolge von gewaltförmigen Sexpraktiken, „The Sexual Causes Underlying Self-Inflicted Death", mit der Anfrage geschickt, ob Haire ihn nicht in einer englischen Fachzeitschrift unterbringen könne. Gieses Freund Christopher Isherwood, der damals noch im Institut wohnte, hatte den Text ins Englische übersetzt, und Haire antwortete, das Englisch sei „brilliant", doch sei es wegen der herrschenden Prüderie unmöglich, in England eine medizinische

---

97 Vgl. z. B. das Inserat „Sexualwissenschaftliche Lehrkurse" auf dem Umschlag von Heft 3 aus 1929 der Zeitschrift *Die Stimme der Freiheit*.

98 Das hat Giese an einen weiteren englischen Freund, Norman Haire, am 31.1.1932 geschrieben: „[...] now I don't know anything what will be in the next time. Only that I will go with Francis in the middle of Februar to Athen to meet Dr. Hirschfeld there and you will understand that I'm longing for. And if it is true what he writes he feels in the same way." (Haire-Nachlass in der University of Sydney, Australien).

99 Bar-Yosef/Callander 1997, S. 10.

100 Hirschfeld 2013, S. 64.

101 Brief Gieses an Haire Paris, 16.9.1934 (Haire-Nachlass in der University of Sydney, Australien). – Turville-Petre hatte in Griechenland ein Haus auf einer Insel gemietet, auf der anscheinend auch Giese einmal zu Gast gewesen ist. Turville-Petres englische schwule Schriftstellerfreunde Christopher Isherwood und Stephen Spender berichten in ihren Büchern von Besuchen auf Turville-Petres Insel (Bar-Yosef/Callander 1997, S. 3 und 10).

Fachzeitschrift zum Abdruck zu veranlassen. In dem einzigen Text Gieses, der während seines Exils in der ČSR in der Prager Schwulenzeitschrift *Nový Hlas*, Januar 1934, im Druck erschien, ging es um die detaillierte Beschreibung von Morden an Homosexuellen, über die er in der Zeitung gelesen hatte – auch hier wieder ein gesteigertes Interesse an Homosexualität und Gewalt mit Todesfolgen, was, sollte Günter Maeders Erzählung über Gieses sadomasochistische Beziehung zu Hirschfeld zutreffen, im wirklichen Leben stets nur als Fantasie vorkam und erst beim Selbstmord mit dem Gasherd in seiner Brünner Wohnung furchtbare Realität werden sollte.[102]

Ob Eifersucht beim Wiedersehn in Athen im Spiel war, kann man nur vermuten. Denn auch die gehässige Stelle in einem Brief der Gattin Max Hodanns an Fritz Brupbacher ist ja nur eine wenig präzise Andeutung: „Tante Magnesia hat wieder herrlichen Unfug in Paris angerichtet, lebt jetzt mit beiden Flammen (Tao und Karlchen). Und das Schönste: beide sind auf den alten Knacker sooo eifersüchtig. Wenn das keine wahre Liebe ist?!"[103]

Jedenfalls reiste man zu dritt mit dem Zug nach Wien, wo das Trio am 1. April 1932 eintraf. Bald schon fuhr Giese zurück nach Berlin, während Hirschfeld und Tao Li bis Ende Mai in Wien blieben. Dann reiste Hirschfeld in die tschechoslowakischen Heilbäder Karlsbad und Marienbad, um dort seinen Gesundheitszustand zu verbessern und zugleich eine Vortragstour durch die Tschechoslowakei zu starten. Im August hielt er sich in Zürich auf und begann die Arbeit an seinem Weltreisebuch. Am Monatsende besuchte er die Salzburger Festspiele und danach die österreichischen Heilbädern Ischl und Gmunden. Beim Weltliga-Kongress in Brünn gab es ein Wiedersehen mit Tao Li und Karl Giese. Alle drei trugen in Brünn vor. Hirschfeld war während des Kongresses zusammengebrochen – „schwere Malariaanfälle, hohes Fieber, Herzattacken" – und musste sich in einem Wiener Sanatorium behandeln lassen.[104] Am 1. Oktober kehrte er nach Zürich zurück, Karl Giese fuhr nach Berlin und Tao Li war im Wintersemester 1932/33 an der Wiener Universität für das Medizinstudium immatrikuliert.[105]

Am 14. Januar 1933 hielt Hirschfeld sich auf dem Monte Verità in Ascona auf und berichtete im *Testament. Heft II* von einer „furchtbaren Katastrophe, die über meine Stiftung u. unser Institut hereinbrach"[106]. Von Weihnachten bis Neujahr hatte es in Zürich eine Konferenz der Institutsmitarbeiter gegeben, deren katastrophale Ergebnisse Hirschfeld leider nur andeutet. Anscheinend hatte das Berliner Finanzamt gleich nach der staatsstreichartigen Beseitigung der sozialdemokratischen Regierung in Preußen im Juli 1932 dem Institut für Sexualwissenschaft den Gemeinnützigkeitsstatus entzogen und auch rückwirkend die Befreiung von der Körperschafts-, Ver-

---

102 Soetaert 2015, S. 8 ff.

103 Brief von Traute Hodann vom 7.5.1934 an Fritz Brupbacher (Brupbacher-Nachlass im Schweizerischen Sozialarchiv, Zürich).

104 Vgl. Hirschfeld 2013, S. 142.

105 Ebd., S. 138.

106 Ebd., S. 152.

mögens- und Umsatzsteuer aufgehoben.[107] Hirschfeld erwähnt weiterhin den in Begleitung eines Rechtsanwalts angereisten Institutsarzt Schapiro, der anscheinend als treibende Kraft bei den für Hirschfeld katastrophischen Vorgängen gewirkt hat, vor allem wurde Hirschfelds „alleiniges Verfügungsrecht innerhalb der Stiftung" irgendwie eingeschränkt; „ich war zu gebrochen u. krank, um energischen Widerstand zu leisten, vielleicht gelingt mir noch nachträglich zu retten, was zu retten ist."[108] Der nächste Tagebucheintrag zu dieser Angelegenheit vom 14. März 1933 klingt zuversichtlicher, obwohl zu diesem Zeitpunkt bereits alles verloren war: „Wenigstens gelang es noch (mit Gieses u. W. Niemanns Hülfe) die Züricher Vereinbarung vom 1/I 33 unwirksam zu machen."[109]

Den Winter verbrachte Hirschfeld hauptsächlich in Zürich, wo er die Arbeit an seinem Weltreisebuch beendete. Er hatte das Manuskript nebst als Illustrationen vorgesehene Fotografien wohl schon vor dem 31. Januar (als die „Oberantisemiten Hitler, Göring, Rust, Conti, Frick etc. etc. die Macht ergriffen") an Harry Schumann, dem Inhaber des Dresdener Carl-Reissner-Verlags, geschickt. In seinem Brief vom 19. Februar teilt er Schumann mit, warum er nach der NS-Machtergreifung kein Buch mehr in Deutschland erscheinen lassen will, dass er ferner einen Schweizer Verleger gefunden hat, der ihm „fünftausend Franken sofort baar bei Ablieferung des Manuscripts" zahlen werde, und schließlich kündigt er an, dass Karl Giese und Tao Li auf ihrer Reise von Berlin nach Zürich in der nächsten Woche bei Schumann das Manuskript und die Fotos abholen würden.[110] *Die Weltreise eines Sexualforschers. Mit 47 Abbildungen* erschien Ende 1933 im schweizerischen Bözberg-Verlag.

Die Nazis an der Macht

Im März 1933 bezeichnete er im Tagebuch den vergangenen Winter als den schwersten und schlimmsten seines bisherigen Lebens nicht nur, weil sein Gesundheitszustand sich verschlimmert hatte und Stiftung und Institut in Berlin wirtschaftlich zusammengebrochen waren, sondern vor allem wegen der „unglaublichen, entsetzlichen Geschehnisse in Deutschland, die ihren Gipfelpunkt in der Übernahme der Reichskanzlerschaft durch Hitler am 30/I 33, dem völligen Sieg der Gegenrevolution am 5/III

---

107 Im Grundbuch der Institutsgrundstücke wurde am 10.5.1933 auf Antrag des Finanzamts Hansa eine Sicherungshypothek über 41.308,25 RM eingetragen, mit der die Steuernachzahlung für die Jahre 1929 bis 1932 ermöglicht werden sollte. Im September 1933 wurden die Nachforderungen auf die Jahre 1925 bis 1928 ausgeweitet und auf 139.610,85 RM festgesetzt. Der Vorgang wurde im November 1933 abgeschlossen, indem das gesamte Vermögen der Dr. Magnus-Hirschfeld-Stiftung sowie Hirschfelds Privatvermögen zwangsweise dem preußischen Staat übereignet wurde. Die Grundbuchakten befinden sich heute im Amtsgericht Mitte unter der Signatur „41 Brandenburgertorbezirk Bl.62,453/125".
108 Hirschfeld 2013, S. 152.
109 Ebd., S. 162.
110 Hirschfelds Brief an Schumann befindet sich in der Sächsischen Landesbibliothek Dresden (Mscr.Dresd.App.2976).

u. einem furchtbaren Terrorismus der Nazis"; er hat erfahren, dass „sehr viele" seiner Freunde und Gesinnungsgenossen, wie etwa Max Hodann und bald darauf Kurt Hiller in „„Schutzhaft'" genommen worden waren.[111]

Den nächsten Schlag der Nazis in ihrem Krieg gegen Hirschfeld, die Plünderung und Schließung des Institut für Sexualwissenschaft am 6. Mai 1933 und die als Propagandaspektakel inszenierte Verbrennung seiner Bücher in der Nacht vom 10. auf den 11. Mai, kommentiert er erstmals am 13. Mai in einem Brief an die beiden anderen Weltliga-Präsidenten Haire und Leunbach. Er antwortet damit auf Briefe, in denen anscheinend beide die Berliner Ereignisse, von denen sie aus der Zeitung erfahren hatten, besprachen:

„Meine lieben Freunde Leunbach und Haire! Ich weiß nicht, inwieweit Sie über das furchtbare Schicksal unterrichtet sind, das über unser Institut, seine Mitarbeiter und mich in Deutschland hereingebrochen ist. Einiges werden Sie ja aus den Zeitungen wissen, wie ich Ihren gütigen Zeilen entnehme. In der letzten Woche wurde unser Institut von der Regierung aufgelöst, der größte Teil unserer Bibliothek und viele Sachen mit Gewalt fortgenommen oder zerstört. Die meisten Bücher, darunter auch viel ausländisches Material wurden fortgeschleppt und auf den Scheiterhaufen geworfen und verbrannt. Auch meine Bronzebüste, die ich genau vor 5 Jahren (zu meinem 60. Geburtstag) erhielt, wurde ins Feuer geworfen. Karl Giese, der den Vorgängen im Institut persönlich beiwohnte, hat sich zu mir in die Schweiz begeben, teils um mich zu informieren, teils weil ihm selber Gefahr droht. Wir werden ein genaues Protokoll der Vorgänge abfassen, um es Ihnen zugehen zu lassen."[112]

Das abzufassende genaue Protokoll kennen wir nicht. Die Vermutung erscheint jedoch plausibel, dass es Karl Giese gewesen sein könnte, der für die Baseler Emigrantenzeitschrift *Unsere Zeit* einen anonym erschienenen Bericht über die Plünderung verfasste und dort als „ein zuverlässiger Augen- und Ohrenzeuge" bezeichnet wird, „der, ohne selbst dem Institut anzugehören, die Vorgänge genau verfolgen konnte".[113] Für Giese als Autor spricht unter anderm die Erwähnung eines telegrafischen Protests, den das „Präsidium der Weltliga" beim preußischen Kultusminister gegen die in der Presse angekündigte Verbrennung der geraubten Sachen, speziell gegen die Verbrennung des „ausländischen Materials", eingelegt habe. Denn tatsächlich berichtet Hirschfeld in seinem Brief vom 13. Mai, er habe, nachdem er von der Plünderung erfuhr, „sofort telegraphiert und im Namen der Weltliga beim Kultusminister protestiert, um wenigstens die Verbrennung des ausländischen Materials zu sistieren. Ob es noch etwas genützt hat, weiss ich nicht".[114] Auch auf die Frage, wie Gieses Bericht in die kommunistische Exilzeitschrift gelangen konnte, gibt es schlüssige Antworten: Der Verleger und KPD-Politiker Willi Münzenberg war Herausgeber von *Unsere Zeit*

111 Hirschfeld 2013, S. 158.
112 Der vollständige Brief in: Hirschfeld 2013, S. 219; das Original im Haire-Nachlass in der University of Sydney, Australien
113 Vandalen 1933, S. 40 – In dem Bericht erfährt man erstmals, dass die Institutsbibliothek auch Werke von Marcel Proust besaß, die die Plünderer raubten (ebd., S. 41).
114 Hirschfeld 2013, S. 219.

und seit den späten zwanziger Jahren mit Hirschfeld gut bekannt, hatte sogar im Haus des Instituts für Sexualwissenschaft eine Wohnung gemietet.[115] Da Münzenberg aber 1933 als Flüchtling vor den Nazis nicht in der Schweiz, sondern in Paris lebte und arbeitete, könnte auch Fritz Brupbacher, mit dem Münzenberg schon seit der Vorkriegszeit eng befreundet war,[116] die Publikation vermittelt haben. Wie dem auch sei, die erste deutschsprachige Ausgabe des von Münzenberg herausgegebenen *Braunbuch über Reichstagsbrand und Hitler-Terror*, das im August 1933 in Basel erschien, enthielt den am Ende leicht gekürzten Bericht über die Institutsplünderung und die Bücherverbrennung.[117]

Erstmals in Indien war Hirschfeld in Briefen aus Berlin gewarnt worden, es könnte für ihn lebensgefährlich sein, in das dem Hitlerwahn verfallene Deutschland zurückzukehren. Hirschfeld hatte die Warnungen beherzigt und ein Leben als Flüchtling vor den lebensbedrohenden Nazis begonnen. Jetzt jedoch, in der Schweiz, war sein Leben nach Ansicht von Schweizer Freunden ebenfalls bedroht, weshalb er beschloss, die Schweiz zu verlassen und am 14. Mai 1933, dem Tag seines 65. Geburtstags, „vorläufig nach Paris überzusiedeln".

Paul Krantz, der Held der „Steglitzer Schülertragödie" von 1928, begegnete ihm fünf Jahre später im Tessin und gibt in seinen Memoiren ein eindrückliches Bild von des Flüchtlings „innerer Ruhelosigkeit": „Er unternahm damals mit seinem chinesischen Begleiter rastlose Autofahrten durch die herrliche Landschaft des Tessin, für die ihm aber das rechte Auge zu fehlen schien. Er war durch die jüngsten Ereignisse und die wüsten Drohungen der Nazis, denen er ganz besonders verhaßt war, völlig verstört und fürchtete noch immer um sein Leben."[118]

Offensichtlich hatte sich der chinesische Begleiter im Tessin ein Auto gekauft. Mit Tao Li am Steuer und Karl Giese als Beifahrer fuhr man am 11. Mai zunächst nach Zürich. Dort stieg Giese aus und blieb noch bis Anfang August in der Schweiz. Hirschfeld und Tao Li passierten am 14. Mai die Grenze nach Frankreich und fuhren im Auto über Straßburg nach Paris, wo sie am 16. Mai eintrafen.[119]

In Paris kamen Hirschfeld und Tao Li zunächst bei dem Arzt und Weltliga-Mitglied Jean Dalsace unter. In seinem geräumigen, gerade fertiggestellten „Glashaus" wohnten die beiden Flüchtlinge für einige Wochen. Der schlechte physische und psychische Gesundheitszustand behinderte glücklicherweise nicht Hirschfelds literarische Produktivität. Im August 1933 blickt er auf die ersten zehn Wochen des Exils in Frankreich zurück und stellt fest, dass es ihm weder an Arbeit noch an Einkünften

---

115 Buber-Neumann 1957, S. 155 ff.

116 Gross 1967, S. 254.

117 Nur der Titel „Vandalen. Die Plünderung des Instituts für Sexualwissenschaft in Berlin" war verändert und lautete im *Braunbuch* präziser: „Wie Hirschfelds Sexualwissenschaftliches Institut demoliert und vernichtet wurde".

118 Noth 1971, S. 115 f.

119 Zur Reise von der Schweiz nach Paris vgl. Hirschfeld 2013, S. 170, dort auch besonders Ralf Doses Anmerkungen.

fehlt. Mit dem angesehenen Pariser Verlag Gallimard hat er einen Vertrag über drei Bücher geschlossen, von denen das erste, ein Werk über sexuelle Psychologie, „bereits im Entwurf fertig" sei.[120] Er hat dabei vermutlich an die fünfteilige Fortsetzungsserie „L'amour et la science" gedacht, die im Juli 1933 in der Pariser Wochenillustrierten *Voilà* erschienen war. Auf dem Umschlag der Ausgabe vom 1. Juli sah man ein ganzseitiges Foto von Hirschfeld und Tao Li beim Betrachten eines Buches, Hirschfeld im dunklen Anzug mit Krawatte, Tao Li im gemusterten chinesischen Seidengewand.

Das erste der drei Gallimard-Bücher (*L'âme et l'amour*) erschien 1935 kurz vor Hirschfelds Tod, das zweite (*Le corps et l'amour*) 1937 und das dritte, die Übersetzung des Weltreisebuches (*Le tour du monde d'un sexologue*), 1938. Wenn er in diesem Zusammenhang von gutem Verdienst spricht, dann wird er von Gallimard einen Vorschuss erhalten haben.

Um seine Gesundheit zu bessern, fuhr er im August in den Kurort Vichy, der auf halbem Weg von Paris an die Riviera liegt. Vom dortigen Präfekten erhielt er „ohne Schwierigkeiten" eine Aufenthaltserlaubnis für Frankreich, die bis Ende 1935 galt.

Die *Kreuz-Zeitung*, eine nazistisch gleichgeschaltete Berliner Tageszeitung, brachte am 15. November 1933 folgende Nachricht:

„Magnus Hirschfeld wird versteigert. Aus dem Besitz des bekannten ‚Sexualforschers' Sanitätsrat Dr. med. Magnus Hirschfeld, des Schirmherrn der perversen Welt, läßt das Finanzamt Hansa am Dienstag und Donnerstag in den Räumen des Staatlichen Leihamtes in der Elsasser Straße und in dem Institut für Sexualwissenschaften in den Zelten große Zwangsversteigerungen durchführen, bei der [!] u. a. eine dreitausend Bände umfassende wissenschaftliche und schöngeistige Bibliothek, ärztliche Apparate und Instrumente, Mobiliar und Wirtschaftsgegenstände unter den Hammer kommen. Finanzschulden und andere Verbindlichkeiten bilden den Anlaß der Versteigerung. Sic transit gloria mundi..."[121]

Bereits im August trug Hirschfeld in *Testament. Heft II* ein, dass ihm, vermittelt durch seine alte Freundin Margarethe Dost, von dem nazistischen Zwangsverwalter der Dr. Magnus-Hirschfeld-Stiftung angeboten worden war, seine „wissenschaftlichen Sachen (Bücher, Bilder etc.) für 4000 Reichsmark" zurückzukaufen, was dann wohl auch im Zusammenhang mit den Zwangsversteigerungen realisiert werden konnte; rückblickend notiert er am 9. Dezember 1934: „Es gelang schliesslich mit vielen Kosten über Prag (Dr. Fein) 2200 Kilo Bücher, Manuskripte, Dokumente, Fragebogen, Bilder, Gegenstände nach Paris zu bekommen."[122] Demnach hatte Frau Dost, die spätestens

---

120 Ebd., S. 172.
121 So vergeht der Ruhm der Welt. Das traditionsbewusste Blatt hatte im Zeitungskopf die Slogans: „Vorwärts mit Gott für König und Vaterland!" und „Wir Deutschen fürchten Gott, sonst nichts in der Welt!". Im 19. Jahrhundert hatte auch Theodor Fontane zu den Redakteuren der *Kreuz-Zeitung* gehört.
122 Ebd., S. 186. – Zu Margarethe Dost und dem 4000 RM-Angebot vergleiche: ebd., S. 172. – Der Komponist und Maler Henri Nouveau hat in seinem Tagebuch das Gerücht notiert, Hirschfeld habe „die horrende Summe von 35 – 40000 M" für die Sachen bezahlt (Dose/Herrn 2006, S. 48).

seit 1907 WhK-Mitglied war,[123] den Rückkauf vermittelt und Dr. Fein, der bereits dem „Vorbereitenden Kongresskomitee" der Brünner Weltliga-Tagung angehörte[124], hatte ihn erfolgreich abgewickelt.

Demnach hatte er zwar in Paris erfahren müssen, dass die Nazis am 10. Mai bei ihrem Propagandaspektakel „gegen den undeutschen Geist" auch Teile der Instituts-Bibliothek, seine Bücher und die zu seinem 60. Geburtstag von Harald Isenstein geschaffene Büste auf den Scheiterhaufen geworfen hatten, einige Zeitungsberichte vermerkten jedoch über die Plünderung, dass nur eine Auswahl der erbeuteten Sachen verbrannt wurden. Beispielsweise heißt es im Plünderungsbericht der *Berliner Morgenpost* vom folgenden Tag: „Die beschlagnahmten Bücher sollen noch einer genauen Sichtung durch Sachverständige unterzogen werden, damit nicht auch Werke der Vernichtung anheim fallen, die für die medizinische Wissenschaft von Wert sind." Und die *Berliner Börsen-Zeitung* schreibt am 10. Mai in ihrer Ankündigung der Verbrennungsaktion: „Wie wir noch ergänzend hierzu erfahren, sind mehrere Doktoren verschiedener Fakultäten mit der Durchsicht der abgegebenen Werke beschäftigt, um auf jeden Fall zu vermeiden, daß wichtige wissenschaftliche Werke, die vielleicht nur einmal in der Welt existieren, der Vernichtung zum Opfer fallen."

Die Mehrzahl der Bücher, die die Nazis am 10. Mai 1933 auf dem Opernplatz in Berlin verbrannten, stammten demnach nicht aus Hirschfelds Institut, sondern aus Berliner Leihbüchereien, aus denen sie nicht geraubt, sondern von den Bibliothekaren nach einer amtlichen Schwarzen Liste ausgesondert und den Nazi-Studenten zur Verbrennung übergeben worden waren.

Wie erwähnt, hat Hirschfeld in seiner möbliert gemieteten Wohnung am Champ de Mars im April 1934 ein „kleines Institut für Sexualwissenschaft u. Praxis" errichtet. In dem Institut hat sein Freund Edmond Zammert, der die französische Approbation besaß, Patienten behandelt, während Hirschfeld offensichtlich nur sexualwissenschaftliche Beratung anbot. Immerhin konnte er am 9. Dezember 1934 rückblickend feststellen: Trotz aller Schwierigkeiten, die schon im November zur Schließung des Instituts geführt hatte, „ging die Praxis leidlich u. deckte wenigstens die Unkosten".[125]

Dem Briefkopf, den er in Paris für seine Weltliga-Korrespondenz drucken ließ, kann man nicht nur entnehmen, dass die Weltliga-Zentrale aus dem zerstörten Berliner Institut nach Paris umgezogen war, („Siège Central à l'Institut Sexologique transféré de Berlin à Paris, Paris (7e) 24, Avenue Charles-Floquet"), man erfuhr auch, dass Karl Giese von nun an als „Secrétaire Général" der Weltliga tätig war. Anscheinend war dies einer der Gründe für den Konflikt mit der französischen Sektion der Weltliga, in den neben der Feministin Berty Albrecht auch Max Hodann, der sich damals mit seiner Gattin in Paris aufhielt, und indirekt auch Norman Haire einbezogen waren. Worum es dabei ging, erfahren wir nur indirekt aus einem langen Brief

---

123 Vgl. *Monatsbericht des Wissenschaftlich-humanitären Komitees* vom 1.3.1907, S. 60.
124 Vgl. Mezinárodní 1932, [S. 3].
125 Ebd., S. 184.

Hirschfelds an Haire, in dem er Anschuldigungen zu widerlegen versucht, die Haire von Frau Albrecht gehört und daraufhin von Hirschfeld Aufklärung verlangt hatte. Offensichtlich ging es um drei Sachverhalte, die das Ansehen der Weltliga beschädigt haben sollen: Weltliga-Präsident Hirschfeld hat eigenmächtig die Weltliga-Zentrale von Berlin nach Paris verlegt (1), er hat es zugelassen, dass in Paris mit unwissenschaftlichen Methoden Reklame für die gegen Impotenz wirkenden Titus-Perlen gemacht wurde (2), und er hat, um seine Einkünfte zu erhöhen, für die populären Gallimard-Zeitschriften *Voilà* und *Détective* in unseriöser Aufmachung Artikel zu den Themen Transvestiten und Zwangssterilisierung geschrieben (3). Hodann berichtet über den Konflikt in Briefen an Fritz Brupbacher nur in Andeutungen, aus denen jedoch hervorgeht, dass er Albrechts Vorwürfe unterstützt.[126] Sie sind denen recht ähnlich, die Hodann in Kooperation mit Linsert bereits 1930 gegen Hirschfeld erhoben hatte (Geldgier und Reklamesucht), um Brupbacher für eine Aktion zur Entfernung Hirschfelds aus dem Weltliga-Präsidium zu gewinnen. Damals hatte er, als der Angriff gescheitert war, halbherzig widerrufen. Jetzt, 1934, schlägt er sich ohne nähere Begründung auf die Seite der aktuellen Angreiferin, Mme Albrecht; für Hirschfeld bleibt sie noch im Dezember 1934 „eine äusserst intrigante ehrgeizige Person", die ihm viele Schwierigkeiten bereitet habe.[127] Wir kennen Haires Antwort auf Hirschfelds Abwehrbrief nicht, doch scheint die Angelegenheit mit Hirschfelds Schreiben bereinigt, aber der Bruch mit Mme Albrecht war perfekt. Ein Rest scheint aber geblieben zu sein, der folgende Sätze verständlich machen könnte, die Haire 1935 im Vorwort zur englischen Ausgabe von Hirschfelds *L'âme et l'amour* schrieb, der zugleich eine Art Nachruf auf den kurz zuvor verstorbenen Hirschfeld war:

> „Wie wir alle hatte auch er seine Unvollkommenheiten. Nicht immer war er taktvoll; nicht immer bedachte er, dass seine Aktivitäten von übelwollenden Personen missinterpretiert werden konnten; er konnte in Kleinigkeiten sehr eigensüchtig und streng sein; seine äußere Erscheinung wirkte auf mich nicht gerade sympathisch. Das alles waren kleine Mängel, die man gern vergibt und vergisst."[128]

Was auch immer Haire mit diesen Andeutungen gemeint haben mag: es war für ihn nach Hirschfelds Tod vergeben und vergessen.

Hirschfeld schrieb in jener Zeit neben den Sachen, die für den Druck ins Französische übersetzt wurden, auch zahlreiche Beiträge zur deutschsprachigen Exilpresse. In einem später besonders umstrittenen Aufsatz „Das Erbgericht. Betrach-

---

126 „Magnus hat sich hier wieder unmöglich aufgeführt. Mme Albrecht und Dalsace haben jede Beziehung abbrechen müssen." Hodann an Brupbacher, 24.4.1934 (Nachl. Brupbacher, Schweiz.Sozialarch.).

127 Hirschfeld 2013, S. 184.

128 „Like the rest of us, he had his imperfections. He was not always tactful; he did not always stop to think how his actions might be interpreted by persons of ill-will; he could be very selfish and exigeant in small matters; his appearance was, I think, unprepossessing. But these were small faults. They are faults one can forgive and forget." (Haire 1935b, S. VII f.).

tungen zum deutschen Sterilisationsgesetz", den er für Klaus Manns in Amsterdam herausgegebene Zeitschrift *Die Sammlung* verfasst hatte und in dem er das von der Hitler-Regierung erlassene Gesetz über die Zwangssterilisierung kritisierte, tritt er anscheinend nicht genügend dem falschen Eindruck entgegen, er würde das neue NS-Recht zumindest teilweise billigen. Bei genauer Lektüre des Aufsatzes, der, wie in Hirschfelds Texten üblich, fast ganz ohne Polemik auskommt, erkennt man die beiden Haupteinwände gegen das Gesetz. Es sind die gleichen, die er in der *Geschlechtskunde* gegen den sächsischen Medizinalrat Boeters vorgebracht hatte: „Es dringt immer mehr die Ansicht durch, dass es bei dem gegenwärtigen Stande unserer Vererbungsforschung verfrüht sei, so einschneidende Gesetzesmassnahmen durchzuführen."[129] Ferner sieht er in den Ehe- und Sexualberatungsstellen, von denen er die erste selbst 1919 „in dem jetzt gewaltsam zerstörten Institut für Sexualwissenschaft" gegründet hatte, die bessere Alternative zu jeglichen Zwangsgesetzen, „denn die letzte Entscheidung lag bei den Personen selbst", was „nicht nur menschenwürdiger, sondern auch machtvoller und erfolgreicher [sei], als Zwang, Gewalt und Erbgericht".[130]

Die Ermordung des hohen NS-Funktionärs Ernst Röhm und einiger anderer Personen, die dem Bündnis der Nazi-Partei mit der Reichswehr im Weg standen, veranlasste Hirschfeld zu mehreren Kommentaren in den Emigrantenpublikationen. Darin bemerkte er zu den deutschen Homosexuellen: „Hitler dürfte sich durch sein scharfes Vorgehen gegen die homosexuellen Jugendführer, bei dem er ‚über Leichen ging', eine neue Gruppe von Gegnern geschaffen haben, die ziffernmässig die der Juden in Deutschland übertrifft. Dieselben ‚Urninge', die Hitler wegen seiner Toleranz gegen Röhm und Genossen nicht genug preisen konnten und deshalb scharenweise in sein Lager überliefen, fühlen sich nun schwer getroffen und enttäuscht."[131] Mit den schwulen Scharen, die Hitler hinterherliefen, hatte Hirschfeld sogar im WhK Erfahrungen sammeln müssen, denn es gab dort mehrere Mitglieder der Nazi-Partei.[132]

Eine bemerkenswerte Reaktion auf Hirschfelds Röhm-Artikel kam aus der deutschen Regierung. Im Auswärtigen Amt war ein Dossier über Hirschfeld erstellt worden, mit dem die geplante Aberkennung seiner deutschen Staatsbürgerschaft begründet werden sollte. Zu den Röhm-Artikeln heißt es dort: „In diesen Artikeln unternimmt er es, sich über die sexuellen Voraussetzungen der Zusammenarbeit des Reichskanzlers mit dem ehem. Stabschef Röhm zu verbreiten. Selbstverständlich nahm er den 30.6. mit seinen Folgen zum Anlass, über die ‚Vernichtung missliebiger Gegner durch Ausschlachtung ihrer sexuellen Eigenart' zu polemisieren und weiter festzustellen: ‚Neu ist nur ihre Abschlachtung in ihrer kaum noch zu übertreffenden blutrauschartigen Grausamkeit.' Zwischen den Zeilen der H'schen Artikel steht klar

---

129 Hirschfeld 1934b, S. 315.
130 Ebd., 319.
131 Hirschfeld 1934c, S. 2.
132 Vgl. Linsert 1930, S. 248. – Nach Linserts Tod und Hillers erster Verhaftung hatte sich das WhK in einer Versammlung am 8.6.1933 selbst aufgelöst. Hirschfeld hat anscheinend diese Spätphase der WhK-Geschichte nicht mehr zur Kenntnis genommen.

geschrieben, dass der deutsche Reichskanzler bestenfalls als Sexualverbrecher Hirschfeldscher Prägung zu werten ist."[133]

Aussagen über Hitlers Geschlechtsleben finden sich nirgendwo bei Hirschfeld. Der anonyme Autor im Auswärtigen Amt musste deshalb für seine Unterstellung zwischen den Zeilen lesen, wo er alles fand, was er finden wollte. Die Behauptung, Hitler sei „auch homosexuell", hatte man aber bereits 1931 in der sozialdemokratischen Tageszeitung *Münchener Post* lesen können. Das WhK hat diesen Artikel in seinem Bericht über die Röhm-Affäre kommentarlos nachgedruckt.[134]

Racism

Eine umfassende Kritik an den Rassetheorien, die in der Nachkriegszeit nicht allein unter Nazis immer mehr Anhänger fanden, formulierte Hirschfeld erstmals im Schlusskapitel des zweiten Bandes seiner *Geschlechtskunde*. Den Kern des Übels in all diesen Theorien, die meist sogar einen Anspruch auf Wissenschaftlichkeit erhoben, erkennt Hirschfeld in der „Rassenbewertung des Menschen", also darin, dass nicht nur Systeme von Menschenrassen konstruiert werden, sondern auch die so vorgestellten Rassen unterschiedlich bewertet und Rassenmischungen als großes Übel angesehen werden.[135] Für die Rassen gilt ebenso wie für die Geschlechter ein Wort des französischen Naturforschers Jean-Baptiste de Lamarcks, für den gegenüber der Fülle der Erscheinungen „alle Einteilungen der Geschöpfe nur ‚künstliche Mittel' sind; die Natur selbst, sagt er einmal, kennt weder Klassen noch Arten".[136] Solche Einteilungssysteme seien „Notbehelfe", die bei Klassifizierungen und Typologien innerhalb der menschlichen Gattung keinesfalls ein Werturteil, sei es über Rassen, sei es über Geschlechter oder andere Gruppen rechtfertigen. Die Lehren der „Rassenfanatiker" werden gründlich und ein wenig umständlich referiert und widerlegt. Die Ähnlichkeit dieses Fanatismus zum Nationalismus oder „Völkerhass" wird aufgezeigt und mittels einer Art Sozialpsychologie erklärt. Demnach sind stets zwei Gruppen beteiligt, die Hassenden und die Gehassten. Erstere unterscheiden sich von der amorphen Masse Menschen, dessen Teil sie sind, durch eine besondere Leidenschaft. Jedes Erlebnis ist grundsätzlich geeignet, derartige Gefühle der Andersartigkeit, Fremdheit und Feindlichkeit gegenüber einer anderen Gruppe zu erzeugen. Das äußerlich Wahrnehmbarste, die Färbung, hat anscheinend ursprünglich besonders oft solche Empfindungen und Leidenschaften hervorgerufen, wobei es zunächst um die Hautfarbe geht und die Symbolkraft von Farben überhaupt, etwa in Nationalfahnen oder Vereinsfahnen (farbentragende Verbindungen der Studenten) oder auch um den im Mittelalter den Juden aufgezwungenen „gelben Flecken oder Flicken", den sie auf ihre

---

133 Dossier im Politischen Archiv des Auswärtigen Amtes, Signatur R 99999 1934/35 Bl. 153.
134 Vgl. Linsert 1932, S. 361.
135 Hirschfeld 1928b, S. 561 ff.
136 Ebd., S. 654.

Kleidung aufnähen mussten. Diese „psychobiologische" Erklärung der Ursachen von Gruppen- und Völkerhass helfen praktisch kaum und bergen sogar die Gefahr in sich, solche Zusammenhänge als zur menschlichen Natur gehörig fatalistisch hinzunehmen. Hirschfeld kann dieser Gefahr nur die schwache Kraft einer gewissermaßen wissenschaftlich-humanitären Volkspädagogik entgegensetzen, der es vielleicht einmal gelingen könnte, „den Gruppenhass – auf welchem Gebiet auch immer – durch Gemeinschaftsgefühle zu ersetzen".[137] Mit welchen anderen Waffen als der schwachen seines Wortes und seiner Schrift hätte seinerzeit ein Intellektueller die überall in der Welt wachsende faschistische Supermacht bekämpfen können?

Wie erwähnt, kündigt Hirschfeld am 30. Oktober 1933 seinem jungen, inzwischen mit der Hitler-Partei sympathisierenden Freund Viereck in New York sein „kleines Buch über den ‚Racismus'" an, das demnächst auf Französisch erscheinen werde; danach seien deutsche und englische Ausgaben geplant.

Aus unbekannter Ursache misslang dieser Plan. Stattdessen erschien ein Jahr später in der Prager Wochenzeitschrift *Wahrheit* seine Artikelserie „Phantom Rasse. Ein Hirngespinst als Weltgefahr" in zwanzig Folgen. In der letzten Fortsetzung teilte die Redaktion in einer Vorbemerkung mit, dass „der bahnbrechende Wissenschaftler und Menschenfreund, Autor dieser heute zum Abschluss gelangenden Veröffentlichung gestorben" sei. Die folgende *Wahrheit* enthielt einen Nachruf auf Hirschfeld aus der Feder Kurt Hillers, der in Prag vorerst Zuflucht gefunden hatte.

„Phantom Rasse" folgt der Rassenlehrekritik – passagenweise sogar wörtlich – in der *Geschlechtskunde*. Die veränderte politische Situation der seither vergangenen Jahre wird unter anderm berücksichtigt, indem die vielleicht wichtigste Parole des Nazireiches an den Anfang gestellt wird: „Rassenkampf statt Klassenkampf – so lautet in kürzester Formulierung eine der wichtigsten, vielleicht sogar die wichtigste Parole, die von den Beherrschern des Dritten Reiches bei ihrem Regierungsantritt ausgegeben wurde. Man muß den Verfechtern dieser These das Zeugnis ausstellen, daß sie es verstanden haben, ihre Theorie in die Praxis umzusetzen, und zwar mit einer Konsequenz, wie man sie bis vor kurzem auf diesem Gebiet kaum mehr für möglich gehalten hätte."[138]

Die Zwietracht säende Lehre vom Klassenkampf wird hier von Hirschfeld erstmals erwähnt. In seinem von dem Wunsch nach Harmonie und Versöhnung geprägten Gesellschaftsbild kam kein Klassenkampf vor, ein Rassenkampf nur in Zitaten aus Werken der Rassenfanatiker. Was die Praxis des Rassenkampfs betrifft, so konnte er auf die Regierung der Südafrikanischen Union hinweisen, die schon sechs Jahre vor dem deutschen Machtantritt der Nazis ein Gesetz erlassen hatte, das Sex zwischen Europäern und Afrikanern mit Gefängnis bis zu fünf Jahren bestrafte.[139]

---

137 Ebd., S. 659.
138 Hirschfeld 1934d, S. 7.
139 Hirschfeld 1934e, S. 8.

Neu ist in „Phantom Rasse" der Ausdruck Rassismus/Racismus, der Hirschfeld bis dahin nicht zur Verfügung stand. Unklar ist, ob er ihn von irgendwoher übernommen oder ihn wie die „Transvestiten" selbst erfunden hat. In Buchform ist „Phantom Rasse" nie auf Deutsch erschienen, wohl aber 1938 in London eine erweiterte englische Fassung mit dem Titel *Racism*.

Der Tod in Nizza

Nach Weihnachten 1933 zog Hirschfeld des milden Mittelmeerklimas wegen für wenige Wochen von Paris nach Nizza. Dort traf auch Karl Giese wenige Tage später ein, um von da an bei Hirschfeld zu bleiben. Obwohl er sich im winterlichen Nizza „körperlich ganz gut erholte", trieb ihn schon Anfang Februar seine innere Unruhe – einmal wählt er den Ausdruck „Hyperaktivität" zur Bezeichnung von intensiver Reiselust[140] – nach Mailand, Venedig, Verona, Lausanne und Genf, um danach im vorfrühlingshaften Paris mit dem Aufbau des neuen „Institut des Sciences sexologiques" zu beginnen. Ein Anlass für diese letzte größere Reise seines Lebens war die Ankunft Tao Lis in Triest, der den Winter bei seiner Familie in China verbracht hatte.

Tao Li, Karl und Magnus lebten den größten Teil des Sommers 1934 offensichtlich harmonisch in Paris. Dann ereilte Giese die Katastrophe: „Karl [wurde] durch ein unglückliches Verhängnis unter furchtbaren Umständen, die den höchsten Grad der Ungerechtigkeit darstellten (drei Monate in der ‚Santé' u. ‚Fresnes' eingesperrt um einer nichtssagenden Bagatelle wegen) ausgewiesen."[141] Giese soll wegen schwulem Sex in einer Pariser Badeanstalt bestraft worden sein. Ende Oktober wurde die Ausweisung vollzogen, und Giese musste nach Wien ausreisen.[142]

Ohne Giese wollte Hirschfeld das Pariser Institut nicht weiterführen. Am 22. November hielt er in der Sorbonne vor einer „Groupe d'études philosophiques et scientifiques pour l'examen des tendances nouvelles" in französischer Sprache einen Lichtbildervortrag über die gegenwärtige Lage der Sexualpathologie, den er als „den Höhepunkt meines Aufenthaltes in Frankreich" bezeichnete. Eine Woche später fuhr er mit dem Zug über Marseille und Toulon nach Nizza. Dort wohnte er zunächst mit Tao Li, der mit seinem Auto nach Nizza gekommen war, in demselben Zimmer des Hôtel de la Méditerranée, in dem er im Winter vorher mit Karl Giese gewohnt hatte – „mit dem gleichen in seiner unendlichen Meeresschönheit nie nachlassenden Ausblick".[143]

Der letzte Eintrag in *Testament. Heft II* ist datiert: Nice, Gloria Mansions. 8. II. 35. 63 Promenade des Anglais", seit dem 1. Februar seine neue Adresse. Er hat eine „hübsche 5 Zimmer Wohnung mit schöner Meeraussicht gemietet u. nach eigenem

---

140 Hirschfeld 1934a, S. 512.
141 Hirschfeld 2013, S. 178 und 180.
142 Zu den Einzelheiten: Soetaert 2013, S. 85 f.
143 Hirschfeld 2013, S. 192.

Geschmack eingerichtet" und plante, Sachen, die er aus dem Berliner Institut retten konnte, dorthinbringen zu lassen, allerdings nicht um in Nizza abermals das Institut neu zu gründen. Vielmehr ist sein starkes Bedürfnis nach Ruhe und Kontemplation zu spüren, wenn er schreibt, er wolle mit den Berliner Sachen „wenn auch nicht schwelgen, so doch leben"[144]. Er hofft in diesem mediterranen Idyll noch zehn Jahre zu bleiben und „vielleicht sogar das Verschwinden des Hitlerspukes zu erleben"[145].

Die Frage nach den Nachfolgern, die sein wissenschaftliche Werk nach seinem Tod bewahren und voranbringen könnten, hat er in dem letztgültigen Testament, das er am 10. Januar bei einem Notar in Nizza hinterlegt hatte, nur sehr unbefriedigend beantwortet. Da ein renommierter Sexologe nicht in Sicht war, den er für diese Aufgabe als geeignet befand, blieben ihm nur seine „Schüler" Tao Li und Karl Giese, die er zu seinen alleinigen Erben bestimmte, obwohl beide von einer hinreichenden wissenschaftlichen Ausbildung weit entfernt waren. Dass es schließlich allein Norman Haire sein wird, der Hirschfelds Werk weiterführt und an kommende Generationen vermittelt, hat Hirschfeld anscheinend nicht einmal geahnt.

Neben der eigenen fragilen Gesundheit galt Hirschfelds Sorge in den letzten Lebensmonaten den ziemlich ungenügenden Fortschritten der wissenschaftlichen Qualifikation seiner beiden Schüler: Giese wollte und sollte in Wien das Abitur nachholen und sich dann an der Universität zum Mediziner ausbilden lassen. Um nicht neben Schule und Studium arbeiten zu müssen, wurde ihm auf Initiative von Haire von diesem, von Hirschfeld und von Ellen Bækgaard zu gleichen Teilen ein monatliches Stipendium gezahlt. Wie weit und gut er mit seinen Studien vorankam, wissen wir nicht. Am Ende hatte er keines der Ziele erreicht.[146]

Erstaunlich ähnlich gestaltete sich Tao Lis Ausbildungsmisere. Er hatte zwar schon in China an englischsprachigen Universitäten in Shanghai und Hongkong ein Medizinstudium begonnen. Weil er, wie er erklärte, jedenfalls in Hirschfelds Nähe bleiben wollte, war bei seinen dürftigen Französischkenntnissen ein Studium nicht möglich. Er schlug Hirschfeld vergeblich vor, gemeinsam nach New York zu gehen, einigte sich schließlich mit ihm darauf, die Entscheidung aufs nächste Jahr zu vertagen. Tao Li begann im Sommersemester 1935 ein Medizinstudium in Zürich.[147] Er verbrachte dann noch viele Semester an Universitäten in der Schweiz und den USA, ohne jemals einen akademischen Grad zu erreichen oder Ergebnisse von Forschungen zu publizieren. Ralf Dose nimmt an, dass diese Lebensweise aus dem Vermögen seiner wohlhabenden Familie finanziert wurde, er nimmt ferner an, dass Tao Lis immer wieder in Notizen zum Ausdruck gebrachte Angst, von irgendwelchen Nazis wegen seiner einstigen Beziehung zu Hirschfeld verfolgt zu werden, eine gewisse Berechtigung gehabt haben könnte, da „die Nazis 1945 nicht einfach verschwunden waren".[148]

---

144 Ebd., S. 196.
145 Ebd., S. 192.
146 Soetaert 2013, S. 86 ff.
147 Hirschfeld 2007, S. 13.
148 Dose 2003b, S. 19.

Andererseits ergibt die Zusammenstellung dieser Verfolgungsideen mit den lebenslangen Lern- und Produktivitätsprobleme das Bild einer schwer traumatisierten Persönlichkeit, die von ihrer Familie bis zum Tod (86-jährig im kanadischen Vancouver) vor Lebenskatastrophen, wie sie schließlich Karl Giese trafen, beschützt wurde. Dass die Folgen dieser Verletzungen seiner Seele schon früh zum Ausdruck kamen, kann man einer Beobachtung Hirschfelds entnehmen, der zwar Tao Lis „treue Anhänglichkeit u. seine meist sehr reizende Gesellschaft" nicht missen wollte, zugleich aber von Tao Lis starkem „Conflict mit seiner Familie" weiß und klagt, dass Tao Lis heitere Stimmung „nicht selten von ziemlich launischer, fast hysterischer Bockigkeit unterbrochen ist".[149]

In seinem Brief an Tao Li in Zürich von Sonntag, den 21. April 1935 berichtet Hirschfeld vom Krankenbett aus von einem lebensbedrohlichen Schwächeanfall (Herzschmerzen, Bluthochdruck, mehrstündige Bewusstlosigkeit) in der Nacht von Freitag auf Sonnabend. Da er sich aber jetzt beim Briefschreiben schon viel besser fühlt und bald das Bett verlassen will, bittet er Tao Li, nicht nach Nizza zu kommen, sondern sich, wie geplant, seinem Züricher Medizinstudium zu widmen, das am 23. April beginnen werde.[150]

In seinem Bericht über den nächtlichen Schwächeanfall erwähnt Hirschfeld zwei Männer („Robert and the cook"), die seine Hilferufe nicht hörten, weil sie in einem anderen Teil der großen Wohnung schliefen. Normalerweise hätte er sie im Notfall mit einer Klingel alarmieren können, in dieser Nacht war er aber „not strong enough to ring the bell".[151] Während von einem Koch in Hirschfelds Haushalt sonst nicht die Rede ist, wird zu jenem Robert allgemein vermutet, es handle sich um den im „Gästebuch"[152] mit einem Eintrag und mehreren Fotos vertretenen Robert Kirchberger, der als „Sekretär"[153] bei Hirschfeld angestellt gewesen sein könnte. Zum mondänen Wohnstil gehörte damals selbstverständlich auch Dienstpersonal, was bei Hirschfelds prekärer Gesundheit und der Abwesenheit von Giese und Tao Li vor allem bedeutete: Pflegepersonal; Kirchberger und der namenlose Koch betreuten den oft gebrechlichen Hirschfeld in den letzten Lebensmonaten.[154]

---

149 Hirschfeld 2013, S. 194.

150 Hirschfeld 2007, S. 13.

151 Ebd.

152 Vgl. zum Gästebuch: Keilson-Lauritz 2004, S. 71 ff.

153 Dose 2003b, S. 17. – Hans Soetaert fand im Protokoll der Testamentseröffnung, bei der Kirchberger als Zeuge anwesend war, die Berufsbezeichnung „assistant en Literatur" (Soetaert 2014, S. 23).

154 Hier wäre an Franz Wimmer zu erinnern, der seit 1928 Hirschfelds „Diener" war, im Institut wohnte, ihn mindestens einmal bei einer Badereise nach Karlsbad begleitete und in Hirschfelds Exil mit ihm Briefe wechselte. Hirschfelds Kummer war, dass Karl Giese ihn nicht leiden konnte (Hirschfeld 2013, S. 50). Gieses Freund Günter Maeder erzählte mir, Giese sei eifersüchtig gewesen, weil Hirschfeld und Wimmer miteinander Sex hatten. In seinem Testament vermacht ihm Hirschfeld 3000 franz. Franken (ebd., S. 225).

Anfang Mai besuchte ihn sein zwanzigjähriger Großneffe Ernst Maass[155], der mit seiner Mutter in Mailand wohnte. Womöglich sollte es der Gegenbesuch zu Hirschfelds Visite in Mailand vor mehr als einem Jahr sein. Die beiden schreiben sich oft, und Maass hat Hirschfeld mindestens einmal, nachdem er mit seiner Mutter vor den Nazis nach Italien geflüchtet war, im Frühling 1933 im Tessiner Exil besucht. Maass, der in Deutschland ein Medizinstudium begonnen hatte, fragte Hirschfeld in einem Brief um Rat, wie er seine Zukunft als Flüchtling planen könne. Hirschfeld antwortete in einem anrührenden Brief vom 12. April 1933, Ernst solle jedenfalls sein Medizinstudium beenden und mit seiner Mutter in die USA auswandern. „Fühlte ich mich gesünder u. jünger, ich ginge auch nochmals (zum dritten Mal) ‚über den großen Teich' u. wir fänden uns dann in NYork od. Chicago (ev. Californien Los. Ang od. S. Fr.) wieder – so werde ich aber wohl resignieren müssen."[156]

Auf den letzten Seiten von Hirschfelds Exil-Gästebuch sind vier Fotos eingeklebt und mit Bildunterschriften – vermutlich von Gieses Hand – versehen. Die ersten beiden sind datiert „13.V.35" und zeigen Hirschfeld und Maass resp. Hirschfeld, Maass und Kirchberger in einer parkähnlichen Landschaft. Die nächsten beiden, am Geburtstag aufgenommen, sind beschriftet: „Beim Lesen der Geburtstagspost mit E. Maas u. R. Kirchberger am 14.V.35 10 Uhr vorm." und „Auf dem Balkon Prom. d. Anglais 63 Nice am 14.V.35 10 Uhr vorm."

Es folgen nur noch zwei Bilder, von denen das eine Hirschfelds Oberkörper mit einem Nachthemd bekleidet und mit geschlossenen Augen im Bett liegend zeigt und nur mit der Zeitangabe: „14. Mai 1935, 12 Uhr" versehen ist; die Unterschrift des letzten Fotos bezeichnet nur, was man sieht: „Totenmaske".[157]

Demnach war Hirschfeld am Tag vor dem Geburtstag und am Geburtstagsmorgen so munter und vital wie stets. Am Vormittag sah ihn der ebenfalls nach Nizza emigrierte Dichter Hermann Kesten, als er mit zwei Begleitern – wahrscheinlich Maass und Kirchberger – „im strahlenden Sonnenlicht" an Kestens Kaffeehaustisch vorbeiging und ihn begrüßte.[158] Mittags um halb zwei in seiner Wohnung – wie der Totenschein vermerkt – erlitt er einen ähnlich schweren Anfall wie am 19. April, der diesmal tödlich war.

Vermutlich war es Ernst Maass, der die Totenmaske in Auftrag gab und den Leichnam fotografierte. Nachdem Tao Li aus Zürich und Karl Giese aus Wien eingetroffen waren – ungeklärt ist bislang, wie es Giese möglich war, trotz seiner Ausweisung aus Frankreich wieder einzureisen – fand am 21. Mai auf dem jüdischen Friedhof in Nizza eine religiöse Totenfeier statt, bei der der örtliche Rabbiner Samuel Schumacher Gebete sprach und eine Trauerpredigt hielt. Abschließend hielt Karl Giese eine

---

155 Vgl. McLeod 2012.
156 Hirschfeld 2013, S. 220. – Mutter und Sohn gingen zunächst nach Palästina und von dort 1938 über Frankreich in die USA, wo Ernst Maass als Bibliothekar arbeitete (McLeod 2012).
157 McLeod 2012, dort die Abbildungen. – Das Exil-Gästebuch befindet sich im Deutschen Literaturarchiv, Marbach.
158 Nach Soetaert 2010, S. 24.

Gedenkrede auf den toten Freund. Anschließend wurde der Sarg zur Einäscherung nach Marseille gebracht und bald darauf bestattete man die Urne auf dem städtischen Friedhof „Cimetière de Caucade". Im Frühjahr 1936 ließ Hirschfelds Nachlassverwalter, der aus München nach Nizza emigrierte Rechtsanwalt Franz Herzfelder, gemäß der Bestimmung im letzten, am 10. Januar 1935 hinterlegten Testament[159] dort das zwei Meter hohe Grabmal aus Granit errichten. Es war mit einem metallenen Porträtrelief Hirschfelds geschmückt, das der in Kolberg geborene Bildhauer Arnold Zadikow, wie im Testament bestimmt, geschaffen hatte. Man findet es dort noch heute, nahezu unverändert.[160]

In *Testament. Heft II* berichtet Hirschfeld von einem Brief, den er Giese im April 1933 vom Tessin aus nach Brünn geschrieben hatte und in dem er ihm seine „Wünsche" hinsichtlich seiner Beisetzung mitteilte: „Einäscherung – Musik von Mendelssohn und Schubert – keine Rede eines Geistlichen – Freundesworte etc."[161]

Diese Wünsche wurden offensichtlich nicht beachtet, der Geistliche betete und predigte, und Giese konnte mit seiner Trauerrede nur ein schwaches Gegengewicht setzen, so dass die Veranstaltung schließlich zu einem Gemisch aus religiöser und paganer Bestattungsfeier geriet. Ernst Maass, der offensichtlich zunächst die Zeremonie allein plante und organisierte, wusste nichts von den Wünschen des Verstorbenen in dieser Frage. Wenn man aber bedenkt, dass Maass entgegen dem Rat seines Onkels Magnus zunächst mit der Mama nach Palästina und nicht in die USA emigriert ist, dann kann man bei ihm eine große Nähe wenigstens zur Religion seiner Väter, wenn nicht gar zum Zionismus vermuten und so das religiöse Gepräge der Trauerfeier für den Onkel erklären.

Große Erbschaft, keine Schüler

Im Januar 1935 hatte Hirschfeld mit dem deutschen Rechtsanwalt Franz Herzfelder sein Testament verfasst. Im Februar übergab Herzfelder das Dokument gemeinsam mit einem französischen Notar in Nizza dem Amtsgericht der Stadt, wo es noch am Tag von Hirschfelds Tod eröffnet und mit der Ausführung der darin festgelegten Bestimmungen begonnen wurde. Dieses Verfahren zog sich hauptsächlich deshalb bis in den Sommer 1936 hin, weil der Erblasser Ausländer und politischer Flüchtling war, der von der Vertretung seines Herkunftslandes in Frankreich keinerlei juristische Unterstützung erwarten konnte. Nach Feststellung des Amtsgerichts hinterließ Hirschfeld sei-

---

159 „Artikel 8. Für die Errichtung meines Grabmals soll ein Betrag von 15.000 (fünfzehntausend) französischen Francs aufgewendet werden. Mit der Anfertigung des Grabmals ist mein Landsmann, der Bildhauer Arnold Zadikow, Paris Malakoff, 27 rue Leplanquais, zu beauftragen. Voraussetzung dabei ist, dass ich in Europa (am liebsten wäre mir Nice oder Paris) bestattet werde. Die Pflege meines Grabes lege ich in die Hände meines Schülers Li Shiu Tong." (Hirschfeld 2013, S. 225).
160 McLeod/Soetaert 2010, S. 31.
161 Hirschfeld 2013, S. 168.

nen Erben ein Barvermögen von nahezu 350.000 französischen Francs, das nach Abzug von Steuern und Gebühren an die beiden Haupterben Karl Giese und Tao Li sowie als Vermächtnisse an einige Verwandte und Freunde ausgezahlt wurde.[162]

Hirschfeld hatte Giese und Tao Li im Testament etwas euphemistisch als „Schüler und Mitarbeiter" bezeichnet. Dass Giese sich dieser Aufgabe nicht gewachsen zeigte, lässt sich gewiss nur zum Teil mit seiner Persönlichkeit erklären. Wären die Nazis mit ihrem Anti-Hirschfeld-Furor nicht an die Macht gekommen, dann hätte Giese sehr wahrscheinlich das Berliner Institut und die Stiftung im Sinne des Verstorbenen leiten können, obwohl sich ein Hang zu Apathie, Initiativlosigkeit und Passivität schon vorher gezeigt hat. Die traumatisierenden Folgen von Flucht und Verfolgung haben ihm aber jegliche Lebenskraft geraubt, so dass er seinen Vorsatz nicht verwirklichen konnte, sich zum Mediziner und Sexologen auszubilden. Den Härten des Flüchtlingsdaseins war er nicht länger gewachsen. Im März 1938 nahm er sich in seiner Brünner Wohnung das Leben.[163]

Unter den zahllosen Äußerungen Hirschfelds zur Selbstmordfrage betrifft eine der spätesten den Freitod seines Freundes, des Wiener Biologen Paul Kammerer, der sich selbst erschoss, nachdem ihm ein Fachkollege die Fälschung von Forschungsergebnissen vorgeworfen hatte. Hirschfeld kommentiert mit der Feststellung, dass Kammerer zwar den Mut zum Freitod aufbrachte, aber „leider nicht den größeren Mut zum Weiterforschen und Weiterkämpfen".[164] Um diesen größeren Mut zum Weiterkämpfen aufzubringen, fehlte Giese offensichtlich der moralische Halt, den ihm zu Lebzeiten sein „Papa" Magnus Hirschfeld geboten hatte.

Tao Li, der andere Mitarbeiter, Schüler und Haupterbe, scheint vor allem aus Gründen, die in seiner Persönlichkeit zu suchen wären, von der Rolle, die Hirschfeld ihm in seinem Testament zugewiesen hatte, überfordert gewesen zu sein. Sein Plan, in die USA auszuwandern und dort seine akademische Ausbildung zu beenden, hätte eine realistische Perspektive zur Gründung eines neuen amerikanischen Instituts für Sexualwissenschaft eröffnet. Die finanziellen Voraussetzungen dafür wären vorhanden gewesen, die psychischen und intellektuellen offensichtlich nicht.

Einen letztlich vergeblichen Versuch, Hirschfelds Erbe zu retten und fortzuführen, unternahm Max Hodann noch im Todesjahr Hirschfelds, indem er aus seinem Londoner Exil an Giese in Wien die Anfrage richtete, „was aus dem wissenschaftlichen Nachlass Hirschfelds geworden ist"; er hofft, schreibt er weiter, einen kleinen Kreis von Menschen zusammenzubringen, die für die Aufrechterhaltung der wissenschaftlichen Tradition des Instituts etwas zu tun bereit sind. Der Briefwechsel zwischen Hodann und Giese in den folgenden Monaten führte nicht zu dem von Hodann erhofften Ergebnis. Es fehlte wegen des noch nicht abgewickelten Testaments an Geld und am Zugang zu den geretteten Materialien aus Berlin.

---

162 Vgl. Soetaert 2014, S. 21 ff.
163 Soetaert 2013, S. 87.
164 Hirschfeld 1930a, S. 6.

Hodanns Erwartung, in England Geld aufzutreiben, um ein sexologisches „Research-Centre" zu eröffnen, erfüllte sich nicht. Stattdessen erhielt er immerhin so etwas wie ein Stipendium, um eine Geschichte der Sexologie und Sexualreform, *History of Modern Morals* schreiben zu können. Das Buch enthält eine umfassende und unpolemische Beschreibung von Hirschfelds Leben und Werk – keine wirkliche Fortführung oder gar Weitentwicklung seiner Sexologie. Anders als Hirschfeld war Hodann nie in der Lage, einen eigenständigen Beitrag zur Sexualtheorie zu leisten. Er war in erster Linie Sexualpolitiker und Popularisierer der avancierten Ergebnisse der Sexologie. Sein bis zuletzt extrem wechselvolles Verhältnis zu Hirschfeld (mit dem Tiefpunkt seiner Verbindung zu Linsert von 1929, um Hirschfeld aus der Weltliga herauszudrängen) machte ihn, abgesehen von fehlenden materiellen Ressourcen, letztlich auch als wissenschaftlichen Nachfolger und als Fortsetzer Hirschfeldscher Sexologie ungeeignet.

Norman Haire, ähnlich wie Hodann von Hirschfeld sexologisch ausgebildet, hatte ein weniger belastetes Verhältnis zu seinem Lehrer. Wohl deshalb scheint es ihm als einzigem gelungen zu sein, Hirschfelds Hoffnung auf Schüler- und Nachfolgeschaft halbwegs nahe zu kommen, und zwar als Organisator und Autor populärer Sexualaufklärungsliteratur, weniger als Forscher. Allein seiner Initiative ist es zu verdanken, dass der britische Weltliga-Zweig als „Sex Education Society" weiterarbeitete und nach dem Krieg in London ein *Journal of Sex Education* herausgab. Seine wichtigste sexologische Leistung war die Herausgabe der größtenteils von ihm selbst verfassten *Encyclopædia of Sex Practice*, erstmals 1938 in New York. Das Buch, das 1960 auch auf Deutsch unter dem Titel *Geschlecht und Liebe heute* erschien, hat eine etwas komplizierte Vorgeschichte, die 1934, noch zu Hirschfelds Lebzeiten, begonnen hatte. Damals erschien im Verlag „Edition international Aldor" in Paris eine *Encyclopédie de la vie sexuelle par le professeur docteur Léry-Lenz en collaboration avec les docteurs A. Willy et A. Costler*[165]. Dieses Buch verkaufte sich sehr gut und wurde in mehrere Sprachen übersetzt. Bei der englischen Ausgabe, *The Encyclopædia of Sexual Knowledge*, war Haire nicht nur der Herausgeber, sondern größtenteils auch Autor. Nur wenig umgearbeitet, aber stark erweitert wurde daraus schließlich die *Encyclopædia of Sex Practice*, Nachdrucke der *Encyclopædia of Sexual Knowledge* erschienen dennoch parallel zur früheren Fassung. Man kann hier durchaus von einer stark überarbeiteten und gekürzten Fassung von Hirschfelds *Geschlechtskunde* sprechen, obwohl in späteren Auflagen des Buches Hirschfelds Name kaum noch erwähnt wurde, nach Haires Tod war er vollständig getilgt.

Wenn Haire auch keine Fortsetzung und Weiterentwicklung der Hirschfeldschen Sexologie wollte oder konnte, so war er doch maßgeblich an einer fragwürdigen Art konservatorischer Bewahrung des geistigen Erbes beteiligt: an dem Welterfolg von

---

165 A. Willy ist das Pseudonym des Verlegers Willy Aldor; A. Costler steht für Arthur Koestler (Scammell 2010, S. 107).

Sexual Anomalies and Perversions. A Summary of the Works of the LateProfessor Magnus Hirschfeld, erstmals 1936 in London erschienen.

Von Felix Abraham aus Hirschfelds Schriften kompiliert und von Pierre Vachet ins Französische übersetzt brachte 1931 der Pariser Verlag Aldor das Buch *Perversions sexuelles d'après l'enseignement du Prof. Magnus Hirschfeld* heraus. Die Frage, wie die folgenreiche Verbindung Hirschfelds und Abrahams zu diesem Verlag zustande kam, kann man nur vage beantworten. Vermutlich hatte sie Pierre Vachet vermittelt, der Übersetzer des Buches von Abraham und Mitarbeiter an der Weltliga-Zeitschrift *Sexus*. Vachet war es auch, der dem Flüchtling Hirschfeld 1933 das Angebot machte, mit ihm in Paris ein Institut zu gründen, Bücher herauszugeben und Vortragsreisen zu unternehmen. Hirschfeld schrieb später an Haire, er habe Vachets Angebot abgelehnt; eine Begründung nannte er nicht.[166]

Abrahams Buch ist eine auf die bloßen Fakten reduzierte Kurzfassung der *Geschlechtskunde*. Jede Reflexion über die Spezifität des Geschlechtlichen und der Geschlechter ist in dieser Kompilation getilgt, das Fundament der Sexologie Hirschfelds, seine Lehre von den sexuellen Zwischenstufen, wird nicht einmal mehr erwähnt. Daher scheint es, als wolle Abraham das Zerrbild bestätigen, das Kurt Hiller im Nachruf auf Hirschfeld zeichnete, als er den Verstorbenen für seinen Realismus, seine Lust an Empirie und Entdeckung von Tatsachen lobte und zugleich tadelte, er sei anders als Freud kein „Tiefenforscher der Seele" gewesen, kein „Seher".[167] Dass er mit seiner Zwischenstufenlehre weiter als jeder andere Wissenschaftler oder gar Psychoanalytiker in die Frage nach Männlichkeit und Weiblichkeit und nach der Gesundheit der Sexualitäten des Menschen eingedrungen ist, konnten wie die meisten seiner Zeitgenossen auch Abraham, Hiller und Haire nicht begreifen. Für den weiblichen Mann und die männliche Frau mochten sie allenfalls eine Art repressiver Toleranz aufbringen, eine Stufe von Verständnis dieser Phänomene, zu der Hirschfeld sich emporgearbeitet hatte, war für sie unfassbar.

Es ist vermutet worden, dass Hirschfeld die radikale Bedeutung seiner Zwischenstufenlehre deshalb zu einem bloßen „Einteilungsprinzip"[168] verharmlost hat, weil er fürchtete, der statistisch normalen Majorität seine Einsicht, dass ausnahmslos jeder Mensch ein Zwitter ist, nicht zumuten zu können. Es hat sie tatsächlich alle, selbst seine Mitarbeiter und vermeintlichen Schüler, überfordert, so dass die zahllose Male in Hirschfelds Schriften wiederholte frohe Botschaft ignoriert und schließlich, angefangen mit Felix Abraham, aus seinem Werk eliminiert wurde.

---

166 Hirschfeld an Haire 11.4.1934 (Haire-Nachlass University of Sydney, Australien). – Ob Hirschfeld, der sich 1931 auf seiner Weltreise befand, Abrahams und Vachets Kompilation autorisiert hat, ist nicht bekannt. Noch vor Antritt der Reise notiert er, dass er „vor allem" von Abraham und Levy-Lenz enttäuscht sei, weil beide „keine innere Bindung an die von mir gewollte Arbeitsgemeinschaft" im Institut zeigten (Hirschfeld 2013, S. 80).

167 Hiller 1935, S. 7.

168 Hirschfeld 1910b, S. 275.

Die von Haire erweiterte englische Fassung von *Perversions sexuelles* wird, zumindest was den Buchhandel betrifft, gewiss auch darüber hinaus bei Wissenschaftlern und Laien für mehrere Jahrzehnte sein sexologisches Lebenswerk repräsentieren. Bald nach Hirschfelds Tod wurde es, offensichtlich von Norman Haire stark erweitert in der englischen Filiale des Aldor-Verlages neu herausgegeben. Der Name von Hirschfelds Mitarbeiter Abraham taucht nicht mehr auf, statt dessen ist auf dem Titelblatt von Hirschfelds namenlosen Schülern die Rede, die dieses Buch zusammengestellt haben („Compiled as a Humble Memorial by His Pupils"). Haire hatte sich gleich nach der Lektüre des ersten Bandes der *Geschlechtskunde* entschlossen, eine englische Übersetzung herauszugeben, was ihm aber nicht gelang. Es ist wahrscheinlich, dass er seine Übersetzung in die 1936er Fassung von *Perversions sexuelles* in *Sexual Anomalies and Perversions* einarbeitete.

Der deutsch-ungarische Schriftsteller Arthur Koestler wird später in seinen Memoiren behaupten, er habe dieses Buch zwar allein geschrieben, aber Norman Haire habe es erheblich erweitert und revidiert.[169] Koestler schreibt auch, er habe damals alle seine Texte auf Deutsch verfasst und andere hätten sie übersetzt.

Das alles klingt verwirrend widersprüchlich, könnte aber ein Körnchen Wahrheit enthalten; es könnte sich etwa so abgespielt haben: Der Aldor-Verlag wollte die durch Hirschfelds Tod voraussichtlich eintretende Nachfrage nach Hirschfeld-Literatur ausnutzen und hat Koestler Felix Abrahams deutschsprachiges Manuskript von 1931 gegeben, damit er es zu einem neuen Verlagsprodukt umgestaltet, mit dem der erwartete Bedarf bedient werden könne. Da Aldor in Frankreich immer noch Abrahams Hirschfeld-Buch im Angebot hatte, wurde die Gedenkausgabe von Norman Haire erweitert und bearbeitet und nur für den angelsächsischen Markt produziert. Möglicherweise hat Koestler nur das ebenfalls anonyme Vorwort verfasst, das „Publisher's Preface" überschrieben ist. Es enthält eine kurze Vita Hirschfelds mit zahlreichen Irrtümern, von denen der seltsamste seinen Tod betrifft. Demnach soll er nicht in Nizza, sondern im Flur des Aldor-Verlagsbüros in Paris an einem Schlaganfall gestorben sein, als er gerade im Begriff war, die Arbeit an seinem Buch abzuschließen.[170]

Das Buch war ein großer finanzieller Erfolg, denn es erschienen bis 1966 mehrere Auflagen in London und im Verlag Emerson in New York. Seit der Auflage von 1948 wird Norman Haire auf dem Titelblatt als Herausgeber genannt. Seit Anfang der 1950er Jahre erschienen in mehreren anderen Verlagen schwedische, niederländische, französische und deutsche Übersetzungen. Eine der deutschen Ausgaben mit dem Titel *Geschlechtsanomalien und Perversionen. Ein Studienbuch für Ärzte, Juristen, Seelsorger und Pädagogen, aus dem Nachlaß ergänzt und geordnet von seinen Schülern*, erschienen in dem Schweizer „Verlag Wissenschaft und Fortschritt", liegt mir vor. Sie

---

169 Koestler 1955, S. 222.
170 „Unfortunately, he died before he could put the final touches to the summary of his life work. In fact, it was in the corridor of our Paris office, on his way to discuss with us certain points relating to this matter, that he had the seizure which resulted in his death." (Aldor 1936, S. 30).

enthält im Vorwort, das „Habent sua fata libelli" überschrieben ist, eine seltsame Angabe zum Schicksal dieses Buches:

> „Die französische und später die englische Ausgabe des Werkes wurden im Jahre 1937 in Paris bzw. 1938 in London von dem deutschen Originaltext übersetzt. Als jedoch 1941 der Häuserblock 2–46 in der Buchnall-Str. in London durch eine Fliegerbombe völlig ausbrannte, ging auch das Originalmanuskript zugrunde. Das Werk mußte daher leider von der englischen und französischen Ausgabe ins Deutsche zurückübersetzt werden."[171]

Abgesehen davon, dass es nur eine englische Originalausgabe von 1936 gibt und die französische Fassung erst 1957 erschien, ist daran zutreffend, dass das Buch eine Übersetzung aus dem Englischen ist und kein originaler Text Hirschfelds. Der anonyme Übersetzer trifft oft nicht die Sprache Hirschfelds und verwendet eine teils bedenkliche Ausdrucksweise.

Kinsey. Sexualreform. „Hirschfeld-Renaissance"

Zuweilen wird Hirschfeld unterstellt, er habe sich den Fortschritt in Wissenschaft und Gesellschaft, gemäß dem Spruch „Durch Wissenschaft zur Gerechtigkeit", der lateinisch seinen Grabstein ziert, als linearen Prozess vorgestellt. „Fortschrittsgläubig" hat ihn einer seiner gegenwärtig einflussreichsten Kritiker vorwurfsvoll genannt.[172] In Hirschfelds einseitiger Vorliebe für den naturphilosophischen Satz „Die Natur macht keine Sprünge" könnte man diesen Vorwurf bestätigt sehen, wenn man seine alles andere als lineare, von Sprüngen, Brüchen und Krisen gezeichnete wissenschaftliche und politische Entwicklung unbeachtet lässt. Seine Sexualtheorie war zwar bereits in den Grundzügen in *Sappho und Sokrates* 1896 formuliert: Der Umbau, den sie durch die Rezeption von Reflexologie, Endokrinologie und Psychoanalyse erfuhr, sind derart einschneidend, dass von einer stetigen linearen Entwicklung nicht gesprochen werden sollte. Hirschfelds persönliches Leben war während der Studienzeit durch die Ablösung von der Religion seiner Eltern und die Hinwendung zu der neuheidnischen Quasireligion des Haeckelschen Monismus charakterisiert, seine Entscheidung für die Sexualwissenschaft und gegen die Naturheilkunde, seine Abwendung im Weltkrieg von der Loyalität zum Hohenzollernregime hin zu einem pazifistischen Weltbürgertum markieren weitere entscheidende Zäsuren. Der Aufstieg der Nazis, die sein Lebenswerk zerstörten und ihn aus dem Land vertrieben, ist von ihm gewiss nicht als Fortschritt gedeutet worden. Seine Hoffnung, dass sich seine sexualreformerischen Ziele nach dem Ende des NS-Regimes verwirklichen lassen, erfüllten sich schließlich, allerdings kaum auf dem Weg vernünftiger Argumente und Aufklärung, sondern durch die Panzer und Bombenflugzeuge der Anti-Hitler-Koalition. Es dürfte schwer

---

171 Habent [um 1955], S. 19.
172 Sigusch 1985, S. 244.

fallen, den heute über Brüche und Rückschläge erreichten Stand der Sexualreform nicht als Fortschritt gegenüber dem Jahr 1935, als die Weltliga aufgelöst wurde, zu interpretieren. Will man partout nicht einem irgendwie naiven Fortschrittsglauben verfallen, könnte man ihn in pessimistischer Erwartung einer bevorstehenden modernisierten und digitalisierten Faschismus-Epoche weltweit als falschen Schein entlarven und auf die kommenden finsteren Zeiten warten, vielleicht noch mit von der menschlichen Gattung selbst verursachtem Untergang der Biosphäre.

An der US-amerikanischen Indiana University Bloomington gründete der Biologieprofessor Alfred C. Kinsey[173] 1947 ein „Institute for Sex Research". Im Jahr darauf erschien *Sexual behavior in the human male*, ein Buch, das Kinsey gemeinsam mit zwei Mitarbeitern verfasst hatte und mit dem in quantitativer und methodologischer Hinsicht der Sprung der Sexologie auf ein bis dahin unerreichtes Niveau vollzogen war. Der Hitler-Faschismus beendete zwar in Deutschland gewaltsam eine fortschrittliche Sexologie[174], im angelsächsischen Sprachbereich bereitete sich aber, nicht zuletzt unter dem Einfluss Norman Haires, der Aufschwung vor, der mit Kinseys Untersuchungsergebnissen ein Niveau erreichte, das allem bisher Dagewesenen einen bloßen Vorläuferstatus zuwies.

Als Hirschfeld das WhK und das *Jahrbuch für sexuelle Zwischenstufen* gründete, wusste er nichts von Karl Heinrich Ulrichs' altem Projekt eines Urningsbundes, das zumindest gedanklich Hirschfelds Unternehmungen vorwegnahm. Kinsey hingegen studierte, bevor er die Interviews mit mehreren Tausend hellhäutigen amerikanischen Männern und Frauen der oberen Ausbildungsschichten zu ihrem Sexualverhalten sammelte und analysierte, die wenigen Forschungsergebnisse seiner Vorgänger. Er kam dabei zu dem Ergebnis, das allein Hirschfeld mit seinen Umfragen unter Studenten und Metallarbeitern 1903 und 1904 ein höheres wissenschaftliches Niveau („more elaborate") aufwies als alle übrigen empirischen Studien zum Sexualverhalten. Zudem bedauerte Kinsey, dass Hirschfeld die etwa 10.000 ausgefüllten *Psychobiologischen Fragebögen*, die er gesammelt hatte, nie statistisch ausgewertet hatte.[175]

Die statistische Aufbereitung und Darstellung von Kinseys eigenen Interviewdaten ist in den beiden bald so genannten Kinsey-Reports von 1948 und 1953 enthalten. Die Reports wurden in viele Sprachen übersetzt – 1954 und 1955 ins Deutsche – und leisteten einen unschätzbaren Beitrag zur Durchsetzung einer freiheitlicheren Sexualmoral und eines liberaleren Sexualstrafrechts weltweit.

Nachdem in Deutschland der Hitler-Faschismus besiegt war, zeigten sich die Sexualreformbewegungen der Weimarer Republik durch die zwölfjährige Verfolgung und Unterdrückung sehr geschwächt, aber keineswegs vernichtet. Die Spaltung in Westzone und Ostzone, seit 1949 in BRD und DDR, eine bürgerliche Demokratie und eine sozialistische Diktatur, bedingten unterschiedliche Formen der sozialen Kämpfe

---

173 Zu Kinsey vgl. Schmidt 2009.
174 Zur NS-Sexualforschung vgl. Herzer 1987.
175 Kinsey u. a. 1948, S. 618 ff.

und Bewegungen zur Verwirklichung des alten Weltligazieles sexueller Menschenrechte für alle.

Die Befreiung der Homosexuellen war Zentrum und Anfang von Hirschfelds Sexualpolitik. Im Osten wurde dieser Befreiungskampf von einem Einzelnen, dem Dresdener Arzt Rudolf Klimmer[176], 1947 wieder aufgenommen. Mit öffentlichen Vorträgen, Aufsätzen in Fachzeitschriften und Eingaben an die gesetzgebenden Körperschaften wollte er die Abschaffung des Paragrafen 175 erreichen. 1948 begann aus seinem Londoner Exil Kurt Hiller, der einstige stellvertretende Vorsitzende des WhK, mit Klimmer zur Frage der Schwulenemanzipation zu korrespondieren. Auch von dem kommunistischen Schriftsteller Ludwig Renn, der aus dem mexikanischen Exil nach Ostberlin zurückgekehrt war, wurde Klimmer unterstützt. Als Klimmer mit seinem Bemühen scheiterte, eine Monografie über Homosexualität in der DDR zu publizieren, und sie stattdessen in Westdeutschland herausgab, trat er aus der herrschenden kommunistischen Partei, der SED, aus und konnte nur noch von außen als parteiloser DDR-Bürger publizistisch auf die Strafrechtsreform Einfluss nehmen. Sie brachte 1967 erstmals in Deutschland eine Liberalisierung des Schwulenstrafrechts, die ungefähr den Forderungen des Hirschfeldschen WhKs entsprach.

Übrigens gab es im Osten schon früh eine Hirschfeld-Ehrung. In der zwischen Berlin und Oranienburg gelegenen Ortschaft Lehnitz beschloss zur Jahreswende 1945/46 der „antifaschistisch-demokratische Gemeinderat", die dortige Viktoria-Straße in Magnus-Hirschfeld-Straße umzubenennen. Der Oranienburger Historiker Bodo Becker vermutet[177] den Lehnitzer Kommunisten und Widerstandskämpfer Georg Pinzke als Initiator dieser Aktion. Als der 1945 aus dem Exil zurückgekehrte kommunistische Arzt und Dichter Friedrich Wolf[178] drei Jahre später mit seiner Familie von Berlin-Pankow nach Lehnitz zog, fand er die Straßenbenennung nach seinem einstigen sozialdemokratischen Kampfgefährten Hirschfeld vor, und als Wolf 1953 starb, wurde die Verlängerung der Magnus-Hirschfeld-Straße in Friedrich-Wolf-Straße umbenannt. Ähnliche Hirschfeld ehrende Aktionen wird später die westdeutsche Wochenzeitschrift *Der Spiegel* mit hämischem Spott als „Hirschfeld-Renaissance"[179] abtun.

Wegen des liberaleren Presse- und Vereinsrechts nahm der Befreiungskampf der Homosexuellen in Westdeutschland und Westberlin andere Formen an als im Osten. Im amerikanischen Sektor von Berlin erhielt 1948 der junge Weltkriegssoldat Martin Knop die Lizenz zur Herausgabe der ersten Nachkriegs-Schwulenzeitschrift *Amicus-*

---

176 Grau 2009, S. 360 ff.

177 Persönliche Mitteilung, 1.12.2016.

178 Im Bildband der *Geschlechtskunde* wird Wolf als „Sexualreformator" gewürdigt, der mit seinem Drama *Zyankali* „die Schaubühne als Kampfstätte für Sexualreform" erobert habe. Wolfs Drama, „das sich gegen die kurpfuscherische Abtreibung und die Abtreibungsbestrafung richtet", war damals ein internationaler Erfolg (Hirschfeld 1930b, S. 890 f.). Bedenkt man Wolfs durchaus bisexuelle Vita, dann ist es sehr wahrscheinlich, dass er Hirschfelds einschlägiges Werk bereits vor 1933 zustimmend rezipiert hat (Hergemöller 2001, S. 751 f.)

179 Sigusch 1985, S. 244.

Briefbund und in Frankfurt am Main (ebenfalls in der amerikanischen Zone) gründeten 1949 einige Veteranen des alten WhK gemeinsam mit jungen Schwulen ein neues Wissenschaftlich-humanitäres Komitee, das aber bereits ein Jahr später einging.[180]

Kurt Hiller war 1955 aus seinem Londoner Exil nicht nach Berlin, sondern nach Hamburg zurückgekehrt. Von schwuler Emanzipationspolitik hielt er sich zunächst fern, unternahm dann 1962 einen halbherzigen Versuch, ein Hamburger WhK zu gründen, gab den Plan aber noch im gleichen Jahr wieder auf.[181] Die studentisch geprägte Schwulenbewegung, die sich nach der Reform des Homosexuellenstrafrechts von 1969 in mehreren westdeutschen Städten und in Westberlin gebildet hatte, ignorierte er ebenso wie er die gleichzeitig im Zeitschriftenhandel auftauchenden Homoblätter verachtete. Er fand sie vulgär und niveaulos.

Die westdeutsche Schwulenbewegung nach 1969 war stark beeinflusst von den kurz vorher in Großbritannien und Nordamerika entstandenen Gay Liberation Movements. Auch die Entdeckung Hirschfelds als Veteran und Erfinder der sozialen Befreiungsbewegung der Homosexuellen verdankt sich sozusagen einem deutsch-amerikanischen Gemeinschaftsunternehmen: Der in West- später auch in Ostberlin Germanistik studierende US-Amerikaner James D. Steakley war Mitglied der „Homosexuellen Aktion Westberlin" und ging in seiner Freizeit in Berliner Bibliotheken auf Spurensuche nach der Vorgeschichte dieser neuesten schwulen Befreiungsbewegung. Zu seinen Forschungen angeregt hatte ihn die Lektüre des historischen Romans *Exil auf Capri*, in dem der Autor Roger Peyrefitte neben vielen berühmten Homosexuellen vom Anfang des zwanzigsten Jahrhunderts auch Hirschfeld und das WhK auftreten lässt. Im New Yorker Verlag Arno Press erschien 1975 Steakleys Buch *The Homosexual Emancipation Movement in Germany* als ein erstes Resultat seiner Untersuchungen sowie mehrere Reprint-Ausgaben von Druckschriften aus der Anfangszeit dieser Bewegung (Ulrichs, Hirschfeld, Karsch-Haack u. a.) Dies alles inspirierte auch bewegte Schwule hierzulande zur Hirschfeld- und zur schwulen Geschichtsforschung. So kam es 1982 in Westberlin zur Gründung der Magnus-Hirschfeld-Gesellschaft, die seitdem in ihren *Mitteilungen* und in zahlreichen monografischen Veröffentlichungen die Fortschritte der Hirschfeld-Forschung dokumentiert.

Was bleibt

Die Frage nach dem Status und der Bedeutung von Hirschfelds wissenschaftlichem Werk ist nach wie vor umstritten. Der Historiker Eberhard Straub formulierte in der *Frankfurter Allgemeinen Zeitung* die Position der Hirschfeld-Kritiker besonders drastisch: „Magnus Hirschfeld wirkt weder als Person noch als Schriftsteller besonders

---

180 Herzer 1983, S. 29; Wolfert 2015, S. 33 – 63.
181 Herzer 1982, S. 74 f.

anziehend. Er ist unbeholfen, ein unselbständiger Kleingeist, der gleichwohl für Großmut und Unabhängigkeit schwärmt. Sein rührender Patriotismus mischt sich mit deutsch-gemütlichen Erwartungen, daß befreite Sexualität und befreite Völker geistige und allgemeine Freiheit unter den Menschen stiften würden."[182]

Hirschfelds Erwartungen waren gewiss andere als die ihm hier zum Beweis seiner Kleingeistigkeit unterstellten. Würde man klären können, was genau unter einer befreiten Sexualität und einem befreiten Volk zu verstehen ist, dann wäre in Straubs Polemik womöglich ein rationaler Kern zu entdecken. Das heute in Europa erreichte Maß an sexueller Freiheit ist gewiss von einer Verwirklichung der Hirschfeldschen Forderung nach sexuellen Menschenrechten noch ähnlich weit entfernt wie die Freiheit der Völker in heutigen postkolonialen Despotien weltweit von einer vollen Geltung der UNO-Menschenrechtscharta. Die Dialektik von Sexualreform und Emanzipation ist gewiss ähnlich komplex wie die von Sozialreform und sozialer Revolution. In beiden Fällen handelt es sich um *das Einfache, das schwer zu machen ist*, so dass es denen, die mit dem erreichten Status quo zufrieden sind und sich diese Zufriedenheit allenfalls mit einem folgenlosen Kulturpessimismus auspolstern, leicht fällt, sich über die dürftigen Fortschritte im Prozess der Zivilisation zu amüsieren.

Der Kulturphilosoph J. Edgar Bauer beschreitet seit Ende der 1990er Jahre einen anderen Weg der Annäherung an Hirschfelds Denken. Er sieht den theoretischen Kern von Hirschfelds Lebenswerk im Vollzug eines „epochalen Bruches mit dem Menschenbild des Sexualdimorphismus", der mit der Lehre von den sexuellen Zwischenstufen vollzogen wird.[183] Die Zwischenstufenlehre führe zudem nicht nur zur Dekonstruktion des bisher als natürlich oder gottgegeben akzeptierten Mann/Frau-Einteilungsschemas, sie führe darüber hinaus auch zur Auflösung des von Hirschfeld „selbst ‚provisorisch' aufgestellten ‚dritten Geschlechts'".[184] Hirschfelds Lösung dieser erstrangigen denkerischen Aufgabe bleibe jedoch wegen seinem „Verständnis des ‚Naturgemäßen' im Sinn von ‚Angeborensein' problematisch", da er „den Schlüssel der Sexualkonstitution vorwiegend in dem ontogenetisch vorherbestimmten Drüsenspiegel des Individuums sucht [...]. Eine solche argumentative Strategie ist aber im wesentlichen mit der Fixierung auf einen überbewerteten Anfang behaftet. Damit kann die Frage der sexuellen (Selbst)Identifikation nicht zu einer prinzipiell unabschließbaren Aufgabe werden, wie es die Vertreter des ‚transgenderism' paradigmatisch reklamieren, sondern wird auf die Kenntnisnahme eines kaum zu modifizierenden Faktums reduziert. In dieser Hinsicht bleibt Hirschfeld hinter dem emanzipatorischen Anspruch zurück, den seine eigene Zwischenstufenlehre in der Konsequenz erhebt."[185]

Als Vertreter des so genannten Transgenderism benennt Bauer die US-amerikanische Schriftstellerin Leslie Feinberg, die sich selbst als „Transgender Warrior" sah

---

182 Straub 2006, S. 40.
183 Bauer 1998, S. 17.
184 Ebd., S. 41.
185 Ebd., S. 42.

und ihre Persönlichkeit durch den Widerspruch zwischen ihrem biologischen und sozialen Geschlecht definieren wollte.[186] Eine solche interessante Selbstdefinition lässt aber – wohl absichtlich – die Frage unbeantwortet, wie denn die beiden Seiten dieses Widerspruchs, Sex und Gender, in Feinbergs Selbstbild integriert sind. Eine Person, die nur als Abstraktum „Widerspruch" existiert, ist ein Unding.

Dennoch möchte ich Bauers Kritik an einer Überbewertung der inneren Sekretion insofern zustimmen, als hierbei die Kraft des Selbstbildes oder der Selbstidentifizierung einer Person womöglich unterschätzt wird. Wenn sich ein Individuum unter Absehung von seiner „Sexualkonstitution" weder als Mann, noch als Frau oder als Zwitter definiert, sondern als irgendwie übergeschlechtlich, „transgender", dann erinnert ein solches Manöver an Märchen wie *Des Kaisers neue Kleider* oder *Rumpelstilzchen*, wo die Benennung einer Person oder ihrer sozialen Eigenschaften alles ist und ihre physische Existenz nichts. Das Moment der individuellen Lebenspraxis würde in einem solchen Fall keine Rolle mehr spielen, was dann allein noch zählt ist das imaginierte Selbstbild.

In der Prager Zeitschrift *Nový Hlas* erschien im April 1934 ein Beitrag Hirschfelds, in dem er, auf sein Lebenswerk zurückblickend, eine Gedankenverbindung der Biologie mit dem alttestamentlichen Propheten Jesaja herstellt: „Mag man auch die Bücher über die Sexualwissenschaft und insbesondere auch über die homosexuelle Frage verbrennen und verbieten, mag man sie auch als Makulatur einstampfen und sie in Hetzschriften umwandeln, wir halten uns an das Wort der Bibel: ‚Ein Rest wird bleiben!' Ja ein Rest wird bleiben, ein Keim, aus dem wieder neues Leben erblüht."[187]

Wenn man annimmt, Hirschfeld habe sich in seinen späten Jahren mit der – wie sie im *Weltreise*-Buch genannt werden – Schicksalsgemeinschaft der Juden identifiziert, dann könnte man in seinem wissenschaftlich-humanitären Sendungsbewusstsein einen Messianismus erblicken, der ihm religiöse Tröstung und Hoffnung spendete. Eine andere Deutung dieser Sätze aus der tschechoslowakischen Schwulenzeitschrift, in denen Wissenschaft und Religion mit der Erwartung einer besseren Zukunft für die Lehre und die Menschheit verknüpft werden, legen Hirschfelds Ausführungen in der *Geschlechtskunde* nahe, wo drei Priester der katholischen Kirche, Nikolaus Kopernikus, Giordano Bruno und Gregor Mendel als verfemte und verkannte Künder von Aufklärung und Vernunft gefeiert werden.[188] Der ostpreußische Domherr Kopernikus musste es erdulden, dass der Druck seiner Bücher über die Bewegung der Gestirne verboten wurde. Kopernikus' Schüler und „streitbarsten Verkünder seiner Lehren", dem Dominikanerpriester Bruno wurde wegen seiner materialistischen Naturphilosophie in Rom der Prozess gemacht. Er wurde bei lebendigem Leib verbrannt, kurz darauf auch seine ketzerischen Schriften. Hirschfeld erzählt, dass Bruno vor seinem Tod seinen Freunden gesagt habe: „Seid getrost, die Zeit wird

---

186 „It's not my sex that defines me, and it's not my gender expression [...] It's the social contradiction between the two that defines me." (Feinberg nach Bauer 1998, S. 22.)
187 Hirschfeld 1934 f, S. 3.
188 Hirschfeld 1928b, S. 529 f.

kommen, da alle sehen werden, was ich sehe!" Diese „prophetischen Worte" erinnern Hirschfeld an den Ausruf des Augustiner-Priesters Mendel: „Meine Zeit wird kommen!" als er, „enttäuscht aber nicht entmutigt" die Nichtbeachtung seiner umstürzenden Erkenntnisse zur Genetik kommentierte. Diese drei Heiligen seiner Wissenschaftsreligion standen dem verfolgten und geächteten Flüchtling vermutlich näher und spendeten mehr Trost, als es die Religion seiner Väter je hätte tun können.

Bilderteil

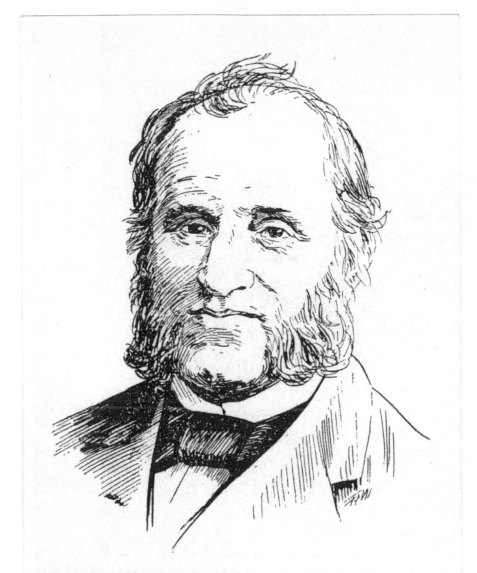

Sanitätsrat Dr. Hermann Hirſchfeld.

Magnus Hirschfeld und seine Schwester Franziska Mann feierten den 100. Geburtstag ihres Vaters mit einer Broschüre der Erinnerung an den Kolberger Arzt und Kommunalpolitiker. Der Holzschnitt nach einer Fotografie ist diesem Werk (Hirschfeld 1925) entnommen. Von der Mutter Friederike ist kein Bildnis bekannt. Sie war ca. zwölf Jahre jünger als ihr Gatte und starb 18 Jahre nach ihm, 1904 in Wilmersdorf bei Berlin.
(Archiv des Autors)

https://doi.org/10.1515/9783110548426-008

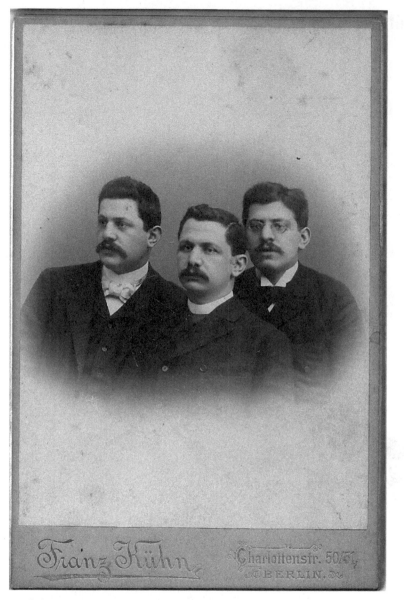

Das früheste bekannte Hirschfeld-Foto zeigt ihn zusammen mit seinen beiden älteren Brüdern Eduard und Imanuel Hermann schätzungsweise um 1890. Schon damals musste er seine Sehbehinderung mit einer Brille ausgleichen. Dass das Foto in einem Atelier in Berlin aufgenommen wurde, verweist auf die engen Verbindungen, die die Kolberger Familie mit der Reichshauptstadt unterhielt.
(Archiv der Magnus-Hirschfeld-Gesellschaft)

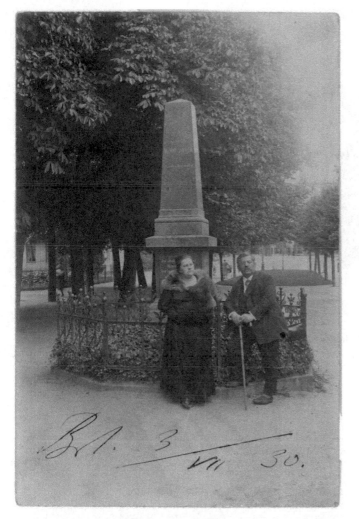

Die Frau, die an Hirschfelds Seite vor dem Denkmal posiert, das der Magistrat von Kolberg 1886 zu Ehren von Hermann Hirschfeld errichten ließ, konnte noch nicht identifiziert werden. Vermutlich ist es seine Schwester Jenny. Ebenfalls nicht identifiziert ist Hirschfelds handschriftlicher Eintrag „Brl. 3/VII 30." Hirschfeld besuchte nachweislich 1929 zum letzten Mal seine Heimatstadt. Es ist das einzige bekannte Foto, das Hirschfeld auf einem Krückstock gestützt zeigt. – 1933 hat der nunmehr nazistische Magistrat die Zerstörung des Hirschfeld-Denkmals angeordnet.
(Archiv der Magnus-Hirschfeld-Gesellschaft)

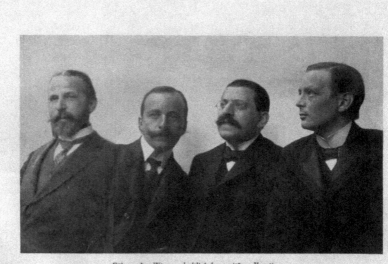

Führer des Wissenschaftlich-humanitären Komitees:
Georg Plock (1910). Dr. Ernst Burchard. Dr. Magnus Hirschfeld. Freiherr von Teschenberg (1904).

Dieses Foto erschien 1922 in der Festschrift zum 25-jährigen Jubiläum des WhK. Das Bildnis Georg Plocks, der seit 1910 WhK-Sekretär war, hat man an das Bild der drei „Führer" von 1904 anmontiert. (Archiv des Autors)

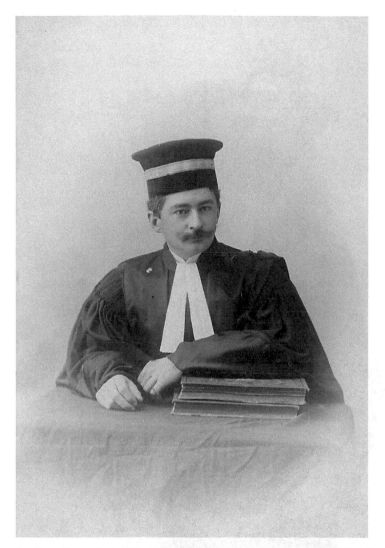

Der Strassburger Amtsrichter Eugen Wilhelm trat schon früh dem WhK bei und war von Anfang an der wohl produktivste Mitarbeiter am *Jahrbuch für sexuelle Zwischenstufen*. Seine Texte zur Homosexualität erschienen stets unter dem Pseudonym Numa Praetorius. 1908 wurde er wegen einer „homosexuellen Affäre" aus dem Staatsdienst entfernt und eröffnete später in Straßburg eine Rechtsanwaltpraxis.
(Privatsammlung)

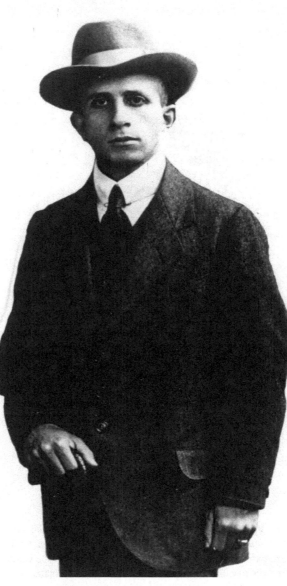

Kurt Hiller hatte in der Buchausgabe seiner rechtswissenschaftlichen Dissertation von 1908 unter anderm den Paragrafen 175 des Reichsstrafgesetzbuches kritisiert und seine Abschaffung verlangt. Hirschfeld las das Buch und lud den jungen Juristen daraufhin ein, im WhK mitzuarbeiten. Das tat Hiller bis zur Selbstauflösung des Komitees am 8. Juni 1933. Zum Bruch zwischen beiden Männern kam es 1929, als Hiller dabei mithalf, Hirschfeld aus dem WhK herauszudrängen. Nach Hirschfelds Abgang wurde Hiller zum zweiten WhK-Vorsitzenden gewählt. Er hat aber stets Hirschfelds Verdienste um die Homosexuellenemanzipation anerkannt und nach Hirschfelds Tod dessen Lebenswerk vielfältig gewürdigt. Das Zerwürfnis von 1929 hat er dabei nie erwähnt.
(Archiv des Autors)

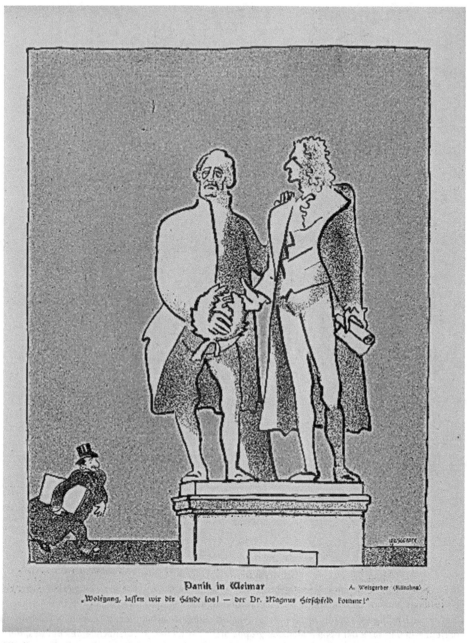

Panik in Weimar — A. Weisgerber (München)

„Wolfgang, lassen wir die Hände los! — der Dr. Magnus Hirschfeld kommt!"

Mit dieser Karikatur kommentierte die Münchner Wochenzeitschrift *Jugend* den Bülow-Brand-Prozess, in dem der Schriftsteller Adolf Brand zu einer Gefängnisstrafe verurteilt wurde, weil er den Reichskanzler Bülow in einem Flugblatt als schwul bezeichnet hatte. Zu seiner Verteidigung behauptete Brand, Hirschfeld habe ihm das erzählt. Obwohl Hirschfeld unter Eid aussagte, Brand habe gelogen, wurde dies fast in der gesamten Presse so dargestellt, als ob tatsächlich Hirschfeld der Urheber nicht nur der Beleidigung des Reichskanzlers, sondern auch der gesamten Eulenburg-Affäre gewesen sei. (Archiv des Autors)

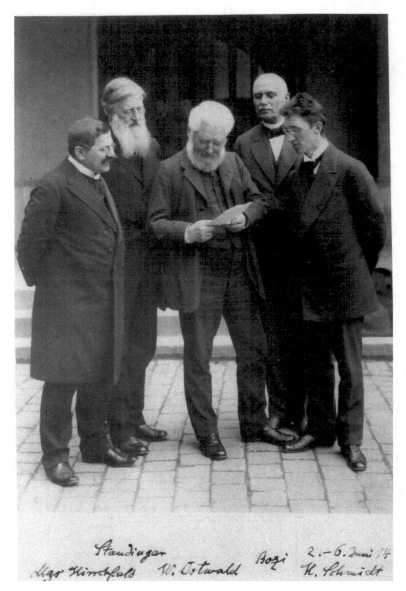

In Ernst Haeckels „Deutschem Monistenbund" hat Hirschfeld erst seit 1914 aktiv mitgewirkt, als er bei den „Pfingstkursen" des Bundes in Jena die „Grundzüge der Sexualwissenschaft" vortrug. Vorher hatte er sich erfolgreich darum bemüht, Ernst Haeckel sein Buch „Naturgesetze der Liebe" widmen zu dürfen. – In der Mitte der obigen Monistengruppe steht der damalige Vorsitzende des Bundes, der Chemiker und Nobelpreisträger Wilhelm Ostwald.
(Sammlung Ernst-Haeckel-Haus, Jena)

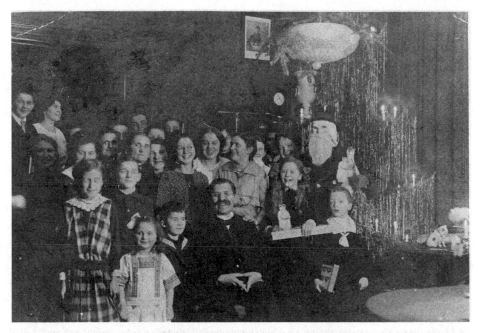

Dieses Foto vom Heiligen Abend 1917 zeigt den wohlhabenden Junggesellen Hirschfeld, der jedes Jahr seine Dienstboten und bedürftige Bekannte und Patienten mit ihren Familien zu sich einlud. „Obwohl er Jude war, feierte er Weihnachten wie alle anderen Familien in Berlin mit Weihnachtsbaum und allem, was dazu gehörte", erzählte Erika Kwasnik, als sie dieses Foto der Magnus-Hirschfeld-Gesellschaft schenkte. Die damals Fünfjährige ist das lächelnde kleine Mädchen im Vordergrund. Hirschfelds ältere Schwester Recha Tobias wirkte als „Hausdame", als Leiterin des Haushalts, erinnerte sich Frau Kwasnik. Ihre Freundschaft mit Hirschfeld hielt bis zu seiner Emigration. Kwasnik erzählte von einer Episode aus ihrer Schulzeit 1928, als es In ihrer Klasse zu Diskussionen über Hirschfeld als Gutachter im Krantz-Prozess, der „Steglitzer Schülertragodie", kam. Rechtsradikale Schülerinnen beschimpften Hirschfeld als „der schwule Jude". „Ich wurde wütend und es kam zum Streit mit diesen Mädchen." (aus: Erika Kwasnik: Bei ‚Onkel Hirschfeld‘, in: MittMHG Nr. 5, 1985, S. 29 ff.)

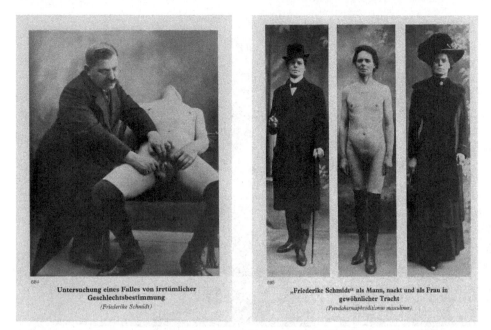

684 Untersuchung eines Falles von irrtümlicher
Geschlechtsbestimmung
(Friederike Schmidt)

685 „Friederike Schmidt" als Mann, nackt und als Frau in
gewöhnlicher Tracht
(Pseudohermaphroditismus masculinus)

Im zweiten Band der Sexualpathologie hat Hirschfeld den Fall Friederike S. fast romanhaft ausführlich erzählt (S. 25 ff.). Vierzehn Jahre später im Bildband der Geschlechtskunde bringt er diese vier Fotos seiner Patientin. Sie war seit 1904 während vieler Jahre bei ihm in Behandlung, liebte stets nur Frauen und unterhielt für längere Zeit ein lesbisches Verhältnis mit einer Prostituierten, „die von der Befriedigung masochistischer Männer lebte". Als Mädchen erzogen, hatte sie nie Menses. Ihre penisartige Klitoris produzierte kein Sperma, so dass Hirschfeld sie als „Pseudohermaphroditismus masculinus" klassifizierte.
(aus: Hirschfeld 1930b, S. 482)

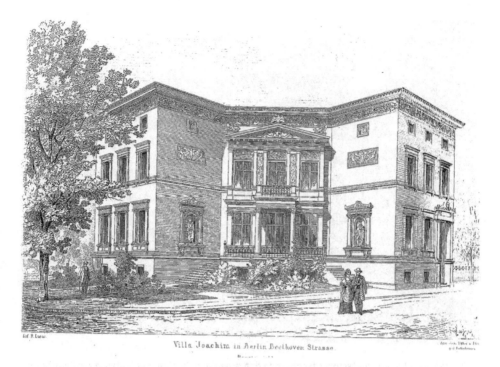

Villa Joachim in Berlin Beethoven Strasse.

Auf dem Grundstück Beethovenstraße Ecke In den Zelten ließ sich der berühmte Violinvirtuose Joseph Joachim von dem Architekten Richard Lucae 1875 diese Villa errichten. Nach Joachims Tod wechselte das Gebäude mehrmals den Eigentümer, bis Hirschfeld es 1919 für 410.000 Mark erwarb, um darin sein Institut für Sexualwissenschaft zu errichten. Zwei Jahre später kaufte er das benachbarte, wesentlich größere Mietshaus für 625.000 Mark hinzu. In ihm wohnten zeitweilig nicht nur Hirschfelds Schwester Recha, sondern auch der KPD-Verleger Willi Münzenberg, die Philosophen Ernst Bloch und Walter Benjamin sowie der englische Dichter Christopher Isherwood. Der Institutsbetrieb konnte trotz finanzieller und personeller Probleme bis 1933 aufrechterhalten werden, bis zur Plünderung und Zwangsenteignung durch die Nazis.
(aus: Architektonisches Skizzenbuch, Jahrgang 1875, Heft 3)

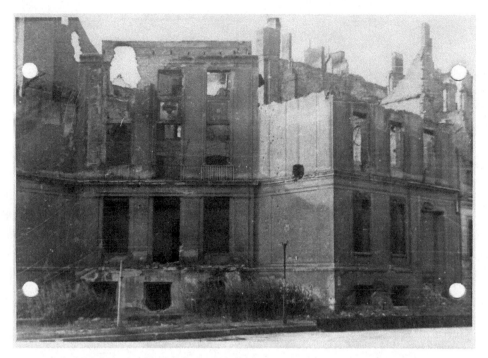

Seit 1933 brachten die deutschen Faschisten in den erbeuteten Institutsgebäuden verschiedene ihrer Institutionen unter. In der Nacht vom 22. auf den 23. November 1943 wurden beide Gebäude von Fliegerbomben der Anti-Hitler-Koalition zerstört. Das Foto aus dem Jahr 1948 zeigt die Ruine der einstigen Villa Joachim.
(Archiv des Autors)

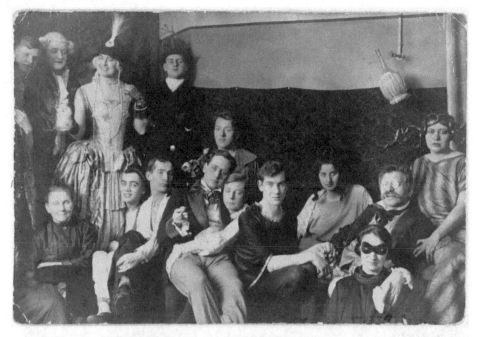

Eine transvestitische Faschingsfeier im Institut für Sexualwissenschaft. Hirschfeld und sein Geliebter Karl Giese halten einander an den Händen, Giese im Damenkleid, während Hirschfelds Kostümierung bloß aus einer ungewöhnlichen Krawatte zu bestehen scheint. Die links unten sitzende ältere Dame ist vermutlich Gieses Mutter. Die anderen Partygäste sind ebenso unbekannt wie der Fotograf und das Datum der Feier, irgendwann um 1925.
(Archiv der Magnus-Hirschfeld-Gesellschaft)

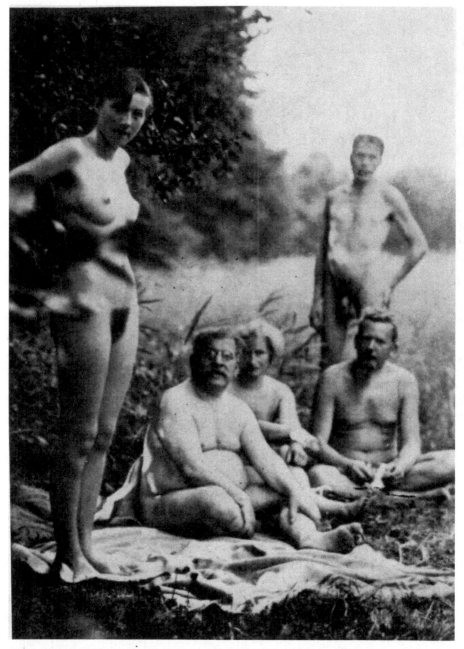

Etwa seit 1924 kam es zu einer Zusammenarbeit Hirschfelds mit dem Freikörperkultur-Aktivisten Adolf
Koch. Hirschfeld schrieb einige Beiträge zu Kochs Zeitschriften und Gutachten zu seiner Verteidigung,
wenn er wegen Erregung öffentlichen Ärgernisses vor Gericht stand. – Das Foto zeigt Hirschfeld am
Nacktbadestrand des südlich von Berlin gelegenen Motzener Sees. Neben ihm sitzt das Sexologen-
Ehepaar Paul und Maria Krische. Die beiden stehenden Personen sind nicht identifiziert.
(aus: Körperbildung, Nacktkultur Sonderheft 16, Bilderbuch der Körperkulturschule Adolf Koch,
Leipzig 1933)

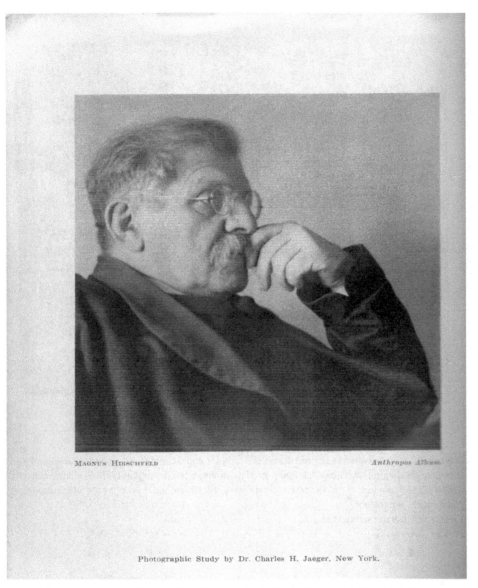

MAGNUS HIRSCHFELD   *Anthropos Album*

Photographic Study by Dr. Charles H. Jaeger, New York.

Dieses Altersporträt entstand am Beginn der Weltreise im Dezember 1930 in New York. Es wurde aufgenommen von dem Arzt und Fotografen Dr. Charles H. Jaeger und erstmals veröffentlicht im ersten Heft der von Hirschfelds Freund Victor Robinson herausgegebenen Zeitschrift Anthropos. (aus: Anthropos, Nr. 1, 1934, S. 50)

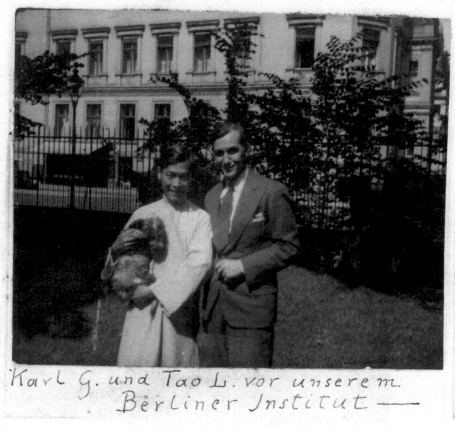

Karl G. und Tao L. vor unserem Berliner Institut —

Offensichtlich im Sommer 1932 sind die beiden Schüler und Geliebten Hirschfelds, Tao Li und Karl Giese, in unbekannter Mission nach Berlin gereist. Im Vorgarten des Instituts für Sexualwissenschaft ließen sie sich von einem Unbekannten fotografieren. Hirschfeld hat das Foto beschriftet und in sein „Gästebuch" eingeklebt.
(Deutsches Literaturarchiv Marbach)

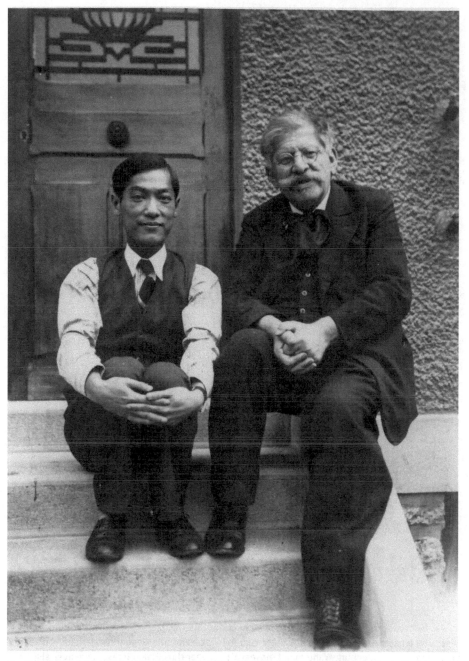

Tao Li und Hirschfeld um 1934 vermutlich in Nizza. Hirschfeld war ungefähr so groß wie Tao Li. Er wirkt hier größer, weil er auf einer höheren Stufe sitzt als Tao.
(Archiv der Magnus-Hirschfeld-Gesellschaft)

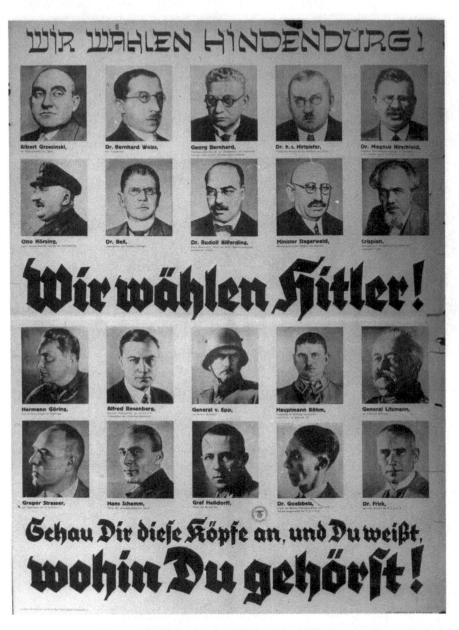

Bei der Reichspräsidentenwahl 1932 nahm die Zahl der Hitler-WählerInnen weiter zu. Hindenburg siegte und ernannte Hitler im folgenden Jahr zum Reichskanzler. Die Gegenüberstellung von zehn Hitler- und zehn Hindenburg-Wählern auf diesem Münchener Nazi-Plakat ist wohl weniger als männliche Schönheitskonkurrenz, sondern als Männlichkeitskonkurrenz gemeint. So tragen die meisten Hindenburg-Wähler eine Brille und keiner der Nazis, die, falls vorhanden, auf ihre Heldentaten im Weltkrieg verweisen. Der jüdische Brillenträger Hirschfeld wird scheinbar sachlich als „bekannter Gerichtssachverständiger in Sexualfällen und Vorkämpfer gegen die Paragraphen 175 und 218", die Diffamierungsarbeit leistet der Plakatkontext.
(Bayerisches Hauptstaatsarchiv München)

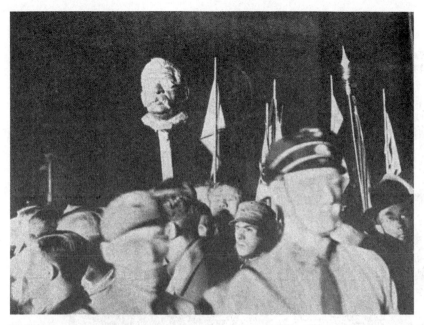

Nachdem nazistische Studenten seit dem 6. Mai 1933 die öffentlichen Büchereien Berlins und
Hirschfelds Institut für Sexualwissenschaft geplündert hatten, veranstaltete das Propagandaminis-
terium der neuen Regierung am 10. Mai auf dem Opernplatz vis-à-vis der Universität eine Bücherverbrennung mit den erbeuteten Sachen. Bei den vorher organisierten Straßenumzügen wurde das
Raubgut mitgeführt, darunter auch die Büste, die der Bildhauer Harald Isenstein zu Hirschfelds
60. Geburtstag geschaffen hatte. Als der Zug mit der Büste den Opernplatz erreicht hatte, wurde sie ins
Feuer geworfen.
(aus: Anthropos Nr. 1, 1934, S. 51)

Auch Magnus Hirschfeld an fremden Gestaden

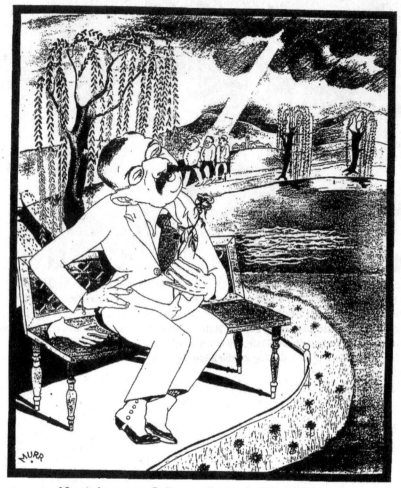

„Nein, wie böse war es in Berlin, wenn selbst mir der Boden zu heiß wurde!"

Ein Münchener Nazi-Witzblatt verhöhnte im Mai 1933, im Monat der Institutszerstörung und Bücherverbrennung, Hirschfeld als effeminierten schwulen Emigranten. Im Original ist die Zeichnung mit einem lilafarbenen Hintergrund versehen – eine Anspielung auf den Schlager „Das lila Lied", der Anfang der Zwanzigerjahre eine Art Hymne des „dritten Geschlechts" war. Im Unter- und Übertext klingen noch zusätzlich die damals verächtlich gemeinten Wendungen vom „warmen Bruder" an, der „vom andern Ufer" ist. Die Verhöhnung Hirschfelds als reicher Jude ist hier nur mit der kostbaren Garderobe und der übergroßen Nase angedeutet.
(aus: Die Brennessel, Jg. 3, Nr. 21 vom 24. 5. 1933, S. 249)

Abkürzungen

Aufl	Auflage
Bd	Band
Hrsg	Herausgeber(in), herausgegeben
JfsZ	Jahrbuch für sexuelle Zwischenstufen 1899–1923
Jg	Jahrgang
MbWhK	Monatsbericht des Wissenschaftlich-humanitären Komitees 1902–1907
MHG	Magnus-Hirschfeld-Gesellschaft Berlin
MittMHG	Mitteilungen der Magnus-Hirschfeld-Gesellschaft 1983 ff.
MittWhK	Mittellungen des Wissenschaftlich-humanitären Komitees e.V. 1926–1933
NS	Nationalsozialismus, nationalsozialistisch
RStGB	Reichsstrafgesetzbuch
ViWhK	Vierteljahrsberichte des Wissenschaftlich-humanitären Komitees 1910–1922
WhK	Wissenschaftlich-humanitäres Komitee
ZfS	Zeitschrift für Sexualwissenschaft. Jg 1.1908 und Jg 1.1914–Jg 18.1932.

Literatur

Abraham, Felix (1930): Transvestiten!, in: Die Aufklärung, Jg 2, S. 165.

Ärztliche Gesellschaft (1913): Ärztliche Gesellschaft für Sexualwissenschaft und Eugenik. Sitzung am 19. November 1913 (Langenbeckhaus), in: Medizinische Klinik, Jg 52, S. 1829–1830.

[Aldor, Ferenc (1936)]: Publisher's Preface, in: Magnus Hirschfeld: Sexual Anomalies and Perversions. London, S. 17–30.

Asmus, Martha (1899): Homosexuell, in: Magazin für Literatur des In- und Auslandes, Jg 68, Sp. 1145–1147.

Aus den Vereinen (1894): Aus den Vereinen. Charlottenburg, in: Der Naturarzt, Jg 22, S. 369.

Aus der Bewegung (1919): Aus der Bewegung, in: JfsZ, Jg 19, S. 3–68.

Aus der Bewegung (1920): Aus der Bewegung, in: JfsZ, Jg 19, S. 111–133.

Aus der Bewegung (1921a): Aus der Bewegung, in: JfsZ, Jg 20, S. 107–142.

Aus der Bewegung (1921b): Aus der Bewegung, in: JfsZ, Jg 21, S. 54–66.

Aus der Bewegung (1922): Aus der Bewegung, in: JfsZ, Jg 22, S. 56–81.

Bab, Edwin (1903): Die Gleichgeschlechtliche Liebe (Lieblingminne). Ein Wort über ihr Wesen und ihre Bedeutung. Berlin.

Bar-Yosef, Ofer & Jane Callander (1997): A forgotten archeologist: the life of Francis Turville-Petre, in: Palestine Exploration Quarterly, Vol. 129, S. 2–18.

Bauer, J. Edgar (1998): Der Tod Adams. Geschichtsphilosophische Thesen zur Sexualemanzipation im Werk Magnus Hirschfelds, in: Manfred Herzer (Hrsg) Dokumentation einer Vortragsreihe in der Akademie der Künste. 100 Jahre Schwulenbewegung. Berlin, S. 15–45.

Bauer, J. Edgar (2004): „Ahasverische Unruhe" und „Menschheitsassimilation": Zu Magnus Hirschfelds Auffassung vom Judentum, in: Elke-Vera Kotowski / Julius H. Schoeps (Hrsg) Der Sexualreformer Magnus Hirschfeld. Berlin, S. 271–291.

Beachy, Robert (2015): Das andere Berlin. Die Erfindung der Homosexualität. Eine deutsche Geschichte 1867–1933. München.

Bebel, August (1898): Die Frau und der Sozialismus. 29. Aufl Stuttgart.

Bebel, August (1907): [Reichstagsrede am 29.11.07], in: Verhandlungen des Reichstags. Stenographische Berichte, Bd 229, S. 1899–1913. – Internet: http://www.reichstagsprotokolle.de/Blatt_k12_bsb00002839_00000.html (gesehen 31.10.2014)

Becker, Johannes (1888): Koenigliches Domgymnasium und koenigl. Realgymnasium zu Colberg 1888. Schulnachrichten über das Jahr 1887/8. Colberg.

Becker, Sophinette (2000): Tragik eines deutschen Juden. Anmerkungen zu drei politischen Schriften von Magnus Hirschfeld, in: Martin Dannecker, Reimut Reiche (Hrsg) Sexualität und Gesellschaft. Festschrift für Volkmar Sigusch. Frankfurt & New York, S. 28–46.

Belzer, Emil (1908): Neunundfünfzigster Bericht der Kommission für die Petitionen. Berichterstatter: Abgeordneter Dr. Belzer. (Reichstagsdrucksache Nr. 604, 12. Legislaturperiode, I. Session 1907/08.) Berlin.

Benjamin, Walter (1980): Gesammelte Schriften I,2. Hrsg von Rolf Tiedemann und Hermann Schweppenhäuser. Werkausgabe Bd 2. Frankfurt.

Benjamin, Walter & Gershom Scholem (1985): Briefwechsel 1933–1940. Hrsg von Gershom Scholem. Frankfurt.

Berg, Leo (1906): Geschlechter. Berlin.

Berner, Dieter (1989): Zur Fundgeschichte von Tao Li's Namenszug, in: MittMHG, Nr. 13, S. 5–7.

Besser, Karl (1929): Magnus Hirschfeld und das WHK, in: MittWhK, Nr. 25 (November 1929), S. 199–200.

Biedl, Artur (1910): Innere Sekretion. Ihre physiologischen Grundlagen und ihre Bedeutung für die Pathologie. Berlin & Wien.

https://doi.org/10.1515/9783110548426-010

Bindseil, Reinhart (2008): Ruanda im Lebensbild des Afrikaforschers, Literaten und Kaiserlichen Residenten Richard Kandt (1867–1918). Dreisprachige Ausgabe. Trier.

Birnbaum, Karl (1919): Das Institut für Sexualwissenschaften in Berlin, in: ZfS, Jg 6, S. 172–174.

Bloch, Ernst (1952): Avicenna und die aristotelische Linke. Berlin.

Bloch, Iwan (1902–03): Beiträge zur Aetiologie der Psychopathia sexualis. Mit einer Vorrede von Albert Eulenburg. 2 Teile. Dresden.

Bloch, Iwan (1905): Die Perversen. Berlin.

Bloch, Iwan (1913): Die Aufgaben der „Aerztlichen Gesellschaft für Sexualwissenschaft", in: Berliner klinische Wochenschrift, Jg 50, S. 855–859.

Bloch, Iwan (1914): Aufgaben und Ziele der Sexualwissenschaft, in: ZfS, Jg 1, S. 2–11.

Bloch, Iwan (1916): Weitere Mitteilungen zur Behandlung der sexuellen Insuffizienz mit Testogan und Thelygan, in: Medizinische Klinik, Jg 12, S. 73–74.

Bloch, Iwan (1918): Gedenkworte, in: Zum 50. Geburtstag von Dr. Magnus Hirschfeld, 14. Mai 1918. Hrsg statt des Jahrbuch für sexuelle Zwischenstufen von Georg Plock. Leipzig, S. 17–18.

Blüher, Hans (1912a): Die deutsche Wandervogelbewegung als erotisches Phänomen. Ein Beitrag zur Erkenntnis der sexuellen Inversion. Mit einem Vorwort von Magnus Hirschfeld. Berlin-Tempelhof.

Blüher, Hans (1912b): Wandervogel. Geschichte einer Jugendbewegung. Erster Teil: Heimat und Aufgang. Tempelhof-Berlin.

Blüher, Hans (1913): Die drei Grundformen der sexuellen Inversion (Homosexualität). Eine sexuologische Studie. Separatdruck aus Jahrbuch für sexuelle Zwischenstufen Jahrgang XIII. Leipzig.

Blüher, Hans (1914): Die deutsche Wandervogelbewegung als erotisches Phänomen. Ein Beitrag zur Erkenntnis der sexuellen Inversion. 2., verbesserte und vermehrte Aufl Tempelhof-Berlin.

Blüher, Hans (1917): Die Rolle der Erotik in der männlichen Gesellschaft. (Erster Band.) Jena.

Blüher, Hans (1919): Die Rolle der Erotik in der männlichen Gesellschaft. Eine Theorie der menschlichen Staatsbildung nach Wesen und Wert. Bd 2. Familie und Männerbund. Jena.

Blüher, Hans (1920): Werke und Tage. Erster Band. Jena.

Blüher, Hans (1933): Secessio Judaica. Philosophische Grundlegung der historischen Situation des Judentums und der antisemitischen Bewegung. 3. Aufl Potsdam.

Blüher, Hans (1953): Werke und Tage. Geschichte eines Denkers. München.

Brand, Adolf (1906): Afterkultur und Homosexualität, in: Die Gemeinschaft der Eigenen. Flugschrift für Sittenverbesserung und Lebenskunst, Jg 3, S. 29–33.

Brand, Adolf (1907, Faks.Nachdr. 1995): Fürst Bülow und die Abschaffung des § 175. Flugschrift. Wilhelmshagen i.d.Mark; Faksimile in: Capri, Nr. 17, 1995, S. 17–20.

Brand, Adolf (1923): Herr Adolf Brand, Vorsitzender der Gemeinschaft der Eigenen, sagte in seiner Ansprache etwa folgendes, in: JfsZ, Jg 23, S. 188–192.

Brand, Adolf (1933): Gegen die Propaganda der Homosexualität, in: Extrapost. Anzeigen. Nr. 2, S. 1.

Brandt, Paul (1920): Erotes. Ein Gespräch über die Liebe von Lukian. Aus dem Griechischen zum ersten Male ins Deutsche übersetzt und eingeleitet von Hans Licht. München.

British Society (1921): British Society for the Study of Sex Psychology. Seventh Annual Report. July, 1921. London.

Bruns, Claudia (2011): Kontroversen zwischen Freud, Blüher und Hirschfeld, in: Dämonen, Vamps und Hysterikerinnen. Geschlechter- und Rassenfigurationen in Wissen, Medien und Alltag um 1900. Bielefeld, S. 161–183.

Buber, Martin (1962): Die Schriftwerke, verdeutscht. neubearbeitete Ausgabe. Köln u. a.

Buber-Neumann, Margarete (1957): Von Potsdam nach Moskau. Stationen eines Irrweges. Stuttgart.

Bülow, Bernhard von (1907): [Reichstagsrede am 28.11.07], in: Verhandlungen des Reichstags. Stenographische Berichte, Bd 229, S. 1880–1881. – Internet: http://www. reichstagsprotokolle.de/Blatt_k12_bsb00002839_00000.html (gesehen am 31.10.2014)

Bülow, Franz Josef von (1896): Deutsch-Südwestafrika. Drei Jahre im Lande Hendrik Witboois. Schilderungen von Land und Leuten. Berlin.

Clark, Christopher (2007): Preußen. Aufstieg und Niedergang 1600–1947. Aus dem Englischen. 2. Aufl München.

Clark, Christopher (2009): Wilhelm II. Die Herrschaft des letzten deutschen Kaisers. Aus dem Englischen. 3. Aufl München.

Curry, Charles E. (1922): Sir Roger Casement. Seine Mission nach Deutschland und die Findlay-Affaire. Auf Grund seiner Tagebücher und Korrespondenz dargestellt. München.

D'Arch Smith, Timothy (1970): Love in Earnest. Some Notes on the Lives and Writings of English 'Uranian' Poets from 1889 to 1930. London.

Darwin, Charles (1902, zuerst engl. 1879): Die Abstammung des Menschen und die geschlechtliche Zuchtwahl. 6. Aufl Bd 2. Stuttgart.

Der antisemitische Anschlag (1920): Der antisemitische Anschlag auf Dr. Hirschfeld, in: Münchener Post, Nr 234 (7.10.1920), S. 1.

Derks, Paul (1990): Die Schande der heiligen Päderastie. Homosexualität und Öffentlichkeit in der deutschen Literatur 1750–1850. Berlin.

Dobler, Jens (2008): Zwischen Duldungspolitik und Verbrechensbekämpfung. Homosexuellenverfolgung durch die Berliner Polizei von 1848 bis 1933. Frankfurt.

Dohm, Hedwig (1916): Der Friede und die Frauen, in: Das Ziel. Aufruf zu tätigem Geist. Hrsg von Kurt Hiller. München & Berlin, S. 167–170.

Domeier, Norman (2010): Der Eulenburg-Skandal. Eine politische Kulturgeschichte des Kaiserreichs. Frankfurt & New York.

Domeier, Norman (2014): Imaginationen einer „homosexuellen Internationale" im frühen 20. Jahrhundert, in: Rüdiger Lautmann (Hrsg) Capricen, Momente schwuler Geschichte. Hamburg, S. 46–66.

Dose, Ralf (1993): Thesen zur Weltliga für Sexualreform. Notizen aus der Werkstatt, in: MittMHG, Nr. 19, S. 23–39.

Dose, Ralf (2003a): The World League for Sexual Reform: Some Possible Approaches, in: Journal of the History of Sexuality, Vol. 12, S. 1–15.

Dose, Ralf (2003b): In memoriam Li Shiu Tong (1907–1993), in: MittMHG, Nr. 35/36, S. 9–23.

Dose, Ralf (2004): Die Familie Hirschfeld aus Kolberg, in: Elke-Vera Kotowski / Julius H. Schoeps (Hrsg) Der Sexualreformer Magnus Hirschfeld. Berlin, S. 33–64.

Dose, Ralf (2005): Magnus Hirschfeld. Deutscher, Jude, Weltbürger. Teetz.

Dose, Ralf (2015): Das verschmähte Erbe. Magnus Hirschfelds Vermächtnis an die Berliner Universität. Berlin.

Dose, Ralf (2016): Die Testifortan-Story oder: Weimars Viagra? Ein Forschungsbericht. Unveröffentlichtes Manuskript.

Dose, Ralf & Rainer Herrn (2006): Verloren 1933: Bibliothek und Archiv des Instituts für Sexualwissenschaft in Berlin, in: Jüdischer Buchbesitz als Raubgut. Hrsg von Regine Dehnel. Frankfurt, S. 37–51.

Dreikurs, Rudolf (1931): Diskussion zu den Vorträgen 1–4, in: Proceedings (1931), S. 39–41.

Dritte Abrechnung (1900): III. Abrechnung. Für den Fonds zur Befreiung der Homosexuellen, in: JfsZ, Jg 2, S. 482–483.

Dubout, Kevin (2014): Aufklären, vernetzen, entgegnen. Zur unmittelbaren Vorgeschichte des WhK (1894–1897), in: Rüdiger Lautmann (Hrsg) Capricen, Momente schwuler Geschichte. Hamburg, S. 15–39.

Dubout, Kevin & Raimund Wolfert (2013): Eigentümliche Städte, sympathische Völker und Sehenswürdigkeit von großer Schönheit, in: Invertito, Jg 15, S. 9–44.

Dühring, Eugen (1908): Humanität von Hinten. IV., in: Personalist und Emancipator, Nr. 199, S. 1586–1589.

Eröffnung (1930): Die Eröffnung des Sexualreformkongresses, in: Neue Freie Presse (Wien),
Nr. 23712 vom 17.9.1930.

Eingetragener Verein (1921): Das Wissenschaftlich-humanitäre Komitee „Eingetragener Verein", in:
JfsZ, Jg 21, S. 182–191.

Eissler, Wilfried (1980): Arbeiterparteien und Homosexuellenfrage. Zur Sexualpolitik von SPD und
KPD in der Weimarer Republik. Berlin.

Elberskirchen, Johanna (1931): Die Überwertung des Sexualen in der Kultur und die Sexualnot, in:
Proceedings (1931), S. 87–91.

Ellis, Henry Havelock (1912): Rassenhygiene und Volksgesundheit. Deutsche Originalausgabe
veranstaltet unter Mitwirkung von Hans Kurella. Würzburg.

Ellis, Henry Havelock (1915): Sexual Inversion. Third edition, revised and enlarged. Philadelphia.

Ellis, Henry Havelock (1924): Die Homosexualität (sexuelle Inversion). Autorisierte Übersetzung nach
der 3. englischen Original-Aufl. 2. vollständig umgearbeitete Aufl. Leipzig.

Ellis, Henry Havelock & John Addington Symonds (1896): Das konträre Geschlechtsgefühl. Deutsche
Original-Ausgabe. Leipzig.

Empfang (1926): Empfang im Institut für Sexualwissenschaft am 16. Oktober 1926, in: MittWhK, Nr
3, S. 18–20.

Fall Krupp (1903): Der Fall Krupp. Sein Verlauf und seine Folgen. Eine Tatsachensammlung von .*..
München.

Ferenczi, Sándor (1914): Zur Nosologie der männlichen Homosexualität (Homoёrotik), in:
Internationale Zeitschrift für ärztliche Psychoanalyse, Jg 2, S. 131–142.

Finke, P. (1928): Aus Schule und Elternschaft. 1. S.S.B., in: Reichselternblatt, Jg 8, S. 81–82.

Finkenrath, Kurt (1921): I. Internationale Tagung für Sexualreform auf sexualwissenschaftlicher
Grundlage. Bericht, in: ZfS, Jg 8, S. 266–272.

Fließ, Wilhelm (1906): In eigener Sache. Gegen Otto Weininger und Hermann Swoboda. Berlin.

Fließ, Wilhelm (1914): Männlich und Weiblich, in: ZfS, Jg 1, S. 15–20.

Freimark, Hans (1906): Helena Petrovna Blavatzky, ein weiblicher Ahasver. Lebensbild, in: JfsZ, Jg 8,
S. 525–564.

Freud, Sigmund (1900): Die Traumdeutung. Leipzig, Wien. – Internet: https://archive.org/details/
Freud_1900_Die_Traumdeutung_k (gesehen 20.9.2014).

Freud, Sigmund (1905): Drei Abhandlungen zur Sexualtheorie. Leipzig, Wien. – Internet: https://
archive.org/stream/39002010499599.med.yale.edu#page/n5/mode/2up (gesehen am
25.9.2014).

Freud, Sigmund (1910): Eine Kindheitserinnerung des Leonardo da Vinci. Leipzig, Wien. – Internet:
https://archive.org/stream/SzaS_7_Freud_1910_Leonardo#page/n1/mode/2up (gesehen am
6.10.2014).

Freud, Sigmund (1915): Zeitgemäßes über Krieg und Tod, in: Imago, Jg 4, S. 1–21. – Internet:
https://ia700509.us.
archive.org/14/items/Imago-ZeitschriftFuumlrAnwendungDerPsychoanalyseAufDie_810/Ima-
go_1915_IV_1.pdf (gesehen am 11.6.2015)

Freud, Sigmund (1920): Über die Psychogenese eines Falles von weiblicher Homosexualität, in:
Internationale Zeitschrift für Psychoanalyse, Jg 6, S. 1–24. – Internet: https://ia902205.us.
archive.org/11/items/InternationaleZeitschriftFuumlr PsychoanalyseVi1920Heft1/IZ_VI_1920_
Heft_1.pdf (gesehen am 25.1.2016)

Freud, Sigmund (1921): Massenpsychologie und Ich-Analyse. Leipzig, Wien, Zürich. – Internet:
https://archive.org/stream/massenpsycholog00freugoog#page/n5/mode/2up (gesehen am
14.10.2014).

Freud, Sigmund (1930): Das Unbehagen in der Kultur. Wien. – Internet: https://archive.org/details/
DasUnbehagenInDerKultur (gesehen am 11.2.2015).

Freud, Sigmund (2014): Briefe an George Sylvester Viereck (1919–1936). Hrsg von Dominic Angeloch, in: Luzifer-Amor, Bd 27, S. 114–146.

Freud, Sigmund & Karl Abraham (2009): Briefwechsel 1907–1925. Vollständige Ausgabe. Hrsg von Ernst Falzeder und Ludger M. Hermanns. Bd 1: 1907–1914. Wien.

Freud, Sigmund & Carl Gustav Jung (1974): Briefwechsel. Hrsg von William McGuire und Wolfgang Sauerländer. Frankfurt.

Frevert, Pierre E. (2009): Aldo Mieli (1879–1950), in: Volkmar Sigusch, Günter Grau (Hrsg) Personenlexikon der Sexualforschung. Frankfurt, New York, S. 499–503.

Friedlaender, Benedict (1904a): Die physiologische Freundschaft als normaler Grundtrieb des Menschen und als Grundlage der Sozialität, in: JfsZ, Jg 6, S. 179–213.

Friedlaender, Benedict (1904b): Renaissance des Eros Uranios. Die physiologische Freundschaft, ein normaler Grundtrieb des Menschen und eine Frage der männlichen Gesellungsfreiheit. Schmargendorf-Berlin.

Friedlaender, Benedict (1906): Männliche und weibliche Kultur. Eine kausalhistorische Betrachtung. Leipzig.

Friedlaender, Benedict (1907): Denkschrift verfasst für die Freunde und Fondszeichner des Wissenschaftlich-Humanitären Komitees im Namen der Sezession des Wissenschaftlich-Humanitären Komitees. Berlin.

Friedlaender, Benedict (1908): Vorwort des Herausgebers, in: Arthur Schopenhauer: Über die Weiber. Treptow-Berlin, S. 1–2.

Friedlaender, Benedict (1909): Die Liebe Platons im Lichte der modernen Biologie. Gesammelte kleinere Schriften. Treptow bei Berlin.

Friedlaender, Hugo (1920): Interessante Kriminal-Prozesse. XI. Der Beleidigungs-Prozess des Berliner Stadtkommandanten Generalleutnant z.D. Graf Kuno v. Moltke gegen den Herausgeber der „Zukunft", Maximilian Harden... Berlin-Grunewald.

Frischknecht, Beat (2005): Caspar Wirz. Eine „unstete Natur". Zürich.

Fritsch, Gustav (1916): Das angeblich dritte Geschlecht des Menschen, in: Archiv für Sexualforschung, Jg 1, S. 197–227.

Fuechtner, Veronika (2013): Indians, Jews, and Sex: Magnus Hirschfeld and Indian Sexology, in: Imagining Germany Imagining Asia. Edited by Veronika Fuechtner and Mary Rhiel Rochester, New York, S. 111–130.

Gaspar, Andreas (1930a): Die Inflations- und Nachkriegsjahre, in: Magnus Hirschfeld (Hrsg) Sittengeschichte des Weltkrieges. Bd 1, Leipzig & Wien, S. 1–28.

Gaspar, Andreas (1930b): Die Umwälzung der Moral vor und in dem Kriege, in: Magnus Hirschfeld (Hrsg) Sittengeschichte des Weltkrieges. Bd 2, Leipzig & Wien, S. 359–398.

Gaspar, Andreas (1930c): Die weiblichen Soldaten des Weltkrieges, in: Magnus Hirschfeld (Hrsg) Sittengeschichte des Weltkrieges. Bd 1, Leipzig & Wien, S. 249–272.

Gaspar, Andreas (1930d): Die Propaganda, in: Magnus Hirschfeld (Hrsg) Sittengeschichte des Weltkrieges. Bd 2, Leipzig & Wien, S. 183–224.

Gaspar, Andreas (1930e): Die Erotik der Umsturzzeit, in: Magnus Hirschfeld (Hrsg) Sittengeschichte des Weltkrieges. Bd 2, Leipzig & Wien, S. 309–358.

Gaulke, Johannes (1918): Jugenderinnerungen, in: Zum 50. Geburtstag von Dr. Magnus Hirschfeld, 14. Mai 1918. Hrsg statt des Jahrbuch für sexuelle Zwischenstufen von Georg Plock. Leipzig, S. 13–16.

Gaulke, Johannes (1928): Amerika, du hast es besser...? Berlin.

Gegenentwurf (1927): Gegen-Entwurf zu den Strafbestimmungen des Amtlichen Entwurfs eines Allgemeinen Strafgesetzbuches über geschlechtliche und mit dem Geschlechtsleben im Zusammenhang stehende Handlungen (Abschnitte 17, 18, 21, 22 und 23) nebst Begründung hrsg. vom Kartell für Reform des Sexualstrafrechts. Berlin.

Gegenpetition (1898): Der Vorstand der Allgemeinen Konferenz der deutschen Sittlichkeitsvereine (Hrsg) Gegen-Petition betreffend die Beibehaltung des § 175 des R.-Str.-G.-B. Berlin.

Genetische Diagnostik (2013): Die Zukunft der genetischen Diagnostik – von der Forschung in die klinische Anwendung. Stellungnahme. Hrsg vom Deutschen Ethikrat. Berlin.

Gerling, Reinhold & Magnus Hirschfeld (1896): Sappho und Sokrates oder Wie erklärt sich die Liebe der Männer und Frauen zu Personen des eigenen Geschlechts? Von Dr. med. Th. Ramien, in: Die Neue Heilkunst, Jg 8, Nr 16, S. 124–126.

Gerling, Reinhold (1901): Johannes Guttzeit †, in: Die Neue Heilkunst, Jg 13, Nr. 24, S.[185].

Gerling, Walter (1930): Reinhold Gerling. Aus dem Leben eines Kämpfers. Oranienburg.

Goschler, Constantin (2002): Rudolf Virchow. Mediziner, Anthropologe, Politiker. Köln u. a.

Grau, Günter (2009): Rudolf Klimmer (1905–1977), in: Volkmar Sigusch, Günter Grau (Hrsg) Personenlexikon der Sexualforschung. Frankfurt, New York, S. 360–366.

Gross, Babette (1967): Willi Münzenberg. Eine politische Biographie. Mit einem Vorwort von Arthur Koestler. Stuttgart.

Gründung (1927): Gründung der deutschen Landesgruppe der Internationalen Gesellschaft für Sexualforschung (Ingese), in: ZfS, Jg 14, S. 314.

Grupp, Peter (1993): Distanz und Nähe. Harry Graf Kessler als Biograph Walther Rathenaus, in: Hans Wilderotter (Hrsg): Die Extreme berühren sich. Walther Rathenau 1867–1922. Berlin , S. 109–116.

Guttzeit, Johannes (1895): Naturrecht oder Verbrechen? Eine Studie über weibliche Liebe bei Männern und umgekehrt. Leipzig.

Habent [um 1955]: Habent sua fata libelli, in: Magnus Hirschfeld: Geschlechtsanomalien und Perversionen. Bern, S. 17–26.

Haeberle, Erwin J. (1983): The Birth of Sexology. A Brief History in Documents. Selected and Annotated with an Introduction by Erwin J. Haeberle. Stuttgart.

Haeberle, Erwin J. (1991): Justitias zweischneidiges Schwert. Magnus Hirschfeld als Gutachter in der Eulenburg-Affäre, in: Klaus M. Beier (Hrsg) Sexualität zwischen Medizin und Recht. Stuttgart, Jena , S. 5–20.

Haeckel, Ernst (1878): Freie Wissenschaft und freie Lehre. Eine Entgegnung auf Rudol Virchow's Münchener Rede über „Die Freiheit der Wissenschaft im modernen Staat". Stuttgart.

Haeckel, Ernst (1899): Die Welträthsel. Gemeinverständliche Studien über monistische Philosophie. Bonn.

Haeckel, Ernst (1913): Gonochorismus und Hermaphroditismus. Ein Beitrag zur Lehre von den Geschlechts-Umwandlungen (Metaptosen), in: JfsZ, Jg 13, S. 259–287.

Haeckel, Ernst (1914): Weltkrieg und Naturgeschichte, in: Nord und Süd, Jg 39, S. 140–141.

Haire, Norman (1935a): Ein Brief von Norman Haire. Lieber Dr. Leunbach!, in: Zeitschrift für politische Psychologie und Sexualökonomie, Bd 2, S. 81–90.

Haire, Norman (1935b): Introduction, in: Hirschfeld: Sex in Human Relationship. London, S. V-IX.

Haire, Norman & Jonathan Høegh Leunbach (1935): Mitteilung an alle Mitglieder und Sektionen der Weltliga für Sexualreform, in: Zeitschrift für politische Psychologie und Sexualökonomie, Bd 2, S. 98.

Hall, Lesley A. (1995): „Disinterested Enthusiasm for Sexual Misconduct": The British Society for the Study of Sex Psychology, 1913–47, in: Journal of Contemporary History, Vol. 30, S. 665–686.

Harden, Maximilian (1908): Prozeßbericht II., in: Die Zukunft, Bd 63, 16. Mai, S. 229–251.

Hegel, Georg Wilhelm Friedrich (1970): Vorrede zu Phänomenologie des Geistes. Werke in 20 Bänden, Bd 3, Frankfurt.

Hekma, Gert (1997): Nederlandsch Wetenschappelijk Humanitair Komitee, in: Goodbye to Berlin? 100 Jahre Schwulenbewegung. Berlin, S. 135–137.

Herbig, E. & W. Otto (1970): Liebknecht, Karl Paul August Friedrich Geb. 13. Aug. 1871 Leipzig; ermordet 15. Jan. 1919 Berlin, in: Geschichte der deutschen Arbeiterbewegung. Biographisches Lexikon. Berlin, S. 288–293.

Hergemöller, Bernd-Ulrich (1990): „iubemus insurgere leges" – Vom „Senatus consultum de Baccanalibus" bis zum „Allgemeinen Landrecht für die Preußischen Staaten", in: Die Geschichte des § 175. Berlin, S. 14–29.

Hergemöller, Bernd-Ulrich (2000): Hans Blühers Männerwelten, in: Invertito, Jg 2, S. 58–84.

Hergemöller, Bernd-Ulrich (2001): Mann für Mann. Biographisches Lexikon. Frankfurt.

Hergemöller, Bernd-Ulrich (2003): Das einsame Ende eines urnischen Bundesfürsten, oder: Über die letzten Vorgänge beim Ableben Seiner Königlichen Hoheit, Großherzog Friedrich Franz' III. von Mecklenburg-Schwerin, im Jahre 1897, in: Capri, Nr. 34, S. 38–46.

Hergemöller, Bernd-Ulrich (2009): Paul Brandt (1875–1929), in: Volkmar Sigusch, Günter Grau (Hrsg) Personenlexikon der Sexualforschung. Frankfurt, New York, S. 80–82.

Herrn, Rainer (2005): Schnittmuster des Geschlechts. Transvestitismus und Transsexualität in der frühen Sexualwissenschaft. Mit einem Geleitwort von Volkmar Sigusch. Gießen.

Herrn, Rainer (2009): Magnus Hirschfeld (1868–1935), in: Volkmar Sigusch, Günter Grau (Hrsg) Personenlexikon der Sexualforschung. Frankfurt, New York, S. 284–294.

Herzer, Manfred (1982): Helmut Schmidt und die Flutkatastrophe – das schwule Hamburg 1950–1970, in: Hamburg von hinten. Berlin, S. 65–81.

Herzer, Manfred (1983): Auferstanden aus Ruinen. Das schwule Westberlin 1945–1970, in: Berlin von hinten. 83/84. Berlin, S. 24–36.

Herzer, Manfred (1985): Karl Heinrich Ulrichs und die Idee des WhK, in: MittMHG, Nr. 10, S. 34–38.

Herzer, Manfred (1987): Homosexualität als Gegenstand der Sexualwissenschaft unter dem Nationalsozialismus, in: Friedemann Pfäfflin, Eberhard Schorsch (Hrsg) Sexualpolitische Kontroversen. Stuttgart, S. 29–33.

Herzer, Manfred (1991): Max Spohr, Adolf Brand, Bernhard Zack – drei Verleger schwuler Emanzipationsliteratur in der Kaiserzeit, in: Capri, [Nr. 11], S. 15–30.

Herzer, Manfred (1995a): Zu einem Brief Sigmund Freuds an Magnus Hirschfeld vom 2. November 1911, in: Capri, Nr. 19, S. 30–33.

Herzer, Manfred (1995b): Stimmen aus dem Wissenschaftlich-humanitären Komitee zum Sex mit Kindern, in: Capri, Nr. 19, S. 26–29.

Herzer, Manfred (1996a): Antisemitismus und Rechtsradikalismus bei Adolf Brand, in: Capri, Nr. 21, S. 37–41.

Herzer, Manfred (1996b): Ungeheuere Unzucht / Unnennbar Brudertum. Anmerkungen zur schwulen Lyrik und zur braunen Blume, in: Capri, Nr. 22, S. 2–21.

Herzer, Manfred (1997a): Das Wissenschaftlich-humanitäre Komitee, in: Goodbye to Berlin? 100 Jahre Schwulenbewegung. Berlin, S. 37–48.

Herzer, Manfred (1997b): Anfänge einer Schwulenbewegung im Ausland, in: Goodbye to Berlin? 100 Jahre Schwulenbewegung. Berlin, S. 75–80.

Herzer, Manfred (2001a): Magnus Hirschfeld. Leben und Werk eines jüdischen, schwulen und sozialistischen Sexologen. 2. Aufl Hamburg.

Herzer, Manfred (2001b): Bericht über Melchior Grohe, in: Capri, Nr. 31, S. 2–12.

Herzer, Manfred (2001c): Ithyphallische Kulte in Steglitz und Umgebung, in: Fokus Wandervogel. Marburg, S. 88–110.

Herzer, Manfred (2002): Zwo Buchbesprechungen, in: Capri, Nr. 33, S. 45–48.

Herzer, Manfred (2004): „Ich freue mich sehr, dass Sie den Krieg gut überstanden haben." Zu einem Brief von Eugen Wilhelm an Kurt Hiller in London, in: Capri, Nr. 35, S. 32–35.

Herzer, Manfred (2005): Eine sehr unvollständige Petentenliste, in: Capri, Nr. 37, S. 25–44.

Herzer, Manfred (2009a): Franz von Bülow: Im Felde gegen die Heteros [!]. Erlebnisse eines Mitkämpfers, in: Capri, Nr. 42, S. 43–47.

Herzer, Manfred (2009b): Karl Vanselow (1876–1959), in: Volkmar Sigusch, Günter Grau (Hrsg) Personenlexikon der Sexualforschung. Frankfurt, New York, S. 728–730.

Herzer, Manfred (2009c): Norman Haire (1892–1952), in: Volkmar Sigusch, Günter Grau (Hrsg) Personenlexikon der Sexualforschung. Frankfurt, New York, S. 251–255.

Herzer, Manfred (2011): Marcel, durch Mitleid wissend. Prousts reiner Tor. Hirschfelds Wissenschaftsreligion, in: Capri, Nr. 44, S. 18–37.

Herzer, Manfred (2012): Sexuelle Zwischenstufen. Vereinzelter Einzelner. Transitorische Notwendigkeit. Ein spätmarxistischer Versuch, in: Capri, Nr. 46, S. 34–43.

Herzer, Manfred (2015): Bekenntnisse des Hochstaplers Marcel Herckmans. Zitate aus den letzten Aussprachen mit Dr. Magnus Hirschfeld, in: Die andere Fakultät. Hrsg von Florian Mildenberger. Hamburg, S. 131–147.

Herzer, Manfred & Rüdiger Lautmann (2013): Salut für die Perversionen? Entpathologisierung im Bereich des Sexuellen, in: Angela Taeger (Hrsg): Diagnose: krank, Prognose: ungewiss. Über die Lebenserwartung von Krankheiten. Frankfurt a.M., S. 173–212.

Hiller, Kurt (1911): Die Transvestiten, in: Monatsschrift für Kriminalpsychologie und Strafrechtsreform, Jg 7, S. 613–615.

Hiller, Kurt (1913a): Ethische Aufgaben der Homosexuellen, in: VIWhK, Jg 4, S. 399–410.

Hiller, Kurt (1913b): Die Weisheit der Langeweile. Eine Zeit- und Streitschrift. Erster Band. Leipzig.

Hiller, Kurt (1914): Wo bleibt der homoerotische Roman? in: ViWhK, [Jg 5], S. 338–341.

Hiller, Kurt (1915): An die Partei des deutschen Geistes!, in: Der Neue Merkur, Jg 1, Bd 2, S. 645–654.

Hiller, Kurt (1916): Philosophie des Ziels, in: Das Ziel. Aufrufe zu tätigem Geist. Hrsg von Kurt Hiller, S. 187–217.

Hiller, Kurt (1932): Antwort an „*„, in: MittWhK, Nr. 32, S. 346–348.

Hiller, Kurt (1935): Der Sinn eines Lebens. In memoriam Magnus Hirschfeld, in: Die Wahrheit, Jg 14, Nr. 17, S. 7–8.

Hiller, Kurt (1948): Persönliches über Magnus Hirschfeld, in: Der Kreis, Jg 16, Nr. 5, S. 3–6.

Hiller, Kurt (1950): Köpfe und Tröpfe. Profile aus einem Vierteljahrhundert. Hamburg & Stuttgart.

Hiller, Kurt (1969): Leben gegen die Zeit. Logos. Reinbek bei Hamburg.

Hiller, Kurt (1973): Leben gegen die Zeit. (Eros) Mit einem Nachwort hrsg von Horst H.W. Müller. Reinbek bei Hamburg.

Hirschfeld, Hermann (1884): Jubelschrift des See- und Soolbades Colberg zur Feier des 31. Mai 1884 des 25. Jahrestages seines Aufschwungs. Colberg.

Hirschfeld, Magnus (1892): Ueber Erkrankungen des Nervensystems im Gefolge der Influenza. Inaugural-Dissertation welche zur Erlangung der Doctorwürde in der Medicin und Chirurgie mit Zustimmung der medicinischen Facultät der Friedrich-Wilhelms-Universität zu Berlin am 13. Februar 1892 nebst den angefügten Thesen öffentlich verteidigen wird der Verfasser Magnus Hirschfeld aus Kolberg. Berlin.

Hirschfeld, Magnus (1896a): Ein Sieg der Naturheilmethode, in: Der Naturarzt, Jg 24, Nr. 7, S. 207–211.

Hirschfeld, Magnus (1896b): Der Alkohol vor Gericht. Angeklagt wegen Nichtdarreichung alkoholischer Getränke. Der Alkohol als Medizin, in: Internationale Monatsschrift zur Bekämpfung der Trinksitten, Jg 6, S. 194–207.

Hirschfeld, Magnus (1896c): Sappho und Sokrates oder Wie erklärt sich die Liebe der Männer und Frauen zu Personen des eigenen Geschlechts? Von Dr. med. Th. Ramien. Leipzig.

Hirschfeld, Magnus (1897a): Festlied zur Einweihung des ersten Kneipp-Sanatoriums in den Vereinigten Staaten von Nord-Amerika, in: Der Hausdoctor, Jg 8, Nr. 40, S. 389–390.

Hirschfeld, Magnus (1897b): Kneipp, der Meister, ist tot. Ein Nachruf, in: Der Hausdoctor, Jg 8, Nr. 40, S. 389–390

Hirschfeld, Magnus (1897c): Eine Doktorprüfung bei du Bois-Reymond, in: Der Hausdoctor, Jg 8, Nr. 15, S. 142–143.

Hirschfeld, Magnus (1897d): Naturheilmethode und Sozialdemokratie, in: Der Hausdoctor, Jg 8, Nr. 26, S. 249–251.

Hirschfeld, Magnus (1898a): § 175 des Reichsstrafgesetzbuchs. Die homosexuelle Frage im Urteile der Zeitgenossen. Leipzig.

Hirschfeld, Magnus (1898b): Vorwort, in: Karl Heinrich Ulrichs: Forschungen über das Rätsel der mannmännlichen Liebe. 2. Aufl Leipzig.

Hirschfeld, Magnus (1899a): Petition an die gesetzgebenden Körperschaften des deutschen Reiches behufs Abänderung des § 175 des R.-Str.-G.-B. und die sich daran anschliessenden Reichstags-Verhandlungen, in: JfsZ, [Jg 1], S. 239–279.

Hirschfeld, Magnus (1899b): Die objektive Diagnose der Homosexualität, in: JfsZ, [Jg 1], S. 4–35.

Hirschfeld, Magnus (1900a): Urteile römisch-katholischer Priester über die Stellung des Christentums zur staatl Bestrafung der gleichgeschlechtlichen Liebe, in: JfsZ, Jg 2, S. 161–203.

Hirschfeld, Magnus (1900b) Aufruf. Sehr geehrter Herr!, in: JfsZ, Jg 2, S. 478–481.

Hirschfeld, Magnus (1901a): Rudolf Virchow. 13. Oktober 1821–1901, in: Das Magazin für Litteratur, Jg 70, Nr. 41, Sp. 967–971.

Hirschfeld, Magnus (1901b): Jahresbericht 1900, in: JfsZ, Jg 3, S. 598–609.

Hirschfeld, Magnus (1901c): Sind sexuelle Zwischenstufen zur Ehe geeignet?, in: JfsZ, Jg 3, S. 37–71.

Hirschfeld, Magnus (1902): Jahresbericht 1901, in: JfsZ, Jg 4, S. 956–975.

Hirschfeld, Magnus (1903a): Der urnische Mensch. Leipzig.

Hirschfeld, Magnus (1903b): Jahresbericht 1902/3, in: JfsZ, Jg 5, S. 1292–1354.

Hirschfeld, Magnus (1904a): Soll man Kinder prügeln? in: Frauen-Rundschau, Heft 9, S. 276.

Hirschfeld, Magnus (1904b): Berlins Drittes Geschlecht. Berlin und Leipzig.

Hirschfeld, Magnus (1904c): Das Ergebnis der statistischen Untersuchungen über den Prozentsatz der Homosexuellen, in: JfsZ, Jg 6, S. 109–178.

Hirschfeld, Magnus (1904d): Vorbemerkung des Herausgebers, in: JfsZ, Jg 6, S. 181.

Hirschfeld, Magnus (1905a): Geschlechts-Übergänge. Mischungen männlicher und weiblicher Geschlechtscharaktere (Sexuelle Zwischenstufen). Leipzig.

Hirschfeld, Magnus (1905b): Jahresbericht 1903–1904, in: JfsZ, Jg 6, S. 647–728.

Hirschfeld, Magnus (1906a): Jahresbericht 1905–1906, in: JfsZ, Jg 8, S. 887–923.

Hirschfeld, Magnus (1906b): Vom Wesen der Liebe. Zugleich ein Beitrag zur Lösung der Frage der Bisexualität, in: JfsZ, Jg 8, S. 1–284.

Hirschfeld, Magnus (1906c): Die gestohlene Bisexualität, in: Wiener klinische Rundschau, Nr. 38, S. 706–707.

Hirschfeld, Magnus (1907a): Die Hofaffäre, in: MbWhK, Jg 6, Nr. 7, S. 126–134.

Hirschfeld, Magnus (1907b): Vertrauliche Erklärung für die Komitéemitglieder, in: Friedlaender: Denkschrift verfasst für die Freunde und Fondszeichner des Wissenschaftlich-Humanitären Komitees. Berlin, S. 21–22.

Hirschfeld, Magnus (1907c): Zur Klärung, in: MbWhK, Jg 6, S. 229–242.

Hirschfeld, Magnus (1908a): Bemerkung des Herausgebers [zu Sadger, Fragment der Psychoanalyse eines Homosexuellen] in: JfsZ, Jg 9, S. 424.

Hirschfeld, Magnus (1908b): Zur Methodik der Sexualwissenschaft, in: ZfS, Jg 1, S. 681–705.

Hirschfeld, Magnus (1908c): Jahresbericht 1906/08, in: JfsZ, Jg 9, S. 621–663.

Hirschfeld, Magnus (1908d): Aus der Zeit, in: ZfS, Jg 1, S. 441–445 und S. 509–512.

Hirschfeld, Magnus (1908e): Sexualpsychologie und Volkspsychologie. Eine epikritische Studie zum Harden-Prozeß, in: ZfS, Jg 1, S. 81–92, 228–247.

Hirschfeld, Magnus (1908 f): Über Sexualwissenschaft. Programmartikel, in: ZfS, Jg 1, S. 1–19.

Hirschfeld, Magnus (1908 g): Einteilung der Sexualwissenschaft, in: ZfS, Jg 1, S. 569–588.

Hirschfeld, Magnus (1909): Einleitung und Situations-Bericht, in: ViWhK, Jg 1, S. 3–30.

Hirschfeld, Magnus (1910a): Die Zwischenstufen-„Theorie", in: Sexual-Probleme, Jg 6, S. 116–136.

Hirschfeld, Magnus (1910b): Die Transvestiten, eine Untersuchung über den erotischen Verkleidungstrieb mit umfangreichem casuistischen und historischen Material. Leipzig.

Hirschfeld, Magnus (1910c): Leonardo da Vinci, in: ViWhK, Jg 1, S. 421–426.

Hirschfeld, Magnus (1911a): Weitere kritische Äußerungen über den Homosexualitäts-Paragraphen 250 (bisher § 175) des Vorentwurfs zu einem Deutschen Strafgesetzbuch, in: ViWhK, Jg 2, S. 123–137.

Hirschfeld, Magnus (1911b): [Diskussionsbeitrag.] Sexuelle Abstinenz. Medizinischer Teil, in: Zeitschrift für Bekämpfung der Geschlechtskrankheiten, Jg 13, S. 125–131.

Hirschfeld, Magnus (1912a): Hermann Freiherr von Teschenberg †, in: ViWhK, Jg 3, S 243–247.

Hirschfeld, Magnus (1912b): Naturgesetze der Liebe. Eine gemeinverständliche Untersuchung über den Liebes-Eindruck, Liebes-Drang und Liebes-Ausdruck. Berlin.

Hirschfeld, Magnus (1914a): Die Homosexualität des Mannes und des Weibes. Berlin.

Hirschfeld, Magnus (1914b): Krieg, Wissenschaft und Ordnungssinn, in: 8 Uhr-Abendblatt der National-Zeitung, Jg 67, Nr. 247 (20. Oktober), [S. 5–6].

Hirschfeld, Magnus (1914c): Ernst Haeckel und die Sexualwissenschaft, in: Was wir Ernst Haeckel verdanken. Ein Buch der Verehrung und Dankbarkeit. Leipzig. Bd 2, S. 282–284.

Hirschfeld, Magnus (1914d): Wissenschaftlich-humanitäres Komitee [Rundschreiben]. Berlin NW.40, den 1. Oktober 1914. Leipzig.

Hirschfeld, Magnus (1915a): Warum hassen uns die Völker? Eine kriegspsychologische Betrachtung. Bonn.

Hirschfeld, Magnus (1915b): Das W.-h. Komitee zur Kriegszeit, in: ViWhK, Heft 1, April, S. 3–35.

Hirschfeld, Magnus (1915c): Aus der Kriegszeit (III. Teil), in: ViWhK, Jg 15, Heft 2, S. 55–94.

Hirschfeld, Magnus (1915d): Aus der Kriegszeit (IV. Teil), in: ViWhK, Jg 15, Heft 3, S. 103–119.

Hirschfeld, Magnus (1916a): Aus der Kriegszeit (V. Teil), in: ViWhK, Jg 16, Heft 1, S. 3–45.

Hirschfeld, Magnus (1916b): Aus der Kriegszeit (VI. Teil), in: ViWhK, Jg 16, Heft 2, S. 51–65.

Hirschfeld, Magnus (1916c): Kriegspsychologisches. Bonn.

Hirschfeld, Magnus (1917a): Die Untersuchungen u. Forschungen von Professor E. Steinach über künstliche Vermännlichung, Verweiblichung und Hermaphrodisierung, in: ViWhK, Jg 17, Heft 1, S. 3–20.

Hirschfeld, Magnus (1917b): Sexualpathologie. Erster Teil: Geschlechtliche Entwicklungsstörungen mit besonderer Berücksichtigung der Onanie. Bonn. Alle drei Bände im Netz: https://archive. org/stream/b20442245#page/n5/mode/2up (gesehen am 6.7.2015)

Hirschfeld, Magnus (1917c): Aus der Kriegszeit. (IX. Teil.), in: ViWhK, Jg 17, Heft 1, S. 20–36.

Hirschfeld, Magnus (1917d): Frauen als Soldaten im Weltkriege. (VII. Teil), in: ViWhK, Jg 17, Heft 2/3, S. 102–114.

Hirschfeld, Magnus (1918a): Sexualpathologie. Zweiter Teil: Sexuelle Zwischenstufen. Das männliche Weib und der weibliche Mann. Bonn.

Hirschfeld, Magnus (1918b): Aus der Kriegszeit. (XI. Teil), in: ViWhK, Jg 18, Heft 1, S. 3–17.

Hirschfeld, Magnus (1919a): Das angeblich dritte Geschlecht des Menschen, in: ZfS, Jg 6, S. 22–27.

Hirschfeld, Magnus (1919b): Worte am Sarge [Ernst Haeckels], in: JfsZ, Jg 19, S. 92.

Hirschfeld, Magnus (1919c): Nachtrag zu unseren Berichten „Aus der Kriegszeit", in: ViWhK, Jg 18, S. 178–202.

Hirschfeld, Magnus (1919d): Situationsbericht, in: ViWhK, Jg 18, S. 159–177.

Hirschfeld, Magnus (1919e): Was eint und trennt das Menschengeschlecht? Berlin.

Hirschfeld, Magnus (1920a): Sehr geehrte Redaktion! in: JfsZ, Jg 20, S. 124–126; Nachdruck eines Leserbriefs aus der Münchener Post vom 7.10.1920.

Hirschfeld, Magnus (1920b): Sexualpathologie. Dritter Teil: Störungen im Sexualstoffwechsel mit besonderer Berücksichtigung der Impotenz. Bonn.

Hirschfeld, Magnus (1920c): Institut für Sexualwissenschaft, begründet von San.-Rat Dr. Magnus Hirschfeld. Das erste Jahr. 1. Juli 1919 – 30. Juni 1920. Berlin.

Hirschfeld, Magnus (1921): „Es war einmal", in: Dem deutschen Vorkämpfer in Amerika Herrn Louis Viereck zu seinem 70. Geburtstag gewidmet von seinen Freunden. New York, S. 32 – 34.

Hirschfeld, Magnus (1922a): Sexualreform auf sexualwissenschaftlicher Grundlage, in: Sexualreform und Sexualwissenschaft. Hrsg von Arthur Weil. Stuttgart, S. 1 – 7.

Hirschfeld, Magnus (1922b): Zum 25. Geburtstage des Wissenschaftlich-humanitären Komitees. Festrede, in: JfsZ, Jg 22, Heft 3 und 4, S. 5 – 15.

Hirschfeld, Magnus (1923a): Die intersexuelle Konstitution, in: JfsZ, Jg 23, S. 3 – 27.

Hirschfeld, Magnus (1923b): Vorbemerkung des Herausgebers, in: JfsZ, Jg 23, S. 70 – 72.

Hirschfeld, Magnus (1924a): Institut für Sexualwissenschaft. Dr. Magnus Hirschfeld-Stiftung. Unsere Arbeit. Zweiter Bericht. Berlin.

Hirschfeld, Magnus (1924b): Sexualität und Kriminalität. Ueberblick über Verbrechen geschlechtlichen Ursprungs. Wien u. a.

Hirschfeld, Magnus (1924c): Institut für Sexualwissenschaft. Dr. Magnus Hirschfeld=Stiftung. Unsere Arbeit. Zweiter Bericht. Berlin.

Hirschfeld, Magnus (1925): Zum 100. Geburtstage eines Kolberger Bürgers, in: Zum 100. Geburtstag von S.-R. Dr. Hermann Hirschfeld. Zwei Aufsätze für die Kolberger Zeitung für Pommern von Sanitätsrat Dr. Magnus Hirschfeld und Franzisca [!] Mann geb. Hirschfeld. Kolberg, S. 3 – 18.

Hirschfeld, Magnus (1926a): Geschlechtskunde auf Grund dreißigjähriger Forschung und Erfahrung bearbeitet. Bd 1: Die körperlichen Grundlagen. Stuttgart.

Hirschfeld, Magnus (1926b): Sexualreform im neuen Rußland, in: Das neue Rußland, Jg 3, Nr. 11/12, S. 39 – 40.

Hirschfeld, Magnus (1926c): Die Bestrafung sexueller Triebabweichungen, in: Zur Reform des Sexualstrafrechts. Kritische Beiträge. Bern & Leipzig, S. 158 – 176.

Hirschfeld, Magnus (1927a): Aussprache zu Über die sexuelle Potenz und die Spezifität der männlichen Sexualhormone (Selbstbericht) von Dr. Bernhard Schapiro, in: Zeitschrift für Urologie, Jg 21, S. 681.

Hirschfeld, Magnus (1927b): Zur Neuregelung des Sexuallebens in Sowjetrussland, in: Das neue Russland, Jg 4, S. 65.

Hirschfeld, Magnus (1928a): Literarisches Selbstbekenntnis. Zu meinem 60. Geburtstag, in: Die literarische Welt, Nr. 21/22, S. 11.

Hirschfeld, Magnus (1928b): Geschlechtskunde auf Grund dreißigjähriger Forschung und Erfahrung bearbeitet. Bd 2: Folgen und Folgerungen. Stuttgart.

Hirschfeld, Magnus (1928c): Pubertätskrisen. Ein sexualpsychologisches Gutachten im Krantzprozeß, in: Die medizinische Welt, Jg 2, S. 415 – 418, 448 – 449.

Hirschfeld, Magnus (1929a): Sexualreform im Sinne der Sexualwissenschaft, in: Sexual Reform Congress Copenhagen 1. – 5.:VII:1928. W.L.S.R. World League for Sexual Reform. Proceedings of the second congress. Copenhagen & Leipzig, S. 26 – 36.

Hirschfeld, Magnus (1929b): Gewichtige Stimmen zum Londoner Kongress. Zusammenstellung, in: Die neue Generation, Jg 25, S. 286 – 291.

Hirschfeld, Magnus (1929c): Das russische Sexualstrafrecht, in: Die Aufklärung, Jg 1, S. 225 – 227.

Hirschfeld, Magnus (1929d): Der Kampf um den § 175, in: Die Aufklärung, Jg 1, S. 289 – 291.

Hirschfeld, Magnus (1930a): Geschlechtskunde auf Grund dreißigjähriger Forschung und Erfahrung bearbeitet. Bd 3: Einblicke und Ausblicke. Stuttgart.

Hirschfeld, Magnus (1930b): Geschlechtskunde auf Grund dreißigjähriger Forschung und Erfahrung bearbeitet. Bd 4: Bilderteil. Stuttgart.

Hirschfeld, Magnus (1930c): Vorwort, in: Magnus Hirschfeld (Hrsg) Sittengeschichte des Weltkrieges. Bd 1, Leipzig & Wien, S. V-VI.

Hirschfeld, Magnus (1930d): Sexualwissenschaftliche Frageabende, in: Die Aufklärung, Jg 2, S. 32.

Hirschfeld, Magnus (1930e): Presidential address: the development and scope of sexology, in: Sexual Reform Congress London 8.–14.: IX: 1929. Proceedings of the third congress. Ed. by Norman Haire. London, S. XI-XV.

Hirschfeld, Magnus (1931a): Geleitworte, in: Magnus Hirschfeld (Hrsg) Sittengeschichte des Weltkrieges. Ergänzungsheft, Leipzig & Wien, S. 5–6.

Hirschfeld, Magnus (1931b): Aus amerikanischen Reisebriefen, in: Sexus, Nr. 1, S. 9–13.

Hirschfeld, Magnus (1933a): Die Weltreise eines Sexualforschers. Brugg.

Hirschfeld, Magnus (1933b): Vor fünfundzwanzig Jahren, in: Die Freundschaft, Jg 15, S. 14–17.

Hirschfeld, Magnus (1933c): Was will die Zeitschrift „Sexus"? in: Sexus, Nr 1, S. 1–6.

Hirschfeld, Magnus (1934a): Die Gemordeten und ihre Mörder. Eine sexualkritische Studie, in: Der Aufruf (Prag), Nr. 19/20, S. 512–515.

Hirschfeld, Magnus (1934b): Das Erbgericht. Betrachtungen zum deutschen Sterilisationsgesetz, in: Die Sammlung, Jg 1, S. 309–319.

Hirschfeld, Magnus (1934c): Männerbünde. Sexualpsychologischer Beitrag zur Roehm-Katastrophe, in: Pariser Tageblatt, Jg 2, Nr 220 (20.7.1934), S. 1–2.

Hirschfeld, Magnus (1934d): Phantom Rasse. Ein Hirngespinst als Weltgefahr. I. Die Entstehung des deutschen Rassismus, in: Wahrheit, Jg 13, Nr. 44, S. 7–8.

Hirschfeld, Magnus (1934e): Phantom Rasse. Ein Hirngespinst als Weltgefahr. 3. Fortsetzung, in: Wahrheit , Jg 13, Nr. 47, S. 7–8.

Hirschfeld, Magnus (1934f): Stand der Bewegung im geistigen Befreiungskampf der Homosexuellen, in: Nový Hlas, Jg 2, Nr. 4, S. 1–3.

Hirschfeld, Magnus (1935): Phantom Rasse. Ein Hirngespinst als Weltgefahr. 11. Fortsetzung, in: Wahrheit, Jg 14, Nr 5, S. 7–8.

Hirschfeld, Magnus (1936): Autobiographical Sketch, in: Encyclopaedia Sexualis. Edited by Victor Robinson. New York, S. 317–321.

Hirschfeld, Magnus (1986; zuerst 1922/23): Von einst bis jetzt. Geschichte einer homosexuellen Bewegung 1897–1922. Hrsg u. mit einem Nachwort versehen von Manfred Herzer u. James Steakley. Berlin.

Hirschfeld, Magnus (2007): Magnus Hirschfelds letzter Brief an Li Shiu Tong. Transskription und Anmerkungen: Ralf Dose, in: MittMHG, Nr. 37/38, S. 13–14.

Hirschfeld, Magnus (2013): Testament. Heft II. Hrsg u. annotiert von Ralf Dose. Berlin.

Hirschfeld, Magnus & Max Spohr (1901): IV. Abrechnung bis 31.12.1900, in: JfsZ, Jg 3, S. 611–616.

Hirschfeld, Magnus & Max Spohr (1906): IX. Abrechnung (pro 1905), in: JfsZ, Jg 8, S. 924–940.

Hirschfeld, Magnus & Ernst Burchard (1913): Der sexuelle Infantilismus. Halle.

Hirschfeld, Magnus & Franziska Mann (1918): Was jede Frau vom Wahlrecht wissen muß! Berlin.

Hirschfeld, Magnus & H. Beck (1927): Gesetze der Liebe. Aus der Mappe eines Sexualforschers. Nach dem gleichnamigen Kultur- und Spielfilm der Humboldt-Film-Gesellschaft, Berlin. Bearbeitet in Verbindung mit dem Institut für Sexualwissenschaft. Berlin-Hessenwinkel.

Hirschfeld, Magnus & Bernhard Schapiro (1927): Ueber die Spezifität der männlichen Sexualhormone, in: Deutsche medizinische Wochenschrift, Jg 53, S. 1344–1346.

Hirschfeld, Magnus & Ewald Bohm (1930): Sexualerziehung. Der Weg durch Natürlichkeit zur neuen Moral. Berlin.

Hirschfeld, Magnus & Richard Linsert (1930): Liebesmittel. Eine Darstellung der geschlechtlichen Reizmittel (Aphrodisiaca). Berlin.

Hirschfeld, Magnus & andere (1930): Psychobiologischer Fragebogen, Hrsg mit seinen Mitarbeitern von Magnus Hirschfeld. VII. Aufl. Berlin.

Hirschfeld, Magnus & Wilhelm Kauffmann (1932a): Werte Gesinnungsfreunde! [Weltliga-Rundbrief] Berlin NW 40, den 15. März 1932.

Hirschfeld, Magnus & Wilhelm Kauffmann (1932b): Werte Gesinnungsfreunde! [Weltliga-Rundbrief] Berlin NW 40, den 1. Aug. 1932.

Hodann, Max (1937): History of Modern Morals. Translated by Stella Browne. London.

Horn, Ewald (1896): Vaterlandsliebe u. Eigenheit, in: Der Eigene, Nr. 1 (3. März 1896), S. 3 – 4.

Hyde, Harford Montgomery (1963): Oscar Wilde: the aftermath. London.

Hynie, Josef (1992): Zur Geschichte der Sexualforschung in der Tschechoslowakei, in: Sexualwissenschaft und Sexualpolitik, hrsg von Rolf Gindorf und Erwin J. Haeberle. Berlin, New York, S. 91 – 117.

Isherwood, Christopher (2007): Willkommen in Berlin. Christopher und die Seinen. Berlin.

Jacobsohn, Egon (1919): Neuheiten auf dem Berliner Filmmarkte, in: Der Kinematograph, Nr 652 vom 2.7.1919.

Jäger, Gustav (1880): Die Entdeckung der Seele. 2. Aufl Leipzig.

Jahresbericht (1923): Jahresbericht 1922/23, in: JfsZ, Jg 23, S. 177 – 245.

Jessner, Samuel (1924): Körperliche und seelische Liebe. Gemeinverständliche wissenschaftliche Vorträge über das Geschlechtsleben. Leipzig.

Jordan, Karl Friedrich (1900): Die Frauenfrage und die sexuellen Zwischenstufen. Von Dr. phil. Arduin, in: JfsZ, Jg 2, S. 211 – 223.

Joux, Otto de (1897): Die Enterbten des Liebesglückes oder Das dritte Geschlecht. Ein Beitrag zur Seelenkunde. 2. Aufl Leipzig.

Karsch-Haack, Ferdinand (1903): Heinrich Hößli (1784 – 1864). Von Prof. Ferdinand Karsch, in: JfsZ, Jg 5, S. 449 – 556.

Karsch-Haack, Ferdinand (1911): Das gleichgeschlechtliche Leben der Naturvölker. München.

Karsch-Haack, Ferdinand (1924): Die deutsche Bewegung zur Aufhebung des § 175 R.St.G.B. Berlin-Pankow.

Keilson-Lauritz, Marita (1997): Die Geschichte der eigenen Geschichte. Literatur und Literaturkritik in den Anfängen der Schwulenbewegung am Beispiel des Jahrbuchs für sexuelle Zwischenstufen und der Zeitschrift Der Eigene. Berlin.

Keilson-Lauritz, Marita (2004): Magnus Hirschfeld und seine Gäste. Das Exil-Gästebuch 1933 – 1935, in: Elke-Vera Kotowski / Julius H. Schoeps (Hrsg) Der Sexualreformer Magnus Hirschfeld. Berlin, S. 71 – 92.

Keilson-Lauritz, Marita (2005): Benedict Friedlaender und die Anfänge der Sexualwissenschaft, in: Zeitschrift für Sexualforschung, Jg 18, S. 311 – 331.

Kennedy, Hubert (2001): Karl Heinrich Ulrichs. Leben und Werk. 2. Aufl Hamburg.

Kertbeny, Karl Maria (2000): Schriften zur Homosexualitätsforschung. Hrsg von Manfred Herzer. Berlin.

Kiaulehn, Walther (1958): Berlin. Schicksal einer Weltstadt. München, Berlin.

Kinsey, Alfred C., Wardell B. Pomeroy & Clyde E. Martin (1948): Sexual behavior in the human male. Philadelphia & London.

Kirchhoff, Auguste (1922): Erziehung zur sexuellen Verantwortlichkeit, in: , in: Sexualreform und Sexualwissenschaft. Hrsg von Arthur Weil. Stuttgart, S. 276 – 284.

Kittel, Ingo-Wolf (1988): Arthur Kronfeld 1886 – 1941. Ein Pionier der Psychologie, Sexualwissenschaft und Psychotherapie. Konstanz.

Kittel, Ingo-Wolf (1989): Zur historischen Rolle des Psychiaters und Psychotherapeuten Arthur Kronfeld in der frühen Sexualwissenschaft, in: Sexualität in unserer Gesellschaft, hrsg von Rolf Gindorf und Erwin J. Haeberle. Berlin, New York. S. 33 – 44.

Klaje, Hermann (1924): Die Firma C. F. Post in Kolberg. Eine Festschrift zum 100jährigen Bestehen der Firma. Kolberg.

Koalition (1930): Die Koalition zum Schutz der Päderastie, in: Völkischer Beobachter vom 2.8.1930, [S. 1].

Koerber, Heinrich (1914): Sitzungsberichte. Ärztliche Gesellschaft für Sexualwissenschaft und Eugenik in Berlin, in: ZfS, Jg 1, S. 33–38.

Koerber, Heinrich (1918): Sitzungsberichte. Ärztliche Gesellschaft für Sexualwissenschaft und Eugenik in Berlin, in: ZfS, Jg 5, S. 145–147.

Koestler, Arthur (1955): Die Geheimschrift. Bericht eines Lebens 1932 bis 1940. München u. a.

Kokula, Ilse (1975): Der Kampf gegen Unterdrückung. Materialien aus der deutschen Lesbierinnenbewegung. Ina Kuckuc. München.

Komiteemitteilungen (1910): Komitee-Mitteilungen, in: ViWhK, Jg 1, S. 340–342, 440–445.

Komiteemitteilungen (1911): Komitee-Mitteilungen, in: ViWhK, Jg 2, S. 226–231, 443–449.

Komiteemitteilungen (1912): Komitee-Mitteilungen, in: ViWhK, Jg 4, S. 123–126.

Komiteemitteilungen (1913): Komitee-Mitteilungen, in: ViWhK, Jg 4, S. 374–381, 494–501.

Komiteemitteilungen (1914): Komitee-Mitteilungen, In: ViWhK, Jg 14, S. 114–123, 246–252.

Komiteemitteilungen (1915): Komitee Mitteilungen, in: ViWhK, Jg 15, S. 48–50.

Komiteemitteilungen (1917): Komitee-Mitteilungen, in: ViWhK, Jg 17, S. 147–148.

Komiteemitteilungen (1918): Komitee-Mitteilungen, in ViWhK, Jg 18, S. 203–212.

Komiteemitteilungen (1921): Komitee-Mitteilungen, in: JsfZ, Jg 20, S. 171–187.

Komiteemitteilungen (1922): Komitee-Mitteilungen, in: JsfZ, Jg 22, S. 95–114.

Kosofsky Sedgwick, Eve (2008): Epistemology of the closet. Updated with a new preface. Berkeley u. a.

Krafft-Ebing, Richard von (1886): Psychopathia sexualis. Eine klinisch-forensische Studie. Stuttgart.

Krafft-Ebing, Richard von (1894): Der Conträrsexuale vor dem Strafrichter. Eine Denkschrift. Leipzig & Wien.

Krafft-Ebing, Richard von (1901): Psychopathia sexualis mit besonderer Berücksichtigung der conträren Sexualempfindung. 11. Aufl Stuttgart.

Kramer, Hermann (1919): „Anders als die andern–", in: Deutschvölkische Blätter, Jg 34, Nr. 31, [S.1].

Kraus, Karl (1908a): Maximilian Harden. Ein Nachruf, in: Die Fackel, Jg 9, Nr. 242–43, S. 4–52.

Kraus, Karl (1908b): Seine Antwort, in: Die Fackel, Jg 10, Nr. 257–258, S. 15–48.

Kriegszeit (1915): Das W.-h. Komitee zur Kriegszeit, in: ViWhK, Jg 15, S. 3–35.

Kris, Ernst (1986): Einleitung zur Erstausgabe 1950, in: Sigmund Freud, Briefe an Wilhelm Fliess 1887–1904. Ungekürzte Ausgabe. Frankfurt, S. 519–561.

Kronfeld, Arthur (1923): Sexualpsychopathologie. Leipzig & Wien.

Kronfeld, Arthur & Dr. M. Prißmann (1923): Über sexuelle Funktionsstörungen und ihre Behandlung, in: Die Therapie der Gegenwart, Jg 64, S. 358–364.

Kronfeld, Arthur (1926): Homosexualität, in: Handwörterbuch der Sexualwissenschaft, Hrsg von Max Marcuse. 2. Aufl. Bonn, S. 276–282.

Kronfeld, Arthur (1930): An den Vorsitzenden des dritten internationalen Kongresses der Weltliga für Sexualreform, in: Sexual Reform Congress London 8.–14.:IX:1929. Proceedings of the third congress. Ed. by Norman Haire. London, S. XXXIV-XXXV.

Kronfeld, Arthur (1932): Boenheim, Curt: Kinderpsychotherapie in der Praxis [Rezension], in: Archiv für Frauenkunde, Bd 18, S. 301.

Kruse, Wolfgang (1993): Kriegswirtschaft und Gesellschaftsvision. Walther Rathenau und die Organisierung des Kapitalismus, in: Hans Wilderotter (Hrsg): Die Extreme berühren sich. Walther Rathenau 1867–1922. Berlin , S. 151–168.

Kupffer, Elisar von (1899): Die ethisch-politische Bedeutung der Lieblingminne. Einleitung zur demnächst erscheinenden Sammlung, in: Der Eigene. Neue Folge, Heft 6/7, S. 182–199.

Kupffer, Elisar von (1908): Giovan Antonio – il Sodoma. Der Maler der Schönheit. Eine Seelen- und Kunststudie, in: JfsZ, Jg 9, S. 71–168.

Kuwabara, Setsuko (2013): Iwaya Sazanami (1870–1933) – eine kurze Biographie, in: Berlin vor 100 Jahren. Die Berliner Skizzen und andere Schriften des japanischen Schriftstellers Iwaya Sueo

(Sazanami Sanjin, 1870–1933). Hrsg und bearbeitet von Hartmut Walravens unter Mitarbeit von Setsuko Kuwabara. Wiesbaden, S. 17–21.

Lampl, Otto (1931): Zuchtwahl oder Zuchthaus, in: Proceedings (1931), S. 561–573.

Lamprecht, Gerhard (1967): Deutsche Stummfilme 1927–1931. Berlin.

Laska, Bernd A. (1981): Wilhelm Reich in Selbstzeugnissen und Bilddokumenten dargestellt. Reinbek.

Lehfeldt, Hans (1985): Ärztliche Pioniere der Sexualreform: Magnus Hirschfeld, Ernst Gräfenberg und Felix A. Theilhaber, in: MittMHG, Nr. 5, S. 21–25.

Lehmann-Russbüldt, Otto (1927): Der Kampf der Deutschen Liga für Menschenrechte, vormals Bund Neues Vaterland für den Weltfrieden 1914–1927. Berlin.

Leibbrand, Annemarie & Werner Leibbrand (1972): Formen des Eros. Kultur- und Geistesgeschichte der Liebe. Bd 2: Von der Reformation bis zur „sexuellen Revolution". Freiburg, München.

Leunbach, Jonathan Høegh (1929): Introductory Speech, in: Proceeding (1929), S. 15–20.

Leunbach, Jonathan Høegh (1930): Das Problem der Geburtenregelung. 2. Aufl. Kopenhagen & Leipzig.

Leunbach, Jonathan Høegh (1931): Die Sexualnot in den Abnormen-Anstalten, in: Proceedings (1931), S. 58–62.

[Levy, Isidor] (1907): Der Prozeß Moltke-Harden, in: Vossische Zeitung, Nr. 601 (24.12.07, Morgenausg.), [S. 3].

Lewandowski, Herbert (1958): Ferne Länder, fremde Sitten. Einführung in die vergleichende Sexualethnologie. Unter Mitarbeit von Harry Benjamin u. a. Stuttgart.

Lichtenstern, Robert (1924): Die Überpflanzung der männlichen Keimdrüse. Mit 16 Textabbildungen. Wien.

Linsert, Richard (1930): Landgerichtsdirektor Bombe, in: MittWhK, Nr. 28, S. 248.

Linsert, Richard (1931a): Kabale und Liebe. Über Politik und Geschlechtsleben. Berlin.

Linsert, Richard (1931b): Die Denkwürdigkeiten des Fürsten Bernhard von Bülow, in: MittWhK, Nr. 31, S. 319–327.

Linsert, Richard (1932): Herbert Heinersdorf. Akten zum Falle Röhm (I. Teil), in: MittWhK, Nr. 32, S. 349–369.

Liste (1914): Erster Internationaler Kongress für Sexual-Forschung in Berlin vom 31. Oktober bis 4. November 1914. Liste der bisher angemeldeten Vorträge und Referate. [Faltblatt Berlin].

Lohmann, Hans-Martin & Lutz Rosenkötter (1982): Psychoanalyse in Hitlerdeutschland. Wie war es wirklich?, in: Psyche, Jg 36, S. 961–988.

Lunatscharski, Anatol (1928a): Das Institut für Sexualwissenschaft in Berlin, in: Krasnaja gazeta, 28.2.1928 [Typoskript der Übersetzung aus dem Russischen von Siegfried Tornow, 1978, S. 1–4].

Lunatscharski, Anatol (1928b): Ich bin völlig damit einverstanden…, in: Richard Linsert & Kurt Hiller (Hrsg.): Für Magnus Hirschfeld zu seinem 60. Geburtstag. Berlin, Beilage, [S. 3–4].

Luther, Martin (1974): D. Martin Luther: Biblia. Das ist die gantze Heilige Schrifft. Deudsch auffs new zugericht. Wittenberg 1545. Hrsg von Hans Volz. Bd 2. München.

Mackay, John Henry & Bernhard Zack (1909): An „die ernsten Freunde der Sache". Berlin.

Mak, Geertje (1998): Hirschfeld und Transvestitinnen, in: Manfred Herzer (Hrsg) Dokumentation einer Vortragsreihe in der Akademie der Künste. 100 Jahre Schwulenbewegung. Berlin, S. 157–169.

Malmstad, John E. & Nikolay Bogomolov (1999): Mikhail Kuzmin. A life in art. Cambridge, Mass. u. London.

Mann, Franziska (1899): Sonnenuntergangs-Wolken, in: Der Hausdoctor, Jg 10, Nr 48, S. 563.

Mann, Franziska (1925): Unvergessenes von unserem Vater, in: Zum 100. Geburtstag von S.-R. Dr. Hermann Hirschfeld. Zwei Aufsätze für die Kolberger Zeitung für Pommern von Sanitätsrat Dr. Magnus Hirschfeld und Franzisca [!] Mann geb. Hirschfeld. Kolberg, S. 19–30.

Mann, Thomas & Heinrich Mann (1984): Briefwechsel 1900–1949. Erweiterte Neuausg. Frankfurt.

Marcuse, Max (1926): Kastration, in: Handwörterbuch der Sexualwissenschaft, hrsg von Max Marcuse. 2. Aufl. Bonn, S. 325–337.

Maurer, Hansjörg (1921): § 175. Eine kritische Betrachtung des Problems der Homosexualität. München.

McLeod, Don (2012): Serendipity and the Papers of Magnus Hirschfeld: The Case of Ernst Maass. http://lgbtialms2012.blogspot.de/2012/07/serendipity-and-papers-of-magnus.html (zuletzt gesehen 8.11.2016)

McLeod, Donald W. & Hans P. Soetaert (2010): „Il regarde la mer et pense à son idéal." Die letzten Tage von Magnus Hirschfeld in Nizza, 1934–1935, in: MittMHG, Nr. 45, S. 14–33.

Mende, Bodo (1983): Die antihomosexuelle Gesetzgebung in der Weimarer Republik, In: Die Geschichte des § 175. Strafrecht gegen Homosexuelle. Berlin, S. 82–104.

Merzbach, Georg (1907): Zur Psychologie des Falles Moltke. Leipzig, Wien.

Mezinárodní (1932): V. Mezinárodní kongres Světové ligy pro sexuální reformu na vědeckém podkladě. V. Internationaler Kongress der Weltliga für Sexualreform auf wissenschaftlicher Grundlage... Brno. Brünn, ČSR. 20–16.IX.1932. [Programmheft o.O. u.J.]

Michalka, Wolfgang (1993): „Mitteleuropa geeinigt unter deutscher Führung". Europäische Wirtschaftsgemeinschaft als Friedens- und Kriegsziel, in: Hans Wilderotter (Hrsg): Die Extreme berühren sich. Walther Rathenau 1867–1922. Berlin , S. 179–188.

Moll, Albert (1891): Die conträre Sexualempfindung. Berlin.

Moll, Albert (1900): Die Behandlung der Homosexualität, in: JfsZ, Jg 2, S. 1–29.

Moll, Albert (1905a): Paragraph 175, in: Die Zukunft, Nr. 35 vom 27. Mai, S. 315–320, 412–413.

Moll, Albert (1905b): Zur Klärung des homosexuellen Problems. II, in: Europa, S. 1099–1101.

Moll, Albert (1911): Die Behandlung sexueller Perversionen mit besonderer Berücksichtigung der Assoziationstherapie, in: Zeitschrift für Psychotherapie und medizinische Psychologie, Jg 3, S. 1–29.

Moll, Albert (1919): Bevölkerungspolitik und Homosexualität, in: Hundert Jahre A. Marcus und E. Webers Verlag 1818–1918. Bonn, S. 313–316.

Moll, Albert (1921): Behandlung der Homosexualität: biochemisch oder psychisch? Bonn.

Moll, Albert (1926): Homosexualität, in: Handbuch der Sexualwissenschaften mit besonderer Berücksichtigung der kulturgeschichtlichen Beziehungen. Hrsg von Albert Moll. 3. Aufl Bd 2, S. 764–777.

Moll, Albert (1928): Homosexualität und sogenannter Eros, in: Verhandlungen des 1. Internationalen Kongresses für Sexualforschung, Bd 3, S. 136–146.

Moll, Albert (1929): Sterilisierung und Verbrechen, in: Kriminalistische Monatshefte, Jg 3, S. 121–126.

Morawe, Bodo (2010): Citoyen Heine. Das Pariser Werk. Bd 2: Poetik, Programmatik, Hermeneutik. Bielefeld.

Mühsam, Richard (1921): Zur Hodentransplantation, in: Archiv für Frauenkunde und Eugenetik, Jg 7, S. 70–72.

Mühsam, Richard (1923): Die Sexualkonstitution in der Chirurgie, in: Archiv für Frauenkunde und Eugenetik, Bd 8, S. 163–172.

Nate, Richard (2014): Biologismus und Kulturkritik. Eugenische Diskurse der Moderne. Würzburg.

Neubauer, John (1996): Sigmund Freud und Hans Blüher in bisher unveröffentlichten Briefen, in: Psyche, Jg 50, S. 123–148.

Neugebauer, Franz Ludwig von (1908): Hermaphroditismus beim Menschen. Leipzig.

Neunzehnter Bericht (1904): Neunzehnter Bericht der Kommission für die Petitionen. Berichterstatter: Abgeordneter Dr. Thaler. Reichstag, 11. Legislatur-Periode, I. Session 1903–1904. Berlin.

Noth, Ernst Erich (1971): Erinnerungen eines Deutschen. Hamburg & Düsseldorf.

Ó Síocháin, Séamas (2008): Roger Casement. Imperialist, Rebel, Revolutionary. Dublin.

Oppenheimer, Max (1915/16): Wie die Badenia zustande kam, in: Kartell-Convent Blätter, Hefte 8 und 9, S. 530–532, 568–570.

Paget, James (1875): Clinical Lectures and Essays. Edited by Howard Marsh. London.

Pavia, Isidore Leo (1915): Brief unsers englischen Obmanns J. Leo Pavia, in: ViWhK, Jg 15, S. 94–95.

Pečirka, Ferdinand (1922): Begrüßungsansprache, in: Sexualreform und Sexualwissenschaft. Hrsg von Arthur Weil. Stuttgart, S. 7–8.

Pfäfflin, Friedemann & Manfred Herzer (1998): Monatsberichte des Wissenschaftlich-humanitären Komitees 1902 und 1903, in: Capri, Nr. 26, S. 2–21.

Picht, Clemens (1993): „Er will der Messias der Juden werden." Walther Rathenau zwischen Antisemitismus und jüdischer Prophetie, in: Hans Wilderotter (Hrsg): Die Extreme berühren sich. Walther Rathenau 1867–1922. Berlin , S. 117–128.

Praunheim, Rosa von & Hanns Grafe (1991): Ein schwuler Teenager als Patient in Magnus Hirschfelds Institut für Sexualwissenschaft, in: Capri, 3/91 [=Nr. 13], S. 11–16.

Pretzel, Andreas (2004): Disziplinierungsbestrebungen. Magnus Hirschfeld und die Ärztliche Gesellschaft für Sexualwissenschaft, in: Elke-Vera Kotowski / Julius H. Schoeps (Hrsg) Der Sexualreformer Magnus Hirschfeld. Berlin, S. 137–156.

Proceedings (1929): Sexual Reform Congress Copenhagen 1.–5.:VII:1928. W.L.S.R. Proceedings of the second congress. Redaktion: Hertha Riese, J. H. Leunbach. Copenhagen & Leipzig.

Proceedings (1930): Sexual Reform Congress London 8.–14.:IX:1929. W.L.S.R. Proceedings of the third congress. Ed. by Norman Haire. London.

Proceedings (1931): IV. Kongress für Sexualreform Wien, 16. bis 23. September 1930. Bericht des vierten Kongresses. Proceedings of the Fourth Congress. Sexualnot und Sexualreform. Redigiert von Herbert Steiner. Wien.

Protokolle (1976): Protokolle der Wiener Psychoanalytischen Vereinigung. Hrsg von Herman Nunberg u. Ernst Federn. Bd 1.1906–1908. Frankfurt.

Proust, Marcel (1997): Gegen Sainte-Beuve. Aus dem Französischen übersetzt von Helmut Scheffel. Frankfurt.

Reich, Wilhelm (1931): Die Sexualnot der werktätigen Massen und die Schwierigkeiten der Sexualreform, in: Proceedings (1931), S. 72–86.

Reich, Wilhelm (1932): Der sexuelle Kampf der Jugend. Berlin, Wien, Leipzig.

Reorganisation (1931): Die Reorganisation des WHK. Organisatorische Mitteilungen, in: MittWhK, Nr 29, September 1930/Februar 1931, S. 291–293.

Richtigstellung (1907): Zur Richtigstellung! in: MbWhK, Jg 6, S. 61–63.

Ripa, Alexandra (2004): Hirschfeld privat – seine Haushälterin erinnert sich, in: Elke-Vera Kotowski / Julius H. Schoeps (Hrsg) Der Sexualreformer Magnus Hirschfeld. Berlin, S. 65–70.

Röhl, John C. G. (1976, Hrsg): Philipp Eulenburgs politische Korrespondenz. Bd 1. Von der Reichsgründung bis zum neuen Kurs. 1866–1871. Boppard am Rhein.

Röhl, John C. G. (2002): Kaiser, Hof und Staat. Wilhelm II. und die deutsche Politik. München.

Röhl, John C. G. (2009): Wilhelm II. Der Weg in den Abgrund 1900–1941. 2. Aufl. München.

Rothländer, Christiane (2009): Jonathan Høegh Leunbach (1884–1955), in: Volkmar Sigusch, Günter Grau (Hrsg) Personenlexikon der Sexualforschung. Frankfurt, New York, S. 412–418.

Russell, Dora (1930): Welcome speech to Sex Reform Congress, in: Sexual Reform Congress London 8.–14.: IX: 1929. Proceedings of the third congress. Ed. by Norman Haire. London, S. XX.

Sadger, Isidor (1907): Wissenschaftliches von der Liebe, in: Das Blaubuch, Jg 2, S. 1167–1172.

Sadger, Isidor (1908a): Fragment der Psychoanalyse eines Homosexuellen, in: JfsZ, Jg 9, S. 339–424.

Sadger, Isidor (1908b): Ist die konträre Sexualempfindung heilbar? in: ZfS, Jg 1, S. 712–720.

Sadger, Isidor (1915): Neue Forschungen zur Homosexualität. Berlin.

Saint-Paul, Georges (1896): Tares et poisons. Perversion et perversité sexuelles; une enquête médicale sur l'inversion, notes et dcuments, le roman d'un inverti-né, le procès Wilde, la guérison et la prophylaxie de l'inversion, par le Dr. Laups. Préface par Émile Zola. Paris.

Schlagdenhauffen, Régis (2011): Bericht über die Forschung über Eugen Wilhelm alias Numa Praetorius, in: MittMHG, Nr 48, S. 22–23.

Schmidt, Gunter (1984): Helfer und Verfolger. Die Rolle von Wissenschaft und Medizin in der Homosexuellenfrage, in: MittMHG, Nr. 3, S. 21–32.

Schmidt, Gunter (2009): Alfred C. Kinsey (1894–1956), in: Volkmar Sigusch, Günter Grau (Hrsg) Personenlexikon der Sexualforschung. Frankfurt, New York, S. 350–359.

Schmidtke, Sabine (2001): Schriftenverzeichnis Ferdinand Karsch(-Haack)s (1853–1936), in: Capri, Nr. 31, S. 13–32.

Schmidtke, Sabine (2006): Ferdinand Karsch-Haack. Ein biobibliografischer Abriss, in: Capri, Nr. 38, S. 24–42.

Schneider, Kurt (1921): Bemerkungen zu einer phänomenologischen Psychologie der invertierten Sexualität und erotischen Liebe, in: Zeitschrift für die gesamte Neurologie und Psychiatrie, Bd 71, S. 346–351.

Schoeps, Hans-Joachim (1974): Ja – Nein – und Trotzdem. Erinnerungen, Begegnungen, Erfahrungen. Mainz.

Schorer, Jacob Anton (1918): Dem Organisator, in: Zum 50. Geburtstag von Dr. Magnus Hirschfeld, 14. Mai 1918. Hrsg statt des JfsZ von Georg Plock. Leipzig, S. 97–102.

Schrenck-Notzing, Albert von (1892): Die Suggestions-Therapie bei krankhaften Erscheinungen des Geschlechtssinnes mit besonderer Berücksichtigung der conträren Sexualempfindung. Stuttgart.

Schroeder, Horst (2008): Der erste Herausgeber der Vierakt-Fassung von The Importance of Being Earnest: Hermann Freiherr von Teschenberg, in: Capri, Nr. 41, S. 17–28.

Schuster, Marina (1999): Antiker Eros um 1900. Die Gemeinschaft der Eigenen, in: Liebe, Lust und Leid. Zur Gefühlskultur um 1900. Hrsg von Helmut Scheuer und Michael Grisko. Kassel, S. 123–145.

Schwarz, Oswald (1922): Das psychophysische Problem in der Sexualpathologie, in: Sexualreform und Sexualwissenschaft. Hrsg von Arthur Weil. Stuttgart, S. 136–140.

Schwarz, Oswald (1931): Über Homosexualität. Ein Beitrag zu einer medizinischen Anthropologie. Leipzig.

Scammell, Michael (2010): Koestler. The Indispensable Intellectual. London.

Sebald, W.G. (1995): Die Ringe des Saturn. Eine englische Wallfahrt. Frankfurt.

Seidel, Ralf (1969): Sexologie als positive Wissenschaft und sozialer Anspruch. Zur Sexualmorphologie von Magnus Hirschfeld. München.

Sezession ([1907]): Sezession des Wissenschaftlich-humanitären Komitees. Berlin.

Sigusch, Volkmar (1985): „Man muß Hitlers Experimente abwarten", in: Der Spiegel, Nr. 20, S. 244–245.

Sigusch, Volkmar (1995): Albert Moll und Magnus Hirschfeld, in: Zeitschrift für Sexualforschung, Jg 8, S. 122–159.

Sigusch, Volkmar (2008): Geschichte der Sexualwissenschaft. Frankfurt & New York.

Sigusch, Volkmar (2011): Kritik evolutionspsychologischer Sexualforschung, in: Zeitschrift für Sexualforschung, Jg 24, S. 279–291.

Situationsbericht (1919): Situationsbericht, in: JfsZ, Jg 18, S. 159–177.

Södersten, Per u. a. (2014): Eugen Steinach: The First Neuroendocrinologist, in: Endocrinology, Bd 155, S. 688–702.

Soetaert, Hans P. (2013): Karl Giese, Magnus Hirschfeld's Archivist and Life Partner, and his Attempts at Safeguarding the Hirschfeld Legacy, in: Sexuologie, Jg 20, S. 83–88.

Soetaert, Hans P. (2014): Succession Hirschfeld: The Handling and Settlement of Magnus Hirschfeld's Estate in Nice (France), 1935–1936, in: MittMHG, Nr. 50/51, S. 13–77.

Soetaert, Hans P. (2015): Hirschfelds Fackelträger in der Tschechoslowakei (und in der Schweiz?), in: Capri, Nr. 50, S. 7–23.

Sombart, Nicolaus (1996): Wilhelm II. Sündenbock und Herr der Mitte. Berlin.

Soyka, Otto (1908): Eulenburgs Briefe, in: Die Fackel, Jg 10, Nr. 254–255, S. 36–41.

Spielrein, Sabina (2006): Nimm meine Seele. Tagebücher und Schriften. Hrsg von Traute Hensch. Berlin.

Spinatgärtlein (1908): Im Spinatgärtlein. Der Meineid des Fürsten Eulenburg, in: Münchener Post, Nr. 93 (23.4.08), S. 1.

Spohr, Max (1898): [I. Abrechnung] für den Fonds zur Befreiung der Homosexuellen, in: Magnus Hirschfeld: § 175 des Reichsstrafgesetzbuchs, [S. 73–74].

Spohr, Max (1899): II. Abrechnung, in: JfsZ, [Jg 1], S. 281–282.

Steakley, James (1985): The writings of Dr. Magnus Hirschfeld. A bibliography. Toronto.

Steakley, James (1996): Film und Zensur in der Weimarer Republik: Der Fall Anders als die Andern, in: Capri, Nr 21, S. 2–33.

Steakley, James (2004): Die Freunde des Kaisers. Die Eulenburg-Affäre im Spiegel zeitgenössischer Karikaturen. Hamburg.

Steakley, James (2007): „Anders als die Andern". Ein Film und seine Geschichte. Hamburg.

Steinach, Eugen (1917): Operative Behandlung der Homosexualität, in: ViWhK, Jg 17, S. 189–190.

Steinach, Eugen (1927): Antagonistische Wirkungen der Keimdrüsen-Hormone, in: Verhandlungen des I. Internationalen Kongresses für Sexualforschung. Bd 1: Experimentalforschung und Biologie. Berlin & Köln, S. 219–223.

Steiner, Herbert (1931): Vorwort, in: Sexualnot und Sexualreform. Verhandlungen der Weltliga für Sexualreform. IV. Kongress. Wien, S. XV-XVI.

Sternweiler, Andreas (1997): Trotzdem leben, in: Goodbye to Berlin? 100 Jahre Schwulenbewegung. Berlin, S. 175–181.

Strafrechtsreform (1921): Die kommende Strafrechtsreform, in: JfsZ, Jg 20, S. 143–144.

Straub, Eberhard (2006): Befreiter Sex, sauber gedacht, in: Frankfurter Allgemeine Zeitung, Nr. 102 (3.5.2006), S. 40.

Sulloway, Frank J. (1982): Freud, Biologe der Seele. Jenseits der psychoanalytischen Legende. Köln-Lövenich.

Tadié, Jean-Yves (2008): Marcel Proust. Biographie. Aus dem Französischen von Max Looser. Frankfurt.

Tandler, Julius (1931): Wohnungsnot und Sexualreform, in: Proceedings (1931), S. 5–14.

Testifortan (1928): Testifortan (Geschütztes Warenzeichen Nr. 365695). Polytropes Sexual-Therapeutikum nach Sanitätsrat Dr. Magnus Hirschfeld und Dr. Bernhard Schapiro, Institut für Sexualwissenschaft, Berlin. Die Feststellung des Gehalts an wirksamem Testishormon erfolgt nach einem biologischen Testverfahren von Professor Dr. S. Loewe, Direktor des Pharmakologischen Instituts der Universität Dorpat. Hamburg.

Tiemann, Klaus-Harro (1993): Hirschfelds Wirken als Naturarzt in Magdeburg (1894–1896), in: MittMHG, Nr. 18, S. 13–32.

Timerding, Heinrich Emil (1926): Sexualpädagogik, in: Handwörterbuch der Sexualwissenschaft, hrsg von Max Marcuse. 2. stark vermehrte Aufl. Bonn, S. 727–730.

Titusperlen (um 1930): Titus-Perlen. Wissenschaftliches Sexual-Hormon-Präparat nach Vorschriften von Sanitätsrat Dr. Magnus Hirschfeld unter ständiger Kontrolle des Instituts für Sexualwissenschaft, Berlin. Mit gesichertem Gehalt an Keimdrüsen-Hormonen und standardisiertem Hypophysenvorderlappen-Hormon. Berlin-Pankow.

Treiblmayr, Christopher (2015): Bewegte Männer. Männlichkeit und männliche Homosexualität im deutschen Kino der 1990er Jahre. Köln u. a.

Tresckow, Hans von (1922): Von Fürsten und anderen Sterblichen. Erinnerungen eines Kriminalkommissars. Berlin.

Tucholsky, Kurt (1920): Hepp hepp hurra! Von Ignaz Wrobel, in: Freiheit, Berliner Organ der Unabhängigen Sozialdemokratie Deutschlands, Nr. 437 vom 15. Oktober 1920, [S. 2].

Tucholsky, Kurt (1928): Ignaz Wrobel: Ich halte es für notwendig …, in: Für Magnus Hirschfeld zu seinem 60. Geburtstag. Berlin, S. 19–20.

Ude, Johann (1919): Wissenschaftlicher Kinoschund, in: Christliche Volkswacht, Jg 1, Oktober-Heft, S. 12.

Ulrichs, Karl Heinrich (1864a): Vindex. Social-juristische Studien über mannmännliche Geschlechtsliebe. Leipzig.

Ulrichs, Karl Heinrich (1864b): Inclusa. Anthropologische Studien über mannmännliche Liebe. Naturwissenschaftlicher Theil. Von Numa Numantius. Leipzig.

Ulrichs, Karl Heirich (1865a): Ara spei. Moralphilosophische und socialphilosophische Studien über urnische Liebe. Von Numa Numantius. Leipzig.

Ulrichs, Karl Heinrich (1865b): Vindicta. Kampf für Freiheit von Verfolgung. Criminalistische Ausführungen und legislatorische Vorschläge. Von Numa Numantius. Leipzig.

Ulrichs, Karl Heinrich (1868): Memnon. Die Geschlechtsnatur des mannliebenden Urnings. Eine naturwissenschaftliche Darstellung. Abtheilung I. Schleiz.

Ulrichs, Karl Heinrich (1869): Incubus. Urningsliebe und Blutgier. Eine Erörterung über krankhafte Gemüthsaffectionen und Zurechnungsfähigkeit. Leipzig.

Ulrichs, Karl Heinrich (1880): Critische Pfeile. Denkschrift über die Bestrafung der Urningsliebe. Leipzig.

Ulrichs, Karl Heinrich (1899): Vier Briefe von Karl Heinrich Ulrichs (Numa Numantius) an seine Verwandten, in: JfsZ, [Jg 1], S. 36–70.

Vachet, Pierre (1931): Das Abortusproblem, in: Proceedings (1931), S. 520–522.

Van Weel, Hans & Paul Snijders (1988): Levenslang strijden voor rechtsgelijkheid. Jonkheer Jacob Anton Schorer, in: Pijlen van naamloze liefde. Pioniers van de homo-emancipatie. Amsterdam, S. 96–103.

Vandalen (1933): Vandalen. Die Plünderung des Instituts für Sexualwissenschaft in Berlin, in: Unsere Zeit, Jg 6, Heft 10, S. 40–42.

Verzeichnis (1905): Verzeichnis der Allfreunde, in: Die Abstinenz, Jg 4, Nr. 15, S. 234–235.

Viereck, George Sylvester (1930): Schlagschatten. 26 Schicksalsfragen an Große dieser Zeit. Berlin & Zürich.

Vogel, Gabriele (2009): Asymmetrie statt Analogie: Geschlechterkonstruktionen der Cross-Dresser in der frühen Sexualwissenschaft, in: MittMHG, Nr. 43/44, S. 43–54.

Vorführung (1927): Vorführung sexualwissenschaftlicher Filme, in: MittWhK, Nr. 5, Januar/Februar 1927, S. 32–33.

Vorwort (1899): Vorwort, in: JfsZ, [Jg 1], S. 1–3.

Vyras, Panayiotis (1997): Magnus Hirschfeld in Greece, in: Journal of homosexuality, Vol. 34, S. 17–29.

Wachenfeld, Friedrich (1901): Homosexualität und Strafgesetz. Ein Beitrag zur Untersuchung der Reformbedürftigkeit des § 175 St.G.B. Leipzig.

Walravens, Hartmut (1984): Eugen Wilhelm, Jurist und Sexualwissenschaftler. Eine Bibliographie. Hamburg.

Wehler, Hans-Ulrich (1995): Deutsche Gesellschaftsgeschichte. Bd 3. Von der „Deutschen Doppelrevolution" bis zum Beginn des Ersten Weltkrieges 1849–1914. Frankfurt am Main.

Weil, Arthur (1922): Internationale Tagung für Sexualreform auf sexualwissenschaftlicher Grundlage vom 15.–20. Sept. 1921 in Berlin. Bericht, in: JfsZ, Jg 22, S. 3–16.

Weil, Arthur (1923): Festrede, in: JfsZ, Jg 23, S. 181–185.

Weisskopf, Josef (1933): Der Brünner Sexualkongreß, in: Sexus, Nr. 1, S. 26–33.

Weitere kritische Äußerungen (1911): Weitere kritische Äußerungen über den Homosexualitäts-Paragraphen 250 (bisher § 175) des Vorentwurfs zu einem Deutschen Strafgesetzbuch, in: ViWhK, Jg 2, S. 235–288.

Weitere kritische Äußerungen (1912): Weitere kritische Äußerungen über den Homosexualitäts-Paragraphen 250 (bisher § 175) des Vorentwurfs zu einem Deutschen Strafgesetzbuch, in: ViWhK, Jg 3, S. 387–403.

Weller, B. Uwe (1970): Maximilian Harden und die „Zukunft". Bremen.

Wilhelm, Eugen (1899): Die strafrechtlichen Bestimmungen gegen den gleichgeschlechtlichen Verkehr historisch und kritisch dargestellt von Dr. jur. Numa Praetorius, in: JfsZ, [Jg 1], S. 97–158.

Wilhelm, Eugen (1900): Die Bibliographie der Homosexualität für das Jahr 1899, sowie Nachtrag zu der Bibliographie des ersten Jahrbuchs von Dr. jur. Numa Praetorius, in: JfsZ, Jg 2, S. 345–445.

Wilhelm, Eugen (1902): Bibliographie von Dr. jur. Numa Praetorius, in: JfsZ, Jg 4, S. 670–920.

Wilhelm, Eugen (1904): Die Bibliographie der Homosexualität für das Jahr 1903. Von Dr. jur. Numa Praetorius, in: JfsZ, Jg 6, S. 449–645.

Wilhelm, Eugen (1905): Bibliographie der Homosexualität für das Jahr 1904. Von Dr. jur. Numa Praetorius, in: JfsZ, Jg 7, S. 671–907.

Wilhelm, Eugen (1906): Die Bibliographie der Homosexualität für das Jahr 1905. Von Dr. jur. Numa Praetorius, in: JfsZ, Jg 8, S. 701–886.

Wilhelm, Eugen (1908a): Das Recht über sich selbst von Dr. Kurt Hiller. Von Dr. iur. Numa Praetorius, in: ZfS, Jg 1, S. 303–307.

Wilhelm, Eugen (1908b): Die Bibliographie der Homosexualität. Nicht belletristische Werke aus den Jahren 1906 und 1907. Belletristik aus den Jahren 1905, 1906 u. 1907. Von Dr. jur. Numa Praetorius, in: JfsZ, Jg 9, S. 425–620.

Wilhelm, Eugen (1909): Bildet die Bezeichnung eines Menschen als ‚homosexuell' eine Beleidigung im Sinne des Strafgesetzbuches und inwiefern? Von Dr. jur. Numa Praetorius, in: Monatsschrift für Kriminalpsychologie und Strafrechtsreform, Jg 6, S. 340–346.

Wilhelm, Eugen (1912): Die Bibliographie der Homosexualität aus dem Jahre 1911. (Fortsetzung). Von Dr. jur. Numa Praetorius, in: ViWhK, Jg 4, S. 93–119.

Wilhelm, Eugen (1917): Mann, Thomas, Der Tod in Venedig. Novelle (Berlin 1913. S. Fischer.) Numa Praetorius, in: ZfS, Jg 4, S. 247–248.

Wilhelm, Eugen (1918): Die Bibliographie der sexuellen Zwischenstufen (mit besonderer Berücksichtigung der Homosexualität) aus den Jahren 1913 bis in das Jahr 1917. Referierend und kritisch dargestellt von Numa Praetorius, in: ZfS, Jg 5, S. 26–31, 71–78, 108–114, 141–145, 170–174, 204–212, 239–244.

Wilhelm, Eugen (1920): Kritische Besprechung von Numa Praetorius.1. Goldschmidt, Richard: Die biologischen Grundlagen der konträren Sexualempfindung und des Hermaphroditismus beim Menschen, in: JfsZ, Jg 20, S. 80–92.

Wippermann, Wolfgang (2010): Skandal im Jagdschloss Grunewald. Männlichkeit und Ehre im deutschen Kaiserreich. Darmstadt.

Wohnungsanzeiger (1868): Allgemeiner Wohnungs-Anzeiger nebst Adreß- und Geschäfts-Handbuch für Colberg auf das Jahr 1867. Colberg.

Wohnungsanzeiger (1908): Allgemeiner Wohnungs-Anzeiger nebst Adreß- und Geschäfts-Handbuch für Kolberg auf das Jahr 1907. Kolberg.

Wolbring, Barbara (2000): Krupp und die Öffentlichkeit im 19. Jahrhundert. München.

Wolf, Julius (1914): Sexualforschung, in: Sexual-Probleme, Jg 10, S. 84–88.

Wolf, Julius (1915): Sexualwissenschaft als Kulturwissenschaft, in: Archiv für Sexualforschung, Jg 1, S. 1–10.

Wolf, Julius (1931): Der Kontraeffekt des Abtreibungsparagraphen, in: Proceedings (1931),
S. 407–415.

Wolfert, Raimund (2014): Max Tischler (1876–1919), eine biographische Skizze, in: MittMHG,
Nr. 50/51, S. 89–91.

Wolfert, Raimund (2015): Homosexuellenpolitik in der jungen Bundesrepublik. Kurt Hiller, Hans
Giese und das Frankfurter Wissenschaftlich-humanitäre Komitee. Göttingen.

Wolff, Charlotte (1986): Magnus Hirschfeld. A portrait of a pioneer in sexology. London u. a.

Wolters, Friedrich & Friedrich Gundolf (1912): Einleitung der Herausgeber, in: Jahrbuch für die
geistige Bewegung, Jg 3, S. I-VIII.

Wortis, Joseph (1994): Meine Analyse bei Freud. Innsbruck, Wien.

Zur Beachtung (1923): Zur Beachtung! in: JfsZ, Jg 23, S. 245–246.

Zur Bestrafung (1928): Zur Bestrafung der Homosexualität in Sowjet-Rußland, in: MittWhK,
Oktober/Dezember 1928, S. 146–147.

Verzeichnis der Archive

Bundesarchiv Berlin

Bundesarchiv Filmarchiv Berlin

Deutsches Literaturarchiv/Schiller-Nationalmuseum Marbach am Neckar

Ernst-Haeckel-Haus der Friedrich-Schiller-Universität, Jena

Evangelisches Landeskirchliches Archiv in Berlin

Friedrich-Ebert-Stiftung, Bonn

Grundbuchamt im Amtsgericht Mitte, Berlin

Harry Ransom Humanities Research Center, Austin, Texas, USA

Landesarchiv Berlin

Magnus Hirschfeld-Gesellschaft, Berlin

New York Academy of Medicine, Library

Politisches Archiv des Auswärtigen Amtes, Berlin

Richard-Wagner-Museum, Bayreuth

Sächsische Landesbibliothek, Dresden

Schweizerisches Sozialarchiv, Zürich

Schwules Museum*, Berlin

Sheffield City Archives, Großbritannien

Staatsbibliothek zu Berlin, Handschriftenabteilung

Universitätsbibliothek der Humboldt-Universität Berlin, Haeberle-Hirschfeld-Archiv für
    Sexualwissenschaft

University of Sydney. Rare Books & Special Collection Library, Australien

Danksagung

Dr. J. Edgar Bauer

Dr. Jens Dobler

Ralf Dose

Kevin Dubout

Egmont Fassbinder

Beat Frischknecht

Dr. Gert Hekma

Dr. Rainer Herrn

Dr. Marita Keilson-Lauritz

Dr. Rüdiger Lautmann

Ingo Lösche

Dr. James Steakley

Rolf Thalmann

Dr. Siegfried Tornow

Raimund Wolfert

Register

https://doi.org/10.1515/9783110548426-013